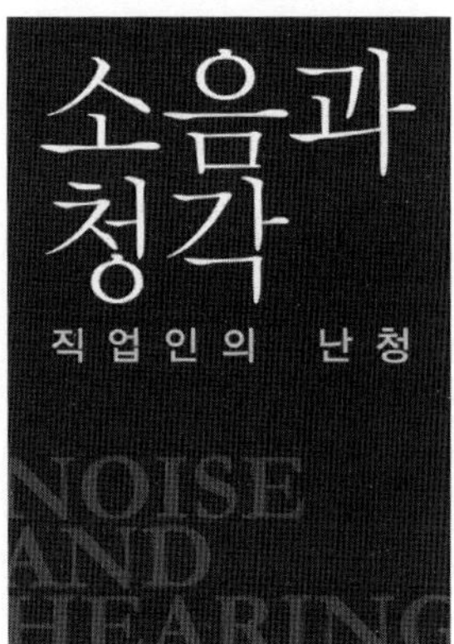
소음과
청각
직업인의 난청
NOISE
AND
HEARING

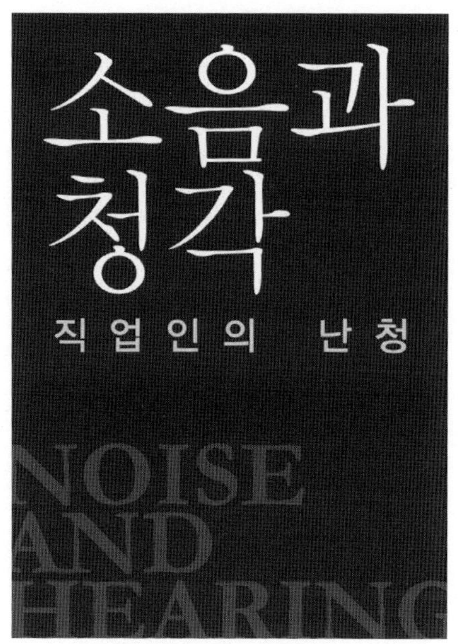

소음과 청각

직업인의 난청

김규상 지음

이담 Books

머리말

    산업화된 현대 사회에서 소음으로부터 벗어나기는 힘들다. 소음이 현대사회에서 중요한 문제로 대두됨에 따라 소음노출로 인한 건강영향으로부터 보호와 소음 저감을 위한 대책이 중요하다. 산업장의 소음은 여러 작업 공정에서 필연적으로 발생하여 소음성 난청의 원인으로 작용한다.

    청각학(Audiology)은 듣는 것을 연구하는 학문 분야로 청각과 청력손실에 관련되어 특히 제2차 세계대전 후 독립적이고 전문적인 분야로 자리 잡았다. 청각학은 1) 임상 및 재활현장에서 사용할 수 있는 다양한 검사도구 및 재활장비를 개발하는 데 이론적 근거를 제시하는 기초청각학, 2) 청각기능의 선별검사, 진단 및 평가와 관련한 임상청각학, 3) 보청기 및 대체공학, 4) 이과적 치료나 시술로써 청각기능이 회복되지 않을 때 다양한 청각보조장비를 이용하여 청각기능을 효율적으로 자활 또는 재활시키고자 하는 재활청각학, 5) 신생아기 또는 유·소아기의 난청에 관한 아동청각학, 6) 노인성 난청, 청각기관의 노화과정, 노인의 청각재활 방법 등을 다루는 노인청각학, 7) 직업 또는 취미생활을 포함한 일상생활에서 각종 소음으로부터 청각기관을 보호하기 위한 산업청각학, 8) 특수학교 또는 일반학교의 특수학급 등에서 청각장애 아동을 대상으로 청각장애의 선별, 청능훈련, 보청기의 착용효과의 평가 등을 다루는 교육청각학으로 세분할 수 있다. 청각전문가는 청력손실의 선별, 청력손실의 평가, 자활 및 재활, 청력보존, 수술 중·후 신경생리학적 청각 모니터링을 수행한다.

    청각학의 역사를 통해서도 볼 수 있듯이 제2차 세계대전에 참전한 제대군인들이 전쟁 중 현대식 무기의 충격 소음에 노출되어 귀가 손상된 상태에서 시민사회로 복귀하자 군 기반의 재활센터를 중심으로 사회생활 적응을 위해 재활프로그램을 개발하고 청능치료를 위한 전문가가 양성되기 시작하였다. 이처럼 청각학은 소음으로 인한 청각장애 문제로부터 출발하였다고 볼 수 있다.

청각장애를 야기할 수 있는 것으로 유전적인 선천적인 원인과 감염성 질병, 외상, 소음 등의 환경적인 요인 등의 후천적인 원인이 있다. 그중 산업장에서 노출되는 소음으로부터 기인하는 소음성 난청은 규모만이 아니라 사전에 충분히 예방할 수 있다는 측면에서 우리의 관심을 요한다. 현재까지 우리나라 산업장의 업종별 소음 공정의 전 주파수역 음압 수준은 과거에 비해 소음 환경이 개선되고 있음을 보여주나, 대부분의 제조업종에서 청력에 영향을 미치는 80dB(A)을 초과하고 있고 노출기준에 근접하고 있음을 보여주고 있다. 소음성 난청에 대한 효과적이고도 지속적인 대책이 마련되지 않는 한 소음성 난청은 계속해서 우리나라에서 심각한 직업병 문제로 지속될 것이다.

이러한 소음에 의한 청각장애를 예방하기 위한 체계적인 활동이 청력보존 프로그램이다. 산업장의 소음은 여러 작업공정에서 필연적으로 발생하여 소음성 난청의 원인일 뿐만 아니라 재해의 발생이나 작업능률의 저하 등 직접적인 각종 피해를 일으킨다. 그리고 이러한 청각장애 이외에도 심혈관계 질환과 고혈압의 발생에 영향을 미치고, 높은 소음 수준은 급격한 스트레스를 유발시키는 요인으로 작용하고, 수행행동능력장애, 수면장애, 대화방해 등 건강과 일상생활에 영향을 준다. 또 이와 같은 소음으로 인한 청력장애로 2차적인 신체적·정서적·행동학적·사회적 기능에 영향을 미친다.

산업청각학은 산업장에서 소음에 노출되는 근로자의 청력보존 프로그램의 토대로서 소음으로 인한 난청, 소음성 난청의 진단을 위한 청각학적 검사, 평가 및 관리, 작업 환경상의 소음노출의 측정 및 평가, 노출 소음의 저감을 위한 개인적 보호구와 공학적 대책, 소음성 난청의 치료·재활 및 보상, 그리고 소음성 난청의 예방을 위한 제반 법적·행정적 관리 대책 및 제도를 중심으로 발전해왔다.

그러나 산업장에서의 소음노출에 의한 건강영향은 소음에 의한 청각학적 영향, 비청각학적 영향에만 한정되지 않는다. 직업적 난청 장애로는 소음 이외에도 진동, 기압 등의 물리적 요인, 중금속·유기용제 등 중추신경독성물질 등의 화학적 요인과 외상 등 사고에 의한 난청이 있다.

또한 소음은 제조업종의 근로자만 노출될 뿐 아니라 광업, 건설업 등의 고소음 업종 근로자와 헤드셋을 사용하는 통신 근로자와 텔레마케터, 트럭운전자, 기관사, 소방공무원, 도로교통 순경, 연주자 등의 비제조업종의 특정 소음원에 노출되는 작업자와 사격, 포 등의 충격소음에 노출되는 군인과 조종사, 사격장 또는 공항 주변, 건설 공사장의 지역주민 등 다양한 사람에서도 문제를 야기하고 있다.

현재 사업장의 소음노출 근로자에 대한 소음 측정, 평가 및 건강관리를 위한 작업환경 측정과 특수건강진단을 실시하고 있으나 외부 전문기관에 의해 개별적으로 수행될 뿐이다. 이에 청력보존 프로그램의 시행은 청력손실 방지를 위한 활동을 보다 확장하여 사업장에서 자율적으로 근로자가 적극적으로 참여하여 소음성 난청의 예방과 청력보호의 목표를 성취할 수 있다.

그러나 이처럼 전형적인 작업장, 특히 제조업종 근로자의 소음을 벗어나서 간과하기 쉬운 군인, 환경 소음의 문제, 그리고 화학물질의 노출에 따른 청력영향을 살펴보자.

우리는 일반적으로 사업체에 근무하기 전인 젊은 나이에 의무적으로 장기간 군 복무를 수행해야 하고, 그중 상당수가 제한적으로 사격훈련에 참여하고, 포병, 기갑 등 특정 병과와 공군 및 해병 군인은 상시적으로 충격소음에 노출된다. 이때 노출되는 소음수준은 최대소음으로는 말할 것도 없으며, 평균 소음수준으로도 청력에 영향을 미칠 정도로 상당히 높다. 지역주민의 소음에 의한 건강장애도 주로 사격장 소음 또는 군용비행장의 전투기 이착륙 소음으로 인한 영향을 다루고 있는데, 공군 사격장 소음에 노출된 지역주민에서 이통, 난청, 이명, 이충만감, 소화불량, 불안 등을 포함한 전신적 증상의 호소율이 유의하게 높고, 고혈압과 난청 유병률이 비노출군에 비해 유의하게 높게 나타나서 소음에 의한 건강장애를 받고 있을 가능성을 시사하고 있다. 또한 교통수단과 주거의 밀집화로 외부 환경 소음에 대한 민원도 끊임없이 증가하고 있는 실정이다. 이는 환경 소음으로 인해 직접적인 청력에 미치는 난청 영향만이 아니라 환경 소음원이 학교, 병원 및 경계지역 주민 등의 불만 요인으로서 매우 심각함을 대변하고 있다.

소음과 관련하여 경기도 화성군 매향리 지역주민의 미 공군 폭격장 소음 피해 손해배상 청구 소송, 군산 미 공군기지 인근주민의 손해배상 청구 소송, 충남 보령의 한국 공군 사격장 부근 주민의 소음 피해 배상판결, 고속철 운행에 따른 돼지의 소음에 의한 유산이나 사산 등의 피해 개연성 인정 사례, 공동 주택의 소음문제로 인한 시공업체에 대한 소음 배상 결정, 고속도로 및 철도와 인접한 아파트의 소음 한도 초과로 인한 배상 결정 등이 이루어진 바 있다. 이처럼 환경 소음으로 인한 문제는 더욱 심각해지고 있다.

환경 소음은 1920년대 이후 교통수단, 공장, 환기시스템, 확성기 등 여러 소음원이 보편화되기 시작하며, 1960년대부터 비행기가 새롭게 소음의 주범으로 떠올랐고, 최근에는 지하철·고속철 등의 새로운 교통수단이 발달함에 따라 문제가 되고 있다. 또 도시화가 급속히 진행되면서 인구의 도시 집중 및 지가의 상승으로 좁은 대지에 다수의 주거를 확보할 수 있는 공동주택은 가장 보편적인 주거양식이 되었다. 우리나라의 경우 아파트가 전체 주택의 50% 이상을 차지하여 각 세대가 벽과 바닥을 공유함으로써 필요악으로 수반되는 여러 가지 문제 중 소음의 세대 간 전파(층간소음)가 새로운 문제로 대두되고 있다. 또한 소음만이 아니라 근로자가 작업 환경상 노출되는 제반 위해 위험 환경으로부터 기인하는 청각학적 장애도 산업청각학에서 다룰 수 있을 것이다.

작업장에서의 소음으로 인한 난청 외에 작업장에서의 산업화학물질에 노출되어 나타나는 청력손실은 다양하고 복합적이며 또한 논란이 있지만 요즈음 관심을 요하는 분야이다. 최근에 동물실험 연구만이 아니라 화학물질에 노출된 인간에 대한 청각학적 영향을 밝혀내고 있다. 이전의 중공업 등의 소음 작업장이 고도기술산업으로 전환되어 가는 시점에서 앞으로 화학물질은 청력장애의 주요인으로서 소음을 대체할지 모른다.

최근 여러 전문 분야의 학문은 폭을 넓히며 또한 깊이를 더하고 있다. 더불어 학문 간 벽은 중첩되며 간학문적 협조체계를 요구하고 있다. 산업청각학 분야만 보더라도 다만 직업환경의학과 산업위생학 분야만이 아니라 음향학, 이과학, 신경과학, 언어병리학, 산업공학과 건축공학 등의 복합적인 지식을 요구한다. 산업장에서의 소음 등 직업적인 요인 및 환경적 요인이 청각에 미치는 후천적인 난청 장애와 인체에 미치는 여러 건강장애 요인이 우리 삶의 질 문제에서 큰 비중을 차지하기 때문에 이와 관련되어 우리의 관심과 활동 영역이 보다 확장되어야 할 것이다.

이 글은 이러한 작업 환경으로부터 기인한 직업성 난청의 주요 원인인 소음뿐 아니라 다양한 소음 환경과 그로 인한 청력 영향과 이명, 청각에 영향을 미치는 다양한 요인(음주와 흡연 등의 건강행태, 당뇨 등의 질병, 화학물질과 기타 소음 이외의 물리적 인자 등)과 일반 근로자 이외에 일반 인구집단, 소아 청소년, 노인 및 특수종사자의 청력영향, 소음노출로 인한 업무 관련성이 높은 직업성 난청, 청력보존 프로그램의 평가와 소음성 난청의 청능재활, 그리고 마지막으로 소음성 난청에 대한 주요 논점 및 우리나라의 산업청각학적 연구고찰에 대해 살펴보았다.

저자의 이 글은 1~2장, 4~5장, 7~10장, 12~13장, 15~26장, 28~29장은 2009년부터

2011년까지 월간 『산업보건』에 「소음과 청각」이라는 제목으로 연재되었으며, 3장은 『J Korean Med Sci(2010, 25: S62-69)』와 『안전보건연구동향(2011, 5(10): 34-41)』에 실렸던 내용을 재정리한 것이며, 14장은 최근에 『한국산업간호협회지』에 「이어폰 사용, 소음과 영향」이라는 제목으로 게재한 글의 일부 내용이며, 27장은 한국청각언어재활학회의 『청능재활지』에 사례(Case series)로 실린 내용(2011, 7(1): 89-99)이며, 30장은 종설(Review) 논문(대한청각학회지 2004, 8(2): 89-97)이며, 6장, 11장, 31장 또한 월간 『산업보건』에 오래전에 실렸던 내용이다. 다만 이 책을 만드는 데 전반적으로 일부를 수정하거나 보완하였음을 밝혀둔다.

 이 책은 전체 7부 31장으로 구성하였다. **1부**는 **인간의 청력과 소음노출**로서 인간의 청력(1장), 일반인의 소음노출(2장)과 소음노출 사업장의 소음노출 수준과 소음성 난청(3장)을, **2부**는 **환경 소음과 저주파 음의 노출 영향**으로 환경 소음과 도시 소음의 문제를 주택 외부 환경 소음(4장)과 주택 내부 소음(5장), 환경 소음의 건강영향과 규제(6장), 일상생활에서의 저주파 음의 노출과 건강영향(7장)과 이와 관련된 진동음향 질환(8장)을 살펴보았다. **3부**는 **소음노출과 청력영향**을 다루었는데, 소음환경하에서의 어음인지와 청력손실(9장), 소음노출과 일시적 난청(10장), 소음과 이명(11장), 소아 아동의 소음노출과 청력영향(12장), 취미 및 스포츠 활동에 따른 소음노출과 청력영향(13장), 휴대용 음향기기와 헤드셋 착용자의 소음노출과 영향(14장)을 전반적으로 기술하였다. **4부**는 **연령, 건강행태, 질병과 청력**으로 청력의 연령효과와 노인성 난청(15장), 음주, 흡연 등의 건강행태와 청력영향(16장), 그리고 난청의 유형에 따른 특성과 원인 질환(17장), 당뇨, 신장질환, 류머티스성 관절염, 전신성 홍반성 루프스, 고지혈증, 동맥경화증, 뇌졸중, 만성폐쇄성폐질환, 백내장, 골밀도와 폐경 등에 따른 난청과의 관련성이나 청력에 미치는 영향(18~20장), 그리고 소음과의 상호작용 등에 대해 살펴보았다. **5부 유해요인과 직업에 의한 청력영향**에서는 화학물질의 이독성(21장), 소음 이외 물리적 요인으로서 진동, 라디오파, 방사선 등의 청력영향(22장), 그리고 소방관, 철도, 경찰 종사자 등의 공공 근무 종사자(23장), 군인(24장), 음악가(25장), 용접공과 도장공(26장) 등 특수 종사자의 청력영향과 소음노출로 인한 업무 관련성이 높은 직업성 난청 사례(27장)를 검토하였다. **6부 청력보존 프로그램과 청능재활**에서는 청력보존 프로그램의 평가(28장)와 소음성 난청의 청능재활(29장)을 다루었다. 마지막으로 **7부**는 **소음성 난청, 산업청각학적 연구 고찰**로서 소음성 난청에 대한 주요 논점(30장)과 우리나라의 산업청각학적 연구 고찰(31장)을 다루었다.

 각 장은 독립적으로 구성되어 어느 장에서든지 독자가 관심 있는 부분부터 접근할 수 있다. 이 책은 우리나라에 청각학 교재가 그리 많지 않은 현실에서 청각학 전공의 대학생과 석·박사 과정의 연구자들에게 산업청각학 교재로도 참고가 될 것이다. 또한 이과적 질환, 난청, 소음성 난청 등에 대한 여러 위험요인과 관련하여 직업환경의학과 이비인후과(이과)의 의료인에게도 도움이 되었으면 하는 바람이다. 그러나 무엇보다도 직업·산업장에서의 노출 유해인자(화학적·물리적 인자)와 소음에 의한 청각학적 영향과 난청 등을 이해하고 그로 인한 질병의 예방과 건강의 보호·유지·증진을 위한 실천적인 서적으로도 활용되기를 바라는 마음에 소음·청각 전문가와 보건관리자 등 산업보건 종사자에게 널리 읽히기를 기원한다.

　끝으로 첫 번째 책을 출간하는 저자로서 지면으로나마 아내 인과 아들 용하, 딸 하언에게 고마운 마음을 전한다.

2012년 12월

부천 범박동에서 김규상

PART 03 소음노출과 청력영향

PART 04 연령, 건강행태, 질병과 청력

PART 06 청력보존 프로그램과 청능재활

PART **07** 소음성 난청, 산업청각학적 연구 고찰

PART 01

인간의 청력과 소음노출

제1장 인간의 청력

1. 소리와 소음, 단위

음(소리, sound)은 탄성과 점성을 가진 매개체의 진동으로 인해 일어나는 대기의 압력변화에 의해 발생한다. ANSI, S1.1-1994에서는 압력 내 진동에 의해 발생되어 청감각을 자극하는 소리(auditory sensation)를 말하며 고체에서 발생되는 진폭은 진동(vibration)이라 한다. 즉, 소리는 발생원의 진동면에서 공기압력이 높고 낮은 파동이 생겨서 이것이 발생원으로부터 전파되면서 귀에 닿아 청각을 자극할 때에 느끼는 청감각을 말한다. 소리는 3요소로 이루어지는바, 주파수에 따른 차이로서 피아노 건반의 낮은 음과 높은 음과 같은 소리의 고저, 음압에 따른 차이로서 동일한 건반을 타격하는 힘과 같은 소리의 크기, 파형의 시간적 변화에 따른 차이로서 피아노 음과 바이올린 음의 차이와 같은 음색으로 나눌 수 있다. 즉, 음의 물리적 성상은 음압 파동의 진폭, 주파수, 파형에 의하여 결정된다.

소리의 파장은 공기와 같은 매질(medium) 내에서 압축과 이완이 주기적으로 변화하는 것을 말한다. 이 압력 차이의 정도는 주관적으로 소리 크기를 자각하는 것과 일치한다. 공기 중에서 소리의 진폭은 대개 주위 대기압 상하의 압력의 변화를 말하고 압력의 진폭을 음압이라고 보통 말한다.

인간이 듣는 소리를 dynes/cm^{2}의 단위로 소리 압력 수준(Sound Pressure Level: SPL)을 측정하는 것은 하나의 귀에서도 여러 가지 주파수에 따라 느끼는 것이 서로 다르기 때문에 곤란하다. 이런 이유로 해서 개인과 주파수에 따라 쉽게 비교할 수 있는 척도를 개발하게 되었다. 데시벨(decibel, dB) 단위는 기준 음의 세기와의 비를 대숫값으로 변환한 것이다. 데시벨(dB)은 다음과 같이 L=10log(A/B)dB로 이때 기준 음의 세기는 1,000Hz의 최소가청음인 $10^{-12}W/m^2$를 사용한다. 기준음압은 20μPa 혹은 $20μN/m^2$로 나타내고 이러한 기준 음은 대략 1,000Hz에서 보통 인간의 가청역치와 비슷한 수준에서 선택한다. 음압수준에 대한 방정식은 다음과 같다.

Lp 혹은 $SPL=20log(P/P_0)dB$ re 20μPa, P: 음압(rms), P_0: 기준음압

인간의 귀는 0부터 120dB까지 상당히 다양한 범위의 소리를 들을 수 있는데, 이는 아주 작은 소리에서부터 통증을 느낄 정도의 소리까지 다양하다.

정상인의 달팽이관(cochlea)은 대략 20Hz부터 20,000Hz까지의 주파수 범위를 지각할 수 있다. 인간의 언어를 자각하기 위한 가장 중요한 영역은 500Hz에서 3,000Hz 범위이다(<그림 1>).

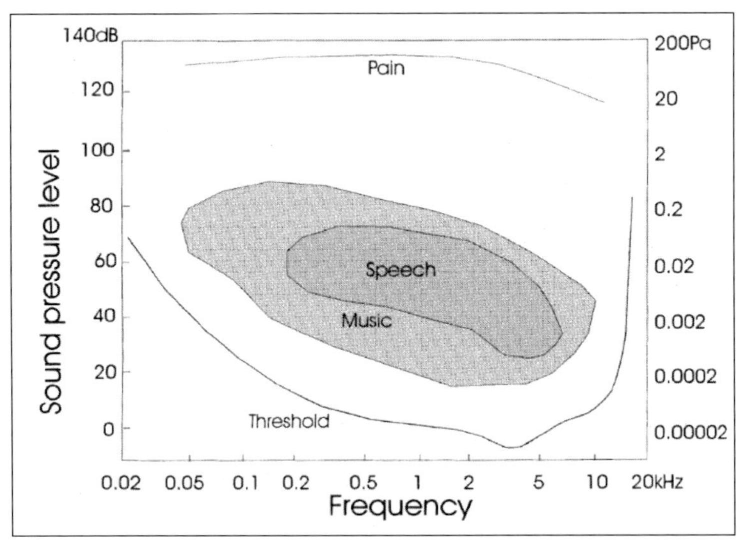

〈그림 1〉 인간의 가청역

한 사이클(cycle)을 형성하는 동안 음파나 진동파의 이동거리를 파장(λ)이라고 하고 주파수(f)는 1초 동안 발생하는 사이클의 수를 말하는데 1Hz는 1cycle/sec와 같다. 주파수는 파형에서 물리적 진동수를 객관적으로 측정하는 반면, 음의 높이(pitch)는 그에 상응하는 청자의 주관적인 반응이다. 음의 높이는 보통 주파수에 따라 좌우되는데, 주파수가 높아

질수록 음의 높이도 높아진다.

dB(A)는 환경 소음과 산업장의 소음규제에 사용되고 있다. 이것은 A-보정 주파수 특성 (A-weighting frequency network)에 의해 얻어진 값으로 옥타브 혹은 1/3옥타브 밴드 값과는 달리 단일한 값으로 저주파수(약 500Hz 이하)의 영향을 줄인다. 소음측정기의 대표 격인 지시소음계는 청감보정회로로서 Fletcher-Munson 곡선에 추정된 A, B, C의 세 가지 특성 중 낮은 소음수준에서의 음의 크기 반응인 40-phon 등감청감곡선의 필터보정에 의한 근사치 인 A 특성치로 통상 전 주파수역 음압을 측정 평가한다. 여기서 적용되는 A 보정곡선이란 기준인 1kHz에서 40dB 음압수준(SPL)과 비교하여 같은 음의 크기로 감지되는 순음을 나타 낸다(<그림 2>). 소음의 노출 평가와 기준을 대부분 dB(A)로 규정하고 있으며, 우리나라 의 고용노동부도 A 특성에 의한 전 주파수역 평균음압(dB(A))을 실제 소음의 측정과 노출 기준 단위로 이용하고 있다.

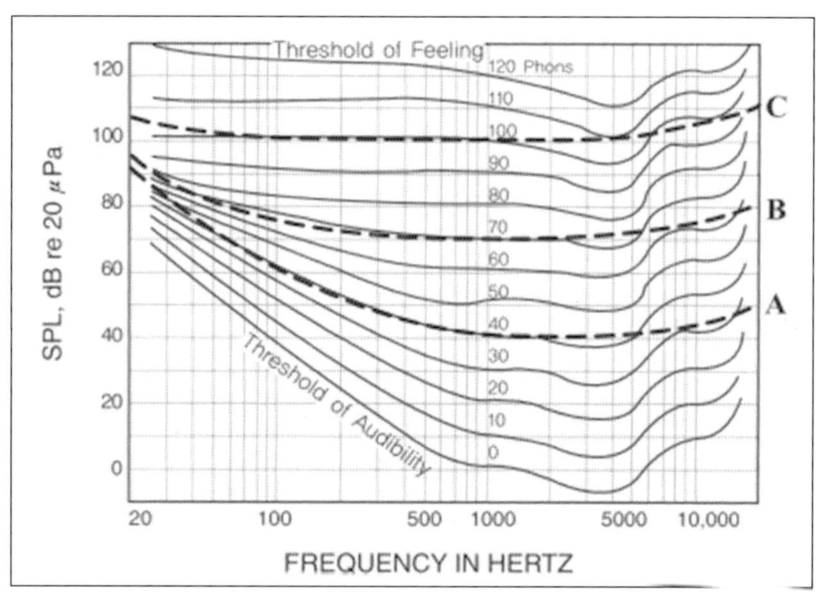

〈그림 2〉 Fletcher-Munson 곡선에서 추정된 보정 특성

2. 청력 역치

사람마다 청력 민감도(hearing sensitivity)는 각기 다르지만 사람의 귀로 들을 수 있는 최 소한의 소리의 크기를 가청역치(hearing threshold)라 한다. 청각적 절대역치는 조용한 환경에

서, 일반적으로 50% 감지할 수 있는 소리의 수준으로 정의된다. 청력역치는 사용된 검사방법, 청자의 역치에 대한 이해, 명확하지 않을 때 청자가 추측하는 경향, 검사 음의 지속시간 등의 검사방법, 검사 음을 차폐할지도 모르는 내부와 외부 배경소음의 수준 등 모든 검사환경에 의존한다. 청력 민감도와 관련된 가청역치 측정방법은 1860년 Fechner에 의해 처음 소개되었는데, 청력손실의 정도, 종류, 형태를 측정할 수 있는 방법으로 개인별 가청역치 수준을 확인하기 위해 주로 사용되는 검사방법이 순음청력검사(pure tone audiometry)이다.

귀의 가청역치의 기준이 되는 수준은 주로 ISO 226(2003)에 기술된 등감곡선의 최소가청 수준을 사용한다. 이는 자유음장에서 스피커를 통해 전방 입사한 순음신호를 두 귀로 들리는 음압수준을 측정하여 최소가청음역(minimum audible field: MAF)을 형성하는 것이다. 또한 ISO 389-7(2005)에서 제공하는 가청역치도 있다. 이 규격의 측정방법과 주파수별 음압수준은 ISO 226과 동일하지만, 주파수 영역이 18kHz까지 확장되어 제공하고 있다.

정상청력을 가진 사람의 귀는 주파수 영역에 따라 동일한 에너지의 소리도 각각 다른 크기로 듣게 된다. 주파수 변화에 따라 동일하게 들리는 소리의 크기를 선으로 주파수에 따라 연결한 곡선을 등감곡선(equal loudness contour)이라 한다. 이 등감곡선에서 청력역치(hearing threshold)는 사람이 들을 수 있는 최소한의 소리 크기를 나타낸 것이다. 여기서 청력역치는 최소가청음역(MAF) 또는 JNL(just-noticeable sound pressure level)로 불리기도 한다(<그림 3>).

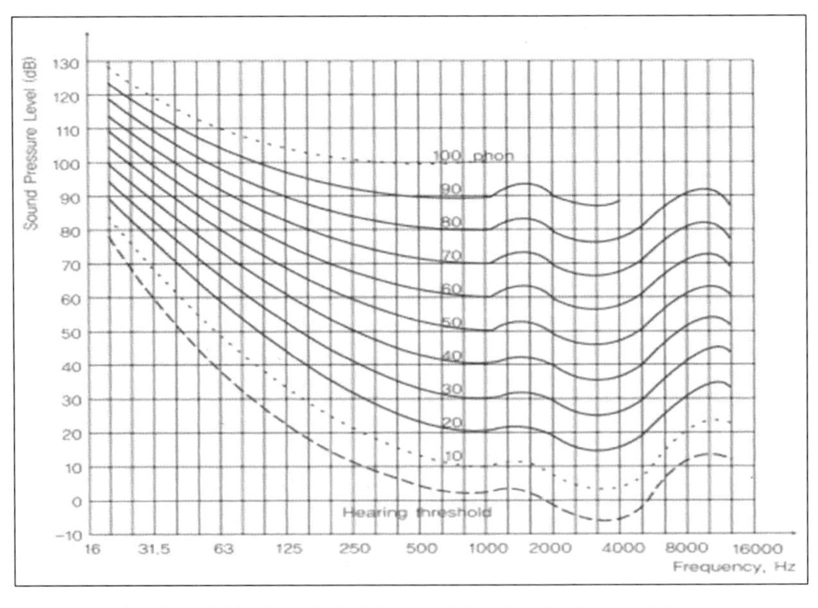

<그림 3> 정상인의 양이 자유음장에서의 순음에 대한 등감곡선

인간의 청감은 극도로 높고 낮은 주파수에서는 보다 덜 민감하기 때문에, 그 주파수 영역에서 들을 수 있는 소리의 크기(loudness)는 일반적으로 같은 소리압력 수준을 가진 중간－주파수 소리의 크기보다 작게 느낀다.

등감곡선은 자유음장에서 순음에 대한 동일 강도곡선으로 실제 생활에서 소음의 강도에 대한 대부분의 판단은 이어폰을 낀 상태에서 이루어지는 것이 아니기 때문에, 이들은 open-ear field data이다. 각 곡선은 특정한 SPL의 1,000Hz 음에 대해 동일한 크기라고 평가한 소리를 나타낸다. 예를 들어, 40phons의 loudness level은 1,000Hz는 40dBSPL, 4,000Hz는 32dBSPL, 8,000Hz는 48dBSPL, 100Hz는 51dBSPL, 64Hz는 70dBSPL이다.

가청역치를 포함하는 등감곡선은 1933년 Fletcher와 Munson의 실험을 시작으로, 1937년 Churcher과 King, 1956년 Robinson과 Dadson이 등감곡선에 대한 연구 결과를 발표하였고 이 연구 결과는 이후 ISO R 226에 등재되었다. 상위 실험들은 자유음장(free-field)에서 순음을 음원으로 이용하여 정면에서 피험자들에게 들려주고 측정한 결과이다. <그림 4>는 여러 연구자의 인간의 가청역치와 이상감각역치 연구 결과로 주파수별 음압수준을 보여주고 있다.

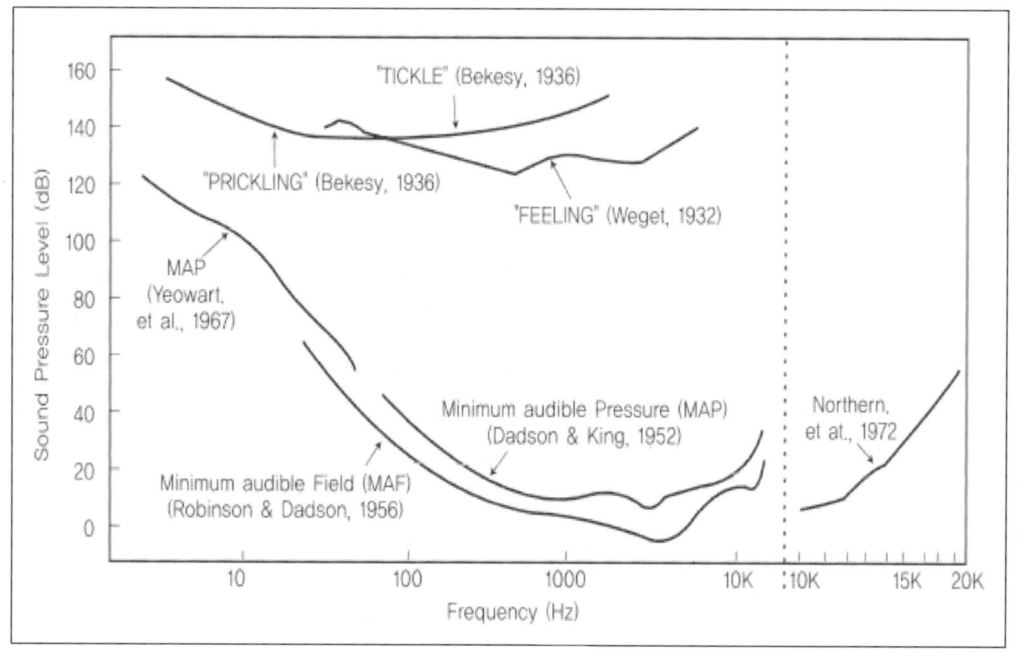

〈그림 4〉 인간 가청역치와 이상감각역치 연구

<그림 5>는 2003년도에 개정된 가청역치와 개정되기 이전의 가청역치를 비교한 결과이다. 개정된 등감곡선은 International Joint Research Group에서 기존 12개의 연구들을 정리한 연구 결과를 반영한 것으로, 정상청력을 가진 18~30세의 피험자들을 대상으로 실시한 결과이다.

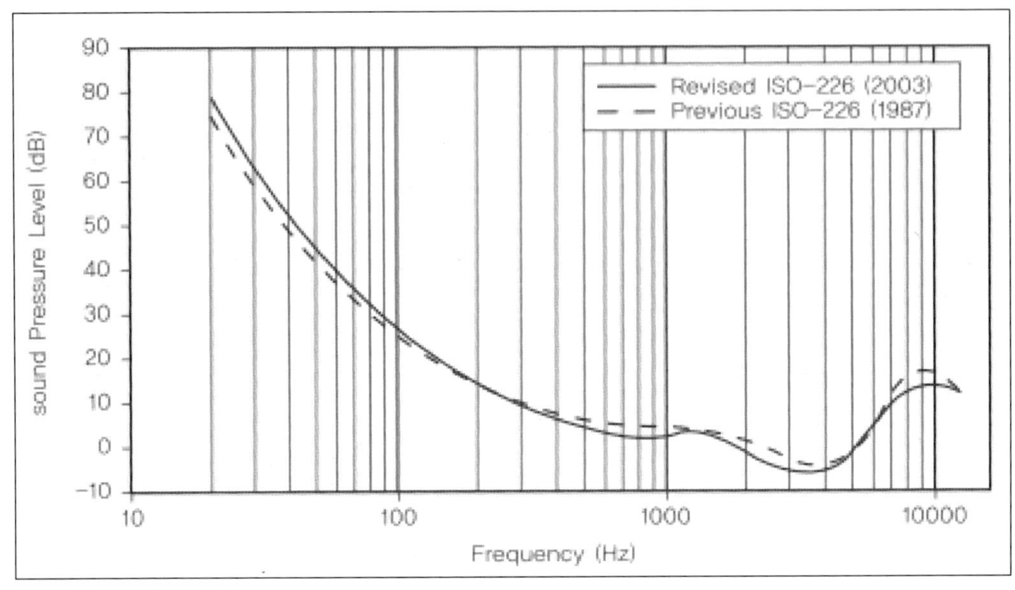

〈그림 5〉 개정 전(1987)/후(2003)의 가청역치(MAF)

절대가청역치(absolute hearing threshold: AHT)는 정상청력을 가진 피험자들이 조용한 환경에서 들을 수 있는 순음의 최소음압수준으로 정의할 수 있다. ATH를 측정하는 방법은 주로 두 가지를 사용한다(① 최소가청음압(minimum audible pressure: MAP), ② 최소가청음역(MAF)). 첫 번째 MAP 방법은 외이도 입구 부분이나 외이도 내에서 음압을 측정하는 방법으로, 대부분 소형 마이크로폰을 장착한 이어폰을 한쪽 귀에 설치하여 이어폰으로 들리는 소리의 음압을 측정한다. 이어폰 대신 헤드폰을 사용하는 경우도 있다. 두 번째로 MAF 방법은 MAP와는 달리 확성기(loudspeaker)를 이용하며 소리를 발생시킨다. 자유음장에서 음원은 순음을 사용하며, 측정은 두 귀로 들리는 음압수준을 피험자 머리 중심에서 측정한다. 다만 사운드레벨은 피험자를 음장에서 내보내고 피험자가 없는 상태에서 측정한 결과이다.

MAP와 MAF의 결과는 서로 차이를 나타낸다. 우선, MAP는 가청 시 한쪽 귀만 사용한다. 그리고 이어폰이 귀를 폐쇄시킬 수 있으며, 이로 인해 신체 소음(심장박동 수 등)이 신호음을 차폐(masking)할 수 있다. 또한 머리, 귓바퀴, 외이도의 영향을 고려할 수 없다.

이 중 가장 큰 차이를 나타내는 원인은 모노럴(한쪽 귀)로 듣느냐, 바이노럴(양쪽 귀)로 들느냐의 차이다. 기존 연구 결과에서는 바이노럴로 듣는 것이 모노럴로 듣는 것보다 약 2배 정도 크게 들린다고 제시하였다. 이후 여러 연구에서 모노럴과 바이노럴 가정에 대한 크기(loudness) 관계를 보다 정확하게 밝혀냈다. 또한, MAP를 모노럴과 바이노럴로 측정한 연구 결과에서도 주파수별로 그 차이는 뚜렷하게 나타났다.

다음 <그림 6>은 젊은 정상 성인의 청력역치를 나타낸 것으로 제일 하단의 실선(solid curve)은 양이가 개방된 상태에서 순음에 대한 역치이다(minimum audible field: MAF). MAF는 머리와 외이의 공명 특성들에 의해 제공된 신호의 증폭에 영향을 받는다. 헤드폰의 착용은 소리에 있어서 머리와 귓바퀴의 영향을 이끌어낼 뿐만 아니라, 외이도의 공명 특성들을 변화시킨다.

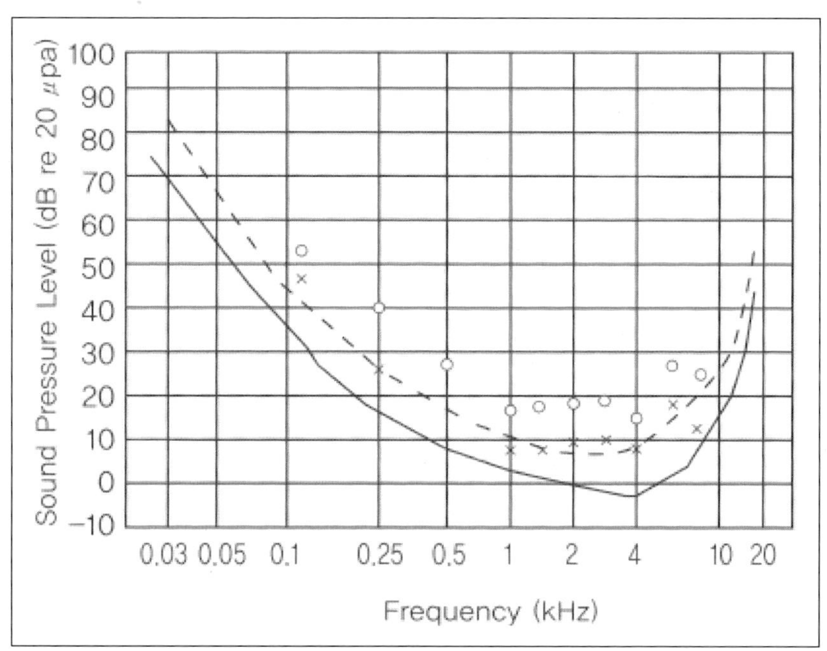

〈그림 6〉 정상 청력과 관련된 청력역치

그리고 바로 위의 점선(dashed curve)은 헤드폰(earphones)을 착용한 청자들을 대상으로 한 순음에 대한 역치이다(minimum audible pressure: MAP). 작은 원(circles)은 과거의 청각적 표준(ASA, 1951)하에서 0dB를 나타내는 SPL값이고, 가위표(crosses)는 현재 기준 값(ANSI, 1969; ISO, 1964)하에서의 0dB를 나타내는 SPL값이다.

고막에서의 음압(sound level)은 측정하기 어렵고, MAF 측정은 커다란 자유음장실

(sound-free room)을 요구하기 때문에, 역치 측정은 다소 간접적인 방법이긴 하지만 MAP의 측정으로 표현된다. 개인의 청력역치는 hearing level(HL)의 용어로 표현된다.

0dBHL을 결정짓기 위한 첫 번째 시도는 1934년에 실시한 미국 국민의 임의추출 표본으로 20세에서 29세의 평균 역치 SPL의 값을 사용하였다(Beasley, 1938). 그 결과는 1951년에 미국 표준협회(American Standards Association)에 의해 승인을 받아 0dBHL로 언급되었다(ASA, 1951). 그러나 결과적으로 대부분의 젊은 성인들은 음(negative)의 값의 HL을 나타냈다. 즉, 그들은 청력계 다이얼에서 0dB보다 좋은(보다 민감한) 청력을 가졌다. 1954년에 British Standards는 ASA 1951보다 약 10dB 정도 더 낮은 새로운 기준 SPLs을 제안했다. 이들은 약간의 변화를 거쳐 1964년에 국제표준기구(International Standards Organization: ISO)에 의해 채택되었고, 1969년에는 미국표준연구원(American National Standards Institute: ANSI)에 의해 채택되었다. ASA와 ISO/ANSI 값 둘 다 TDH-39 earphones과 MX41/AR cushions에 의해 실시된 결과이다.

ISO/ANSI 기준은 매우 우수하게 선택된, 즉 젊고 건강한 집단을 대상으로 최적의 실험 조건하에서 수집된 역치값이다. 심사에서 제외된 사람은 질문지로 확인될 수 있는, 유전적 청력 손실로 고통을 겪고 있거나, 높은 강도의 소음에 노출되었다거나 때때로 청력의 악화를 가져오는 다양한 질병을 가진 사람들과 알 수 없는 이유로 민감도가 다른 사람들보다 나쁜 사람들이 포함되었다. 그 결과 ISO의 청각표준(audiometric standard)은 ASA가 비현실적으로 느슨한 반면 비현실적으로 엄격하였다. 따라서 산업장의 소음에 노출된 적이 없는 전형적인 젊은 성인은 양의 값(positive value)을 갖는 HL을 보인다.

0dBHL 수준은 청력검사 자료(audiometry survey data)가 특정한 직업 환경이 청력의 손상을 유발하는지 아닌지를 평가하기 위해 사용될 때 특히 중요하다. 또한 나이 든 근로자의 경우에서는 더욱더 강조된다. 청각 민감도의 손실은 산업적 소음 외에 다른 원인들로부터 발생될 수 있는데, 즉 근로자의 나이가 많을수록 이러한 다른 요인들의 영향이 커질 것이고, 산업적 소음노출이 위험하다고 평가되기 위해서는 평균 HLs이 보다 커야만 한다.

청력검사기의 0dB은 0dBHL로서 잘 훈련된 사람이 겨우 들을 수 있는 정도의 음 크기로 이 표준화된 청력영점(audiometric zero)의 값들은 기준등가역치음압수준(reference equivalent threshold sound pressure level: RETSPL)으로 <그림 6>의 가위표에 해당하는 값에 해당된다(<그림 7, 8>).

인구학적으로 종족, 성별, 연령에 따른 청력의 영향은 다르다. 백인과 흑인 근로자의 청력에 대한 비교 결과, 흑인이 유의하게 더 좋은 평균청력을 보이고 있다. 이 차이가 사회음향적 노출에 있어서의 차이인지, 피부색소와 마찬가지로 인종에 따른 와우의 색소형성과 관련이 있는지는 명확하지 않다. 남성과 여성이 일하는 사업장에서의 청력 연구는 변함없이 평균적으로 여성이 유의하게 남성보다 좋은 청력을 가지고 있음을 보여준다. Garstecki와 Erler(1995)의 노인들에 대한 연구에서는 남성의 청력 역치가 여성보다 연령에 따라 높게 나타났는데, 남성은 여성보다 1,000Hz 이상의 주파수역에서 보다 점진적으로 청력손실을 크게 보이나 1,000Hz 이하 주파수역에서는 여성이 더 역치가 높게 나타났다.

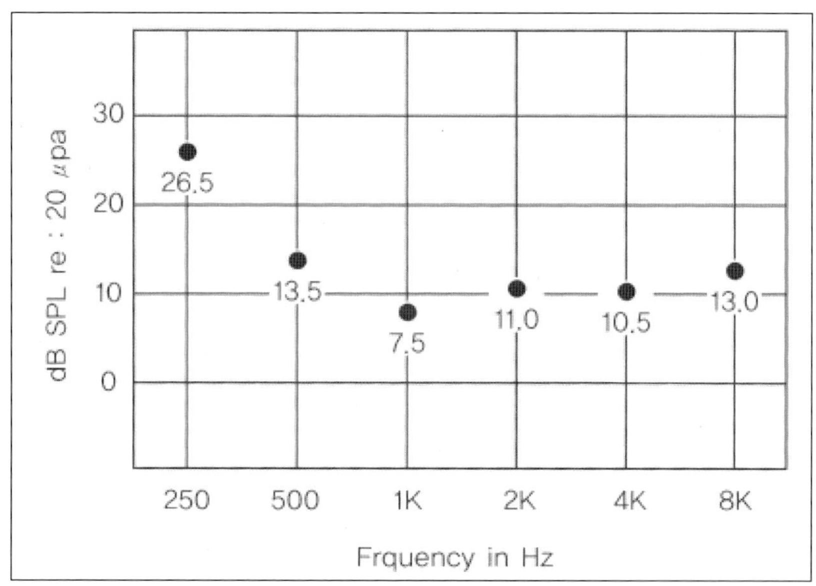

〈그림 7〉 0dBHL(audiometric zero)에 해당하는 물리적 음압(SPL)

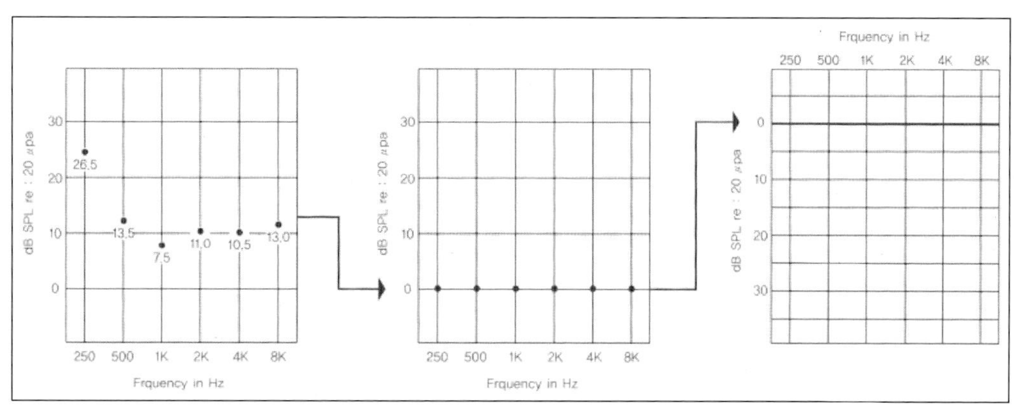

〈그림 8〉 SPL에서 HL로 변환되는 과정

이는 남성의 소음노출 등의 환경적 요인과 여성의 높은 혈관성 질환(stria vascularis의 위축 등)의 생리적 요인으로 설명하고 있다. 연령의 증가에 따라 청력역치는 증가하며, 고주파 수역의 역치손실이 저주파역보다 더 크게 나타난다.

Spoor(1967)는 특정한 연령대의 평균 청력(median hearing)을 20대의 평균청력과 비교함으로써, 직업적 소음에 노출되지 않은 사람들의 여러 연구에 기초한 평균 '연령 보정(age correction)' 곡선을 얻었다(<그림 9>). 이 곡선은 종종 '20대와 비교한 연령보정'이 아닌 연령대별 '청력역치 (Hearing Levels)'로 잘못 언급되기도 한다. 이 곡선들은 때때로 '노인성 난청 보정 (presbycusis correction)'으로 불리지만, 어느 정도의 사회성 난청(sociacusis) 등의 요인을 포함한다. 직업적 소음에 노출되지 않은 사람들에 대한 이와 같은 연구는 국제적으로도 채택되었다(ISO, 1984).

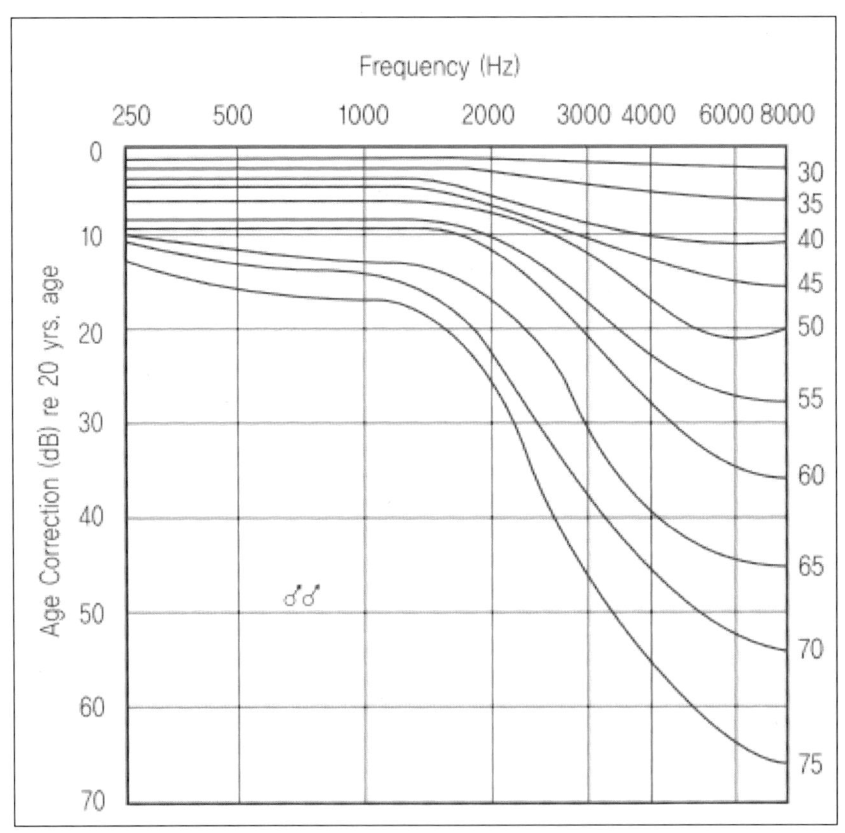

〈그림 9〉 남성에서 청력의 연령 보정곡선

<표 1>은 ISO 1999(1990)에 의한 남녀 정상 건청인의 기준역치이다.

〈표 1〉 정상 건청인의 연령에 따른 기도 청력역치(ISO 1999 standard, 1990)

Age (years)	Frequency in Herz							
	250	500	1,000	2,000	3,000	4,000	6,000	8,000
Men								
25	0	0	0	0	1	1	1	1
30	0	1	1	1	2	2	3	3
35	1	1	1	2	3	5	5	6
40	1	2	2	3	6	8	9	10
45	2	3	3	5	8	12	13	16
50	3	4	4	7	12	16	18	23
55	4	5	5	10	16	22	25	30
60	5	6	7	12	20	28	32	39
65	7	9	9	15	25	35	40	49
70	8	9	11	19	31	43	49	59
75	10	11	13	23	37	52	59	71
Women								
25	0	0	0	0	0	0	1	1
30	0	1	1	1	1	1	2	2
35	1	1	1	2	2	3	3	4
40	1	2	2	3	4	4	6	7
45	2	3	3	4	5	7	9	11
50	3	4	4	6	6	9	12	15
55	4	5	5	8	10	12	16	21
60	5	6	7	10	13	16	21	26
65	7	8	8	13	17	20	27	33
70	8	9	10	16	20	24	32	41

3. 우리나라 정상 성인의 청력

이정학 등(2003)의 연구에서 우리나라 일반 성인의 성별, 연령별 및 주파수별 청력역치를 조사하여 자연적으로 발생하는 역치의 변화, 즉 표준역치(standard threshold shift)의 기준치를 제시하였다. 이러한 기준치는 성, 연령에 따른 역치 증가를 소음으로 인한 청력손실에 보정하여 소음노출 근로자들에 대한 보다 효율적인 청력관리를 도모하는 데 유용한 자료로 이용될 수 있다.

이 연구는 20~59세의 정상 성인 중 남녀별, 연령별, 각각 30명씩 무작위로 선정(2,400

명)하여 0.5, 1, 2, 3, 4, 6, 8kHz의 주파수대역에서 순음청력검사를 실시하였다. 순음청력검사 실시 전에 피검자가 직업적으로 소음에 노출되지 않은 정상 성인임을 확인하기 위하여 의사의 기본 진찰, 설문지 작성, 이경검사, 중이검사 등을 통해 현재 및 과거의 소음작업종사자, 고막이상 소견자, 상기도 감염 질환이 있는 자, 난청 유발이 가능한 약물복용자, 돌발성 난청 유경험자, 이과질환으로 인한 수술 유경험자, 두경부 외상 유경험자, 귀지로 인한 외이도 폐쇄현상이 있는 자 등은 검사대상에서 제외하여 정상 청력 인구집단을 대표하는 대상으로 선정하였다.

이 연구에 사용된 청력검사기는 2dB 단위의 청력역치 측정이 가능한 Interacoustics AA30 2대, Interacoustics AD28 1대, GSI16 2대, GSI61 3대였다. 기계적 음향보정검사로 모든 청력검사기는 청력검사를 실시하기 전에 소음측정기(Brüel & Kjær Type 2231)와 인공 귀(artificial ear; Brüel & Kjær, Type 4152)를 이용하여 음향보정검사(Acoustic Calibration Check)를 시행하였다. 청력검사 방법은 좌측의 8, 6, 4, 2, 1, 0.5kHz의 역치를 구한 후 우측의 0.5, 1, 2, 4, 6, 8kHz의 순으로 역치를 구하였다. 역치의 측정방법은 수정상승법(modified method of limits)을 사용하였고, 자극 음의 지속시간은 1 내지 2초였다. 검사 환경은 지방의 7개 기관과 대학병원의 일반건강진단 및 종합건강진단 청력검사실의 배경소음수준은 모두 ANSI S3.1의 기준에 적합한 조건이었다.

가. 연령별 청력역치 자료

1세 간격의 연령별 청력역치 자료에서는 남녀 모두 연령의 증가에 따라 청력역치의 증가 경향이 관찰되었으나, 1세 간격으로 구분할 경우 각 연령 간에 감별력이 낮아 연령증가에 따른 청력역치 증가의 일관성이 떨어졌다. 그러나 5세 간격 및 10세 간격으로 구분할 경우 연령증가에 따른 청력역치 수준 증가가 일관되게 관찰되었다. 5세 간격으로 구분할 경우 연령증가에 따른 청력역치 수준 증가가 일관되게 관찰되었다. 좌측 귀와 우측 귀의 비교 시 우측 귀의 청력역치가 낮았으며, 남성과 여성의 비교에서는 여성에 비해 남성에서 전반적으로 청력역치 수준이 높게 관찰되었다.

연령 증가에 따른 청력역치의 변화양상은 40대 초반까지는 500Hz, 1,000Hz, 2,000Hz, 3,000Hz, 4,000Hz, 6,000Hz, 8,000Hz 모두 비슷한 수준이 관찰되었으나, 40대 중반 이후부터 6,000Hz와 8,000Hz에서의 청력역치 수준이 다른 주파수에 비해 높아지기 시작하였다. 10세 간격으로 나누어 연령별, 주파수별 청력역치 변화를 조사한 결과 40대부터 청력역치

수준의 증가가 심해지는 양상이 관찰되었다. 각각의 연령에서 평균 청력역치 수준을 비교시 3분법, 4분법, 6분법 간에 차이는 크지 않았으나 연령대가 증가할수록 3분법과 6분법간에 차이가 증가하는 경향이 관찰되었다.

<표 2> 전체 조사대상의 5세 간격 연령별 청력 평균 역치

연령	인원	왼쪽 귀						
		0.5K	1K	2K	3K	4K	6K	8K
20~24	310	8.8±5.0	6.6±4.9	5.0±5.8	4.5±6.0	4.7±7.0	5.8±7.1	4.5±7.5
25~29	311	9.5±5.4	6.0±4.8	4.8±5.7	4.1±6.7	4.8±7.0	7.5±7.7	6.0±8.6
30~34	324	10.2±5.7	6.7±4.8	6.1±5.9	4.2±6.3	6.2±7.2	8.3±8.9	6.1±8.5
35~39	347	11.7±5.8	8.0±5.3	7.0±6.4	6.5±5.7	7.6±6.8	10.3±8.2	8.7±8.7
40~44	320	11.5±6.6	9.0±6.0	7.2±6.9	8.6±7.1	10.8±8.4	13.6±9.8	12.1±10.2
45~49	313	13.4±7.1	10.6±6.1	8.9±6.8	10.4±7.3	13.3±9.3	16.6±10.0	15.4±11.1
50~54	312	14.0±6.8	11.7±6.1	11.7±7.4	14.8±8.8	18.1±10.8	21.9±11.4	21.9±13.9
55~59	255	15.8±6.8	13.9±6.5	14.5±8.5	18.7±9.8	22.6±12.0	25.1±13.0	27.2±14.7
연령	인원	오른쪽 귀						
		0.5K	1K	2K	3K	4K	6K	8K
20~24	310	8.5±4.9	6.0±5.1	4.6±5.8	5.1±6.4	4.0±7.3	6.6±6.6	5.1±7.5
25~29	311	9.2±5.1	5.9±5.2	4.6±5.8	4.9±6.1	4.8±7.3	8.1±7.9	5.9±8.7
30~34	324	9.6±5.8	6.6±5.1	5.0±6.0	4.1±6.6	4.4±7.6	7.8±8.3	5.5±8.4
35~39	347	10.9±5.9	7.5±5.2	6.1±6.2	5.4±6.8	6.6±7.4	9.4±8.4	7.6±8.8
40~44	320	11.1±6.6	8.8±6.3	6.7±6.7	8.3±7.8	9.1±8.6	12.9±9.9	12.0±10.5
45~49	313	13.1±7.6	10.9±6.4	8.5±6.9	10.5±7.3	12.3±9.1	17.4±11.0	16.0±11.4
50~54	312	13.8±7.0	12.0±6.1	11.1±7.0	13.9±8.2	17.0±9.6	22.7±11.1	23.3±13.5
55~59	255	15.7±7.0	14.0±6.8	13.9±8.0	17.6±9.3	19.8±11.5	25.4±12.5	27.6±15.2

〈표 3〉 여성에서의 5세 간격 평균 청력 역치

연령	인원	왼쪽 귀						
		0.5K	1K	2K	3K	4K	6K	8K
20~24	160	8.2±4.9	5.3±4.8	3.5±5.5	1.7±5.1	2.2±6.1	5.3±6.3	3.7±6.7
25~29	154	9.5±5.4	5.2±4.8	4.8±5.7	1.5±6.7	2.8±6.2	6.7±7.4	4.5±8.3
30~34	157	10.3±5.7	6.6±4.9	6.1±6.0	4.1±6.4	4.9±6.7	8.6±7.9	6.1±8.4
35~39	160	11.6±6.1	7.6±5.3	6.9±6.1	6.3±6.0	5.8±6.4	10.4±8.2	8.8±7.7
40~44	162	11.8±6.8	9.9±6.5	8.2±7.3	8.6±7.2	8.6±7.8	12.7±8.9	11.4±9.5
45~49	155	14.3±7.2	11.0±6.0	9.2±6.2	10.5±6.8	11.1±7.9	15.2±9.8	13.9±10.0
50~54	157	14.3±6.3	12.3±6.0	12.1±7.6	13.3±8.4	11.5±10.0	19.5±10.7	19.3±12.9
55~59	137	15.8±6.8	13.7±6.1	14.1±8.4	16.5±8.5	18.7±10.2	22.7±12.3	25.5±14.6
연령	인원	오른쪽 귀						
		0.5K	1K	2K	3K	4K	6K	8K
20~24	160	8.2±4.7	4.2±4.5	2.4±4.7	2.4±5.4	1.4±5.6	5.6±6.0	3.2±6.6
25~29	154	9.1±5.0	4.8±4.8	4.1±5.4	2.7±6.1	3.0±6.5	7.0±7.7	4.1±8.0
30~34	157	9.1±5.9	6.1±5.4	5.3±6.2	3.3±6.5	3.4±7.1	7.5±7.9	5.7±8.2
35~39	160	10.6±6.1	6.6±5.2	5.4±6.2	5.4±7.3	4.8±6.5	9.2±7.7	7.2±8.4
40~44	162	11.0±6.7	8.9±6.8	7.2±7.2	7.8±7.7	7.2±7.3	11.5±9.5	11.0±9.8
45~49	155	13.7±7.6	11.4±6.9	8.8±6.8	10.2±7.0	9.9±8.1	16.6±10.7	14.5±10.8
50~54	157	14.1±6.8	12.5±6.3	12.3±6.8	13.2±7.8	15.0±9.1	20.8±10.4	21.7±13.1
55~59	137	15.2±7.0	14.3±6.8	14.3±7.8	16.6±8.6	16.8±10.3	24.2±12.3	27.2±15.4

〈표 4〉 남성에서의 5세 간격 평균 청력 역치

연령	인원	왼쪽 귀						
		0.5K	1K	2K	3K	4K	6K	8K
20~24	150	9.4±5.0	8.1±4.6	6.6±5.8	6.5±5.8	7.3±6.9	6.2±7.8	5.3±8.2
25~29	157	9.5±5.4	6.8±4.7	4.9±5.7	5.8±6.2	6.8±7.2	8.4±8.0	7.5±8.8
30~34	167	10.1±5.7	7.0±4.8	6.0±5.8	4.5±6.1	7.4±7.5	8.0±9.7	6.1±8.5
35~39	187	11.9±5.6	8.4±5.3	7.1±6.7	6.8±5.4	9.0±6.8	10.2±8.3	8.7±9.5
40~44	158	11.1±6.3	8.1±5.2	6.1±6.2	8.6±7.1	13.1±8.5	14.6±10.6	12.7±10.8
45~49	158	12.6±6.9	10.2±6.3	8.6±7.3	10.3±7.8	15.4±10.1	17.9±10.1	16.9±12.0
50~54	155	13.8±7.2	11.1±6.3	11.2±7.2	16.4±8.9	20.8±10.9	24.3±11.6	24.5±14.5
55~59	118	15.7±6.8	14.3±6.9	14.8±8.6	21.4±10.6	27.2±12.4	27.8±13.3	29.0±14.7
연령	인원	오른쪽 귀						
		0.5K	1K	2K	3K	4K	6K	8K
20~24	150	8.8±5.1	7.9±5.1	6.9±6.0	7.1±6.3	6.9±7.8	7.7±7.0	7.2±7.8
25~29	157	9.4±5.2	7.0±5.4	5.2±6.1	6.5±5.7	6.6±7.7	9.2±7.9	7.7±9.0
30~34	167	10.0±5.6	7.1±4.8	4.7±5.8	5.6±6.6	5.4±7.9	8.2±8.7	5.3±8.6
35~39	187	11.1±5.8	8.2±5.1	6.7±6.2	5.4±5.7	8.1±7.8	9.6±9.0	8.0±9.2
40~44	158	11.1±6.5	8.6±5.7	6.2±6.0	9.0±7.9	11.1±9.4	14.2±10.2	13.0±11.1
45~49	158	12.4±7.7	10.4±5.9	8.1±7.0	10.9±7.5	14.6±9.4	18.2±11.2	17.5±11.9
50~54	155	13.4±7.2	11.5±5.9	10.0±6.9	14.6±8.6	18.9±9.6	24.6±11.4	24.9±13.9
55~59	118	16.2±7.0	13.8±6.9	13.4±8.1	18.9±10.0	23.3±11.8	26.7±12.6	28.1±15.1

500Hz의 저주파 영역에서만 다른 자료들에 비해 청력역치가 높았으나 다른 주파수 영역에서는 전반적으로 본 연구 자료가 낮은 청력역치 수준을 나타내었다(<표 5>).

〈표 5〉 연령에 따른 정상인 우측 귀의 평균 청력역치

연령	500Hz				1,000Hz				2,000Hz				4,000Hz			
	가	나	다	라	가	나	다	라	가	나	다	라	가	나	다	라
20~24	9.4	5.9		2.2	8.1		5	1.1	6.6	5.0	3	0.4	7.3	6.6	5.8	1.7
25~29	9.5	8.1		2.8	6.8	6.9	5.6	2.3	4.9	6.9	4	1.7	6.8	9.6	7.4	3.2
30~34	10.1	8.8		3.5	7.0	6.9	6	0.8	6.0	7.2	4.6	1.6	7.4	10.7	9.8	3.0
35~39	11.9	10.0		3.9	8.4	8.7	7	3.2	7.1	9.4	5.6	3.3	9.0	14.9	12.4	5.3
40~44	11.1	11.9		7.6	8.1	10.4	7.6	2.8	6.1	11.7	6.4	2.8	13.1	22.1	15.4	5.4
45~49	12.6	11.2		6.3	10.2	9.2	8.4	5.1	8.6	10.1	8	5.7	15.4	18.5	18.4	9.8
50~54	13.8	12.1		6.7	11.1	11.1	9.2	4.8	11.2	12.4	9.6	6.8	20.8	23.0	24	9.2
55~59	15.7	14.5		7.1	14.3	13.0	10.2	7.4	14.8	15.3	11.4	7.3	27.2	25.2	29.4	16.7

자료-가: 본 연구에서 조사된 우측 귀의 평균 청력치
나: 원종욱 등의 연구(1995)
다: OSHA자료(노동부 제공)-500Hz 없음
라: 일본 요코나이식(노동부 제공)

본 연구 결과와 다른 연구 결과를 비교하는 방법으로 연령별, 성별 절댓값을 그대로 비교하지 않고 20대 연령군과 50대 연령군의 청력역치 차이를 비교해보았다. 남성의 경우 본 연구 조사 자료가 다른 연구자들에 비해 전반적으로 청력역치가 낮았으며 미국 산업안전보건청(Occupational Safety & Health Administration: OSHA)의 자료에 비해서도 비슷하거나 낮게 관찰되었다. 여성의 경우에는 이원철 등의 자료와 비교 시 B기관에서 측정한 자료보다는 낮았으며, A기관에서 측정한 자료와 비슷한 청력역치를 보였다. 그러나 OSHA의 자료와 비교 시 남성에서와는 다르게 높은 청력역치 수준이 관찰되었다(<표 6>).

〈표 6〉 연령에 의한 청력손실 정도의 연구자 간 비교

연구자		주파수(Hz)						
		500	1,000	2,000	3,000	4,000	6,000	8,000
(남자)								
이정학 등		5.5	5.1	5.5	7.6	14.1	17.0	18.9
이원철 등(1995)	A기관	6.6	8.4	14.3	19.8	17.0	27.7	31.5
	B기관	9.8	12.0	14.3	21.3	30.4	32.7	25.1
원종욱 등(1995)		6.4	6.1	8.4		15.6		
構內(남녀)		4.3	5.1	5.6		13.5		22.1
藤琦(남녀)		8.0	14.6	14.0		19.0		30.1
OSHA			5	8	14	20	22	
(여자)								
이정학 등		6.0	8.8	10.0	12.3	13.6	16.1	20.7
이원철 등	A기관	7.2	4.6	8.1	20.5	15.2	13.6	14.0
	B기관	9.9	13.7	15.3	17.8	17.7	25.6	30.7
OSHA			5	6	10	10	22	

일본의 청력자료는 일본인의 정상 건청 중에서 15~19세 연령대의 청력역치 수준을 0dB의 기준으로 하였기 때문에 청력역치의 절대치 비교는 문제의 소지 가능성이 있으므로 역치변화의 차이를 비교해보았는데 構內의 자료가 본 연구 조사 결과와 유사한 수준이었다.

〈표 7〉 연령별, 주파수별 일본인의 청력 역치

주파수 연령	500Hz		1,000Hz		2,000Hz		4,000Hz		8,000Hz	
	A	B	A	B	A	B	A	B	A	B
10~14	2.3		2.6		0.3		1.3		1.7	
15~19	0.0	-	0.0	-	0.0	-	0.0	-	0.0	-
20~24	2.2		1.1		0.4		1.7		2.6	
25~29	2.8	1.5	2.3	-0.6	1.7	0.0	3.2	2.0	3.6	-1.5
30~34	3.5		0.8		1.6		3.0		6.0	
35~39	3.9	1.5	3.2	-2.5	3.3	3.5	5.3	11.0	6.4	9.0
40~44	7.6		2.8		2.8		5.4		9.7	
45~49	6.3	5.0	5.1	7.5	5.7	9.0	9.8	18.6	14.8	23.0
50~54	6.7		4.8		6.8		9.2		15.0	
55~59	7.1	9.5	7.4	14.0	7.3	14.0	16.7	21.0	25.7	28.6
60~64	12.8		13.9		14.3		28.7		39.7	
65~69	14.9	15.0	18.0	16.0	22.2	17.5	33.7	37.5	49.8	42.5
70~74	27.1		26.8		33.6		46.8		60.7	
75~79	31.9	25.5	31.6	29.5	36.7	38.5	53.8	52.0	74.8	62.5

A: 요코나이식, 15~19세의 청력을 0dB 기준으로 한 상대치이며 남녀를 혼합하여 대상으로 함
B: 후지사게식, 남녀를 구분하지 않음

남성의 경우 미국 OSHA 기준과 비교 시 1,000Hz에서는 모든 연령대에서 전반적으로 청력역치가 낮았고 2,000Hz에서는 비슷하였으며, 3,000Hz, 4,000Hz, 6,000Hz에서는 모든 연령대에서 전반적으로 OSHA의 기준 자료에 비해 높은 청력역치 수준을 나타냈다.

여성의 경우 1,000Hz와 2,000Hz의 저주파에서는 30세 이하의 연령대에서 OSHA의 기준 자료에 비해 청력역치 수준이 낮았으나 30세 이후부터는 OSHA의 기준자료보다 큰 청력역치 수준을 나타내었고, 3,000Hz, 4,00Hz, 6,000Hz에서는 모든 연령대에서 전반적으로 OSHA의 기준자료보다 낮은 청력역치 수준이 관찰되었다.

이러한 결과가 전국 성인 남녀를 대표하기는 어렵다는 제한점이 있지만 2dB 단위로 우리나라 건강인에서 남녀 연령별 30명씩 청력역치를 조사한 자료이기 때문에 소음 특수건강진단 및 청력보존 프로그램 운영 시 연령보정의 자료로서 참고 될 수 있으며, 향후 60세 이상의 건강인에 대한 청력역치 조사가 필요할 것으로 판단된다.

우리나라의 연령별, 성별, 주파수별 청력손실 보정표를 마련하기 위해 20~59세의 남성과 여성 모두 연령마다 30명 전후로 총 2,492명(남성 1,250명, 여성 1,242명)의 청력을 조사한 결과를 요약하면 다음과 같다.

1. 좌측 귀와 우측 귀의 비교 시 우측 귀의 청력 역치가 낮았으며, 남성에 비해 여성에서 전반적으로 청력역치 수준이 낮았다.
2. 연령증가에 따른 청력역치의 변화 양상은 40대 초반까지는 전 주파수대역이 모두 비슷한 수준으로 관찰되었으나, 40대 중반 이후부터는 6,000Hz와 8,000Hz에서의 청력역치 수준이 다른 주파수에 비해 높아지기 시작하였다.
3. OSHA의 청력보정 기준자료는 우리나라의 청력보정 기준자료와는 차이가 있었다.

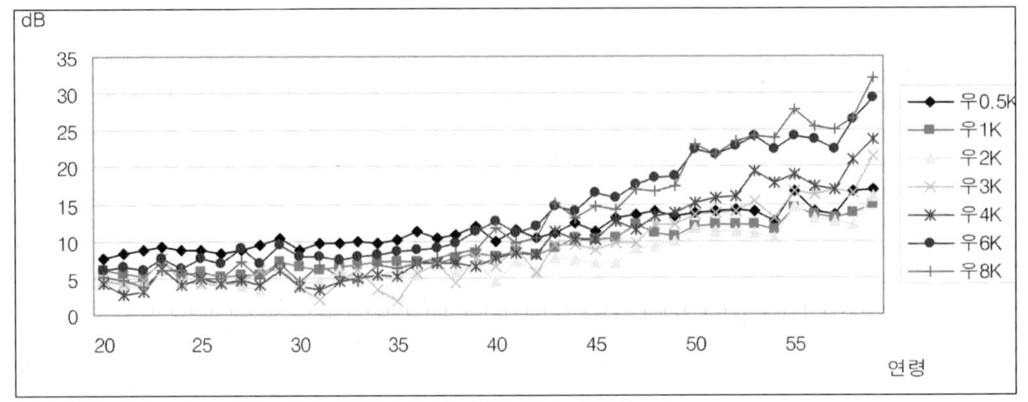

〈그림 10〉 우리나라 정상 건청인의 연령별 청력역치(우측)

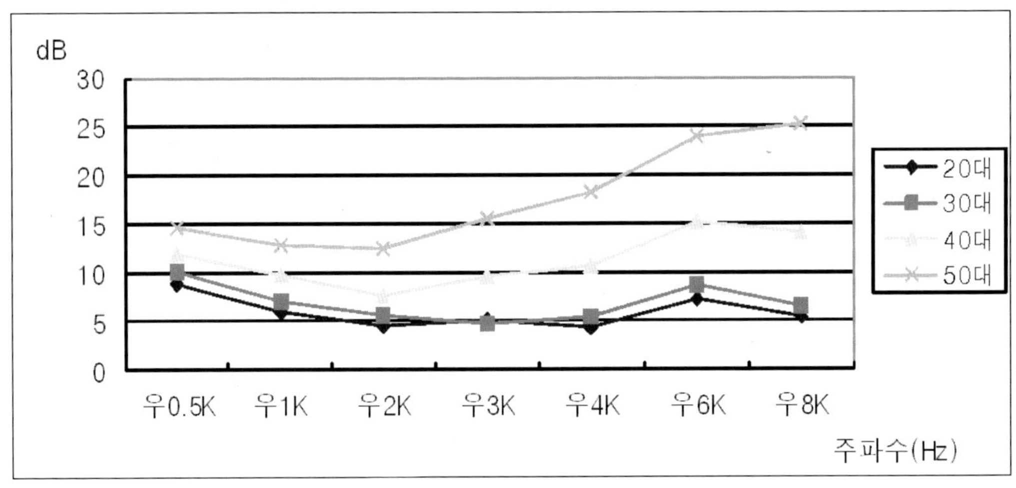

〈그림 11〉 우리나라 정상 건청인의 주파수별 청력역치(우측)

제2장 일반인의 소음노출

사람들은 다양한 활동을 수행하기 위하여 이 장소 저 장소를 옮겨 다니며 어느 정도 소음에 노출된다. 이와 관련하여 일반인의 소음노출에 대한 일부 보고가 있다. 대체적으로 일반인구집단의 소음노출 수준은 70dB에 미치지 못한 것으로 보고하고 있다. 미국의 EPA에 따르면 평균음압이 24시간 70dB 이하여야만 40년 이상 노출되어도 청력에 영향을 미치는 수준에 미치지 못한다. 최근에는 각국의 산업화와 도시화 등으로 인해 일반인의 소음노출 수준이 증가하고 있다. 거주지역에 따른 환경 소음 수준이 일부 지역은 70dB을 초과하고 있음을 보고하고 있으며, 개인 소음노출 수준 또한 평균 70dB을 훨씬 초과하고 있음을 보고하고 있다.

이 글은 우리나라에서 이루어지지 않았지만 도시지역의 일반인구집단의 일간 시간대, 집 안과 집 밖의 활동 유형에 따른 소음노출 수준을 인구집단의 성, 연령, 직업을 구분하여 개인 소음노출 수준으로 비교하였으며, 그리고 환경 소음 수준과도 비교하여 고찰한 Zheng 등(1996)의 논문을 정리하였다. 더불어 Diaz와 Pedrero(2006)의 일 중 활동에 따른 소음노출에 대한 논문도 간략히 살펴보고 일반인구집단의 개인 소음노출에 대해 고찰하고자 한다.

1. 중국 베이징 시민의 개인 소음노출

이 연구는 중국 베이징 거주자의 소음노출을 1989년 이후 휴대용 소음측정기(data logger NB-13A, 일본 Rion사)를 이용하여 24시간 이상을 매 10분 동안 $L_{eq1/6}$ 음압과 L_{50}을 측정하였다. 소음측정기는 수면 시에는 베개 머리맡에 위치하였으며, 평상시에는 웃옷의 옷깃이 접힌 부분에 클립을 고정하여 측정하였다. 동시에 1) 건강상태, 2) 작업환경과 주거환경 상태, 3) 운송수단, 4) 환경 소음에 대한 반응을 설문 조사하였으며, 이와 더불어 24시간 주요 활동 등을 기록하였다.

조사 대상은 83명의 남자, 138명의 여자로 총 221명을 조사하였다. 연령은 18세에서 63세까지 분포하였다. 직업은 전문직, 교사, 사무직, 숙련공, 판매·서비스 및 기타 직종으로 <표 1>과 같다.

〈표 1〉 조사 대상자의 특성

성	수	연령	수	직업	수
남성	83	18~30	58	전문직(Professionals and engineers)	61
여성	138	30~40	51	교사(Teachers)	40
		40~50	80	사무직(Office workers)	54
		50~63	32	숙련공(Skilled workers)	35
				판매·서비스(Sales and service)	26
				기타(Others)	6

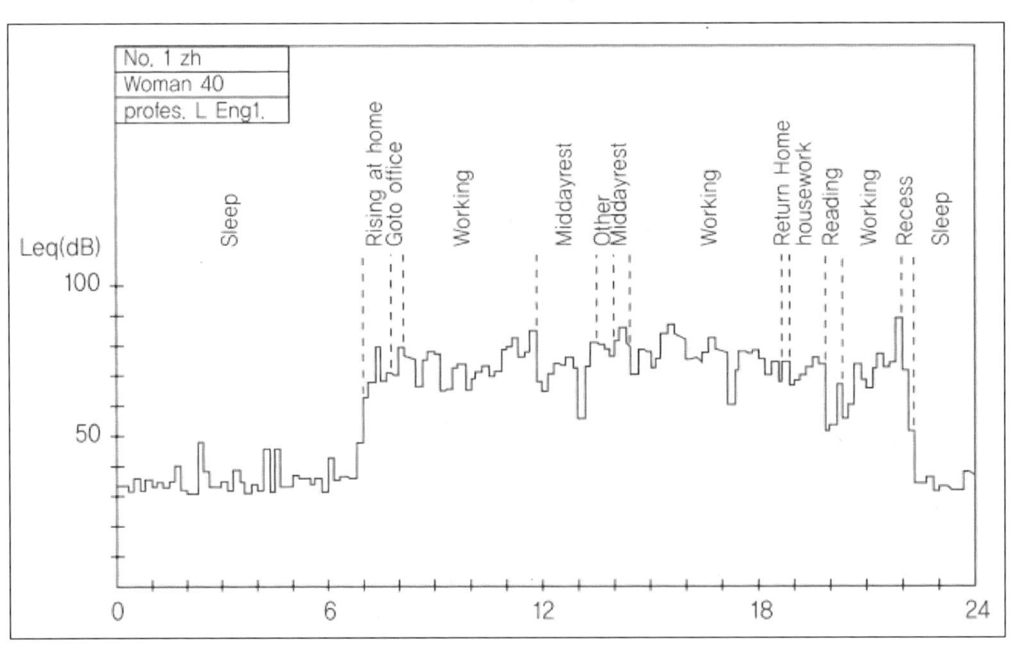

〈그림 1〉 개인 소음노출의 일례

$L_{eq1/6}$ 음압과 L_{50}을 24시간 이상 매 10분 동안 노출 소음을 측정한 결과로서 40세 여성 전문가의 경우 개인 소음노출은 <그림 1>과 같다. 시간대별 소음수준을 분석하기 위해 하루 시간대를 아침(6:00~8:00), 낮(8:00~19:00), 저녁(19:00~22:00), 밤(22:00~6:00)으로 4유형으로 분류하였다. 각각의 평균음압은 L_{eqM}, L_{eqD}, L_{eqE}, L_{eqN}으로 표기하고, 하루 온종일의 노출량은 L_{eq24}로 표시하였다. 221명에 대해 24시간 10분마다 측정한 평균 L_{eq}와 L_{50}은 <그림 2>이다. 낮 시간대의 평균 소음노출 수준은 밤보다 아주 높게 나타나고, 그리고 아침은 저녁 시간대보다 높게 나타났다. 그러나 한낮(midday)에는 점심시간의 휴식으로 낮게 나타났다.

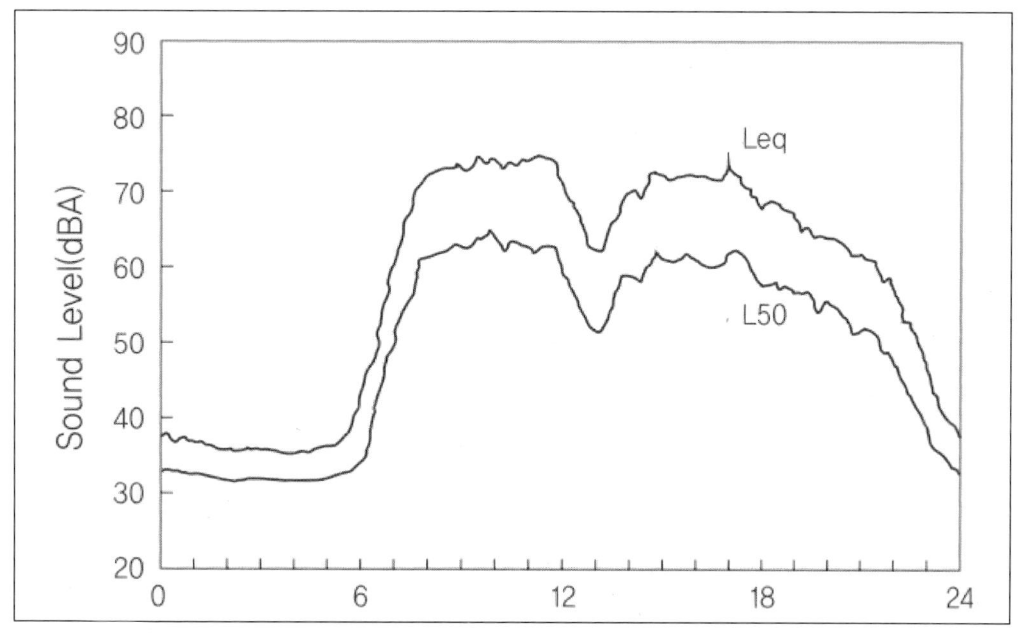

〈그림 2〉 베이징 시민의 24시간 평균 개인 소음노출 수준

L_{eq}의 노출 유형은 L_{50}과 비슷한 경향을 보였다. 그러나 L_{eq}값은 언제나 L_{50}값보다 높았다. L_{eq}와 L_{50}의 차이는 시간(time period)의 차이에 기인한다. 낮에는 그 차이가 10~12dB, 밤에는 4dB, 아침에 4~10dB의 차이를 보이고 L_{eq}가 L_{50}보다 소음 수준의 변동(variation)에 더 민감하다. 각각의 다른 시간대의 L_{eqM}, L_{eqD}, L_{eqE}, L_{eqN}의 누적 노출량은 <그림 3>과 같다.

<그림 3>을 요약하면, 1) L_{eq24}는 53~90dB로 37dB 범위를 보이며, 2) L_{eqD}의 누적분포곡선은 L_{eq24}와 비슷하나 L_{eq24}보다 2.5dB 높았다. 3) L_{eqM}과 L_{eqE}도 분포곡선은 거의 비슷하고,

그 둘의 누적확률은 L_{eq24}보다 높았다. L_{eqM}과 L_{eqE}의 경사도는 L_{eq24}보다 낮게 나타났다. L_{eq24}, L_{eqD}와 L_{eqN}과 비교하여 변동범위(variation range)는 35~90dB로 넓었다. 4) L_{eqN}은 32~70dB로 38dB 범윗값을 보이며, 그 분포곡선은 L_{eq24}에 비하여 24dB 낮았고 L_{eqM}과 L_{eqE}보다 약 16dB 낮게 나타났다.

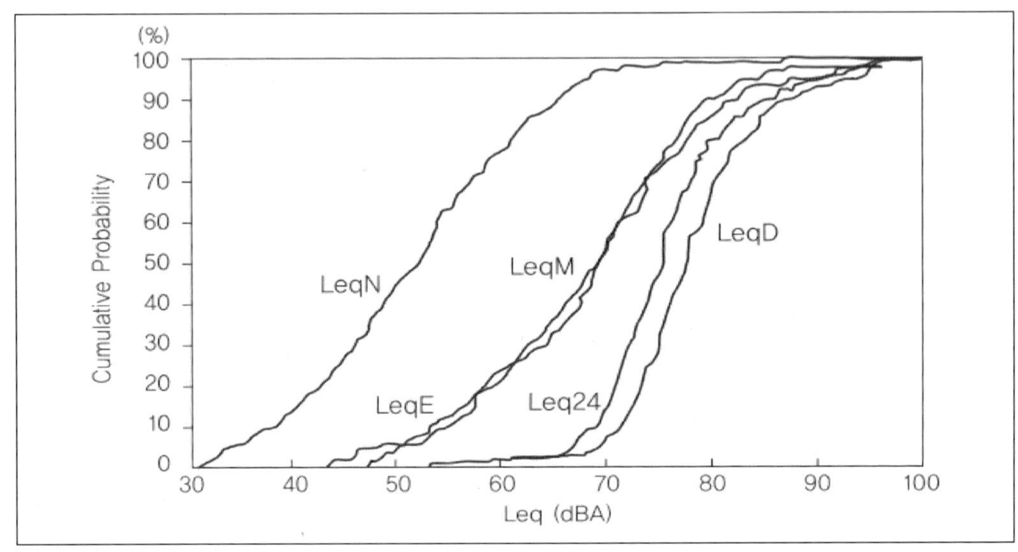

〈그림 3〉 다양한 시간대에 따른 평균 소음 누적분포곡선

L_{eq24}, L_{eqM}, L_{eqD}, L_{eqE}와 L_{eqN}의 평균, 표준편차는 <표 2>와 같다. L_{eqM}, L_{eqE}와 L_{eqN}은 10dB 이상의 표준편차와 변동의 범위값을 보였다. 베이징 시민의 L_{eq24} 평균 노출 소음수준은 75.6dB이었다. L_{eq24}는 베이징 시민의 86%가 70dB 이상에 노출되고 있음을 보여주고 있다.

〈표 2〉 개인 소음의 평균 노출량

	L_{eq24}	L_{eqM}	L_{eqD}	L_{eqE}	L_{eqN}
평균	75.6	68.5	78.1	68.1	51.7
표준편차	7.0	11.4	7.0	10.1	10.3

〈표 3〉 조사 대상 종류에 따른 소음노출 수준

		수	L_{eq24}	L_{eqM}	L_{eqD}	L_{eqE}	L_{eqN}
성							
	남성	83	74.3	66.9	76.9	67.7	52.4
	여성	138	76.4	69.4	78.8	68.4	51.3
연령							
	<30	58	74.5	66.8	77.1	66.6	51.3
	30~40	51	77.6	70.8	79.8	68.4	51.7
	40~50	80	75.5	68.8	78.2	68.9	50.9
	>50	32	74.6	67.1	77.0	68.5	54.9
직업							
	전문직	61	71.9	63.0	74.5	66.0	48.7
	교사	40	79.1	72.8	81.8	70.0	54.4
	사무직	54	74.1	69.3	76.5	68.2	52.5
	숙련공	35	81.3	72.8	83.1	72.3	56.6
	판매·서비스	25	75.6	69.6	78.4	65.3	47.1

베이징 시민의 다양한 시간대의 성, 연령, 직업에 따른 평균 노출 소음수준은 <표 3>과 같다. L_{eq}는 221명의 다양한 시간대 Leq 산술평균값이다. 여성의 L_{eq}값이 낮 시간대에는 남자보다 2dB 높고, 밤에는 1dB 낮았다. 30~40세 사이의 시민의 평균 소음노출 수준이 낮 시간대에 가장 높게 나타났으나 50세 이상의 연령층에서는 밤 시간대에 가장 높게 나타났다. 평균 소음노출 수준은 모든 직종 중 숙련공에서 가장 높게 나타났다. 교사의 평균 소음노출 수준은 두 번째였다. 비록 교사의 소음노출 수준이 매우 높게 나타났으나 그 음은 수업 시에 자신의 목소리에 기인한다. 말소리 자체의 음의 영향은 없다고 알려져 있다. 직업 중 전문가와 엔지니어의 평균 소음노출 수준이 낮 시간대에 가장 낮았다. 개인 소음노출에 대한 이 조사는 하루 중의 주요 활동을 기록하였다.

주요 활동은 6가지 범주로 구분되었다. 1) 집(가정활동; 작업 전, 작업 후, 독서, 가사활동 및 TV 시청 등), 2) 교통-출퇴근(communication; going to work, returning home), 3) 작업, 4) 한낮(정오, midday), 5) 수면, 6) 기타(레크리에이션, 쇼핑 등). 각각의 활동 소요시간, 평균 소음노출량, 표준편차, 24시간대의 소음노출비는 <표 4>와 같다.

주요 활동의 평균 소요시간은 시민에 따라 차이가 있었다. 평균 수면시간은 8.2시간으로 가장 길게 나타났다. 작업시간은 약 7.2시간으로 두 번째, 출퇴근의 평균시간은 단 40분으로 하루 중 가장 짧았다. 사람들은 약 14시간, 하루의 58%를 집에서, 즉 가정 내 활동과 수면으로 보냈다. 수면시간을 제외하고 68.9~78.5dB의 소음에 노출되었으며, 작업 시에는 78.5dB로 가장 높았다. 기타 활동과 출퇴근 시의 소음노출 수준은 각각 76.8dB과 76.1dB에 이르고 있었다. 수면 시에 47.7dB로 가장 낮았으며, 가정 내 활동이 두 번째로 낮게 나타났다. 가정 내 활동과 수면 시에는 70dB보다 낮게 나타난 반면에 집 밖의 다른 활동은 70dB 이상을 보였다.

<표 4> 여러 하루 중 활동에 따른 소음노출

	1	2	3	4	5	6
수	220	198	220	200	221	120
노출시간(분)	350	40	410	90	490	60
평균(L_{eq})	68.9	76.1	78.5	72.9	47.7	76.8
표준편차	7.2	7.3	7.8	7.5	9.9	8.2
비율(Ratio%)	12.3	8.3	60.7	7.7	1.1	9.9

1. 집(가정활동; 작업 전, 작업 후, 독서, 가사활동 및 TV 시청 등).
2. 교통—출퇴근(communication; going to work, returning home), 3. 작업, 4. 한낮(정오, midday),
5. 수면, 6. 기타(레크리에이션, 쇼핑 등)

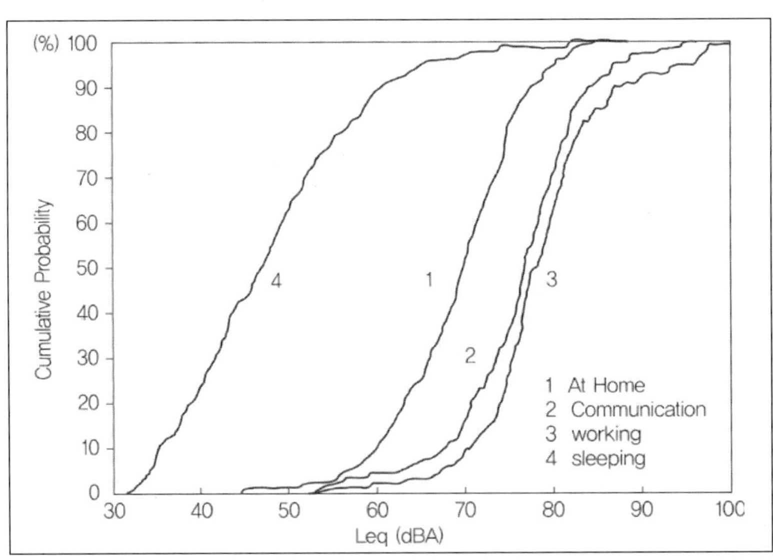

<그림 4> 하루 중 주요 네 활동에 대한 평균 소음노출량의 누적분포곡선

　　각각의 주요 활동별 평균 소음노출 수준의 누적분포는 <그림 4>와 같다. 4개의 곡선의 경사도는 거의 비슷하며 음압의 변이도 비슷하게 나타났다. 수면 시 누적분포량은 다른 곡선보다 왼쪽에 위치하며 가정 내 활동보다 22dB, 출퇴근 곡선보다 29dB 낮게 나타났

다. 작업 시의 곡선이 출퇴근 곡선보다 2dB 간격으로 오른쪽에 위치하며 음압은 가장 높게 나타났다.

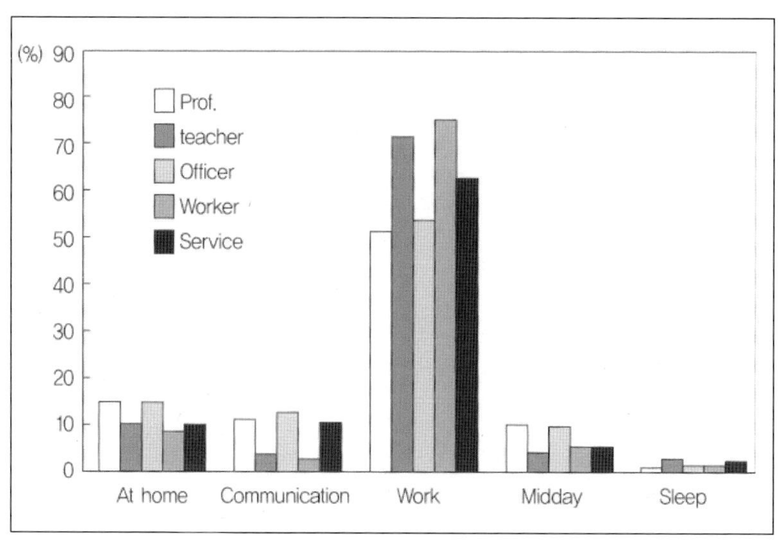

〈그림 5〉 하루 중 직업에 따른 주요 활동의 평균 소음노출비

주요 활동의 소음노출비는 하루 중 각 활동의 소음노출 에너지를 전체 소음노출 에너지로 나눈 값을 말한다. 작업활동은 60.7%로 소음노출비가 가장 많았다. 수면은 단 1.1%로 여러 활동 중 가장 낮게 나타났다. 각 활동 중 여러 다양한 직업집단의 소음노출비는 <그림 5>와 같다. 여러 다른 일상 활동과 비교하여 직업 활동의 소음노출비가 가장 높았다. 직업집단으로 구분하여 살펴볼 때, 숙련공의 소음노출비가 가장 높게 나타났다. 전문가집단이 작업 활동 중 소음노출비가 가장 낮게 나타났다.

<그림 6>은 각 주요 활동에 따른 일간시간비율(day time ratio)과 소음노출비율(noise exposure ratio)이다. 수면활동이 34%의 시간비로 가장 길게 나타났으나 소음노출비는 가장 높았다. 가정 내 활동은 대체로 12.3%의 소음노출비로 작았으나 24%의 시간비를 보이고 이 두 활동이 주로 집에서 이루어진다. 집 밖에서 수행되는 타 활동은 두 활동에 비해 다르다. 작업은 28%의 시간비를 보이나 61%의 소음노출비로 가장 많았다. 그리고 출퇴근, 한낮(점심시간)과 기타 활동은 소음노출비가 시간비와 비교하여 대체로 크게 나타났다.

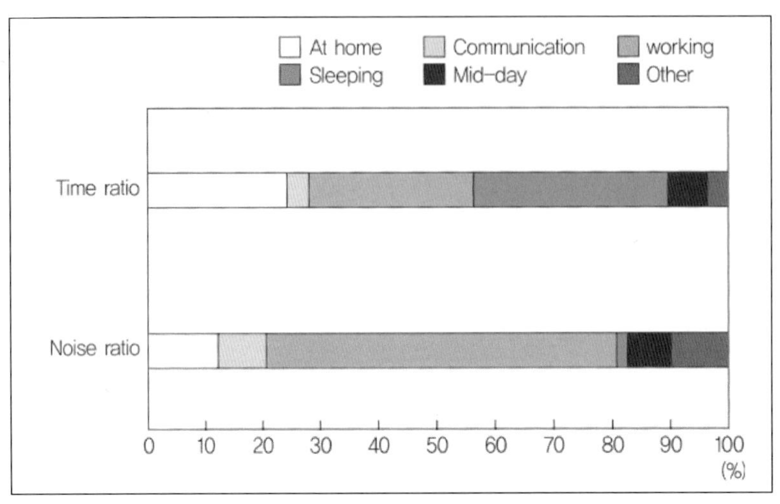

〈그림 6〉 하루 중 활동의 시간비와 소음노출비의 비교

베이징 시민은 대략 14시간은 집에서 보내나 13.4%의 소음노출비를 보였으며, 비록 집 밖에서 반일보다 더 적게 시간을 보내나 전체 소음노출비는 86.6%로 아주 크게 나타났다. 집 밖의 활동에 따른 소음노출 수준은 집 안에서의 활동보다 높다. 주로 집 밖에서 소음에 노출된다고 볼 수 있다. 따라서 소음노출비는 주요 활동상의 소음노출시간보다 소음노출 수준에 주로 영향을 받는다고 볼 수 있다.

또 1986년 환경 소음 조사가 수행되어 353개의 데이터가 수집되었다. <그림 7>은 평균 소음노출로 L_{eq}와 L_{50}을 보여주고, <표 5>는 평균 소음노출 수준이다. <표 2>와 <표 5>, <그림 2>와 <그림 7>을 비교하면, 1) L_{eq24}의 개인 소음노출 수준이 환경 소음 L_{eq24}보다 높게 나타났다. 다른 L_{eq}값도 L_{eqN}을 제외하고 환경 소음 수준보다 높게 나타났다. 2) <그림 2>와 <그림 7>을 비교하면 환경 소음노출 수준이 개인 소음노출보다 밤에는 높고 낮에는 낮았다. 3) 환경 소음 L_{eq}와 L_{50}의 변이는 비슷할 뿐 아니라 5dB로 거의 일정하게 차이를 유지하였다. 그러나 개인 소음노출 수준에서 L_{eq}와 L_{50}와의 차이의 변이는 일정하지 않았다.

〈표 5〉 베이징 지역의 환경소음

	L_{eq24}	L_{eqM}	L_{eqD}	L_{eqE}	L_{eqN}
평균	61.5	60.4	63.4	59.9	52.0
표준편차	5.3	6.1	5.4	6.3	8.2

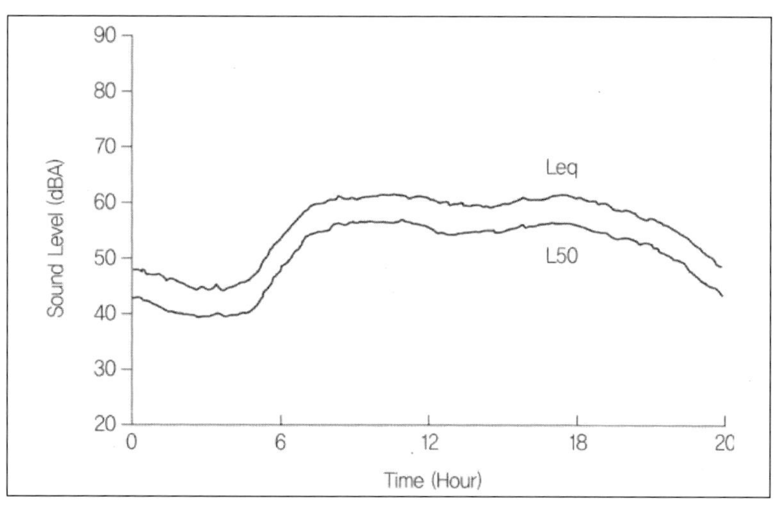

〈그림 7〉 베이징의 평균 환경 소음노출

　　개인 소음노출에서 변이는 환경뿐 아니라 개인의 일상 활동에 기인한다. 더구나 사람은 한 곳의 환경에 제한되어 활동하지 않는다. 따라서 개인 소음노출 수준은 사람이 집 안과 집 밖의 소음 활동에 의해 환경 소음 수준보다 높게 나타난다. 그러나 개인 소음노출 수준이 조용한 가정 내 활동과 조용한 비소음 외부 활동을 할 때에는 환경 소음수준보다 낮게 나타난다.

　　이 연구 결과를 요약하면, 베이징 221명에 대한 개인 소음노출조사에서 1) 24시간 개인 평균 소음노출 수준 L_{eq24}는 75.6dB로 86%의 조사 대상이 70dB보다 높게 나타났다. 평균 작업시간은 7시간, 수면시간은 8.2시간이었다. 2) 성, 연령과 특히 직업과 개인 소음노출은 관련이 있었으며, 숙련공에서 가장 높게 나타났으나 전문가군에서는 가장 낮게 나타났다. 3) 낮 시간대의 소음수준은 밤 시간대보다 높았으며, L_{eqD}와 L_{eqN}의 개인 소음노출 수준은 각각 78.1dB, 51.7dB이었다. 4) 주요 활동의 소음노출비는 주요 활동시간보다 활동 중의 소음노출 수준에 죄우되었다. 수면시간은 가장 길었으나 소유노출비는 가장 작았다. 사람은 작업의 소음노출비가 61%로 주로 작업 시에 소음에 노출되고 있음을 보여주고 있다. 5) 개인 소음노출 수준이 낮 시간대에는 환경 소음노출 수준보다 높았으나 밤에는 낮게 나타났다. 개인 소음노출의 변동은 환경만이 아니라 개인의 일간 활동과 관련되어 있다.

2. 스페인 마드리드 시민의 개인 소음노출

이 연구는 마드리드 시민 32명(남 15명, 여 17명)의 1주일 기간 동안의 소음노출을 조사한 결과이다. 연령은 17세에서 73세로 평균 36세였으며, 직업은 고등학교·대학생, 리포터, 점원, 웨이터, 경찰관, 버스운전사, 저널리스트, 사무직, 아나운서, 가정주부, 연금수령자 등 다양하였다.

이 연구에서는 개인의 소음환경과 활동을 7개의 범주[가정 내 활동(domestic; activities at home), 교육(education; activities performed in education center), 레저(leisure activities), 직업(occupational; work activities), 쇼핑, 수면, 교통 등]로 분류하였다. <표 6>은 각각의 활동 범주의 주요 활동의 측정 시간과 시간비(%), 평균 노출 수준(L_{Aeq}, dB) 및 각 조사대상에 따른 노출 수준의 범위값을 제시한 것이다.

총 5,173시간의 다양한 활동의 평균 소음노출 수준 L_{Aeq}은 78.5dB이었다. <그림 8>은 전체 여러 활동에 따른 평균 소음 분포를 보여주고 있다.

이 중 교통 소음은 기본적으로 생활에 있어서 운송수단 자체와 보행자로서의 환경 소음으로 전체 노출 소음의 13%를 차지하고, 레저활동으로 인한 소음이 가장 많은 부분을 차지하고 있다.

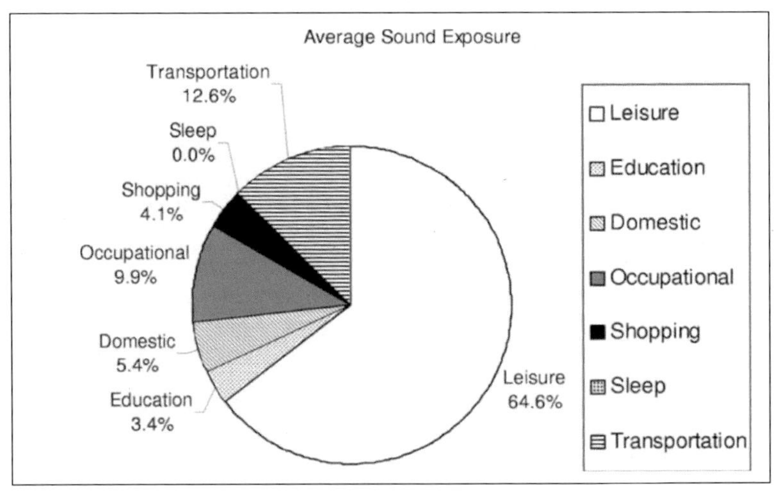

〈그림 8〉 여러 활동에 따른 소음노출비

〈표 6〉 각각의 주요 활동에 따른 소음노출 시간과 노출 수준

소음활동 범주	활동	노출시간(초)	전체시간(%)	L_{Aeq}(dB)	조사대상에 따른 L_{Aeq}범위(dB)
레저	Outdoor sports	8.090	0.04	82.1	67.5−85.8
	Indoor sports	25.200	0.14	77.9	62.7−83.6
	Various outdoor activities	64.410	0.35	82.0	55.1−89.0
	Night club	117.180	0.63	96.7	85.4−102.3
	Cafeteria	408.110	2.20	82.9	65.3−94.8
	Soccer pitch	10.800	0.06	88.8	88.8−88.8
	Internet−cafe	2.670	0.01	59.7	59.7−58.7
	Cinema	61.150	0.33	79.3	70.3−83.7
	Church services	11.990	0.06	75.2	69.2−77.8
	Discotheque	9.660	0.05	95.2	90.7−99.8
	Rock band rehearsal	20.140	0.11	98.4	94.5−99.8
	Museum and galleries	4.500	0.02	81.9	81.9−81.9
	Restaurant	75.260	0.41	82.8	71.7−91.2
	Musical theatre	10.590	0.06	87.6	87.6−87.6
교육	Adult education classroom	20.130	0.11	63.2	62.7−64.0
	Small classroom	207.250	1.12	78.7	63.8−83.3
	Secondary school(school day)	79.440	0.43	73.6	70.3−80.7
	Library office	108.230	0.58	69.2	66.4−71.4
	Primary school(exit door)	32.830	0.18	86.2	75.6−90.4
	School meeting	8.680	0.05	78.2	74.6−77.3
	University(daily activities)	526.520	2.84	73.5	62.9−73.5
가정내	At home	3.311.720	17.85	66.4	25.0−88.8
	At home with muxic	202.670	1.09	70.8	37.9−83.9
	At home with TV	1.918.920	10.35	69.1	43.8−84.0
	Home study	343.010	1.85	63.1	36.0−71.4
	Get−together at home	192.390	1.04	81.7	64.3−86.6
	Housework	539.680	2.91	72.3	39.0−87.2
직업/작업	Warehouse	166.510	0.90	74.4	67.0−81.5
	Doctor's surgery	6.620	0.04	70.1	61.2−71.4
	Carwash	510	0.00	87.3	87.3−87.3
	Large office	942.630	5.08	74.5	47.3−91.1
	Small office	259.990	1.40	70.9	57.0−81.0
	Fire station	3.140	0.02	74.7	74.7−74.7
	Printer's workshop	93.700	0.51	77.0	70.7−81.7
	Airport workshop	205.090	1.11	85.5	81.6−89.3
	Mechanic's workshop	157.590	0.85	80.5	64.8−82.4
쇼핑	Shopping centre	9.550	0.05	80.6	74.0−85.4
	Department store	95.860	0.52	80.6	60.6−89.0
	Covered market	220.810	1.19	82.5	68.5−84.2
	Supermarket	9.530	0.05	76.7	66.2−81.5
	Small shop	136.470	0.74	68.7	64.2−79.3
수면	Sleep	6.072.000	32.74	39.3	18.9−52.2
교통	Bus	191.700	1.03	75.6	60.3−84.7
	Commuter train	71.250	0.38	76.0	67.9−82.6
	Car	612.060	3.30	79.7	40.7−96.8
	Underground	199.370	1.07	78.8	64.5−88.1
	Motorcycle	35.410	0.19	87.0	52.6−93.2
	Pedestrian	737.190	3.97	79.4	40.0−99.0

<표 7>은 조사 참여자의 주간 활동의 시간, 소음노출 수준과 각각의 비율을 나타낸 것이다. 특히 25세 이하의 연령군이 다른 연령군에 비해 높은 소음수준을 보이는 활동 시간을 갖는 것으로 나타나 주의를 요한다. 전체 조사 대상자의 주중 평균 노출소음은 74.9dB로 84%에서 70dB을 초과하였다.

〈표 7〉 각 주요 활동에 따른 소요시간, 소음노출 수준과 그 비율

소음 환경 범주	노출시간(초)	평균노출 수준 L_{Aeq}(dB)	시간비(%)	소음에너지양 (Pa²h)	소음노출비 (% E)
레저	829,750	90.1	4.5	93.5607	64.6
교육	983,080	76.5	5.3	4.8976	3.4
가정 내	6,508,390	70.4	35.1	7.8536	5.4
직업·작업	472,220	78.5	9.9	14.4068	9.9
쇼핑	6,072,000	80.5	2.5	5.8789	4.1
수면	1,846,980	39.3	32.7	0.0057	0.0
교통	1,846,980	79.5	10.0	18.2009	12.6

<그림 9>는 여러 활동에 따른 연령별 소음노출 분포량을 보여주고 있다. 25세 이하의 군에서는 레저활동에서 87.8%의 주간 소음량에 노출되고 있으며, 25~60세 연령군에서는 레저, 직업활동과 교통 소음에 균등하게 노출되고, 60세 이상군에서는 가정 내 활동과 교통 소음에 가장 크게 노출되고 있었다.

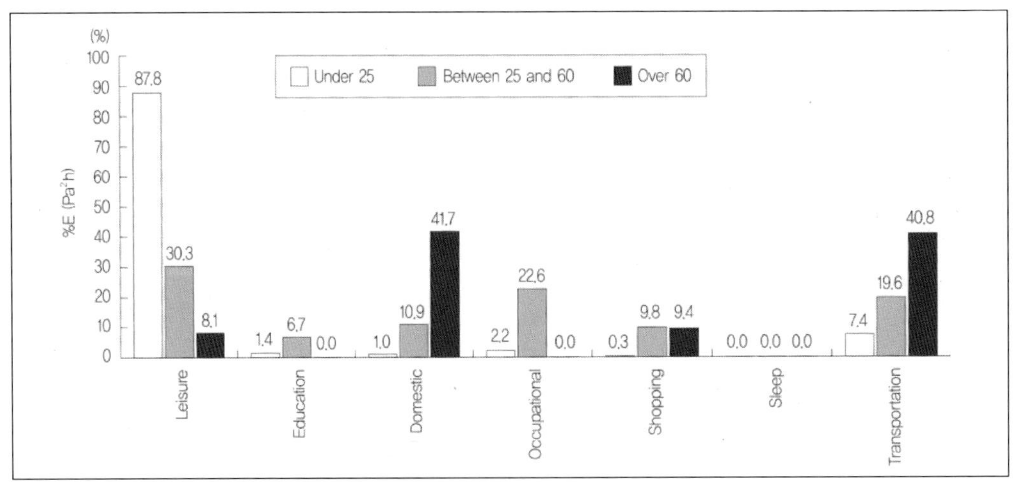

〈그림 9〉 연령별 소음 활동 환경에 따른 소음노출비

일부 환경 소음의 음압수준은 예상보다는 높게 나타났다. 레저활동이 전체 음 노출의 가장 많은 부분(64.6%)을 차지하였으며, 다음으로 교통(12.6%), 작업장(9.9%)의 순이었다. 모든 연령층에서 주말에 더 소음에 노출되었으며, 그중 레저활동이 주말에 노출량의 76% 이상을 차지하고 있었다. 25~60세군이 타 연령층보다 $L_{Aeq,day}$와 소음노출의 변동이 거의 없었다. 이는 주중의 직업 소음노출에 기인한다. 60세 이상군은 교통 시 가장 높은 소음에 노출되며, 걷는 데 가장 많은 시간을 보내며, 따라서 도시의 환경 소음에 가장 많은 영향을 받기 때문이다.

3. 개인 소음노출 고찰

기타 몇 개의 논문을 추가적으로 살펴볼 때 과거와는 달리 개인 소음노출 수준이 높아지고 있다. 그리고 개인 소음노출 수준은 일반적인 환경 소음보다 더 높다고 볼 수 있다. 또한 개인의 소음활동 노출 시간보다 노출량이 소음노출(에너지)비를 크게 좌우함을 보여준다.

개인 소음노출 수준은 성, 연령, 직업에 따라 차이가 있다. 개인의 일간 또는 주간활동, 하루 중의 시간대와 가정 내 활동과 집 밖의 활동에 따라서 영향을 받고 있음을 알 수 있다. 성인에서는 경제활동 영역 중 직업·작업활동에서 노출소음이, 청소년기에서는 레저활동에 따른 소음노출 수준이 아주 높게 나타나고 있다. 소음노출 수준은 각 나라의 경제수준과 지역(도시·농촌 지구-주거, 상업, 공단, 도심지역 등)에 따라 차이가 많이 나고 있다.

우리나라에서는 산업장 근로자에 대한 정기적인 소음노출에 대한 측정 평가와 일반 환경상의 노출 소음수준에 대한 조사는 많이 이루어지고 있으나 일반 인구집단의 개인 소음노출에 대한 측정과 평가의 연구가 미흡하다. 앞으로 이에 대한 연구를 통해 제반 특성별 개인 노출 수준에 대한 비교 평가를 통해 적절한 대책수립이 요구된다.

제3장 소음노출 사업장의 소음노출 수준과 소음성 난청

소음은 우리나라 사업장 근로자의 주요한 노출 유해요인이다. 업종별 평균소음수준은 연구자별로 차이를 보이나 우리나라 산업장의 업종별 소음공정의 전 주파수역 음압수준은 과거에 비해 소음 환경이 개선되고 있다. 그러나 여전히 10~20% 수준의 노출기준 초과율과 과반의 근로자가 85dB(A) 이상의 소음에 노출되고 있음을 보여주고 있다. 소음노출 수준은 근로자의 연령과 근무기간과 함께 청력역치와 난청 발생에 가장 크게 영향을 미치는 요인인데, 청력에 영향을 미치는 80dB(A) 이상의 소음에 대다수의 작업자가 노출되고 있어 소음성 난청 예방을 위한 효과적이고도 지속적인 소음 저감 대책이 마련되어야 할 것이다.

1. 소음노출 수준

청력에 영향을 미치고 일반적인 청력 건강감시를 수행하는 85dB(A) 이상의 소음에 노출되는 주요 업종은 제조업 이외에도 광업, 건설업 및 도소매, 운송업 등 다양하다(<그림 1>)(Miyakita 와 Ueda, 1997).

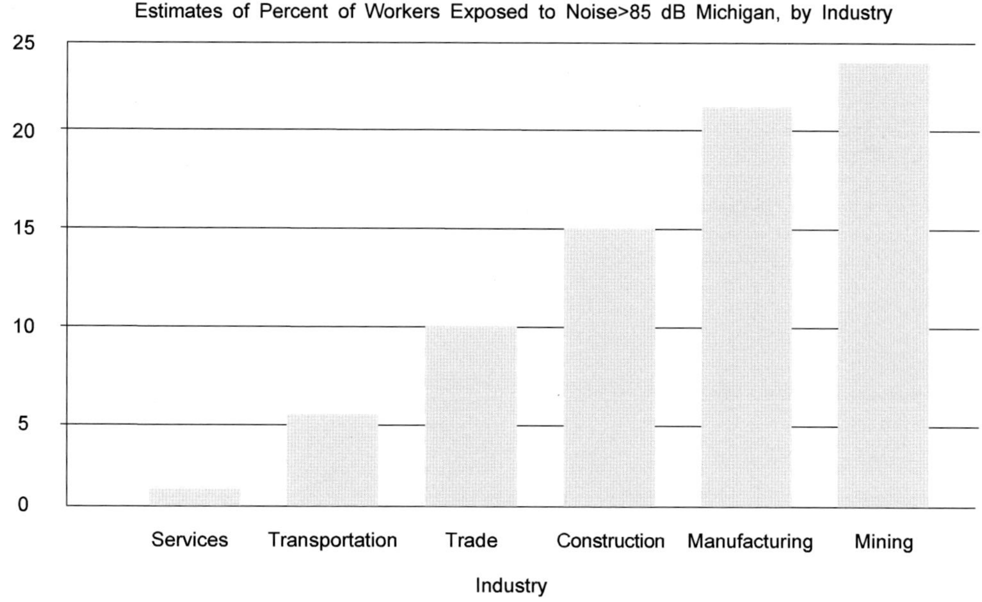

〈그림 1〉 85dB 이상 소음에 노출되는 산업 종사자 비율(Miyakita와 Ueda, 1997)

우리나라의 소음노출기준은 소음강도 90dB(A)의 8시간 노출로 규정하고 있으며 8시간 기준으로 하여 5dB 증가할 때에 노출시간은 1/2로 감소되는 소위 5dB 교환율(exchange rate) 법칙이 적용되고 있다. 또한 소음노출기준이 115dB(A)를 초과해서는 안 된다고 규정하고 있다.

작업환경측정 대상 유해인자 중 전체 노출기준 초과사업장에 대해 소음이 차지하는 비율은 2006년 하반기를 기준으로 약 92.5%에 해당한다(노동부, 2007). 이처럼 작업환경 유해인자인 소음에 대한 노출기준 초과사업장은 기준 초과 전체 사업장의 90% 이상을 차지하고 있다. 1999년 제조업체를 대상으로 한 작업환경 실태조사에서 전체 조사 대상 사업장 52,070개소 중 53.3%에서 소음발생 작업공정을 보유하고 근로자 수로는 12.1%가 해당 공정에 근무하고 있는 것으로 나타났다(한국산업안전공단, 1999).

작업환경 중 소음은 1995~2000년 최근의 작업환경측정 결과에서도 소음의 노출기준 초과율이 1995년의 39.7%에서 2001년의 25.4%로 감소추세에 있으나 유해인자 중 가장 높은 초과율을 보이고 있다. 2001년 작업환경측정에서 대상 사업장(26,347개소) 중 소음측정 사업장이 98.7%(22,41한 개소)로 대부분 사업장 근로자가 소음에 노출되고 있음에도 불구하고 소음노출기준 초과율이 25.4%(5,702개소)로 작업환경관리가 제대로 이루어지지 않고 있다(분진 초과율 4.0%, 유기용제 초과율 1.9% 등).

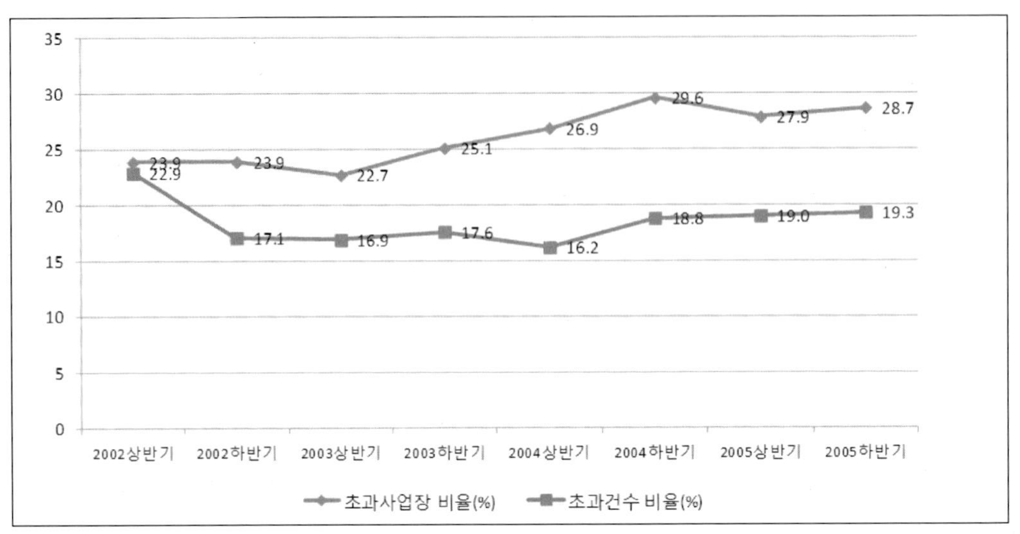

〈그림 2〉 연도별 소음노출기준 초과 사업장 및 측정건수 비율의 추이

　　작업환경 중 소음은 2002~2005년 최근의 작업환경측정 결과에서도 소음의 노출기준 초과율이 2002년 상반기의 초과사업장 비율이 23.9%, 초과건수 비율이 22.9%에서 2005년도 하반기에는 각각 28.7%, 19.3%로 큰 변화를 보이지 않고 있다(<그림 2>). 4개년의 소음 측정결과를 보면 평균 소음이 84~86dB(A)를 보이며(<그림 3>), 80~90dB(A) 사이의 소음이 64.6%로 전체의 약 2/3를 차지하고, 100dB(A)를 초과하는 건수도 1.3% 존재하며 80dB(A) 미만의 소음은 11.1%를 차지하고 있다(장재길 등, 2007).

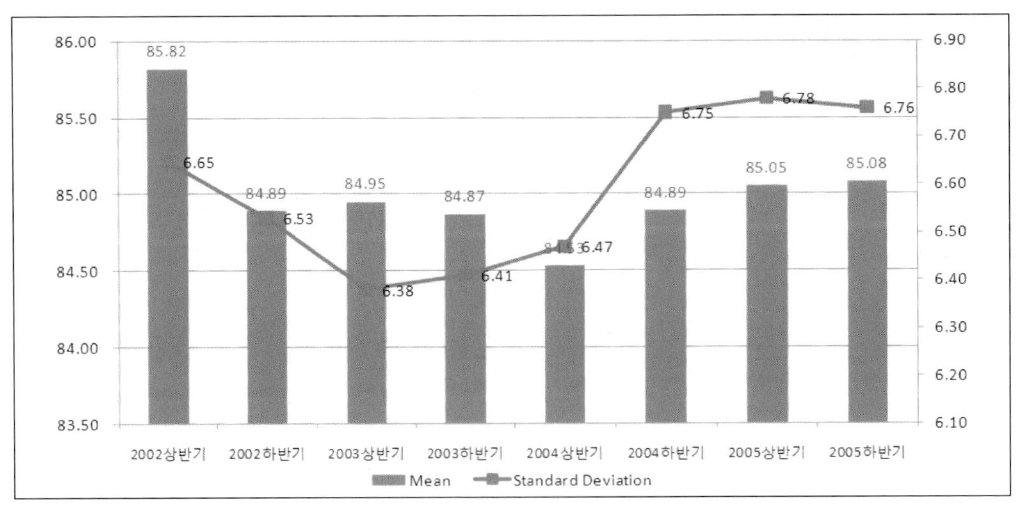

〈그림 3〉 연도별 소음 측정 결과치의 추이

　　1985년 부산지역의 제조업종을 대상으로 소음수준을 측정한 결과 선박건조, 철강압연
업, 자동차 제조업, 섬유제품 제조업 등의 제조업종에서 90dB(A)를 초과하고, 주조업, 금
속제품제조업, 수산물 처리 가공업, 고무제품 제조업 등은 85dB(A) 이상으로 노출기준에
근접하고 있음을 보여주고 있다. 조사 대상의 42% 소음공정에서 노출기준을 초과하였다
(<그림 4>)(김준연 등, 1986). 2001년 하반기 작업환경측정이 수행된 22,384개 사업장 중
소음노출기준인 90dB(A)를 초과한 사업장(5,785개)의 소음강도, 사업장 규모, 지역, 초과
공정 수 등을 업종별로 파악할 때 노출기준 초과가 가장 많은 업종은 섬유제품제조업과
조립금속제품 제조업이었으며, 사업장 규모로는 50인 미만에서, 지역으로는 경상도 지역
이, 한 사업장에 초과공정이 다발되는 업종으로는 섬유제품제조업과 제1차 금속산업이었
다(노영만・피영규, 2003).

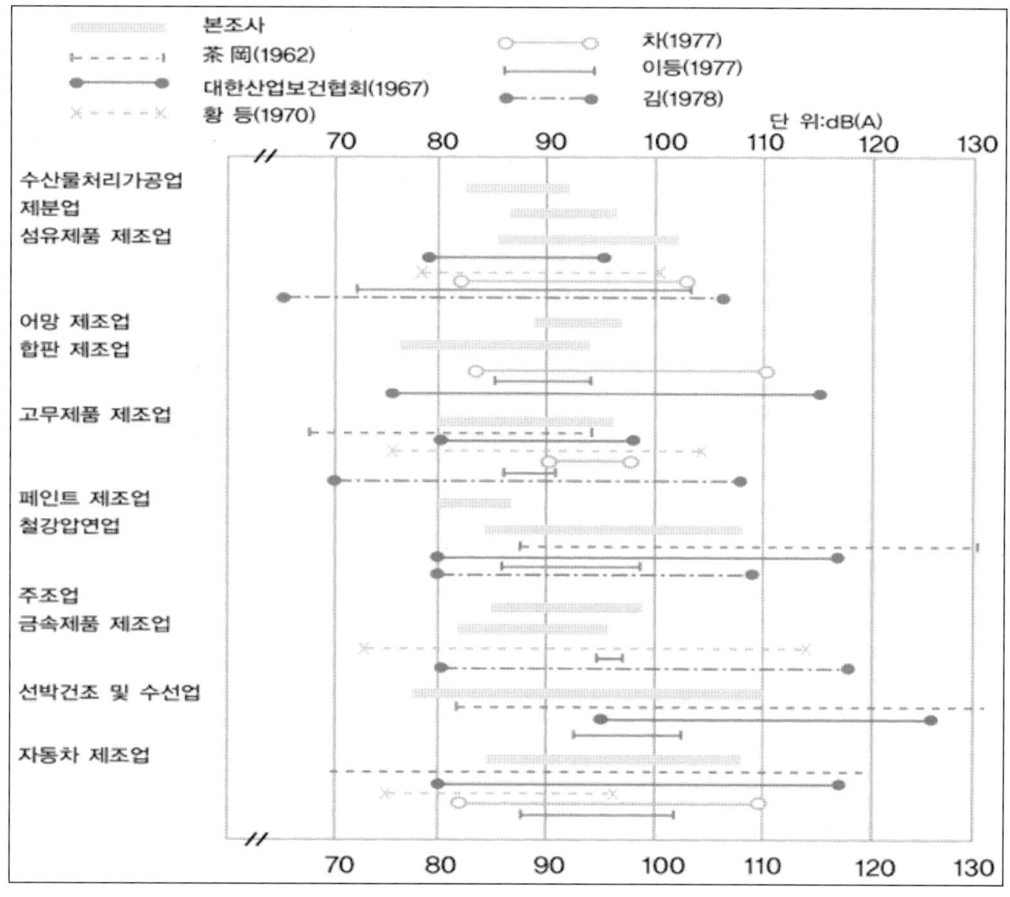

〈그림 4〉 업종별 산업장의 평균 소음수준(김준연 등, 1986)

사업장 단위에서도 노출 소음수준이 개선되고 있음을 보여주고 있으나 85~90dB(A)에 근접하여 노출되고 있다. 오도석과 이용학의 연구(2004)에서 A자동차 산업의 전체 공정의 소음노출기준 초과 비율은 1995~1997년 평균 24.9%에서 2000~2001 평균 초과율은 19.7%로 낮아졌으나, 2001년 전국 철강주조업의 소음 조사 결과는 평균 87.4dB(A)로 거의 노출 기준에 근접하고 있었다(피영규와 김현욱, 2003). 자동차 프레스 공정 생산직 근로자를 대상으로 하여 NIOSH 측정방법에 의해 직무별 누적소음을 평가한 결과에서는 조장(leader), 지게차 운전자(forklift driver)는 권고기준인 85dB(A)를 측정된 전원에서 초과하였으며, 프레스 운전자(press operator), 파레트맨(pallette man), 크레인 운전자(crane operator)는 83.3%, 97.4%, 91.7%가 각각 권고기준인 85dB(A)를 초과하였다(정지연 등, 2001).

김규상 등(2010)은 2008년 상, 하반기 작업환경측정 결과로 60,885개 사업장 중 소음을 측정한 사업장 상, 하반기 총 50,037개 사업장을 대상으로 특수건강진단 자료와 비교 가능한 작업환경측정 자료 20,446개 사업장, 그중 특수건강진단 자료와 비교 가능한 작업환경측정 자료의 20,446개 사업장에 대한 정확한 사업장 정보를 얻기 위해 산재보험가입 사업장과 링크한 후 중복되지 않는 사업장을 다시 추출한 후, 금융업 2개 사업장을 제외한 17,978개 사업장을 대상으로 소음노출 수준을 분석하였다.

조사 대상 사업장 전체의 소음노출기준 초과율(소음 작업환경측정건수 대비 소음노출기준인 8시간 90dB(A) 초과건수 비율)은 12.19%, 소음노출 수준은 8시간 가중 노출 평균값으로 84.68dB(A), 중앙값으로는 83.91dB(A), 초과 사업장(사업장별 소음 작업환경측정 결과 8시간 노출량(TWA)이 측정건수 중 하나 이상이라도 초과한 사업장 수)은 4,723개 사업장(26.3%), 측정건수 중 초과한 건수가 50% 이상의 초과율을 보인 사업장은 2,045개(11.4%), 1/4~3/4분위수값인 25~75% 범위값의 소음수준은 81.51~87.90dB(A)이었다. 소음노출기준 초과율은 영남지역(경북, 부산, 경남지역)이 다른 지역에 비해 높았으며, 광업, 제조업, 기타 산업의 업종 순으로, 사업장 규모는 작을수록 높게 나타났다.

제조업의 업종별(중분류)로 소음노출기준 초과율을 보면, 제재업이 70.01%로 가장 높았으며, 다음으로 섬유제조업 61.48%, 비금속광물제품제조업 24.38%, 선박건조수리업 23.67%, 금속재료품제조업 20.38% 등이 20%를 초과하고 있었으며, 수송용기계기구제조업 19.12%, 섬유제품제조업 16.94%, 기타 제조업 11.31%, 연탄 및 응고고체연료제조업 11.25%, 요업 10.52%, 펄프지류제조업 10.42% 등이 10%를 초과하고 있었다. 제조업 사업장의 전체 측정건수에 따른 소음노출기준 초과율은 12.44%이었다.

소음노출 수준 평균값으로 보면, 섬유제조업이 92.66dB(A)로 가장 높았으며, 다음으로 제재업이 91.87dB(A)로 노출기준인 90dB(A)를 초과하고 있으며, 선박건조수리업 88.82dB(A), 금속재료품제조업 87.54dB(A), 비금속광물제품제조업 87.36dB(A), 수송용기계기구제조업 86.70dB(A), 섬유제품제조업 86.06dB(A), 연탄 및 응고고체연료제조업 85.72dB(A) 펄프지류제조업 85.39dB(A), 목제품제조업 85.29dB(A), 담배제조업 85.17dB(A)로 85dB(A)를 초과하고 있었다.

초과 사업장 수와 비율로 보면, 제재업이 150개 사업장(83.8%)으로 가장 높았으며, 다음으로 섬유제조업 348개 사업장(77.5%), 선박건조수리업 55개 사업장(67.1%), 금속재료품제조업 331개 사업장(53.4%)이 제조업 업종별로 50% 이상의 사업장에서 노출기준을 초과하였다. 그리고 수송용기계기구제조업 658개 사업장(48.2%), 비금속광물제품제조업 1,119개 사업장(47.1%), 섬유제품제조업 213개 사업장(32.6%), 연탄 및 응고고체연료제조업 9개 사업장(31.0%), 펄프지류제조업 111개 사업장(29.8%), 기타제조업 179개 사업장(23.1%), 식료품 제조업 139개 사업장(22.3%), 전기기계기구제품제조업 119개 사업장(21.6%), 목재품제조업 86개 사업장(21.1%)이 20% 이상의 사업장에서 노출기준을 초과하였다. 제조업 조사대상 사업장 전체의 소음노출기준을 초과한 경우는 4,607개 사업장(26.7%)으로 측정건수 중 초과한 건수가 50% 이상의 초과율을 보인 사업장도 2,000개(11.6%)이었다.

소음노출 수준의 정도를 1/4~3/4 분위수값인 25%~75% 범위값으로 보면, 섬유제조업이 89.40~97.32dB(A), 제재업이 90.28~94.31dB(A), 선박건조수리업이 87.20~90.72dB(A), 비금속광물제품제조업이 84.73~90.49dB(A)로 75%값으로서 90dB(A)를 초과하고 있었으며, 금속재료품제조업이 85.17~89.97dB(A), 수송용기계기구제조업이 82.59~89.13dB(A), 섬유제품제조업이 82.59~89.13dB(A), 펄프지류제조업이 82.91~88.06dB(A), 연탄 및 응고고체연료제조업이 84.25~87.98dB(A), 목제품제조업이 83.50~87.55dB(A), 기타제조업이 81.70~87.55dB(A), 전기기계기구제품제조업이 81.88~87.05dB(A), 도금업이 81.59~87.05dB(A), 요업이 79.83~86.93dB(A), 식료품 제조업이 82.49~86.91dB(A), 신문화폐발행제조업이 79.80~86.87dB(A), 기계기구제조업이 81.14~86.63dB(A), 유리제조업이 81.32~86.45dB(A), 담배제조업이 84.35~86.33dB(A), 도자기제품제조업이 81.27~86.19dB(A), 고무제품제조업이 82.02~86.10dB(A), 화학제품제조업이 80.68~86.10dB(A), 금속제련업이 80.83~86.08dB(A), 인쇄업이 80.63~85.91dB(A), 수제품제조업이 79.63~85.58dB(A), 계량기광학기계제조업이 79.35~85.11dB(A)로 85dB(A)를 초과하고 있었다. 75%값으로서 85dB(A)를 초과하지 않은 제조업종은 의약품제조업(79.44~83.86dB(A)), 화장품제조업(77.58~82.75dB(A)), 시멘트제조업(79.75~83.54dB(A)), 전자제품제조업(79.42~84.86dB(A)), 자동차 및 모터사이클수리(78.82~82.97dB(A))이었다(<그림 5, 6, 7>).

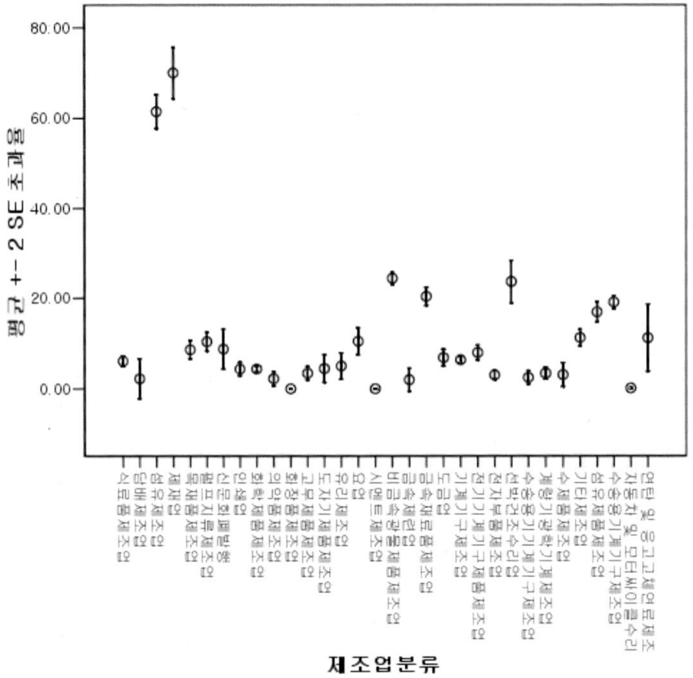

〈그림 5〉 제조업의 중분류에 따른 소음노출기준 초과율(%)

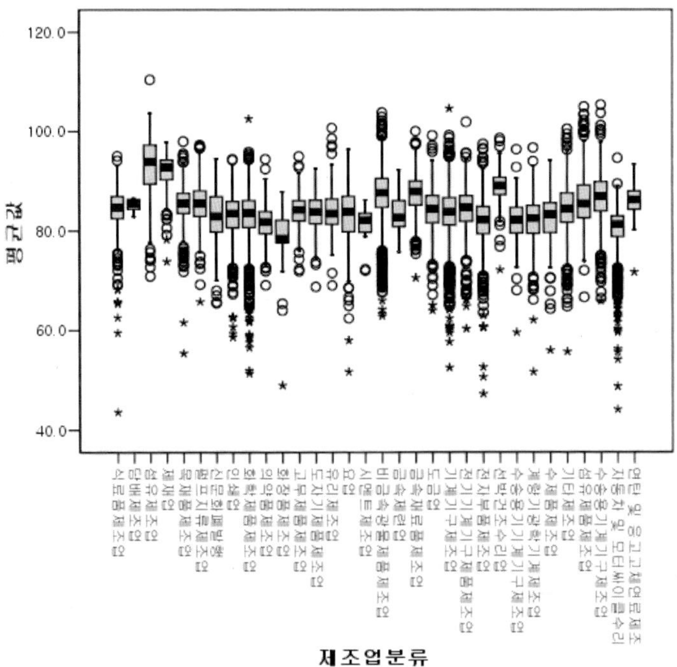

〈그림 6〉 제조업의 중분류에 따른 소음노출 수준(평균, dB(A))

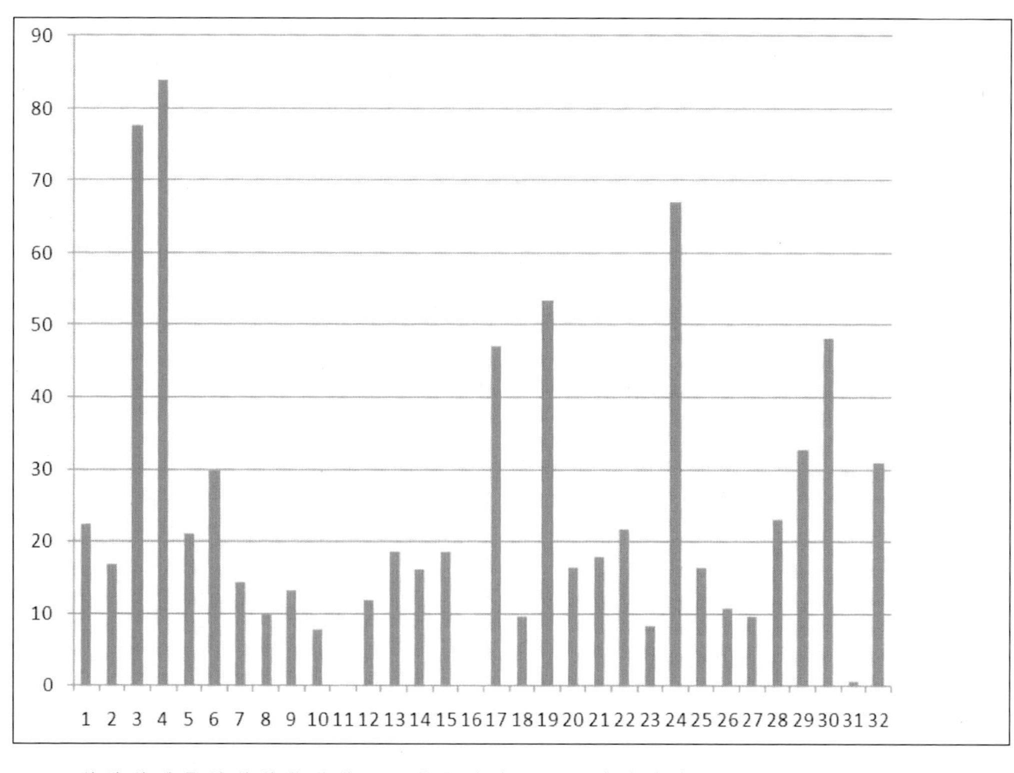

〈그림 7〉 제조업의 중분류에 따른 소음노출기준 초과 사업장 비율(%)

작업장의 소음은 업종별 평균소음수준으로 이처럼 연구자별로 차이를 보이고 있다. 소음공정의 전 주파수역 음압수준은 과거에 비해 소음 환경이 개선되고 있으나 여전히 청력에 영향을 미치는 80dB(A) 이상의 소음에 대다수의 작업자가 노출되고 있어 소음성 난청 예방을 위한 효과적이고도 지속적인 대책이 마련되지 않는 한 소음성 난청은 계속해서 우리나라에서 가장 심각한 직업병 문제로 지속될 것이다.

2. 근로자의 청력과 난청

소음은 우리나라 제조업체 사업장 근로자의 주요한 노출 유해요인이며 그것으로 인한 건강장애로 많은 소음성 난청을 발생시키고 있다.

가. 소음성 난청의 진단과 관리

소음성 난청의 진단과 관리는 근로자 건강진단을 통해 주로 이루어지고 있다. 산업안전보건법에 의한 소음 특수건강진단은 1) 직업력 및 노출력 조사, 2) 과거병력 조사, 3) 자각증상 조사, 4) 임상진찰과 순음기도 청력검사(양쪽 귀에서 2,000, 3,000, 4,000Hz)가 1차 검사항목으로 포함되어 있다. 2차 검사는 1차 검사의 순음기도청력검사 중 2,000Hz에서 30dB, 3,000Hz에서 40dB, 4,000Hz에서 40dB 이상의 청력손실을 어느 하나라도 보이는 경우에 순음청력검사(양측 귀의 기도 및 골도; 500, 1,000, 2,000, 3,000 4,000, 6,000Hz 순음검사)와 중이검사(고막운동성검사)를 한다. 건강진단 결과 (1) 기도 순음 청력 검사상 4,000Hz의 고음영역에서 50dB 이상의 청력손실이 인정되고, 삼분법(500(a), 1,000(b), 2,000(c))에 대한 청력손실 정도로서 (a+b+c)/3 평균 30dB 이상의 청력손실이 있고, (2) 직업력상 소음노출에 의한 것으로 추정되는 경우 소음성 난청 유소견자(D_1)로 판정하도록 하고 있다. 건강진단 결과 업무수행 적합 여부를 평가하고, 건강 상담, 보호구 착용, 추적검사, 근무 중 치료, 근로시간 단축, 작업 전환, 근로 금지 및 제한, 직업병 확진의뢰 안내 등의 사후조치를 시행한다.

산업재해보상보험법에 의한 업무상 질병으로서 소음성 난청은 연속 음으로 85dB(A) 이상의 소음에 노출되는 작업장에서 3년 이상 종사하거나 종사한 경력이 있는 근로자로서 한 귀의 청력손실이 6분법으로 40dB 이상이 되는 감각신경성 난청의 증상 또는 소견이 있으며, 고막 또는 중이에 뚜렷한 병변이 없고, 순음청력검사결과 기도 청력역치와 골도 청력역치 사이에 뚜렷한 차이가 없어야 하며, 청력장해가 저음역보다 고음역에서 크고, 내이염, 약물중독, 열성 질환, 메니에르씨증후군, 매독, 두부외상, 돌발성 난청, 유전성 난청, 가족성 난청, 노인성 난청 또는 재해성 폭발음 등에 의한 난청이 아닌 것으로 규정하고 있다.

나. 소음성 난청 실태

소음성 난청은 산업안전보건법에 의해 시행되는 특수건강진단에서 1991년 이후 발견되는 직업병 유소견자 중 가장 많은 비율을 차지하고 있고 피검자의 10% 이상이 요관찰자(C)로 판정을 받고 있다(김규상 등, 1999). 근로자 건강진단(일반, 특수, 진폐 및 임시건강진단)에서 소음성 난청이 1991년 3,990명을 최고로 1998년에는 849명으로 감소하였으나 2002년 이후 2,000명~4,000여 명으로 증가 추세를 보이며 전체 직업병 중 차지하고 있는 유소견자 비율이 80~90%로 대부분이었다.

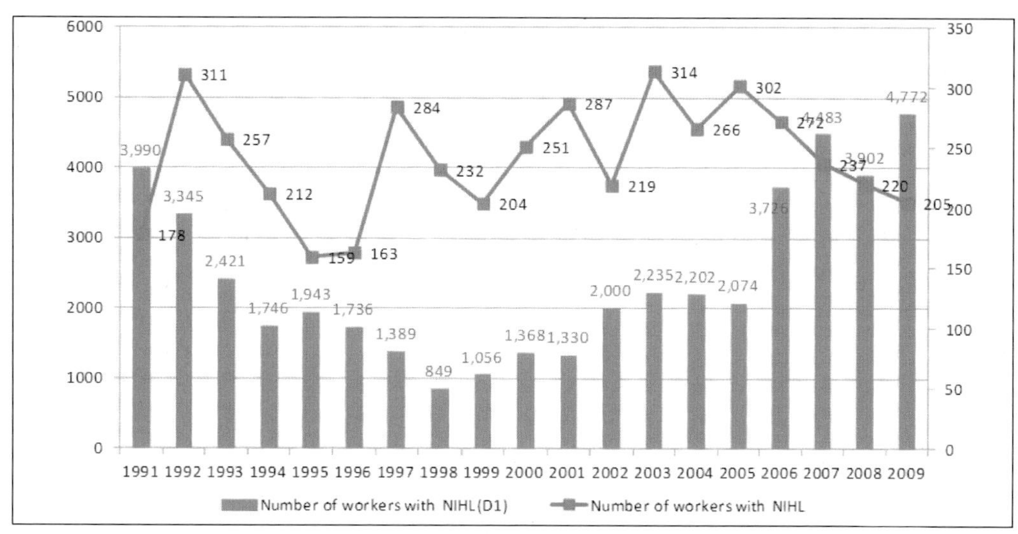

〈그림 8〉 연도별 소음성 난청 유소견자(D1) 수와 소음성 난청 업무상 질병자 수의 추이

또 산업재해보상보험법에 의한 업무상 질병 중 근·골격계 질환과 뇌심혈관계 질환 등의 작업관련성 질환을 제외하고 가장 많이 발생하는 직업병이다. 산업재해보상보험법에 의해 직업성 사고에 의한 상해나 업무상 질병에 대해 요양과 보상을 하고 있는데 소음성 난청에 의한 직업병자는 매년 200~300건으로 10~20%에 이르다. 산업재해통계 개선 일환으로 2000년부터 작업 관련성 질병으로 개인질병 등 업무 외적 요인과 복합적으로 작용하여 발생하는 질병(신체부담작업, 뇌·심질환, 요통 등)을 업무상 질병으로 포함하고 있어 소음성 난청의 업무상 질병으로서 요양 비율은 5% 내외로 감소하였다. 2009년 소음성 난청 유소견자(D_1)는 4,772명으로 전체 유소견자의 93.8%, 업무상 질병으로서 소음성 난청은 205명으로 전체 직업병 요양 승인자 중 2.4%를 차지하고 있다(<그림 8>).

그러나 여러 소음노출 근로자의 연구 대상자의 성별, 업종, 청력장애 평가 적용기준(주파수, 역치평가방법-가중치 및 난청 최저기준역치)에 따라 다르지만 소음성 난청의 규모는 공식적인 자료보다 더 크고 심각한 것으로 사료된다(김규상, 2003). 역학적 연구에 의하면, 4kHz 40dB 이상의 초기 고음역에서의 역치손실률은 10% 내외에서 최고 34.6%를 보이고 있으며, 현행 산업재해보상보험법에 따른 업무상 질병의 최저기준인 6분법의 40dB 기준으로 김준연 등(1982)의 0.8%에서 이종태(1988)의 2.9%에 이르고 있다.

소음에 의한 청력역치의 영향은 순음청력검사를 통해 선별하여 정밀검사를 실시하여 소음성 난청의 여부에 따른 예방관리 및 업무상 질병의 보상이 이루어진다. 난청의 선별은 1,000Hz에서 일반 난청 여부와 4,000Hz에서의 소음에 의한 조기 청력손실을 판단한다. 현재는 일반건강진단에서 1,000Hz, 소음 특수건강진단에서 2,000, 3,000 및 4,000Hz의 순음 기도청력검사를 통해 1차로 선별하고 있다.

4,000Hz에서의 소음에 의한 초기 청력손실자는 업종별로 10~20%에 이르고, 평균청력손실을 반영하는 1,000Hz에서의 난청 비율은 5% 내외 수준을 보이고 있다(<그림 9>)(Miyakita와 Ueda, 1997).

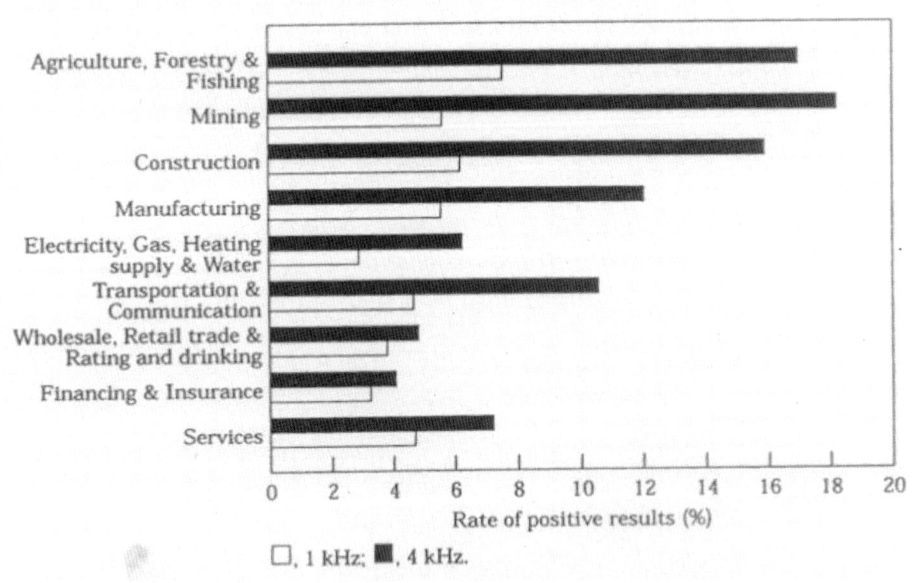

〈그림 9〉 1,000Hz와 4,000Hz에서 소음에 의한 난청 선별률(Miyakita와 Ueda, 1997)

'2003년 소음노출 근로자에 대한 소음 특수건강진단' 자료원(70개 특수건강진단기관의 403개 사업장 10,823명(남 9,464명, 여 1,359명))을 이용하여 소음노출 근로자의 소음성 난청 실태를 파악한 결과, 소음노출 근로자로서 소음 특수건강진단 대상자의 1차 청력역치에 의한 선별 대상률은 우측 귀의 경우 1,000Hz에서 남성 근로자가 6.1%, 여성 근로자가 5.6%이었으며, 4,000Hz에서는 남성 근로자가 22.7%, 여성 근로자가 8.8%이었다(<표 1>). 1차 검사상 선택검사 대상자 비율이 소음노출 근로자로서 소음 특수건강진단 대상자 중 남성 근로자가 31.0%, 여성 근로자가 14.1%이었다(<표 2>). 2차 수검자의 청력은 주파수별, 연령별 역치 증가를 나타내었고, 2차 수검자의 과반 이상이 고음역의 청력손실(4,000Hz에서 50dBHL 이상)이 특징적이나 남성 근로자의 8.7%에서 소음성 난청 유소견자로 추정되었다. 청력장애 정도는 2차 수검자의 다수가 정상이나, 우측 귀의 경우 2차 수검 남성 근로자의 15%, 여성 근로자의 37.7%에서 경도 이상의 난청 소견을 보였다(김규상, 2006).

〈표 1〉 연구대상 소음노출 근로자의 우측 귀의 1차 청력역치에 의한 선별 대상자율

단위: 명(%)

		1kHz			4kHz		
		<30dBHL	≥30dBHL		<40dBHL	≥40dBHL	
성	남	8,893(94.0)	571(6.1)	*	7,308(77.3)	2,151(22.7)	*
	여	1,283(94.4)	76(5.6)		1,240(91.2)	119(8.8)	
연령(세)	<30	2,096(98.2)	38(1.8)	*	2,033(95.3)	100(4.7)	*
	30~39	3,763(96.0)	155(4.0)		3,241(82.7)	676(17.3)	
	40~49	2,651(92.7)	209(7.3)		2,087(73.0)	770(27.0)	
	≥50	1,127(85.8)	186(14.2)		784(59.7)	529(40.3)	
근무기간(년)	<5	3,935(94.1)	248(5.9)	*	3,480(83.3)	700(16.7)	*
	5~9	2,576(93.9)	167(6.1)		2,149(78.4)	593(21.6)	
	10~19	2,800(94.2)	171(5.8)		2,231(75.1)	739(24.9)	
	≥20	373(93.2)	27(6.8)		273(68.3)	127(31.8)	

*: p<.05

〈표 2〉 연구 대상 소음노출 근로자의 선택검사 대상자와 2차 수검자 비교

단위: 명(%)

		선별대상[†]				선택검사 대상자	2차 검진 실시자[‡]
		우측		좌측			
		-	+	-	+		
성	남	7,153(75.6)	2,308(24.4)*	7,135(75.4)	2,328(24.6)*	2,936(31.0)*	2,205(75.1)
	여	1,209(89.0)	150(11.1)	1,203(88.5)	156(11.5)	191(14.1)	131(68.6)
연령(세)	<30	2,011(94.2)	123(5.8)*	2,000(93.7)	134(6.3)*	189(8.9)*	113(59.8)
	30~39	3,182(81.2)	735(18.8)	3,199(81.6)	719(18.4)	982(25.1)	686(69.9)
	40~49	2,022(70.7)	836(29.3)	2,016(70.0)	859(30.0)	1,067(37.3)	819(76.8)
	≥50	751(57.2)	562(42.8)	737(56.2)	575(43.8)	664(50.6)	505(76.1)
근무기간(년)	<5	3,411(81.6)	771(18.4)*	3,398(81.2)	785(18.8)*	970(23.2)*	738(76.1)
	5~9	2,109(76.9)	633(23.1)	2,109(76.9)	634(23.1)	800(29.2)	605(75.7)
	10~19	2,171(73.1)	799(26.9)	2,171(73.1)	800(26.9)	1,034(34.8)	729(70.5)
	≥20	269(67.3)	131(32.8)	258(64.7)	141(35.3)	172(43.0)	138(80.2)

[†] : 선택검사 대상으로서 선별기준(1kHz에서 청력역치가 30dBHL 이상이거나, 4kHz 청력역치가 40dBHL 이상) 이상의 청력을 보이는 자
[‡] : 선별기준에 의한 선택검사 대상자 중 실제 2차(선택) 검사를 시행한 근로자 수(비율)
*: p<.05

다. 소음노출 수준과 특성에 따른 청력영향

소음노출 수준 및 특성에 따른 청력영향의 단면적 연구를 통해 소음노출 정도, 노출 양상, 사업장의 규모 및 소음 관리 등에 있어서 상호 비교되는 중소규모의 선박수리 및 건조업체와 하나의 금속제품 제조업체 근로자의 청력을 정상 성인남성 연령의 일반인구집단과 함께 청력손실의 주요 인자인 연령, 근무기간, 소음노출정도 및 소음노출 특성이 어떠한 영향을 미치는지 규명하였다(김규상 등, 2005).

연구 대상 집단별로 연령 증가에 따른 주파수별 청력역치 및 평균청력에 있어서 역치 증가 양상은 동일하게 관찰되었으며 모두 통계적으로 유의한 차이를 보였다. 집단별로는 연령 증가에 따른 우측 귀의 청력역치 크기 증가 양상을 보면, 일반인구집단은 20대에서 50대까지의 청력역치의 크기 차이가 우측 귀의 경우, 500, 1,000 및 2,000Hz에서 약 5dB 이내의 차이를 보였으나 조선업체 근로자에서는 500Hz에서 7dB, 1,000Hz에서 8dB, 2,000Hz에서는 17dB로 그 크기가 컸으며 또 주파수가 증가함에 따라 차이도 크게 나타남을 알 수 있다. 500에서 2,000Hz의 이와 같은 양상은 이 주파수역의 3분법의 평균청력을 통해서도 알 수 있다. 4,000Hz 이상 주파수대역의 청력역치의 연령별 차이는 500Hz에서부터 2,000Hz까지의 저음역의 청력역치보다 그 차이는 크게 나타나고 있다. 20대에서 50대까지의 연령별 우측 귀의 청력역치의 차이가 일반인구집단에서 4,000Hz 14dB, 8,000Hz 19dB를 보였으나, 반면에 조선업체 근로자는 4,000Hz에서 33dB, 8,000Hz가 32dB로 두 집단에 비해 아주 차이가 큼을 알 수 있었다. 그리고 근무기간이 증가할수록 높은 평균 청력역치를 보였으며 통계적으로 유의한 차이를 나타내었다. 500, 1,000, 2,000, 4,000 및 8,000Hz의 주파수별로 연령에 따라 청력역치의 유의한 통계적인 차이를 보여주고 있었다. 그리고 주파수가 저음에서 고음으로 진행할수록 근무기간 증가에 따른 청력역치의 크기가 증가하는 양상을 보였다. 또한 소음노출 수준이 증가할수록 높은 평균 청력역치를 보였으며 통계적으로 유의한 차이를 나타내었다. 500, 1,000, 2,000, 4,000 및 8,000Hz의 주파수별로 소음노출 수준에 따른 청력역치는 소음노출 수준이 높을수록 역치의 증가로 나타났다. 특히 주파수가 저음에서 고음으로 진행할수록 소음노출 수준 증가에 따른 청력역치의 크기가 증가하는 양상을 보였다(<표 3>).

<표 3> 정상 인구집단과 조선업 종사자의 연령, 소음노출 기간 및 소음노출
수준에 따른 우측 귀의 주파수별 청력역치

단위: dBHL, 평균(표준편차)

			500Hz	1kHz	2kHz	4kHz	8kHz	PTA[†]
연령(세)	Group A	<30	9.1(5.1)[*]	7.4(5.3)[*]	6.0(6.1)[*]	6.8(7.7)[*]	7.5(8.4)[*]	7.5(4.5)[*]
		30~39	10.6(5.8)	7.7(5.0)	5.8(6.1)	6.8(7.9)	6.7(9.0)	8.0(4.4)
		40~49	11.8(7.1)	9.5(5.9)	7.2(6.6)	12.9(9.5)	15.2(11.7)	9.5(5.3)
		≥50	14.6(7.2)	12.5(6.5)	11.5(7.6)	20.8(10.8)	26.3(14.5)	12.9(5.9)
	Group C	<30	14.8(7.7)[*]	16.8(9.9)[*]	12.8(11.4)[*]	19.2(18.7)[*]	16.6(19.9)[*]	14.8(8.7)[*]
		30~39	16.3(9.9)	19.9(10.4)	18.5(13.1)	32.0(19.0)	26.4(20.5)	18.3(10.1)
		40~49	20.7(12.7)	23.4(12.6)	24.5(15.3)	39.4(20.4)	34.1(22.4)	22.9(12.0)
		≥50	22.0(11.4)	25.3(11.0)	29.9(13.8)	52.7(22.6)	48.6(24.3)	25.7(10.4)
근무기간(년)	Group A		11.4(6.6)	9.1(6.0)	7.4(6.9)	11.4(10.6)	13.3(13.4)	9.3(5.4)
	Group C	<5	15.8(8.5)[*]	18.3(10.5)[*]	15.6(12.1)[*]	25.1(20.3)[*]	20.5(20.4)[*]	16.6(9.2)[*]
		5~9	17.7(10.8)	20.2(11.9)	19.1(15.0)	34.2(22.7)	28.4(23.6)	19.0(11.5)
		10~14	17.1(9.3)	20.9(8.7)	22.7(13.1)	38.0(21.2)	34.9(22.4)	20.3(8.7)
		15~19	20.7(11.7)	24.2(9.9)	25.0(12.5)	40.9(18.1)	34.8(21.2)	23.3(10.2)
		≥20	23.0(14.4)	26.1(14.2)	29.6(17.1)	49.0(23.1)	45.7(25.6)	26.2(13.6)
소음노출 수준	Group A		11.4(6.6)	9.1(6.0)	7.4(6.9)	11.4(10.6)	13.3(13.4)	9.3(5.4)
	Group C	<80dB(A)	15.2(8.0)[*]	18.4(8.0)[*]	16.3(9.1)[*]	25.4(17.7)[*]	25.0(21.3)[*]	16.6(7.4)[*]
		80~85dB(A)	18.9(12.2)	20.5(12.6)	19.2(15.3)	31.6(24.3)	25.6(23.1)	19.5(12.0)
		85~90dB(A)	18.9(11.4)	21.9(12.1)	23.3(15.6)	37.1(20.2)	32.8(23.4)	21.3(11.5)
		≥90dB(A)	20.9(12.0)	24.2(12.6)	25.4(16.7)	46.2(24.0)	37.7(25.8)	23.5(12.5)

† PTA(Pure-tone average): Average hearing thresholds of 500, 1,000 and 2,000Hz
*: p<.05
Group A: nonindustrial-noise-exposed population(NINEP), C: shipyard workers

    소음노출 수준 및 특성에 따른 청력영향의 단면연구에서 전체 연구대상 집단의 연령, 근무기간, 소음노출 수준 및 연구대상 집단의 특성이 4,000Hz 청력역치 및 평균청력역치에 유의한 영향을 미치는 독립변수로 의미가 있었다. 우측 귀에서 4,000Hz 청력역치에 미치는 독립변수 영향의 회귀식은 y(4,000Hz 청력역치)=-10.081+0.552x_1(연령, 세)+0.524x_2(근무기간, 년)+3.294x_3(소음노출 수준)-7.239x_4(연구대상집단 특성$_a$)+19.629x_5(연구대상집단 특성$_b$)이었으며, 평균청력역치는 y= 2.136+0.185x_1+0.189x_2+1.176x_3-3.452x_4+10.246x_5이었다. 이처럼 연령, 근무기간, 소음노출 요인이 평균청력역치보다는 4,000Hz의 고음역에 미치는 역치 상승효과가 크고, 대략 2배 이상의 크기 변화량을 보이며, 역치 상승에 연령의 효과가 연구대상 집단의 특성이나 소음노출 수준에 따라 유의하게 소음노출 요인과 더불어 영향을 미침을 알 수 있었다.

전체 연구 대상의 4,000Hz 청력역치 및 평균청력역치에 미치는 독립변수 영향의 회귀식에 의한 연구대상 집단의 연령, 근무기간 및 소음노출 수준별 좌·우측 각 귀의 4,000Hz 청력역치와 평균청력역치의 예측치를 계산하여 제시하였다(<표 4>, <표 5>).

〈표 4〉 연령, 소음노출기간 및 소음노출 수준에 따른 일반인구집단과
조선업 종사 근로자의 4,000Hz 청력역치 예측치

단위: dBHL

연령(세)		20	30		40			50				60				
근무기간(년)		0	0	10	0	10	20	0	10	20	30	0	10	20	30	40
소음노출 수준																
우이	A	2	7		12			17				22				
<80dB(A)	C	7	15	20	23	28	34	30	36	42	47	38	44	50	55	61
80~85dB(A)	C	11	19	25	27	33	38	35	40	46	52	42	48	54	59	65
85~90dB(A)	C	15	23	29	31	37	42	39	45	50	56	47	52	58	64	69
≥90dB(A)	C	24	32	37	40	45	51	47	53	59	64	55	61	66	72	78
좌이	A	2	8		13			19				24				
<80dB(A)	C	7	14	22	21	29	37	28	36	45	53	36	44	52	60	68
80~85dB(A)	C	11	18	26	25	33	42	33	41	49	57	40	48	56	64	72
85~90dB(A)	C	15	22	30	29	38	46	37	45	53	61	44	52	60	68	76
≥90dB(A)	C	23	31	39	38	46	54	45	53	61	69	52	60	68	76	84

* A: nonindustrial—noise—exposed population(NINEP)
C: shipyard workers

〈표 5〉 연령, 소음노출기간 및 소음노출 수준에 따른 일반인구집단과
조선업 종사 근로자의 평균청력역치 예측치

단위: dBHL

연령(세)		20	30		40			50				60				
근무기간(년)		0	0	10	0	10	20	0	10	20	30	0	10	20	30	40
소음노출 수준																
우이	A	6	8		10			11				13				
<80dB(A)	C	10	13	15	15	18	21	18	21	23	26	21	24	26	29	31
80~85dB(A)	C	11	14	17	17	19	22	20	22	25	27	22	25	27	30	32
85~90dB(A)	C	13	15	18	18	21	23	21	23	26	28	24	26	29	31	34
≥90dB(A)	C	15	18	20	21	23	26	23	26	29	31	26	29	31	34	36
좌이	A	6	8		10			12				14				
<80dB(A)	C	10	13	16	16	19	22	19	22	25	29	21	25	28	32	35
80~85dB(A)	C	11	14	17	17	20	24	20	23	26	30	23	26	29	33	36
85~90dB(A)	C	12	15	18	18	21	25	21	24	28	31	24	27	31	34	37
≥90dB(A)	C	15	17	21	20	24	27	23	27	30	33	26	29	33	36	40

* Group A: nonindustrial—noise—exposed population(NINEP)
Group C: shipyard workers

소음 특수건강진단 자료를 이용한 분석에서도 실제 소음수준은 근로자의 연령과 근무기간과 함께 청력역치와 난청 발생에 가장 크게 영향을 미치는 요인으로 나타난다. 소음 특수건강진단에서의 청력역치, 평균 청력 및 난청자 수는 사업장 규모가 작을수록, 기타 산업보다 제조업이, 제조업보다 광업이, 여성보다 남성에서, 연령이 많을수록, 소음노출 수준이 높을수록, 근무기간이 길수록 청력역치는 높고 난청자 수는 많았다. 난청자 수의 비율을 기준으로 사업장 규모별로 약 2.5배 이상의 차이를 보였으며, 광업은 기타 산업과 제조업에 비해 2배, 여성이 남성에 비해 약간 높은 비율을 보였으며, 50대 이상은 20대에 비해 4~5배, 80dB(A) 미만 사업장에 비해 90dB(A) 이상 사업장은 약 1.5배, 20년 이상 근무기간 근로자에서 그 미만 근로자에 비해 약 2배 이상의 난청자 수 비율을 보였다(김규상 등, 2010).

결론적으로 소음노출 근로자의 청력역치 정도는 일반 인구집단의 표준역치와 비교하여 볼 때, 소음노출 수준과 소음노출의 특성에 의한 청력역치의 증가 현상이 뚜렷하였다. 그리고 연령이 청력에 미치는 영향은 소음노출 여부와 노출기간에 못지않게 청력에 미치는 중요한 요인으로 작용하고 있음을 알 수 있었다.

PART 02

환경 소음과
저주파 음의 노출 영향

제4장 환경 소음과 도시 소음의 문제 - 주택 외부 환경 소음

대부분의 소음은 음압에 의해서 결정되지만 지역주민은 그 외 다른 요소에 의해서도 소음에 대한 불만을 호소하는데, 이와 같은 요소로는 소음의 빈도, 소음의 지속시간, 하루 중 소음이 발생한 시간, 연중 소음이 발생된 기간, 전에 발생했던 소음 이력, 특별히 신경을 날카롭게 거슬리는 특별한 종류의 소음, 배경소음보다 두드러지게 큰 소음 발생의 비와 그 외 불필요하게 큰 소리, 개인의 건강과 안전을 위협하는 소리, 개인의 경제적인 투자와 재산의 가치를 위협하는 소리, 참을성의 한계를 넘어서는 소리 등이다.

거주환경에서 지역 주민에게 피해가 되는 소음원은 공동주택 내부에서 발생되는 소음원과 외부에서 발생되는 소음으로 분류할 수 있다. 공동주택 내부에서 발생되는 소음원으로는 바닥충격음, 세대 간 공기전달음, 급배수 설비 소음과 가전기 등에서 발생되는 소음이 있으며, 외부에서 유입되는 소음으로는 도로, 철도, 항공기 소음과 건설 소음 등이 있다. 내부 발생 소음으로는 바닥충격음, 외부 발생 소음으로는 건설 소음에 대한 민원제기 및 환경분쟁 조정 신청이 가장 많은 것으로 나타났다.

환경 소음과 도시 소음의 주요 문제를 도로교통 소음, 철도(고속철도, 지하철 등)소음, 항공기 소음 및 건설 소음 등의 주택 외부 환경 소음을 중심으로 정리한다.

최근 생활환경 중 가장 큰 영향을 주는 것은 환경 소음이다. 많은 사람에게 소음은 단지 가끔 발생하는 것으로 느끼지만 교통량이 많은 도로, 공항 및 공장 가까이 거주하는 시민에게는 소음이 단지 조그만 불편함의 문제가 아니라 그것은 일상생활을 방해하며 심각한 건강상의 영향과 질병을 야기하는 주요 문제이다.

　환경 소음의 노출 실태는 산업화와 도시화로 인한 소음 공해가 크게 부각되는 면에서 세계적으로 많은 연구 보고가 있다. 150만 명이 거주하는 브라질의 쿠리티바 시의 경우 1,000곳의 측정지점의 93.3%가 65dB(A)를 초과하고, 특히 40.3%는 75dB(A)를 초과하여 80.6%의 인구가 70dB(A) 이상의 소음에 노출되는 것으로 보고하고 있다(Zannin 등, 2002). 스페인의 카세레스 시는 산업화되지 않은 소도시이나 90% 이상이 65dB(A)를 초과하고 있으며 주 소음원은 도로교통 소음이었다(Barrigon Morillas 등, 2002). 중국 베이징 시민의 개인 환경 소음노출을 보면, 24시간 평균 환경 소음노출 수준이 75.6dB이었으며 70dB 이상 노출자가 조사 대상의 86%이었다(Zheng 등, 1996). 다른 환경 공해와는 대조적으로 주로 교통 소음에 의해 야기되는 환경 소음에 의한 공해는 현재까지도 지속적으로 증가하고 있으며, 이미 많은 나라에서 심각한 사회문제로 대두되고 있다. 환경 소음의 위해성은 생체의 형태학적 또는 생리학적 변화로 정의하며, 이러한 변화는 고유기능 능력의 손실, 증가되는 스트레스에 대한 보상 능력의 감퇴, 그리고 환경 영향인자들이 갖는 유해성에 대한 민감도의 증대(면역성 감퇴)를 포함한다. 1999년 WHO의 소음 지침서는 소음의 인체 위해성 영향인자로 1) 소음성 난청, 2) 대화방해, 3) 수면방해, 4) 심혈관계와 생리적 기능 영향, 5) 정신적 건강영향, 6) 소음의 작업수행에 미치는 영향, 7) 불쾌감과 행동에 미치는 영향 등을 제시하고 있다.

　우리나라는 60년대 이후 급속한 공업화와 인구의 도시집중 및 생활양식의 변화에 따라 소음·진동 문제가 어느 곳이나 중요한 현안문제로 대두되고 있다. 특히 차량의 폭발적 증가와 빈번한 건설공사장 소음·진동은 많은 민원을 유발하는 등 국민생활 불편요소로 작용하고 있으며, 국민들의 환경보존에 대한 인식이 날로 새로워지고 정온한 환경에 대한 욕구도 급증하고 있어 현행 환경보존법과 별개로 소음·진동규제법을 제정 정비하여 이에 대한 대책을 마련하고 있다(<그림 1>).

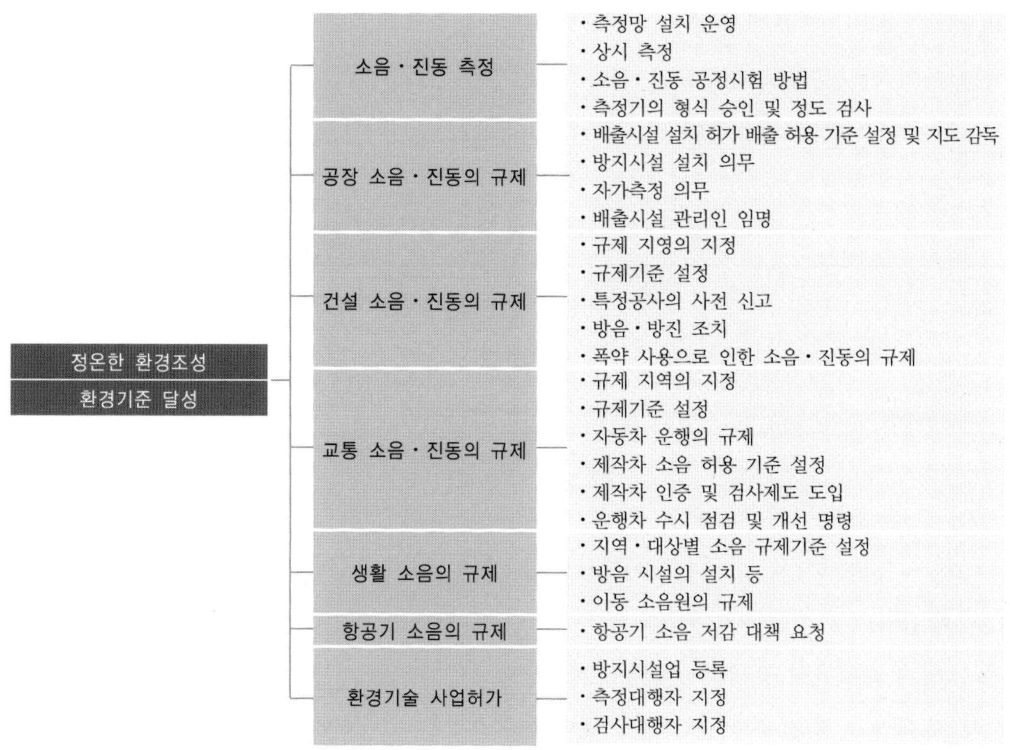

〈그림 1〉 소음·진동규제법 체계도

1. 교통 소음

교통 소음은 자동차, 기차, 비행기 등이 주요 발생원으로 1대당의 음향파워가 대단히 커서 중요한 소음원으로 대두되고 있으며, 실제 피해범위가 광범위하게 확산되고 있는 실정이다. 특히, 자동차의 급격한 증가와 도로망의 확장으로 주변 주택가의 보호를 위한 특별한 방음대책이 수반되지 않는 한 그 피해는 확산될 것이다.

자동차에 의한 도로교통 소음도의 증가 원인은 차량대수의 증가 이외에 자동차 엔진의 구조 등 복합적 원인에서 기인된다. 대체로 우리나라의 도로교통 소음의 양상은 도시의 경우 상공업지역은 물론 도시 주거지역까지 교통 소음 영향권에 있으며, 특히 고속도로 등 각종 도로망의 확장으로 농촌에 이르기까지 교통 소음의 영향권이 확대되고 있는 실정이다.

한편, 철도 소음의 경우 기차의 엔진 및 경적소음과 주행 시 궤도의 마찰음이 주요 소음원으로 대부분 도심지를 통과하고 있어 철로 변에 위치한 많은 주택이 소음피해를 받고 있다. 그리고 항공기 운항횟수 증가와 공항, 활주로의 확장으로 인하여 항공기 소음피해는 사회적인 문제로 대두되고 있다.

우리나라의 교통 소음노출인구는 전 국민의 50%를 초과하고 있다(<표 1>)(손정곤 등, 2006).

<표 1> 우리나라의 소음노출 인구수와 비율

구분	소음노출 인구수(만 명)	비율(%)	비고
도로변	2,400	전 국민의 52.7	야간소음기준
철도변	174	전 국민의 3.8% (철도변 거주인구의 1/3 수준)	야간소음기준
공항주변	140	전 국민의 2.9	야간소음기준

가. 도로 소음

아래 <표 2>와 <표 3>은 2004년 10월 서울 등 전국 29개 시도의 279개 지역의 총 1,376개소의 소음측정망을 통해 얻은 것으로 이 중 도로변지역의 경우 주거지역, 상업지역 그리고 공업지역 등에서 분석된 것을 산술평균한 것이다. 소음도에 영향을 주는 요인으로 도로와의 거리, 교통량과 속도 등이었다(손정곤 등, 2006). 강대준 등(2004)의 도로교통 소음 현황과 예측 연구 결과에 의하면 전국 주요도시의 일반도로변지역의 낮 시간대 소음도($L_{eq,5min}$)는 70~73dB(A), 밤 시간대에는 60~67dB(A) 범위를 보였고, 주거지역에 대한 소음환경기준(낮: 65, 밤: 55dB(A))과 도로교통 소음 한도(낮: 68, 밤: 58dB(A))를 대부분 초과하고 있다. 간선도로단으로부터 5, 10, 20, 30m 떨어진 거리에서의 평균 소음도는 각각 77.0, 74.1, 70.1, 67.1dB(A)로 거리가 2배 멀어질 때 소음도($L_{eq,1h}$)는 평균 3.5dB(A) 감소하여 대체로 선음원 감쇠현상을 보이고 있다(강대준 등, 2004).

<표 2> 국내 도로변 소음 발생 현황(2004)

구분			환경기준 (dB(A))	평균소음도 (dB(A))	기준초과율 (%)	초과도시 수 (개)	최고지역
도로변 지역	"가" 및 "나" 지역	낮	65	65	59	17	서울, 청주(70dB)
		밤	55	59	76	22	서울(66dB)
	"다" 지역	낮	70	68	14	4	수원(73dB)
		밤	60	64	86	24	수원(70dB)
	"라" 지역	낮	75	69	0	0	부산(74dB)
		밤	70	63	0	0	부산(69dB)

도시명	주거지역		상업지역		공업지역	
	주간	야간	주간	야간	주간	야간
서울특별시	70	66	71	68	-	-
부산광역시	69	64	72	68	74	69
대구광역시	69	63	71	66	70	62
인천광역시	68	62	70	65	73	66
울산광역시	68	64	67	64	69	62
대전광역시	61	56	65	59	66	60
광주광역시	66	61	68	63	71	62

도심에서 발생되는 교통 소음에 대하여 거주환경의 음향적 만족도를 판단할 수 있는 불쾌도와 소음 인식 감각량은 상대적으로 짧은 노출시간에 발생되는 소음에 대한 주관적인 불쾌감은 연령에 따라 감각 차이가 나타나나, 노출시간이 증가할수록 동일한 소음에 대한 평가에서 연령과 무관한 것으로 나타났다. 노출시간이 길어질수록 소음의 불쾌도는 증가하고 log scale과 선형관계가 있으며, Zwicker Loudness(sones)보다 Tonality 변화에 더 민감하게 반응한다(조경숙과 허덕재, 2006).

그리고 교통 소음(자동차 소음과 항공기 소음)이 혼재된 대상 지역의 공동주택 거주자의 두 소음에 대한 주관적 반응으로 성가심이 전체적으로 유사하였으나 저층부로 갈수록 자동차 소음에 대한 성가심 비율이, 고층부로 갈수록 항공기 소음에 대한 성가심 비율이 증가하는 경향을 보인다. 자동차 소음은 자주 들리기 때문에 사람들이 성가심을 느끼며, 항공기 소음은 크게 들리기 때문에 그러한 깃으로 나타났다. 가장 성가신 시간대는 저녁 7~10시 시간대가 가장 성가시며 자동차 소음의 경우에는 교통량 첨두시와 성가신 시간대가 유사하였다. 주위 소음으로부터 가장 방해를 받는 활동은 '휴식 · 수면'이었으며, 항공기 소음에 대해서는 TV 시청도 비슷한 응답빈도를 보였다(이기정 등, 2005).

나. 철도 소음

산업 경제의 급속한 발전과 생활수준의 향상에 따른 유동인구 및 물동량의 증가로 교통량이 증가하여 주요 간선도로와 고속도로가 포화상태에 이르러 교통체증이라는 사회문제와 경제적 손실이 가중되고 있다. 고속도로의 등장으로 한때 국민의 관심을 벗어났던 대량수송 수단인 철도가 이러한 문제를 해결할 수 있는 유일한 대안으로 다시 관심을 불러 모았으며, 그 일환으로 경전철, 지하철, 고속전철, 기존 재래식 철도의 전철화 사업이 활발히 진행되고 있다.

그러나 철도는 대량수송 및 정시제 운행이라는 중요한 역할을 하면서도 다른 한편으로는 철로 변에 거주하고 있는 사람들에게 상당한 소음공해를 방사하여 불편을 끼치고 있다. 경부고속철도의 최고 운행속력은 300km/h, 서울~부산 간 평균속력은 240km/h이고, 전철 운행간격은 개통초기에 10~12분 예정이며 최대 운행간격은 3분으로 되어 있어 이와 같은 고속주행과 빈번한 운행으로 높은 소음이 발생하리라 예상된다.

고속전철이 290~300km/h의 속도로 주행할 때 선로중앙으로부터 12.5m 떨어진 거리에서 통과 등가소음도($L_{eq,passby}$)는 94.9dB(A), 최고소음도(L_{max})는 98.7dB(A)이고, 250~290km/h의 속도로 주행할 경우 $L_{eq,passby}$는 90.8dB(A), L_{max}는 95.4dB(A)이며, 200~250km/h의 속도로 주행할 경우 $L_{eq,passby}$는 91.6dB(A), L_{max}는 96.2dB(A)를 나타내고 있다. 고속전철이 평탄구간을 주행할 때 선로중앙으로부터 속도에 관계없이 12.5m에서 25m로 거리가 2배 멀어질 때 및 25m에서 50m로 멀어질 때 최고소음도(L_{max})는 각각 4.6, 5.2dB씩 감소한다. 고속전철이 주행할 때 선로중앙으로부터 17m 떨어진 곳에서 1, 3, 5, 7m의 높이별로 L_{max}는 95.0, 95.2, 95.5, 95.0dB(A)를 나타내는데 5m의 높이에서 가장 높은 소음도를 발생하는 것은 집전장치의 영향 때문인 것으로 판단된다(강대준 등, 2004). 고속전철의 주행속도가 300km/h를 초과하면 전동소음보다 공력소음의 기여도가 더 크며, 290~300km/h로 주행할 때 대체로 3.15kHz 주파수대역에서 최고소음도를 발생한다(강대준 등, 2002).

철도차량 내부의 소음은 주행조건, 기기의 배치, 차량구조 등에 따라 복잡하게 변화하는 특성을 가지며 철도 차량 소음의 발생원을 나열해보면 차륜·레일 상호작용에 의한 진동음, 팬터그래프와 가선계의 접촉 메커니즘에 의한 집전소음, 주행하는 차량표면에서 공력학적 메커니즘에 의한 공력 소음, 견인진동기 및 엔진 등에 의한 추진장치 소음, 차체 구조물의 진동에 의한 구조물 진동 소음, 실내 에어컨 및 환기 팬 등에 의한 보조기기 소음 등으로 구별된다. 기관차 운전실의 경우는 추진장치의 소음이 주된 소음원이 된다. 국내 여객열차인 경우, 운행속도는 150km/h 이하이므로 소음원은 전동음과 추진장치 소음, 보조기기 소음으로 볼 수 있고 세분해서 객차인 경우는 전동음이 주 소음원이며 동력차의 경우는 전동음 이외에도 엔진 등 추진장치 소음이 주 소음원이 된다.

일반객차의 차내 소음에 대한 기준은 현재 유럽에서 많이 적용되고 있는 영국의 Bryon

이 제안한 기준으로 지하철과 같이 열악한 환경조건에서 운행되는 철도 차량에서는 80dB(A)까지 허용되고 있다. 한편 미국여객수송협회(American Public Transit Association: APTA)에서 권장하고 있는 기준은 <표 5>와 같으며, 현재 일본 및 유럽 각국에서 운행 중인 고속철도 차량의 차내 소음기준은 <표 6>과 같다. <그림 2>와 <그림 3>은 객차 소음과 동력차의 운전실 소음 측정 결과이다(문경호 등, 2001).

〈표 4〉 Bryon이 제안한 일반 객차의 차내 소음기준

음향환경	소음수준(dB(A))
양호(Quiet)	67 이하
보통(Noticeable)	68~73
방해(Intrusive)	74~79
불편(Annoying)	80~85
아주 불편(Very Annoying)	86~91

〈표 5〉 APTA의 권장기준

운전조건(최대속도 주행 시)	공차 시 설계기준(dB(A))
개활지, 자갈도상	70
개활지, 자갈도상, 비용접 레일	68~73
터널통과 시	74~79

〈표 6〉 고속철도 차량의 차내 소음기준

차종	개활지	터널
TGV(300km/h)	66	71
신간선(240km/h)	69	74
ICE(250km/h)	65~68	70~73

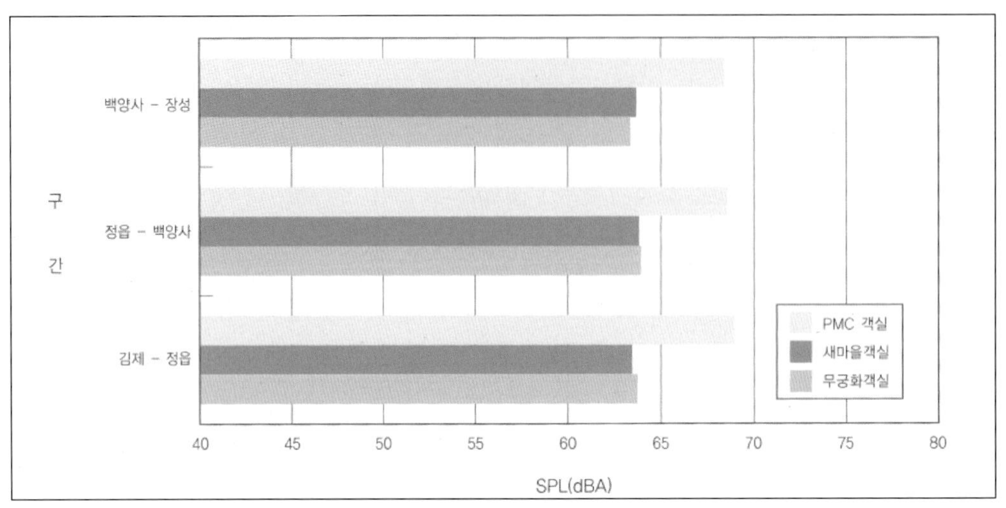

〈그림 2〉 객차 실내소음 비교

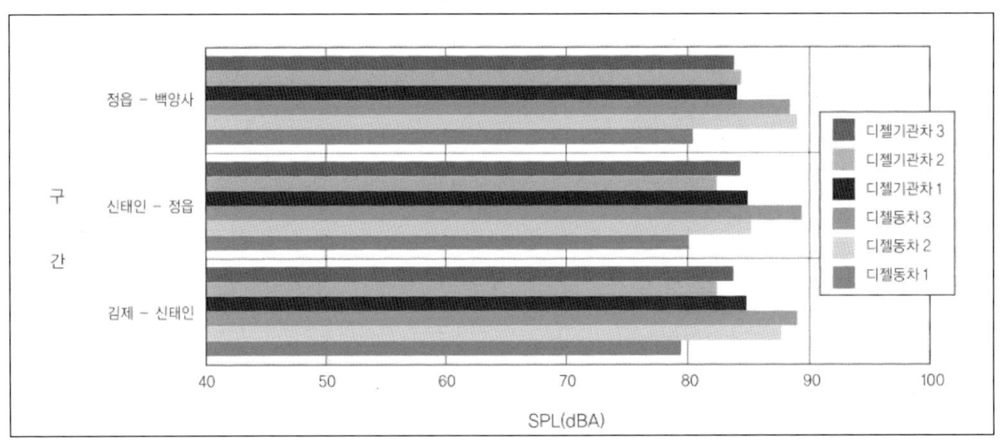

〈그림 3〉 운전실 소음수준 비교

지하철 소음공해는 역사 내에서 탐승을 기다리는 승객에게 미치는 외부소음과 쾌적한 승차환경을 저해하는 실내소음 등으로 나눌 수 있다.

현재 지하철 소음에 대한 법적 규제기준이 없는 실정이며 이로 인하여 지하철 소음으로부터 역사 내에서 근무하는 역무원과 이를 이용하는 승객의 피해는 갈수록 증가하고 있다. 국외의 기준으로는 APTA가 <표 7>과 같이 제안하고 있는 철도역사 내 승강장의 권장소음도가 있다.

〈표 7〉 APTA의 철도역사 내 승강장의 권장소음도

구분	권장소음도
플랫폼 정차 시	68dB(A)
도착 및 출발 시	85dB(A)
통과 시	80~85dB(A)

광주지하철 역사의 평균소음도와 APTA의 권장소음도와 비교하면 도착 시나 출발 시는 9dB(A), 정차 시는 18dB(A)라는 많은 차이를 보였다. 소음이 높게 나타난 주원인은 역사 내(플랫폼) 공간체적의 협소함과 흡음재료 미사용, 전동차량에서 발생하는 차량소음 등으로 사료된다(김홍식 등, 2004).

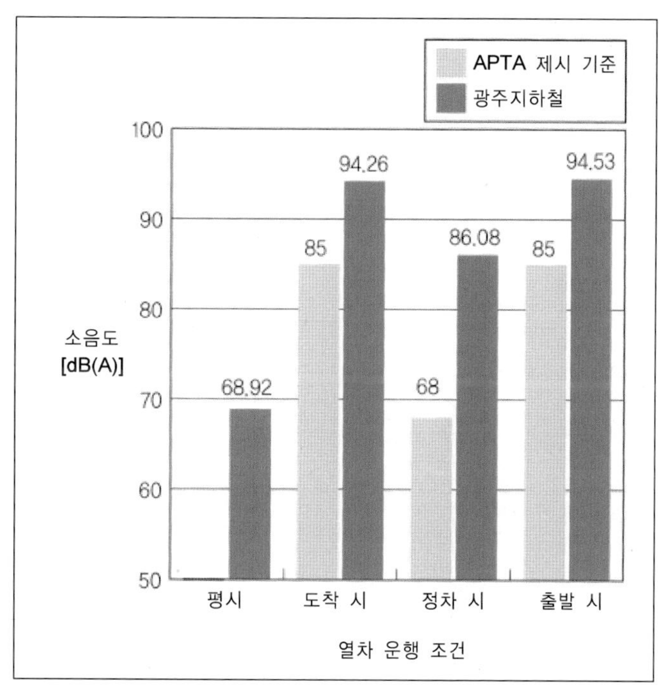

〈그림 4〉 광주지하철 역사의 평균 소음도와 APTA의 기준과의 비교

다. 공항주변 소음

공항주변 소음(Airport Area Noise)에 관한 연구는 1970년대에는 지역주민들에게 생리적으로 끼치는 영향에 대한 분석이 시작되었다. 그 후 80년대부터는 소음이 부동산 가격에 미치는 영향을 중심으로 보상에 관한 연구가 이루어져 오고 있고, 90년대 후반부터는 주

로 삶의 질에 관한 내용을 중심으로 다루어져 오고 있다.

신상헌과 하영석의 연구(2003)에 따르면 5대 공항(광주, 김포, 김해, 대구, 제주)의 소음도가 80웨클(WECPNL)을 넘어 항공법상 항공기 소음기준을 초과한 것으로 나타났으며, 그중에서도 특히 전투기와 함께 활주로를 사용하고 있는 광주, 대구 공항지역의 소음도가 다른 공항에 비해 높은 편이다.

〈표 8〉 공항 거주지역별 소음도

평균순위	지역	평균	표준편차	공항	측정월수	평균값+표준편차	영향순위
1	송대동	89.159	2.986	광주	39	92.145	2
2	신평동	88.949	3.940	대구	45	92.889	1
3	신월동	87.653	3.855	김포	126	91.508	3
4	우산동	85.667	3.161	광주	39	88.828	6
5	소준부락	84.971	4.039	김포	125	89.010	5
6	복현2동	84.184	3.626	대구	45	87.810	8
7	용계동	83.569	3.763	대구	45	87.332	9
8	벌말부락	83.464	4.391	김포	126	87.855	7
9	딴치	83.200	2.410	김해	113	85.610	11
10	동자	82.655	6.421	김해	112	89.076	4
11	신촌동	82.582	3.288	광주	39	85.870	10
12	지저동	82.169	2.550	대구	45	84.719	12
13	도두1동	80.812	2.294	제주	130	83.106	14
14	용담3동	80.495	2.585	제주	126	83.080	15

대구공항 인근 주민들의 항공기 소음에 대한 주민반응조사에서 시끄럽다고 응답한 주민은 96.5%로 거의 대부분이었으며, 항공기 소음에 대한 시간대별 반응은 아침 시간에 51%, 낮 시간에 97%, 저녁 시간에 86%, 밤 시간에 0.6%가 시끄럽다고 응답하였고, 항공기 소음으로 인한 악영향으로 실내대화 시 73%, 전화 시 88%, TV시청이나 라디오 청취 시 70%, 독서나 사색할 때 77%, 일하고 있을 때 71%, 잠잘 때 78%, 공부할 때 33%가 지장이 있는 것으로 나타났다. 항공기 소음으로 인한 건강영향은 인근 주민의 43%가 매우 당황한다, 52%가 깜짝 놀란다, 66%가 마음의 여유가 없다, 61%가 가슴이 뛴다, 77%가 머리가 아프다, 78%가 귀가 아프다, 93%가 불쾌하다고 응답하였다. 항공기 소음 피해의식에 영향을 주는 요인으로는 학력, 직업, 연령, 정주의식, 거주연수, 성별, 가옥형태, 창의 구조 순으로 나타났다(김재석, 2000).

2. 건설 소음

산업 경제의 급속한 발전과 성장 위주의 경제정책으로 국토 개발에 대한 수요는 매년 증가하고 있으며 특히 도시화와 인구 집중으로 인한 도로의 확충과 주택단지의 보급, 신도시 개발 등의 대규모 공사들이 끊이지 않고 있는 실정이다. 이에 건설공사장 인근 주민들의 소음 민원 때문에 상당한 비용을 지불하고 있는 실정이다. 건설 공사장 소음은 교통소음과 공장 소음과는 달리 다음과 같은 특성을 가지고 있다. 1) 건설 소음은 건설공사 기간에만 발생하는 것으로서 다른 소음과 달리 영속적인 것이 아니다. 2) 공사 종류에 따라 사용되는 기계가 다르기 때문에 소음도와 스펙트럼이 매우 다양하게 변한다. 3) 공사의 안전 측면에서 사용 공법 및 기계의 제약을 받으며, 기계의 조작방법에 따라 소음 발생의 차이가 난다. 4) 건설공사는 보통 주간에 행해지지만 도로 보수공사 등의 일부 공사는 야간에 이루어진다. 5) 현장 부지 내를 이동하는 소음원과 덤프트럭처럼 공사현장을 출입하는 소음원이 있으며, 현장을 출입하는 차량의 경우 소음의 영향권을 더욱 넓히는 경향이 있다. 6) 건설공사는 소음 이외에도 진동, 분진, 폐수, 지반침하 등의 문제점을 수반한다.

건설공사장 기계는 그 종류가 다양할 뿐만 아니라 동일한 기계라도 그 사용 목적 및 운전 조건에 따라 상이하며, 공사 현장의 주변 상황이나 암소음, 바람, 온도, 지형, 장애물 등에 따라 크게 영향을 받게 된다.

건설기계의 소음은 정지공사, 기초공사 및 발파소음으로 분류할 수 있으며, 정지공사에 사용되는 시공 기계는 불도저, 트럭셔블(truck shovel), 백호우, 파워셔블(power shovel), 클램셸, 덤프트럭이다. 이들 기계의 발생소음은 엔진의 기동 음이 주 소음원이며, 소음레벨도 엔진 부하의 변동에 의해서 크게 변환한다. 또 동일기종, 같은 용량일지라도 제작회사에 따라 소음레벨의 차이가 발생한다. 기초공사(말뚝 박기, 흙막이 등)는 디젤 해머, 드롭 해머 등에 의한 기초 콘크리트 말뚝 박기, 강관 말뚝 박기 및 시트 파일 박기 등과 같은 타격에 의한 작업이 주요 소음원이며, 건설장비 중에서 가장 시끄럽다고 느껴지는 기계로는 항타기, 착암기, 브레이커 순으로 조사된 사례가 있다. 공사 종류별 소음에는 이 외에 철골 공사, 콘크리트 공사 등과 공사장에서 사용되는 압축기와 발전기 등 동력기계의 소음이 있다. 발파소음의 크기는 사용되는 화약의 종류와 양, 발파공 내 장약의 위치, 최소 저항선, 전색상태, 지발 발파 시의 지연시차, 풍향 및 풍속, 온도 등이 기상조건, 발파위치와 측정위치 사이의 지형 등 많은 변수의 영향에 의해 결정된다(은희준, 1998).

<그림 5>는 공정별 건설기계의 작동원리에 따른 over-all 소음도를 나타내고 있다. 지반정지 사용 건설기계 중에서는 다짐기의 평균 소음도(7m 떨어진 거리)가 90dB(A)로 가장 큰 소음도를 보이고 있다. 기초공사에서는 항타기계가 건설기계 중에서 가장 높은 소음도를 보이고 있으며, 그중에서 디젤항타기의 평균 소음도가 107dB(A)로 가장 높게 나타나고 있다(조창근·김하근, 1997). 건설현장에서 사용되는 건설기계 34종, 302대를 대상으로 소음도를 조사한 강대준 등(2004)의 연구결과에서도 대상 건설기계류의 평균 소음도는 기계로부터 7.5m 떨어진 거리에서 66.1~95.7dB(A), 90dB(A) 이상의 고소음을 발생하는 기계는 항타기(93.1dB(A)), 착암기(95.9dB(A)), 브레이커(95.7dB(A)) 등이었다. 작업현장에서 측정된 건설기계류 소음을 외국의 건설기계에 대한 기준과 비교하면 EU 1단계 및 일본 기준을 대체로 충족시키나, EU 2단계의 기준을 3~5dB 초과하는 수준이었다(강대준 등, 2004).

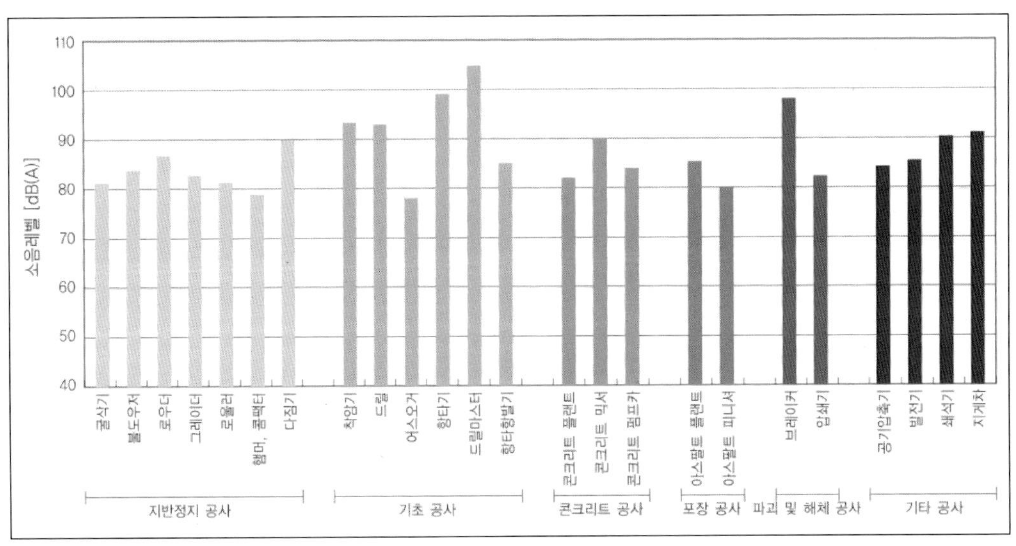

〈그림 5〉 공정별 건설기계의 평균 소음레벨(소음원에서 7m 거리)

건설 소음은 우선 건설 현장 근로자에게 직접적으로 영향을 미치며, 인근지역 주민들에게 피해를 준다. 건설 소음으로 인한 피해 시간대는 주로 오전 7시부터 10시까지이며, 대화, 업무, 휴식, 집중력, 수면 등 일상생활에 영향을 미치는데, 집중력 방해, 휴식방해, 수면방해, 대화방해, 업무방해의 순으로 영향을 미친다. 그리고 또 하나 관심을 가져야 하는 부분은 가축에 대한 소음피해를 들 수 있다.

인간은 공사로 인하여 소음이 발생될 것을 예측하나 동물은 상황을 예측하지 못하기 때문에 더욱 놀라게 된다. 특히 우리에 갇혀 있을 경우 더 심한 공포와 스트레스를 받게 된다. 가축이 과도한 소음과 진동에 노출되면 부신피질 호르몬의 분비가 많아지고 말초혈관이 축소되어 배란횟수가 줄어들게 된다. 또한 소음에 대한 가축의 반응은 행동상의 변화가 많고 중추신경계의 변화도 일어난다. 일반적으로 알려진 소음에 대한 가축의 반응은 1) 가축의 일시적 먹이섭취 부진 현상 초래, 2) 경기와 두려운 행동이 일시적으로 나타나고 호흡수와 심장박동 수가 변화하며, 3) 조산과 유산의 발생, 4) 수태율의 감소, 5) 소의 경우 우유량과 체중증가량의 저하 등의 피해로 나타난다(안명석 등, 2001). 소음·진동 수준에 따른 가축의 피해유발 정도는 지반·지질상태, 입지여건, 평상시 생활 소음·진동도, 축종, 사양관리 형태, 축군 및 개체별 건강상태, 소음·진동 반복주기, 노출시간, 기상상태, 피해유발 물체의 가시 여부 등에 따라 차이가 있다.

건설 소음의 통제하는 방법으로 기계의 소음도에 따른 소음표시제, 소비자들의 교육, 주관적인 기준, 소음기계가 이용되는 시간의 제한, 소음기계가 이용되는 위치의 제한, 배출소음기준(설계상), 보증기간, 저소음 기계의 선택구매 정책, 저소음 기계의 세제상 우대, 소음기계의 구매와 사용에 대한 인가, 저소음 기계의 연구개발에 대한 재정지원, 상품경쟁이 있다.

제5장 환경 소음과 도시 소음의 문제 - 주택 내부 소음

국내의 생활 소음 문제는 발생원에서부터 사회적 관심사에 이르기까지 매년 급변하면서 다양화되고 있다. 주요 생활 소음으로 도로교통 소음, 바닥충격 소음(중량충격음, 경량충격음), 가전기기 소음(세탁기, 청소기, 냉장고), 사무실 공조 소음 등이 있다. 생활환경 소음의 최근 변화추세를 정리하면 1) 도심화로 인해 도로교통 소음 피해지역의 확대와 피해시민의 증대, 2) 공동주택에서 발생되는 민원이 사회문제로 대두되어 공동주택의 건설단계에서부터 소음진동을 고려한 설계와 공동주택인증제도의 도입, 3) 국내 고속철도의 개통으로 인한 새로운 철도변 소음 피해지역 추가, 4) 인천공항의 운영과 대도시 공항에서의 군용기 소음 피해에 대한 여론으로 공항주변 소음피해 민원 증가, 5) 사격장 및 대단위 택지개발지구의 공사장 소음피해 등이라 할 수 있다. 전 국민의 절반 이상이 생활 소음 피해자라 할 수 있는데, 교통 유발 소음원 이외에 도시인구 증가로 인해 건설사업장 소음, 공동주택 실내 소음, 여가와 레크리에이션 소음 등으로 인해 피해에 노출되어 있는 인구는 매년 증가하고 있다.

〈표 1〉 소음의 종류와 소음원

소음의 종류	소음원
인간의 거동에 의한 소음	일상생활에서의 인간의 활동, 말소리, 가전제품, 악기 소리, 초인종 소리, 계단 발자국 소리, 부엌 화장실의 급배수 소리, 아이들 노는 소리 등
동력기관에 의한 소음	자동차, 항공기 등의 이동발생원에 의한 교통 소음, 공장기계 소음
건물설비 소음	엘리베이터나 배관 설비에서 나는 소음
건설, 작업 소음	건설 토목공사 소음, 작업장의 작업 소음
인간의 집합	학교나 공연장, 공용시설의 군중 소음
기타	사이렌 소리, 경보 소리, 확성기 소리, 가두선전방송 등

현대 도시 생활을 영위하는 데 따라 노출되는 소음의 종류와 주요 소음원을 분류하면 다음과 같다. 물론 가장 주된 소음원은 항공기 소음, 철도 소음, 도로(자동차) 소음 등 이동 발생원인 교통 소음이다.

환경 소음과 도시 소음의 문제로서 주택 내부 소음을 다루고자 한다.

1. 주택 내부 소음

1970년대 후반부터 본격적으로 공동주택이 보급된 이후 국내 공동주택의 거주비율은 2000년에 이미 65%를 넘어섰고 이제 공동주택은 국내의 거주공간에서 빼놓을 수 없는 가장 보편적인 주거형태로 자리 잡았다. 그러나 지금까지의 공동주택은 양적인 팽창에만 치우친 나머지 건축 환경성능에 대한 고려가 부족하였으며, 특히 상·하층 간의 충격 소음, 급배수 설비 소음, 실 간 차음성능에 대한 문제는 거주자에게 매우 큰 불만의 대상이 되고 있다.

아파트와 같은 공동주택은 단독주택에 비해 생활의 편의성이 뛰어난 반면 다수의 세대가 함께 거주함으로써 발생하는 생활의 불편이라는 단점이 있다. 특히 다수의 세대가 한 겹의 벽과 바닥을 사이에 두고 생활하는 주거형태로 인해 이웃 간 다툼이 빈번히 일어나고 있으며, 그중 층간소음으로 인한 경우가 상당부분을 차지하고 있다.

층간소음은 콘크리트 면에 직접 충격이 가해짐으로써 발생하는 바닥충격음(고체전달음)이 그 직접적인 원인이다. 바닥충격음에는 경량충격음과 중량충격음으로 구분되며, 경량충격음은 가볍고 딱딱한 소리(식탁을 끌거나, 마늘 찧는 소리, 물건이 떨어지는 소리 등)로서 발생 시 사람을 놀라게 하지만 잔향이 없어 불쾌감이 적은 것이 특징이다. 중량충격음은 무겁고 부드러운 소리(아이들이 뛰어다니는 소리)로서 발생 시 잔향이 남아 사람으로 하여금 심한 불쾌감을 갖게 하고, 심하면 정신적 고통을 일으키게 된다.

바닥충격음의 경우 아이들의 체중 증가, 생활패턴의 다양성 등으로 인해 심야에도 위층으로부터 충격음이 아래층에 들리고 있으며, 아이들이 뛰는 소리를 원천적으로 줄이기 위한 노력으로 아파트 층간소음의 주민신고가 접수되면 경범죄처벌법상 인근 소음 조항을 적용, 최고 10만 원의 벌금을 부과할 수 있도록 하고 이를 통해 이웃 간 아파트 층간소음 문제를 해결토록 노력하고 있는 실정이다. 또한 공동주택 층간소음 방지기준을 마련하여 새로 짓는 공동주택에 대해서 경량충격음은 58dB 이하, 중량충격음은 50dB 이하가 되도록 제한하였다. 그리고 아파트 층간의 바닥을 구성하는 슬래브의 두께를 보다 안정적인 수치인 210mm로 규정하였다.

급배수 설비 소음은 층간 소음만큼 심각한 문제점을 가지고 있다. 특히, 대변기, 소변기의 급배수 시 거주자의 신경을 거슬릴 뿐만 아니라 불쾌감까지 유발시킴으로써 정온한 생활환경을 방해하고 있다. 입주자들의 생활패턴이 다양화됨에 따라 한밤중에도 발생할 가능성이 높게 되었으며, 특히 국내의 욕실공법은 외국과는 달리 천장 배관공법을 선호하고 있어 아래층 욕실 및 침실에 급배수 음이 전달되기 쉬운 구조로 되어 있다. 또한 건물의 층고가 높아짐에 따라 급배수 소음의 발생 빈도가 많아지고, 원터치식 급수전 보급, 수압의 증가 등에 따라 급배수 설비 소음은 날로 증가하고 있는 실정이다.

실내 공기 전달음의 경우 대형 TV, 홈시어터, 피아노 등의 보급 및 애완동물을 주택에서 사육하는 경우가 많아 인접세대에 불편을 주는 경우가 증가하고 있는 실정이다.

이처럼 생활공간의 경우 공동주택의 바닥충격음, 공동주택 내의 실 간, 세대 간 차음성능, 급배수 설비 소음 등 주거환경에서 발생되는 다양한 소음에 대한 관심이 증가되고 있다.

공동주택의 현행 옥외 소음기준에 실내 소음기준을 적용하여 적극적인 소음대책의 수립이 가능토록 2007년에 "주택건설 기준 등에 관한 규정"에서 실외 소음도가 65dB(A) 미만이 되도록 규정하고 있으며, 특정한 경우에는 6층에서는 창호를 닫은 상태에서 실내 소음 45dB(A) 이하로 유지할 것을 규정하고 있어 도로교통 및 철도 소음으로 인한 영향을 최소화하도록 하고 있다.

공동주택에서의 소음·진동을 줄이기 위해 친환경건축물 인증제도에서는 층간 바닥충격음에 대한 차단성능 수준을 경량, 중량으로 나누어 평가하고, 세대 간의 경계 벽에 대해서는 공기전달음의 차음성능 평가치 혹은 경계 벽체의 두께 구조에 따라 평가한다. 또한, 공동주택 단지 내의 음환경은 환경영향평가서의 소음도 평가결과나 별도의 소음도(예측) 평가서 제출서를 환경기준과 비교하여 평가하도록 요구하고 있다. 층간 경계바닥의 충격음 차단성능 수준과 세대 간 경계 벽 차음성능 수준 평가의 목적은 쾌적한 주거공간의 확보를 위해 바닥구조체를 통한 충격음과 경계 벽을 통한 공기전달음의 차단(차음)성능을 평가하기 위함이다. 단지 내 음 환경은 교통 소음 등 각종 건물(단지) 외부 소음원에 의한 음 환경 및 단지 내로 유입되는 소음의 차단을 위한 적정 방음대책 수립 정도를 평가하기 위한 것이다.

2. 환경 소음이 생활에 미치는 영향

송국곤 등(2008)의 주거 환경 소음에 대한 거주자 반응조사에서 주거환경에 대한 가장 높은 불만족도을 보인 항목은 정온한 환경이었으며, 주거 환경 중 가장 문제가 되는 주거 환경 요소는 소음 문제로서 주요인은 외부의 자동차, 오토바이 소음과 철도 소음, 옆집과 윗집에서 들려오는 소음 등이었다. 실내 소음에 대해 저녁 시간대(19~22시)가 가장 시끄 럽다고 응답한 사람이 가장 많았으며, 실내 생활하면서 들리는 소음에 대한 발생빈도, 시 끄러움, 신경 쓰임 세 항목 모두에서 가장 높은 값을 보인 소음 항목은 바닥 충격음이 가 장 높은 값을 보였으며, 그다음으로 현관문 여닫는 소리가 높게 나타났다.

소음에 대한 인간의 반응은 개인차나 환경차에 따라 각기 다르다. 소음의 영향을 인간 의 신체적·정신적·사회적인 측면에 국한하여 정리하면 다음과 같다.

일상적으로 계속 소음에 시달릴 때는 그 수음기인 청력기관의 손실이 나타나며 두통, 불면증으로 시달리게 된다. 특히 돌발적인 충격음은 근육의 긴장, 혈압상승 외에 심장의 고동을 가속화하며 장 기능을 악화시키기도 한다. 또한 소음은 소화불량과 불쾌감, 주의 력과 집중력의 감퇴와 같이 생체기능에 악영향을 주어 생산기능을 떨어뜨리고 피로를 증 가시켜 작업 능률을 저하시킨다.

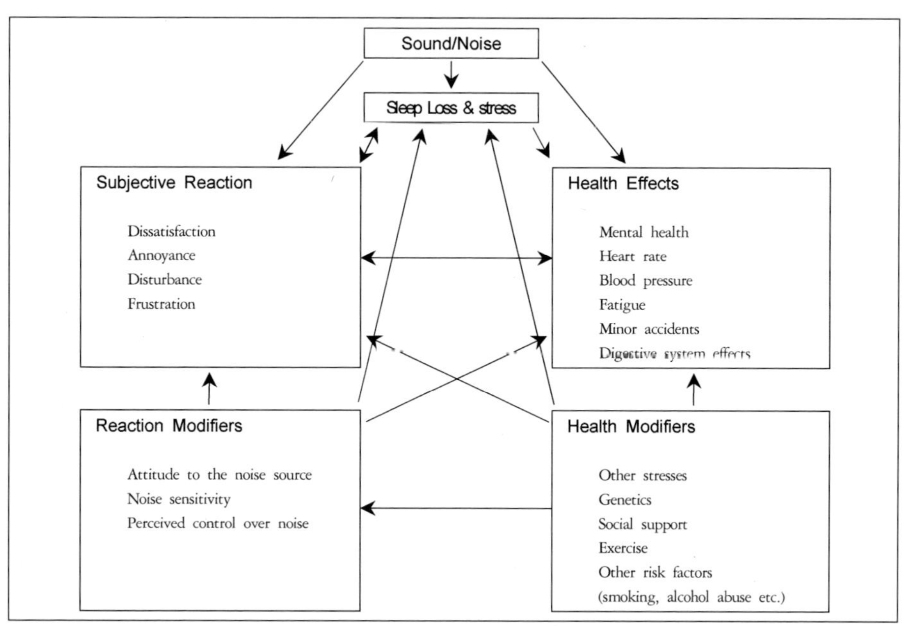

〈그림 1〉 소음의 주관적 반응과 건강에 미치는 인과관계 모델(Job, 1996)

인간에게 있어 수면은 피로를 덜어주는 중요한 재생기능을 하는데, 환경 소음은 불충분한 수면에 대한 성가심과 같은 주관적 측면의 수면뿐 아니라 잠들기 어려움, 잠에서 깨어남과 같은 행동적 측면의 수면, 수면단계의 변화와 같은 생리적 지표의 수면에 영향을 미친다. 또한 환경 소음에 의한 수면장애는 더 많은 약물복용과 관련이 있을 가능성이 있고 다음날 집중력 저하를 비롯한 인지기능 변화를 초래할 수 있다. 소음도가 35dB일 경우 30dB일 때보다 잠드는 시간이 20% 지연되며, 45dB일 경우 30dB일 때보다 잠드는 시간이 2배 걸린다는 보고는 수면에 있어 소음의 영향이 매우 크다는 것을 나타낸다.

소음은 인간의 정신적·심리적 안정에 큰 해를 끼치는데 특히 한밤중의 클랙슨 소리나 사이렌 소리와 같이 예상하지 않은 소음에 대해서 인간은 본능적으로 도망치고 싶은 충동과 공포를 느낀다고 한다. 그리고 태아 때 소음상태에 있던 동물은 출생, 성장 후 공격형이 되고 공포감이 많아진다는 연구 보고는 소음의 심각성을 잘 나타낸다.

또 오랫동안 소음에 노출 시에는 환각, 편집증, 자살을 유발하며 최근에는 정신병환자의 급증에까지 깊은 관계가 있다는 충격적인 보고서가 발표되고 있다.

그리고 문명의 발달과 인구의 밀집으로 더욱 증가하고 있는 불필요한 소음으로 인해 폭력이 발생되고 군중의 정서를 해치게 되어, 외국의 경우 소음으로 정신적 안정이 파괴되어 소음살인을 범하는 일이 사회문제가 되고 있다. 또한 소음은 집단적인 행동을 일으키는 심리적 요인으로 작용하기도 한다.

3. 환경 소음의 대처방안

소음을 방지하여 보다 안정된 주거환경을 조성하기 위한 방법을 소음 발생원의 제거, 행정적인 조치, 건축계획의 일환으로서의 방법, 수목을 이용한 방법, 기존 주택에서의 차음대책 등의 다섯 가지 측면으로 나누어 살펴보기로 한다.

가. 소음 발생원의 제거

이 방법은 소음을 그 근원에서 처리한다는 원칙하에 도시 소음의 주원인인 동력기관 자체의 소음을 억제하거나 따로 배치하는 것이다. 즉, 기술을 개발하여 좀 더 조용한 엔진을 개발하거나 소음 억제장치나 흡음기를 설치하는 방법이다. 공장 소음과 교통기관의 소음원에 대해 이 방법이 적용되며, 특히 항공기의 소음은 그 자체에서 소음원을 감소시키는 방법을 강구해야 한다.

나. 행정적 조치로서의 소음 대책

이것은 국가적인 차원에서의 소음 규제책을 마련하는 입법적인 측면의 방법이다. 도시의 인구 분산과 집중 방지를 위한 행정적 조치와 엄격한 용도별 지역제, 소음 공해를 방지시킬 수 있는 건축법규의 실시, 클랙슨 소리나 공장 기기의 생산 시설에 가하는 규제 조치 등이 이에 해당한다.

이 방법은 국소적인 방음대책과는 달리 국가적으로 집중적인 대책을 세우기 때문에 그 효과가 크다.

다. 건축계획의 일환으로서의 소음 대책

건축 설계 시 배치 계획을 충분히 고려함으로써 보다 능률적으로 소음을 방지할 수 있다. 소음 전달을 감소시키기 위해 소음원과의 거리를 두어 배치 계획을 세우며 방음 구조 등의 유효한 차음 시설을 계획하고 창호 개폐부에 이중 유리창과 특수 소음흡수 시설을 함으로써 건축적인 측면에서의 소음 방지 효과를 거둘 수 있다. 또 도로와 평행한 건물은 음향을 반향하여 소음의 피해가 크므로 건물은 도로와 수직 방향으로 하거나 적당한 각도를 유지하고, 도로변에 방음벽을 설치하도록 한다. 그리고 건물의 외벽에는 소음의 반향을 막고 소음을 흡수시킬 수 있는 표면이 거친 외장벽돌을 사용하며, 아파트의 경우에는 각 층 사이나 복도와 접한 벽에 방음재를 넣어 소음을 방지한다. 이 방법은 건축 계획 시에 미리 방음 대책을 세우기 때문에 보다 효율적인 방법이 된다.

라. 수목을 이용한 방법

수목은 소음을 감소시키는 기능을 가지고 있으며 그 최대량은 10dB이라고 한다. 허용 소음의 기준치를 볼 때 큰 효과를 기대할 수 있는데 수목의 종류와 수량에 따라 소음감소 효과는 차이가 있어, 침엽수보다는 활엽수가 더욱 효과적이라고 한다.

마. 기존 주택에서의 대처 방안

이미 건축물이 지어져 생활하는 경우에도 소금만 개선하면 훨씬 조용한 환경을 누릴 수 있다. 실제 주거공간에서 가능한 소음방지대책을 살펴본다.

① 가급적 외부와 연결된 개폐부로부터 전달되는 소음을 차단하기 위해 창문, 덕트 (duct) 등의 틈을 없앤다.

② 문소리에서 나는 금속성의 소리를 감소시키기 위해 고무 패킹을 접착하거나 어긋나지 않았는가를 살펴 원활한 작동을 하도록 하여 마찰음을 없앤다.

③ TV 등의 가전제품을 필요 이상으로 크게 틀지 않도록 하고 악기 연주나 세탁은 밤 시간을 피하도록 한다.

④ 집 주변과 베란다에 수목을 심음으로써 흡음효과와 조경효과를 기대한다.

⑤ 음의 흡음효과가 큰 커튼이나 카펫과 같은 주택 내장재를 설치한다. 일반적으로 카펫은 다른 바닥 재료보다 흡음률이 좋아 실내의 방음 장치로서도 탁월한 효과가 있다.

⑥ 아파트의 경우 차도에 접한 발코니에 별채와 창문을 설치하면 그 공간은 음의 완충효과를 갖는다.

⑦ 특히 조용한 환경이 요구되는 방의 천장에는 별도로 흡음성이 큰 반자를 설치해 소음의 전달을 차단한다.

⑧ 가구는 표면이 평탄하고 매끄러운 것만을 놓지 말고 흡음량이 큰 재질의 가구를 함께 배치하여 흡음효과를 높인다.

⑨ 무엇보다도 자신만이 아니라 타인과 함께 사는 공동 공간임을 인식하여 조용한 환경을 만들도록 노력한다.

4. 실내 소음의 평가기준

지금까지의 소음에 대한 평가는 주로 A-weighting을 기본으로 하는 등가소음 레벨을 주로 사용하고 있다. 하지만 이와 같은 평가방법은 소음을 직접 듣고 평가하는 인간의 복합적 감성반응을 반영하는 기준으로는 부족하다. 따라서 환경 소음에 대한 적절한 평가기준으로서 인간의 감성을 반영한 음질평가 기준이 필요하고, 이와 관련하여 세계적으로 널리 쓰이고 있는 NC값, PNC값, NR값, N값 및 dB(A)를 소개하고자 한다.

바닥충격음과 급배수 설비 소음에 대한 실내 소음을 평가하는 기준으로서 구미에서는 NC(Noise Criteria)값과 국제 표준화 기구인 ISO(International Organization for Standardization)에서 제안하는 NR(Noise Rating)값을 사용하고 있다. 일본의 경우에는 일본건축학회의 권장 기준인 N곡선과 dB(A)에 의해 평가하고 있다. 우리나라의 경우에는 공동주택의 바닥충격음에 대한 소음의 측정방법과 평가방법 및 소음기준은 있으나 급배수 소음에 대해서는 소음의 평가방법과 소음기준은 설정되어 있지 않다. 바닥충격음의 성능기준으로 역 A특성 경량 바닥충격음은 58dB 이하, 중량은 50dB 이하로 규정하고 있다.

바닥충격음 및 급배수 설비 소음 등에 대한 각국의 내부 소음 평가방법 및 용도별 적용기준을 구체적으로 소개하면 다음과 같다.

가. Noise Criteria(NC) 곡선

Beranek의 원안을 T. J. Schultz가 수정한 것으로서 사용 목적에 따라 실내의 허용소음레벨을 평가한다. 소음을 옥타브 분석하고, 아래 그림에 Plot한 최대의 수치를 NC로 한다. NC는 유효한 실내소음 평가법으로서 폭넓게 인식되어 있고, 현재 세계 각국에서 사용하고 있다. 기본의 NC곡선과 저음역을 보정한 NCA곡선의 2종류가 있다.

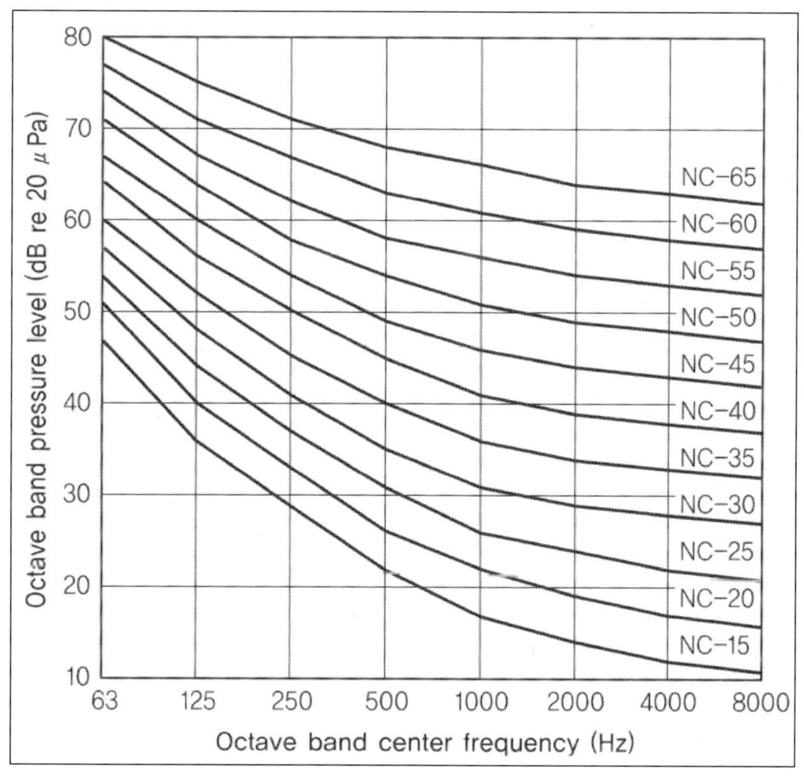

〈그림 2〉 NC 곡선

<표 2>와 <표 3>은 실용도별 NC 권장치와 NC값에 의한 실내소음 평가기준을 나타
낸 것이다.

〈표 2〉 실용도별 NC 권장치

실의 용도	NC값
방송 스튜디오, 음악실	NC 15~20
극장(500석, 확성장치 없음)	NC 20~25
음악실, 교실(확성장치 없음), TV Studio	NC 25
아파트, 호텔회의장(확성장치 없음), 주택(침실)	NC 25~30
영화관, 병원, 교회, 재판소	NC 30
음식점	NC 45
운동경기장(확성장치 설치)	NC 50

〈표 3〉 NC값에 의한 실내소음의 평가기준

NC값	소음의 상태	적용 예
NC 20~30	매우 조용, 전화에 지장 없음, 대화의 가능	중역실, 대회의실
NC 30~35	조용, 15ft의 테이블에서 회의 가능, 10~30ft 떨어져 보통의 목소리로 대화 가능	전용실, 응접실, 소회의실
NC 35~40	6~8ft의 테이블에서 회의 가능, 전화 지장 없음, 10~30ft 떨어져 보통의 목소리로 대화 가능	중규모 사무실, 공장 사무실
NC 40~50	4~5ft의 테이블에서 회의 가능, 전화 약간 곤란, 보통의 목소리로 3~6ft, 약간 큰 목소리로 6~12ft 떨어져 대화 가능	대형 기사실, 제도실
NC 50~55	2~3인 이하의 회의는 가능, 전화 약간 곤란, 보통의 목소리로 1~2ft, 약간 큰 목소리로 3~6ft 떨어져 대화 가능	타자실, 계산기실, 청사진 작업실
NC 55 이상	대단히 시끄러움, 사무실에 부적합, 전화사용 곤란	

나. Preferred Noise Criteria(PNC) 곡선

Beranek가 1971년에 제안한 것으로서 근년의 연구에 기초한 NC에 검토를 가해 저음, 고
음에 대해서 청각상의 불쾌감을 줄이는 방향으로 아래 그림과 같이 곡선의 형상을 개선
했다. 음질에 의한 불쾌감을 고려한 점은 NC보다 일보 전진된 평가법이 되고 있다.

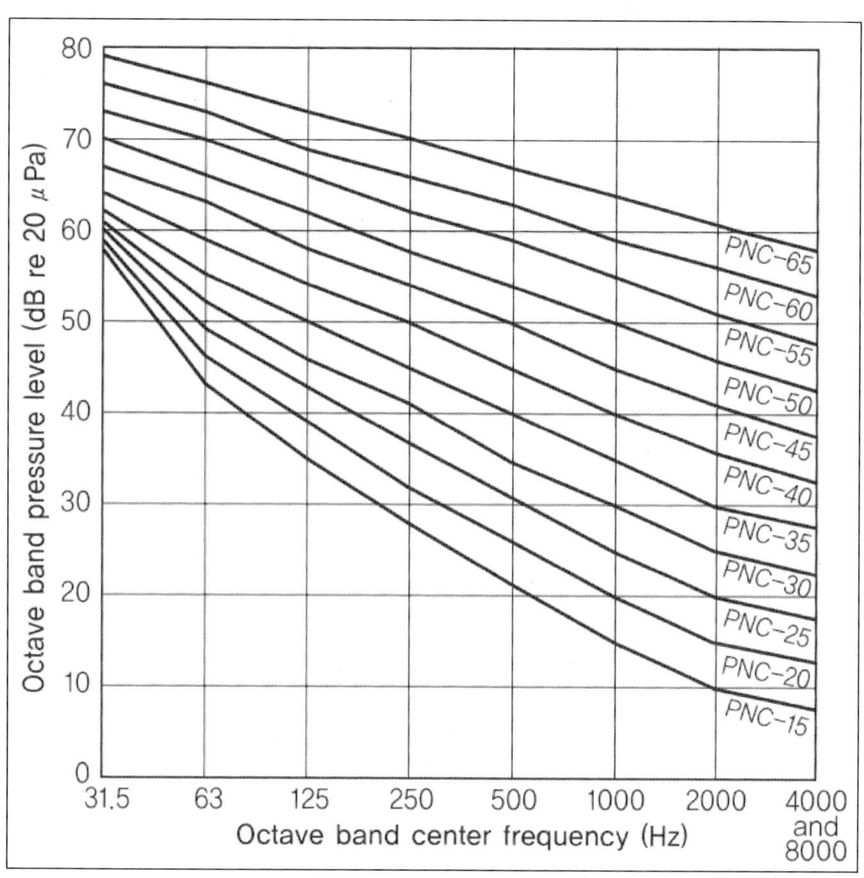

〈그림 3〉 PNC 곡선

다. Noise Rating(NR) 곡선

1959년 청력보호, 회화방해 및 시끄러움에 대한 평가방법의 기초척도로서 제안된 것이며, 기본적으로는 NC곡선과 같이 소음을 옥타브 분석한 밴드레벨을 중심으로 그 최대치로 판정하는 접선법의 평가방법을 채용하고 있다.

실용도에 따른 권장기준은 <표 4>와 같다.

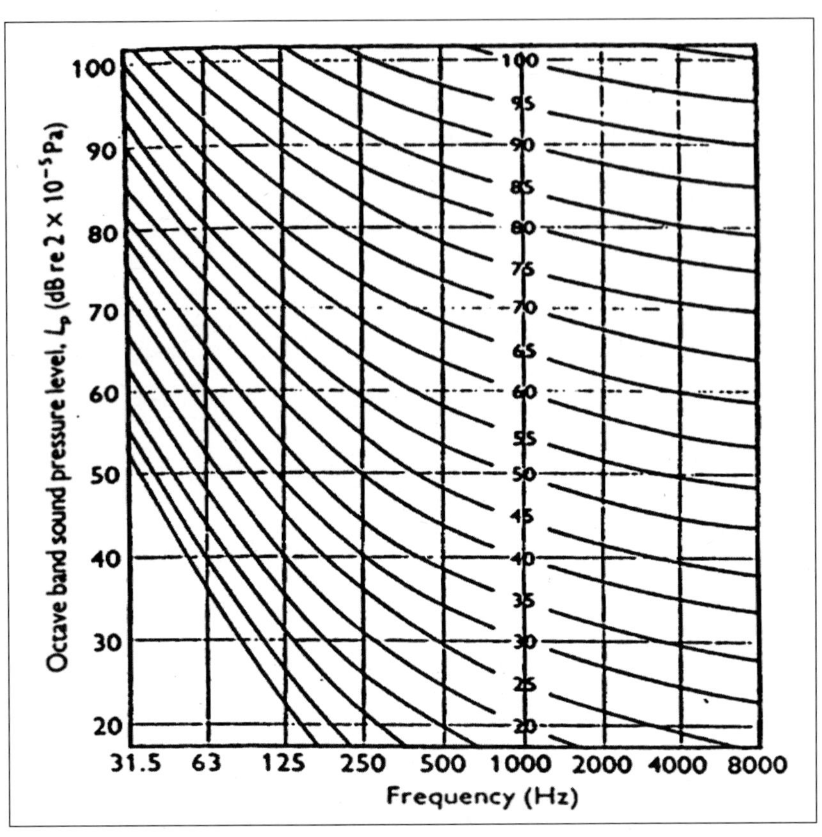

〈그림 4〉 NR곡선

〈표 4〉 실내의 권장 NR값

NRC	실의 종류
20~30	침실, 거실, 병실, 교실, 강의실, 독서실, 교회, 회의실, 극장, 영화관, 콘서트홀, TV 스튜디오, 소형사무실
30~40	대형 사무실, 응접실, 조용한 식당, 상점, 백화점
40~50	대형식당, (타자기설치)비서실, 체육관
50~60	대형 타자실
60~70	공장

라. N값

일본건축학회에서 급배수 소음 및 공조설비음 등 건축물에 부속된 설비기기류에서 발생하는 실내소음에 대한 평가방법으로 이용하고 있는 것으로서 소음크기의 감각량과 대응이 비교적 좋은dB(A)에 의한 평가를 기본으로 하여 역 A특성을 소음등급의 기준곡선으로 나타낸 것이다.

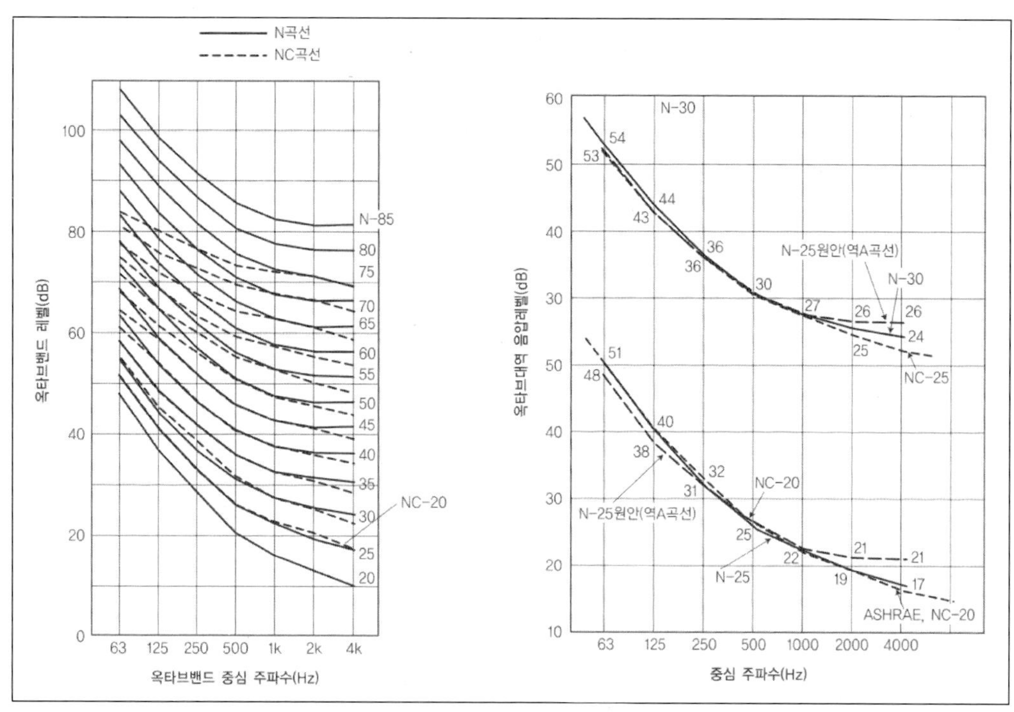

〈그림 5〉 N곡선과 NC곡선의 비교

N곡선은 NC곡선에 비해 전주파수대역에서 더 엄격하게 소음레벨을 규정하고 있다. NC값과 동일하게 N값이 작을수록 조용한 실내 음향환경을 의미한다.

주택의 경우 N값과 생활 실감과의 대응관계를 나타내면 <표 5>와 같다.

〈표 5〉 주택의 경우 N값과 생활실감과의 대응

소음등급		N-20	N-25	N-30	N-35	N-40	N-45
내부 소음	자택 내 기기소음	통상 들리지 않는다	거의 들리지 않는다	통상 걱정되지 않는다	신경 쓰면 걱정된다	약간 걱정된다	걱정된다
	공동 기기 소음	통상 들리지 않는다	신경 쓰면 들을 수 있다	신경 쓰면 걱정된다	조금 걱정된다	걱정된다	꽤 걱정된다

소음등급		N-50	N-55	N-60	N-65	N-70
내부 소음	자택 내 기기 소음	꽤 걱정된다	시끄럽다	꽤 시끄럽다	대단히 시끄럽다	시끄러워 만족스럽지 못하다
	공동 기기 소음	시끄럽다	꽤 시끄럽다	대단히 시끄럽다	대단히 시끄럽다	시끄러워서 만족스럽지 못하다

마. dB(A)값

소음에 대한 인간의 귀의 반응은 음압과 주파수에 따라 비선형적인 특성을 갖고 있어서 저음역에서는 귀의 감도가 저하하는 특성을 갖고 있다. 인간의 귀에 느끼는 소음의 크기를 근사적으로 측정하기 위하여 소음계에는 국제적으로 규격화된 A특성(A-weighted network)이라고 하는 청감보정회로가 내장되어 있으며, 소음계의 청감보정회로 A를 통하여 측정한 음압레벨을 dB(A)이라고 한다.

일본건축학회에서는 이상과 같은 N값과 dB(A)값을 이용하여 공동주택에서 요구되는 급배수 설비 소음 및 설비기계 소음의 차음성능 기준을 실별로 <표 6>과 같이 제안하고 있다.

〈표 6〉 공동주택에서 요구되는 각 실에서 차음성능

구분실별 \ 수음실	음원세대의 옆 세대 또는 직상층					음원세대의 직하층 세대					비고
음원세대 각 실	침실	거실	아동실	D.K	욕실	침실	거실	아동실	D.K	욕실	공기음 / 고체음
D.K	◎◎	◎●	○▲	○▲		◎◉	◎◉	○◉	○◉		약간 중요하다
급수 음 35dB(A), N-30						급수 음 35dB(A), N-30					중요하다
욕실	○◉	○◉	○◉	○◉	△●	○◉	○◉	○◉	○◉	△●	아주 중요하다
급배수 음 35dB(A), N-30						급배수 음 35dB(A), N-30					공기음: △ ○ ◎
기계실	◎◉	○◉	○●	○●		◎◉	◎◉	●	○●		고체음: ▲ ● ◉
펌프, 급수설비, 변압기, 엘리베이터 30dB(A), N-25											

바. 공동주택 실내소음에 관한 각국의 기준

미국냉난방협회(ASHRAE)의 공기조화설비나 환기설비를 가동 시 실내소음기준은 전원이나 교외지역의 단독주택은 25~35dB(A) 혹은 NC 20~30, 도시지역의 단독주택은 30~40dB(A) 혹은 NC 25~35, 아파트의 경우에는 35~45dB(A) 혹은 NC 30~40값을 기준으로 사용하고 있으나, 소음레벨이 비정상소음인 경우에는 예외로 하고 있다.

일본건축학회 기준 그리고 미국냉난방학회의 안을 종합하면 <표 7>과 같다.

〈표 7〉 공동주택 실내소음에 관한 기준

구분			소음레벨	비고
일본 건축 학회	실내소음	특급	30dB(A), N-25	차음성능상 매우 우수
		1급	35dB(A), N-30	차음성능상 바람직함
		2급	40dB(A), N-35	차음성능상 대개 만족
	급배수 설비 소음		35dB(A), N-30	
	설비기계 소음		30dB(A), N-25	
미국 ASHRAE			35~45dB(A)	

5. 나가며

우리를 둘러싼 환경의 여러 자극 중에서 소음은 인간에게 많은 영향을 끼치므로 소음에 대한 적극적인 대처 방안이 요구된다.

문헌 조사를 통하여 환경 소음의 개념과 주된 소음원을 밝히고, 인간에게 미치는 영향을 제시하여 소음의 심각성을 고찰하였다. 그리고 이제까지 방치하여 왔던 소음 문제에 대해 여러 측면에서 보다 적극적인 소음 방지 대책을 강구하고, 소음으로부터 차단된 편안하고 조용한 공간을 계획해봄으로써 주거 생활의 질적 향상을 도모할 수 있다.

1) 소음의 종류는 인간의 거동에 의한 소음, 동력기관에 의한 소음, 건물 설비 기기 소음, 건설 소음, 작업 소음, 인간의 집합에 의한 소음을 들 수 있는데, 그중 교통 소음이 가장 주된 소음원이다.

2) 소음은 인간의 생활에 스트레스 반응을 일으키며 신체적·정신적·사회적으로 피해를 주고 심각한 영향을 끼친다는 것이 밝혀졌다.

3) 소음에 대한 대처 방안은 가능한 모든 방법이 동원되어야 한다. 그 방법으로는 소음 발생원을 제거하는 방법, 행정적 차원에서의 소음 대책, 바닥충격음, 공기전달음 및 급배수 설비 소음 등의 실내 소음에 대한 건축 계획의 일환으로서의 소음저감 대책, 그리고 수목을 이용한 방법 등이 있다.

4) 기존 주택에서도 소음을 방지하기 위한 적극적인 노력과 조용한 생활이 필요하며, 외부로부터 들어오는 소음의 통로를 차단하거나 커튼이나 카펫을 이용하여 소음 방지 효과를 거둘 수 있다.

제6장 환경 소음의 건강영향과 규제

    환경 소음과 관련하여 경기도 화성군 매향리 지역 주민 1,889명 원고인단의 '미 공군 폭격장 소음 피해 손해배상 청구소송'에서 주민들의 피해를 인정하고 원고에게 배상금을 지급하라고 판결했다. 이와 관련되어 2003년 3월에 매향리 주민대표 14명이 낸 피해보상 청구소송에 대해서도 배상판결을 내린 바 있다. 또 군산 미 공군기지 인근 주민 1,452명이 국가를 상대로 낸 손해배상 청구소송에서도 소음도가 80~89웨클(WECPNL)인 지역주민에게 거주기간에 대해 월 3만 원, 90~95웨클인 지역주민에게는 월 5만 원씩 배상하도록 판결했으며, 충남 보령의 한국 공군사격장 부근 주민들에 대해서도 주변소음도가 75dB 이상으로 주민들의 심신의 피해와 생활상의 방해를 받은 것이 인정되어 2,302명의 주민들에 대해서 총 62억여 원이라는 거액의 소음 피해를 인정한 배상판결이 나왔었다.

    이 외에도 환경 소음 및 생활 소음의 문제에 따른 피해 배상 결정이 최근에 자주 내려지고 있다. 일례로 고속철 운행 시 발생하는 소음에 의해 돼지의 유산이나 사산 등의 피해 개연성을 인정하여 4,000여만 원을 지급 결정한 고속철의 운행소음에 따른 첫 피해 배상 결정(2005년 1월), 공동주택의 소음 문제로 인한 스트레스와 잠을 제대로 자지 못하는 등의 이웃 간의 크고 작은 다툼 끝에 시공업체의 건물에 대한 방음장치가 제대로 되어 있지 않은 것이 원인일 수 있다며 제기한 분쟁건에 대해 환경분쟁조정위원회의 방음 보수 비용으로 1억 5천여만 원의 공동주택의 첫 소음 배상 결정(2003년 5월), 철도와 인접한 아파트에서 주간 69.6~71.7dB, 야간 65.5~68.2dB의 소음이 발생하는 등 철도 소음 한도(주간 70dB, 야간 65dB)를 초과하여 아파트 주민의 정신적 피해를 야기한 지하철 소음의 첫 배상 결정(2003년 3월), 고속도로 주변의 지역 주택 소음도가 야간 최대 78dB에 이르는 등 환경기준(65dB)을 초과한 사실이 인정되며 이로 인해 창문을 열지 못하고 숙면을 취하지 못하는 등 정신적 피해를 입었을 개연성이 충분하여 한국도로공사를 상대로 제기한 피해중재신청에 대해 1억 6천여만 원을 배상하고 방음벽 등 보강공사를 실시하라고 결정한 고속도 소음피해 첫 배상결정(2002년 2월)이 있었다.

이처럼 환경 소음으로 인한 문제는 더욱 심각해지고 있다. 최근 5년 동안 소음 관련 민원이 5배나 급증하였으며, 소음·진동관련 피해만도 2003년 한 해 동안 2만 6천여 건에 달하는 민원이 있었지만 행정처분은 전체의 10%에도 미치지 못하고 있었던 것으로 나타났다.

환경 소음은 1920년대 이후 교통수단, 공장, 환기시스템, 확성기 등 여러 소음원이 보편화되기 시작하며, 1960년대부터는 항공기가 새롭게 소음의 주범으로 떠오르고, 최근에는 지하철, 고속철 등의 새로운 교통수단이 발달함에 따라 문제가 되고 있다. 또 도시화가 급속히 진행되면서 인구의 도시집중 및 지가의 상승으로 좁은 대지에 다수의 주거를 확보할 수 있는 공동주택은 가장 보편적인 주거양식이 되었다. 우리나라의 경우 최근 아파트가 전체 주택의 50% 이상을 차지하여 각 세대가 벽과 바닥을 공유함으로써 필수적으로 여기에 수반되는 여러 가지 문제 중 소음의 세대 간 전파가 새로운 문제로 대두되고 있다.

이 글에서는 이와 같은 환경 소음의 전반적인 실태를 개략적으로 살펴보고, 환경 소음의 건강영향 및 규제 내용을 기술하고자 한다.

1. 환경 소음의 실태

소음 관련 민원은 1999년 5,102건, 2000년 7,480건, 2001년 12,160건, 2002년 2,1759건, 2003년 26,126건으로 최근 5년간 5배 이상 급증하고 있는데, 지역별로 서울이 54.2%로 절반 이상을 차지했으며, 경기 15.6%, 부산 7.1% 등의 순으로 나타나 이들 세 개 지역의 민원이 전체의 3/4 이상을 차지하고 있었다. 소음 발생원별로는 주거지역의 공사장 및 사업장·유흥업소 등에서 발생하는 생활 소음이 25,118건(96.1%)로 가장 많았고, 공장 소음 496건(1.9%), 교통 소음 343건(1.3%), 항공기 소음 169건(0.7%)이 뒤를 이었다. 생활 소음 가운데 공사장 소음이 20,128건(80.1%)으로 가장 많았다.

국립환경연구원이 최근 전국 57개 지점에서 도로교통 소음노출 인구를 조사한 결과에 따르면 낮 시간대 도로변 거주지역 기준치인 65dB 이상의 소음에 노출된 인구는 12.6%인 것으로 조사됐으며, 대도시의 밤 시간대에도 55dB 이상의 소음에 노출된 인구가 52.7%로 절반 이상이었다. 그러나 전용 주거지역의 경우 밤 시간대 소음기준이 40dB, 일반주거지역은 45dB인 점을 감안하면 전국 도시지역은 밤 시간 소음기준을 만족한 곳이 전무한 실정이다. 실제 환경부의 2003년 3·4분기 조사 결과에서도 전국 27개 도시의 환경 소음도를 분석한 결과 낮 시간대에 일반지역 및 도로변 지역 소음기준을 모두 만족시킨 도시는 순천뿐이었고 밤 시간대 기준을 만족시킨 도시는 한 곳도 없는 것으로 나타났다. 서울시의 경우 2002년 보건환경연구원이 서울시내 75개 지점을 대상으로 환경 소음을 조사한 결과에서 도로변은 밤 시간대에 환경기준을 초과한 비율이 96.7%, 낮 시간대에는 76.7%이었으며, 일반지역은 낮 시간대는 37.6%로 상대적으로 낮았지만 밤 시간대는 84.6%의 높은 기준 초과율을 보고하고 있다.

구체적으로 특정 지점의 환경 소음도를 살펴보면, 서울외곽순환고속도로 상동신도시 구간 바로 옆에 있는 아파트의 경우에는 11층 이상 74~75dB, 5~10층 68~70dB, 4층 이하 65dB의 소음이 발생하고 있었으며, 경인고속도로 부천 구간의 주야간 교통 소음의 경우 낮 시간에는 조사 지점 22곳 중 21곳이 소음기준치(65dB)를 최고 19.7dB 초과했으며, 밤 시간에는 조사 지점 19곳 전부가 기준치(55dB)를 6.3~28.4dB 초과한 것으로 나타났다. 서울 지하철의 승강장 소음도도 2001년 평균 77.1dB이던 것이 2003년에는 평균 79.4dB로 솟았다고 보고하고 있다.

도로변에 위치한 학교 주변의 교통 소음도는 특히 심해 방음벽 설치 등 소음규제가 시급한 것으로 나타났다. 서울의 천호, 양재, 시흥, 화곡, 구파발, 도봉에서 종로로 진입하는 6개 도로 100m 이내에 위치하는 16개 학교 가운데 8개 학교의 교통 소음도가 기준치인 65dB을 초과한 것으로 나타났다.

2003년도 전국 7개 공항의 항공기 소음 측정 결과 소음한도 평균치가 80웨클을 초과하는 지역은 4개 공항 10개 지점이었다. 민간공항인 인천, 제주, 여수 세 개 공항은 항공기 소음한도 기준 이내이었으나, 항공법 적용대상 2개 공항(김포, 김해) 각 1지점, 민·군공용 2개 공항(대구, 광주) 8개 지점에서 소음한도를 초과하였다. 대체로 민항기의 소음피해 기여율은 20%를 넘지 않은 것으로 보고되고 있다. 즉, 민·군 동시 사용 공항의 주변지역에 대한 항공기 소음 영향은 군용기에 의한 영향이 80% 이상임을 알 수 있다.

이와 같은 환경 소음의 노출실태는 산업화와 도시화로 인한 소음 공해가 크게 부각되는 면에서 세계적으로 보고되는 결과와도 크게 다르지 않다. 150만 명이 거주하는 브라질의 쿠리티바 시의 경우 1,000곳의 측정지점의 93.3%가 65dB(A)를 초과하고, 특히 40.3%는 75dB(A)를 초과하여 80.6%의 인구가 70dB(A) 이상의 소음에 노출되는 것으로 보고하고 있다(Zannin 등, 2002). 스페인의 카세레스 시는 산업화되지 않은 소도시이나 90% 이상이 65dB(A)를 초과하고 있으며 주 소음원은 도로교통 소음이었다(Barrigon Morillas 등, 2002). 중국 베이징 시민의 개인 환경 소음노출을 보면, 24시간 평균 환경 소음노출 수준이 75.6dB이었으며 70dB 이상 노출자가 조사 대상의 86%이었다(Zheng 등, 1996). 세계보건기구(WHO)도 특히 유럽연합(EU) 주민의 40%에 달하는 약 1억 5,000만 명이 55dB 이상의 도로교통 소음에 노출돼 있으며, 30% 이상은 밤잠을 설칠 정도의 야간 소음으로 고통받고 있다고 밝히고 있다.

도시 지역 주민에게 있어서 높은 환경 소음은 TV 시청, 대화, 독서 등의 방해, 수면 방해 및 불쾌감 등을 유발하고 피로, 두통, 위장관 장애와 식욕부진, 우울 및 흥분 등의 정신적 건강상태에 영향을 미치고, 이러한 건강영향은 소음도와 용량반응관계를 보이며, 70dB(A) 이상(심질환자에서는 65dB(A) 이상)에서 이와 같은 질병 보고가 증가한다고 밝히고 있다(Yoshida와 Osada, 1997). 또 도로교통 소음에 대한 도로 주변 주택 내부에서 듣는 데 방해받지 않으며 소음에 대한 불쾌감이 거의 없는 수준은 55~62dB로 추정하고, 1dB의 L_{den}이 증가할수록 12%의 불쾌감 호소가 증가한다고 보고하고 있다(Klæboe 등, 2004).

2. 환경 소음의 영향

세계보건기구는 최근 인간의 감각기관으로 감지한다고 해서 일명 '감각공해'라 불리는 소음이 건강에 미치는 영향에 주목하고 있다. 소음은 공장 소음이나 소음이 심한 건설현장에서 일하는 사람뿐만 아니라 자동차·전철·고속철·항공기의 운행 소음, TV 소리·노래방·휴대폰 등의 생활 소음으로 인해 청력장애를 호소하는 사람이 늘고 있다. 미국 질병예방통제센터는 2002년 미국 어린이 100명 중 12명이 소음성 난청에 시달리고 있다는 보고를 내놓았다. 세계보건기구 또한 전 세계에서 1억 2천만 명 이상이 소음에 의한 여러 가지 질병을 앓고 있다고 보고하였다.

소음이 사람에게 장기간 노출 시 청력손실을 일으킨다는 연구는 오래전부터 수행되어 왔으나 소음의 비청력 영향에 대해서는 최근의 연구 발표로 알려지고 있다. 비청력 영향이란 소음에 노출 시 청력에 미치는 영향을 제외한 심혈관계 등의 생리적 영향, 수행행동 능력 장애, 수면 장애, 대화 방해 등으로 건강과 일상생활에 영향을 미치는 것을 말한다. 수행행동능력 장애는 주로 주의력 저하로 인한 2차적인 작업능률의 저하를 초래하고 대화가 불가능하여 위험신호를 알기 어려워 사고가 증가할 수 있다. 이러한 회화방해 현상은 소리의 음폐효과 때문이다. 따라서 소음 허용 권장치는 이러한 비청력 영향까지를 고려하여 장소마다 다르게 정하고 있다.

소음의 생리적 영향은 심장 및 순환기계, 내분기계, 신경계 및 소화기계 등에 영향을 미치는 것으로 알려져 있다. Rehm(1983)은 소음의 생리적인 영향에 대한 연구에서 호흡, 심박동률, 표피혈류, 말초혈관의 수축, 피부온도, 떨림, 위액분비기능, 위장관의 활동, 뇌의 생물전기적 활동 등의 활동적인 효과가 있고, 다른 한편으로는 혈중 지질, 혈중 포도당, 코르티솔(cortisol), 에피네프린(epinephrine), 노르에피네프린(norepinephrine), 도파민(dopamine), 성장호르몬, Mg, Ca 농도 등의 변화와 같은 생화학적인 효과가 있다고 분류하였다.

Davis와 Berry(1964)는 소음에 대한 반응을 N-response라 하여 ① 말초혈관 수축으로 특징지어지는 혈관의 반응, 심장박동의 작은 변화, 대뇌 혈류의 증가, ② 느리고 깊은 호흡, ③ 전기적 자극에 대한 피부 저항의 변화, ④ 골격과 근육의 긴장이 변화하고 이러한 일련의 반응들에 위장관 운동의 변화와 내분비선 자극에 의해 야기되는 소변과 혈액 안의 화학적 변화가 추가될 수 있다고 하였다. 대략 70dB 크기의 소음이 N-response을 유발할 수 있다.

소음의 이러한 생리적·사회심리적 건강 영향에 대한 우리나라의 연구는 아직 그리 많지 않은 편이다. 소음의 생리적 영향에 대한 연구로서 소음의 비청력 효과인 스트레스에 미치는 영향을 보기 위한 요중 카테콜아민(catecholamine)의 변화를 본 논문(김형석 등, 1993), 소음 스트레스가 체액성 면역반응과 세포성 면역반응에 미치는 영향에 관한 연구(하대유 등, 1985)와 소음 스트레스가 면역반응에 미치는 영향에 관한 실험적 연구(김금재, 1989)가 있다. 소음의 사회심리적 영향과 관련된 우리나라 연구로서는 병원 소음과 환자의 반응 관련 연구, 도로교통 소음에 의한 학교의 교사와 학생에 대한 영향, 소음에 노출되는 근로자의 스트레스 등으로 구분할 수 있다. 병원환경 내 소음과 입원환자의 반응에 대한 연구는 간호중재를 위한 기초자료로서 활발히 연구가 이루어지고 있는 분야이다. 입원환자는 병원환경 내 여러 가지 소음원에 노출되고 있으며, 이들이 인지하는 소음의 정도와 소음에 대한 반응 정도도 높은 편으로 환자의 휴식을 위해 소음을 낮출 수 있는 여러 가지 방안을 모색하여야 할 것이다. 도로교통 소음은 경계선에 위치한 학교의 교사와 학생들의 대화방해, 학습방해 및 신체적 장해를 많이 호소케 하는 등 환경 소음원의 주요인으로 학교, 병원 및 경계지역 주민 등의 불만 요소로 자리 잡고 있다.

지역주민의 소음에 의한 건강장애에 대한 연구는 주로 사격장 소음 또는 군용비행장의 전투기 이착륙 소음으로 인한 영향을 다루고 있다. 공항주변 1km에 위치하는 지역주민 168명의 폭로군과 비소음노출지역 113명의 대조군에 대한 연구에서 두 군 간에 청력손실치의 유의한 차이를 보이고, 난청 유병률은 4분법상 노출군에서 22.7%, 대조군에서는 1%만을 보이고(김지용 등, 1989), 경기도 수원시의 군용비행장의 전투기 이착륙 소음이 인근 지역주민의 청력을 저하시키고, 혈압을 상승시키며 부정적인 정서반응을 일으키는 영향을 미치고 있음을 암시하는 연구 결과라든지(이경종 등, 1999), 공군 사격장 소음에 노출된 지역주민에서 이통, 난청, 이명, 이충만감, 소화불량, 불안 등을 포함한 전신적 증상의 호소율이 유의하게 높고, 고혈압과 난청 유병률이 비노출군에 비해 유의하게 높게 나타나서 소음에 의한 건강장애를 받고 있을 가능성을 시사하는 연구(조성일 등, 1990), 공항 인접 지역 주민의 스트레스 수준이 유의하게 높으며, 항공기 소음으로 인해 주관적으로 생활에 지장을 받는다고 인지한 연구(김상아 등, 2000), 과다한 환경 소음이 지속적으로 발생하고 있는 지역의 역학조사에서는 소음노출군과 대조군의 청력도 간에 의미 있는 차이를 보였으며, 소음성 난청에서 잘 나타나는 3, 4kHz의 변화가 더욱 뚜렷하였다(유승훈 등, 2002). 그러나 인근 군비행장 전투기 이륙 소음에 노출되는 지역 교직원(노출군)과 비노출 대조군에 대한 연구에서는 항공기 이륙 소음의 노출이 연령과의 상호작용을 통하여 청력역치에 영향을 미치나, 소음노출은 혈압에 유의한 영향을 미치지 않았으며, 노출군 대상의 스트레스 측정에서 일반생활사건의 경우 근무기간에 따른 차이도 보이지 않았다(한상환 등, 1997).

일반 산업장 소음이 아닌 기타 특정 소음원 및 비제조업 분야 직업군의 소음에 의한 청력 영향은 최근에 연구가 이루어지고 있는 분야이다. 헤드셋을 사용하는 통신 근로자에 대한 연구(조진아 등, 2000), 휴대용 카세트를 사용하고 있는 남녀고등학생에 대한 연구(임경희 등, 2001), 휴대폰의 사용에 따른 청력 영향(이미영과 이충원, 2002) 및 지하철공사 근로자들을 대상으로 한 소음성 난청의 유병률과 관련 위험요인을 보고자 한 류승호 등(2001)의 연구가 있다. 이 분야의 연구에서는 청력에 미치는 영향이 뚜렷하지는 않지만 노출되는 소음 수준이 청력에 영향을 미칠 정도이므로 지속적인 관심을 요한다고 볼 수 있다.

이처럼 환경 소음의 영향으로 인한 비청각학적 영향만이 아니라 뚜렷한 청력장애를 보고하는 연구가 요즘에는 많이 있다. 예를 들면, 10~12시간 근무하는 도로교통 순경에서 평균청력이 다수에서 25dB을 초과(저주파 평균청력(250, 500, 1,000Hz)에선 80%, 중주파 평균청력(1, 2, 3, 4kHz)에선 70%, 고주파 평균청력(3, 4, 6, 8kHz)에선 46%가 25dB을 초과)하였으며, 평균 노출소음은 87.9dB(A)(최소 79.9dB(A), 최대 87.9dB(A))이었다(Ingle 등, 2005).

3. 환경 소음의 규제

세계보건기구의 환경 소음 관리지침에는 5분간 연속 측정한 소음도의 평균이 거실은 35dB, 침실은 지속적인 소음에 대해 30dB L_{eq}, 단속음에 대해서는 45dB L_{AFmax}, 옥외 생활지역은 지속음에 대해 55dB L_{Aeq}(밤에는 45dB L_{Aeq}), 학교는 수업시간 동안 35dB(A)를 초과해서는 안 되고, 밤 시간 동안 병원의 병실은 30dB L_{Aeq} 이하여야 한다고 권고하고 있다(<표 1>).

〈표 1〉 특정 환경 소음에 대한 세계보건기구의 권고기준

특정 환경	주요 건강 영향	L_{Aeq} [dB(A)]	Time Base [hours]	L_{AFmax} [dB]
주거환경-실외	심한 불쾌감-낮과 저녁	55	16	-
	중등도의 불쾌감-낮과 저녁	50	16	-
주거환경-실내	어음인지 방해와 중등도의 불쾌감-낮과 저녁	35	16	-
침실-실내	수면방해-밤	30	8	45
침실-실외	수면방해-창문 개방 시(실윗값)	45	8	60
학교(교실), 유치원-실내	어음인지, 정보 및 의사소통 방해	35	수업 중	-
유치원(수면실)-실내	수면방해	30	수면시간	45
학교(운동장)-실외	불쾌감(외부 요인)	55	활동시간	-
병원-병동, 병실 실내	수면방해-밤	30	8	40
	수면방해-낮과 저녁	30	16	-
병원-치료실 실내	휴식과 회복 방해	가능한 낮게 유지		
공업, 상업, 쇼핑 및 교통지역-실내외	청력장애	70	24	110
연희, 축제 및 오락장	청력장애(참가자는 연 5회 미만)	100	4	110
공공장소-실내외	청력장애	85	1	110
헤드폰・이어폰을 통한 음악	청력장애(자유음장 음압)	85	1	110
장난감, 폭죽과 사격 등의 충격음	청력장애(성인)	-	-	$140L_{peak}$
	청력장애(아동)	-	-	$140L_{peak}$
공원과 대화 장소-실외	평온함의 방해	가능한 낮게 유지		

<표 2>는 ISO 환경기준 권장치를 제시한 것이다. 지역 특성별로 낮, 저녁, 밤의 시간대로 구분한 환경 소음의 기준이다. 주거전용지역, 병원 및 요양시설은 낮 45dB, 저녁 40dB, 밤 35dB로 가장 낮게 제시한 반면에, 전용공업지역은 각각 70, 65, 60dB을 권장하고 있다.

<표 2> ISO 환경기준 권장치(LAeq)

지역구분	시간대		
	낮	저녁	밤
주거전용지역, 병원 및 요양시설	45	40	35
교외 주거지역, 소도로 지역	50	45	40
도시 주거지역	55	50	45
작업장, 사무실, 혹은 간선도로가 혼재된 도시 주거지역	60	55	50
도시 상업, 무역, 행정지역	65	60	55
전용공업지역	70	65	60

우리나라의 소음 관련 기본 법규로는 환경정책기본법, 소음진동규제법, 주택건설촉진법, 항공법, 산업안전보건법에서 대상과 목적에 따라 기준이 설정되어 있다. <표 3~7>까지 소음환경 기준, 생활 소음 규제 기준, 교통 소음 기준, 공장소음 배출 허용기준, 소음피해 방지 대책사업 시행범위를 제시하였다.

<표 3> 소음 환경기준

단위: LeqdB(A)

지역구분	적용대상지역	환경 기준	
		낮(06:00~22:00)	밤(22:00~06:00)
일반지역	전용주거지역	50	40
	일반주거지역	55	45
	상업지역	65	55
	공업지역	70	65
도로변지역	주거지역	65	55
	상업지역	70	60
	공업지역	75	70

* 이 소음환경기준은 철도 소음, 항공기 소음, 건설작업 소음에는 적용하지 아니함.

〈표 4〉 생활 소음 규제 기준

단위: dB(A)

대상지역	소음원		조석 (05:00~08:00, 18:00~22:00)	주간 (08:00 ~18:00)	심야 (22:00 ~05:00)
주거지역, 녹지지역, 준도시지역 중 취락지구 및 운동·휴양지구, 자연환경보전지역, 기타 지역 안에 소재한 학교·병원·공공도서관	확성기	옥외설치	70 이하	80 이하	60 이하
		옥내에서 옥외로 소음이 나오는 경우	50 이하	55 이하	45 이하
		공장·사업장	50 이하	55 이하	45 이하
		공사장	65 이하	70 이하	55 이하
기타 지역	확성기	옥외설치	70 이하	80 이하	60 이하
		옥내에서 옥외로 소음이 나오는 경우	60 이하	65 이하	55 이하
		공장·사업장	60 이하	65 이하	55 이하
		공사장	70 이하	75 이하	55 이하

최근 2004년 9월에 소음 관련 규정을 강화한 집시법 개정안도 있다. 이 개정안에서 집회 소음 제한기준을 주거·학교지역의 경우 65dB(야간 60dB), 기타 지역은 80dB(야간 70dB)로 정하고 있다. 이를 초과할 경우 경찰서장이 확성기 사용 중지를 명령할 수 있고, 이를 어길 경우 6월 이하의 징역 또는 50만 원 이하의 벌금·구류 또는 과료에 처하게 된다. 집시법에서의 소음 규제는 소음 규제의 필요성에도 불구하고 집회 결사의 자유 기본권과 상충되는 면이 있으며, 기술적으로는 소음 규제 설정의 근거와 기준값(최대치, 평균음압, 시간가중 등)과 집회장소의 범위 설정, 소음 측정시간 및 측정 위치 등의 제반 고려할 사항이 많다고 할 수 있다.

항공기 소음 관련 기준과 관련하여 미국, 일본, 독일 등 선진 각국은 오래전부터 제도적 장치가 입안되어 왔으며 근래에 들어 환경보호 측면에서 소음의 규제 강화가 현실화되면서 규제 내용도 구체적으로 발전되어 오고 있다. 우리나라의 경우 소음진동규제법에 따라 항공기 소음을 측정하고, 소음한도 80웨클을 초과하는 경우 관련부처에 필요한 조치를 요청하고, 건설교통부는 항공법에 따라 민간공항에 대해 소음 피해방지 대책사업, 소음부담금 징수, 소음기준적합 증명제도를 수행하고 있다. 군용 공항은 근거법령이 제정되지 않은 상태이다.

〈표 5〉 교통 소음 기준

대상 지역	도로		철도			
	주간	야간	2000.1.1~ 2009.12.31		2010.1.1부터	
			주간	야간	주간	야간
주거지역, 녹지지역, 준도시지역 중 취락지구 및 운동·휴양지구, 자연환경보전지역, 학교·병원·공공 도서관의 부지경계선으로부터 50미터 이내 지역	68	58	70	65	70	60
상업지역, 공업지역, 농림지역, 준농림지역 및 준도시지역 중 취락지구 및 운동·휴양지구 외의 지역, 미고시 지역	73	63	75	70	75	65

* 정거장은 적용하지 아니하며, 철교는 2010년 1월 1일부터 적용함.

〈표 6〉 공장소음 배출 허용기준(대상 소음도에서 다음 표에 의하여 보정한 평가소음도가 50dB(A) 이하일 것)

보 정 표		
항목	내용	보정치
충격음	충격음 성분이 있는 경우	+5
관련시간대에 의한 측정 소음발생 시간의 백분율	50% 이상	0
	25% 이상 50% 미만	-5
	12.5% 이상 25% 미만	-10
	12.5% 미만	-15
시간별	(낮) 06:00~18:00	0
	(저녁) 18:00~24:00	+5
	(밤) 24:00~익일 06:00	+10
지역별	가. 도시지역	
	(1) 전용주거지역, 녹지지역	0
	(2) 일반주거지역, 준주거지역	-5
	(3) 상업지역, 준공업지역	-15
	(4) 일반공업지역, 전용공업지역	-20
	나. 준도시지역 중 취락지구 및 운동·휴양지구, 자연환경보전지역 중 수산자원보전지구 외의 지구	0
	다. 준도시지역 중 취락지구 및 운동·휴양지구 외의 지구, 자연환경보전지역 중 수산자원 보전지구, 농림지역, 준농림지역, 미고시지역	-10
	라. 산업입지 및 개발에 관한 법률에 의한 국가산업단지·지방산업단지	-20
	마. 의료법에 의한 종합병원, 초·중등교육법 또는 고등교육법에 의한 학교 및 도서관 및 독서진흥법에 의한 공공도서관의 부지 경계선에서 50미터 이내의 지역	0

* 비고: 1) 관련시간대는 낮은 8시간, 저녁은 4시간, 밤은 2시간으로 한다.
　　　　 2) 지역별 구분은 국토이용관리법에 의하며, 도시지역은 도시계획법에 의한다.

선진 외국에서는 바닥충격음, 급배수 설비 소음, 외부 소음에 대한 내부 소음 기준 설정을 통해 공동주택의 환경 소음으로 인한 영향을 규제하고 있다. 선진국의 공동주택에 대한 소음기준은 아주 엄격하다. 호주의 환경보호법은 공동주택 실내소음기준을 주간에

40dB, 야간은 30dB로 정하고 있으며, 미국에서도 실내소음 목표치는 주·야간 모두 45dB 이다. 공동주택의 층간 소음기준은 52dB이다. 우리나라도 최근 층간 소음에 대한 민원이 증가하면서 2004년 4월 건설교통부는 주택건설기준에 바닥충격음의 층간소음 제한기준 안을 마련하였다. 작은 물건이 떨어지는 소리에 해당하는 경량 충격음은 58dB 이하로 하고, 어린이가 뛰어노는 소리에 해당하는 중량 충격음은 50dB 이하로 하였다.

〈표 7〉 소음피해 방지 대책사업 시행범위

지역구분		소음 영향도(WECPNL)	소음방지 대책사업	시설물 제한
제1종 구역		95 이상	· 이주대책	· 신축금지
제2종 구역		90 이상 95 미만	· 방음시설 설치	· 신축금지
제3종 구역	'가' 지구	85 이상 90 미만	· TV 수신 장애대책 · 공동이용시설 설치지원	· 방음조건
	'나' 지구	80 이상 85 미만	· 학교방음 및 냉방시설설치지원	· 신축허가

　　전체 인구의 75% 이상이 도시에 몰려 사는 유럽은 이와 같은 개별적인 기준 이외에 더 나아가 유럽 국가들의 소음 줄이기 운동의 첫 사업으로 유럽연합(EU) 전 회원국 도시들의 소음지도(noise map) 작성이 있다. 2007년 6월 말까지 완성될 예정인 EU 소음지도는 역내 인구 25만 명 이상 도시들과 주요 도로, 철도, 공항 주변에서 자동차·항공기·열차 등이 내는 소음이 어느 정도인지를 영상으로 보여주게 된다.

4. 산업장 소음의 노출기준

　　산업장 소음에 있어서 우리나라는 소음발생 간격이 1초 미만을 유지하며 계속적으로 발생되는 소음, 즉 연속음에 대해서는 소음노출기준으로 90dB(A)로 규정하고 있으며(<표 8>), 1초 이상의 간격을 유지하면서 최대음압수준이 120dB(A) 이상의 소음, 즉 충격소음에 대해서는 소음 수준에 따른 발생횟수로 규정하고 있다(<표 9>).

〈표 8〉 우리나라 소음의 노출기준(충격음이 아닌 경우)

1일 노출 시간(hr)	노출 음압수준(dB(A))
8	90
4	95
2	100
1	105
1/2	110
1/4	115

주 : 115dB(A)를 초과하는 소음 수준에 노출되어서는 안 된다.

〈표 9〉 충격소음의 노출기준

충격소음의 강도dB(A)	1일 작업시간 중 노출횟수
140	100
130	1,000
120	10,000

주: 1. 최대음압수준이 140dB을 초과하는 충격소음에 노출되어서는 안 된다.
　　2. 충격소음이라 함은 최대음압수준에 120dB 이상인 소음이 1초 이상의 간격으로 발생하는 것을 말한다.

우리나라의 경우에 소음의 작업환경측정 대상 작업장은 산업안전보건법 시행규칙 제93조 제1항 관련으로 별표 11의 4(작업환경측정 대상 유해인자)에서 물리적 인자 중 8시간 시가가중평균 80dB 이상의 소음으로 규정하고 있다. 소음 특수건강진단 대상은 산업안전보건법 시행규칙 제98조 제2호 관련으로 별표 12의 2(특수건강진단 대상 유해인자)에서 물리적 인자 중 안전보건규칙 제512조 제1호부터 제3호까지의 규정의 소음작업, 강렬한 소음작업 및 충격소음작업에서 발생하는 소음으로 정하고 있다. 안전보건규칙 제512조 제1항에서 "소음작업"이란 1일 8시간 작업을 기준으로 85데시벨 이상의 소음을 발생하는 작업, "충격소음작업"이란 소음이 1초 이상의 간격으로 발생하는 작업을 말한다.

5. 나가며

이 글을 통해 환경 소음의 실태, 건강영향, 규제 기준 및 현황을 개괄적으로 살펴보았다. 환경 소음을 이해하기 위한 환경 소음의 특성, 환경 소음에 대한 측정 및 평가방법 등에 대해서는 지면상 다루지 못하였다. 산업보건 전문가는 환경 소음에 대한 전반적인 이해가 떨어지며 또 환경 소음에 대한 예방활동에도 적극적으로 참여하지 않고 있다. 그러나 소음노출 산업장과 근로자에 대한 소음 작업환경측정 및 소음 특수건강진단 등의 제도와 체계 및 노하우는 앞으로 환경 소음에 대한 다학제 간 연구 또는 예방사업에서 중요한 역할로 기능할 수 있다. 더구나 환경 소음에 대한 공학적 대책만이 아니라 환경 소음 노출 대상의 인간에 대한 건강영향의 관점에서 보건학적 접근이 더 중요하다 할 것이다. 실제 제조업 산업장의 소음노출 근로자 못지않게 간헐적 또는 일시적으로 충격소음에 노출되는 건설노무자와 군인 외에 환경 소음에 노출되는 특정 직업군(철도, 경찰, 소방 공무원 등), 그리고 소음에 노출될 수 있는 제반 조건의 집단 및 지역사회의 주민까지 관심을 확장하여야 할 것이다.

이미 산업장에서뿐 아니라 일반환경에서 우리는 높은 소음수준 속에 살고 있는지 모른다. 실제 많은 시민이 70~80dB(A)의 환경 속에 살고 있다. 이는 아동기의 어린이에서 소음으로 인한 청력장애를 보이고 있어 단순히 산업장의 근로자에만 국한되지 않음을 보여주고 있다. 그리고 소음으로 인한 건강영향은 난청 등의 청각학적 영향만이 아니라 더 광범위하게 인간에게 영향을 미치고 있음에야 더 말할 것이 없다.

제7장 일상생활에서의 저주파 음의 노출과 건강영향

환경 소음이 사회적 이슈로 등장하기 시작하면서 소음노출에 따른 위험성 평가에 대한 연구는 지속적으로 증가하고 있다. 특히 저주파 소음(low frequency noise)은 일반적으로 그 위험 정도가 높은 것으로 알려져 있어 이미 많은 나라에서 활발한 연구가 진행 중이다. 저주파 소음은 일반적으로 200Hz 이하의 중심 주파수를 가지는 소음을 말하며, 20Hz의 가청주파수 초입을 기준으로 초저주파 음(infrasound)과 구분하기도 한다.

1. 저주파 음이란?

초저주파는 들을 수 있는 최저 주파수(약 16Hz) 한계 영역 이하의 음으로 정의하고 있다(IEC, 1994). 그러나 이 정의는 오해를 불러올 수 있는데, 16Hz 이하 대역에서도 잘 들을 수 있다. 실험상 음향실(acoustic chamber)에서 4Hz(Watanabe와 Moller, 1990), 이어폰으로는 1.5Hz(Yeowart 등, 1967)까지 청력역치를 측정하였다. 16Hz 한계, 일반적으로 생각하는 20Hz는 청력의 하한 주파수보다는 등청감곡선(equal loudness hearing contour)의 하한 주파수로부터 기원하였다. 청감각은 주파수가 낮아짐에 따라 20Hz에서 갑자기 듣지 못하는 것이 아니라 20Hz 아래의 매우 낮은 주파수에서도 청감각은 있으므로 초저주파수 음 대역을 매우 낮은 저주파로 제한하지 않는 한 들을 수 없는 초저주파역과 청각역을 별개의 영역으로 구분하기 어렵다. 10~100Hz, 또는 20~200Hz 대역의 음을 저주파 음(low frequency sound)으로 보고 있다.

초저주파와 저주파 음역에 대한 청력역치는 <그림 1>, <표 1>과 같다. 실선(ISO; 226,

2003)은 20Hz 이상의 저주파 음에 대한 역치이며, 점선(Watanabe와 Moller, 1990)은 4～125Hz
에서의 역치를 보인 것이다. 청력역치는 젊은 건청인의 역치 중앙값으로 표준편차가 6dB
내외로 청감각은 나이가 많을수록 고음일수록 감소한다.

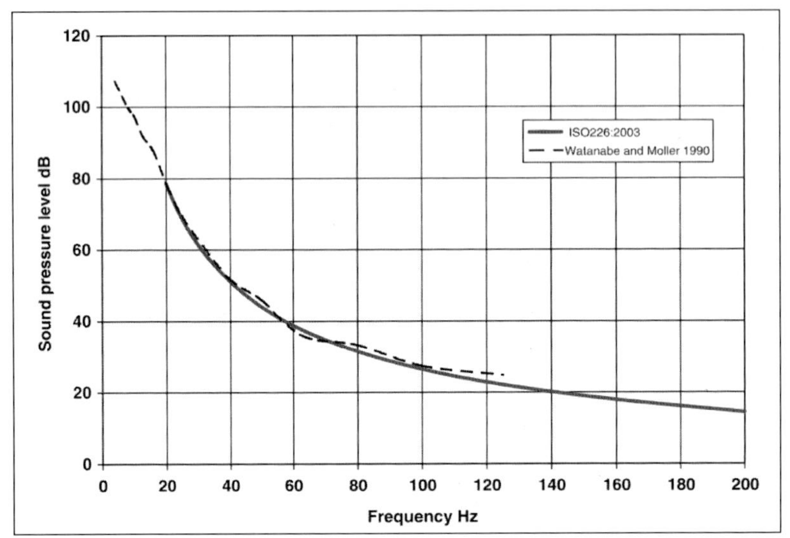

〈그림 1〉 초저주파 및 저주파의 청력역치

〈표 1〉 초저주파 및 저주파역의 청력역치

Freq(Hz)	4	8	10	12.5	16	20	25	31.5	40	50	63	80	100	125	160	200
Level(DB)	107	100	97	92	88	79	69	60	51	44	38	32	27	22	18	14

　　200Hz 이하 대역의 저주파 음에 대한 인간의 청감각의 인지는 중요한데 이 대역(20～
200Hz)의 저주파 음은 매일의 일상생활에서 노출되는 소음의 주요한 에너지원으로 영향
을 미치기 때문이다. 귀가 저주파 음을 인식하는 인지하는 1차 기관이나 역치 이상의 강
도에서는 여러 신체 부위에서 진동각으로 느낀다. 저주파 음에 대한 청력역치 연구는 오
래전부터 수행되어 왔다. 저주파 음에 대한 역치 차이도 일반적인 가청음에 대한 역치처
럼 남성이 여성보다 역치가 높으며, 연령이 증가할수록 역치가 높으며, 한 귀(monaural)와
양이(binaural)의 역치에 있어서 차이가 난다. <그림 2>는 ISO 226(2003)에 의한 20Hz 이상
의 표준역치와 최근의 20Hz 내외의 저주파 음에 대한 역치 연구결과를 나타낸 것이다.
<그림 3>은 <그림 2>의 결과를 기초로 하여 20Hz 이하 대역의 역치를 1차 및 2차 회귀

선으로 제안한 결과이다. <그림 4>는 20Hz 이하의 초저주파 대역의 등청감곡선을 20Hz 이상의 ISO 226과 같이 제시한 것이다(Moller와 Pederson, 2004).

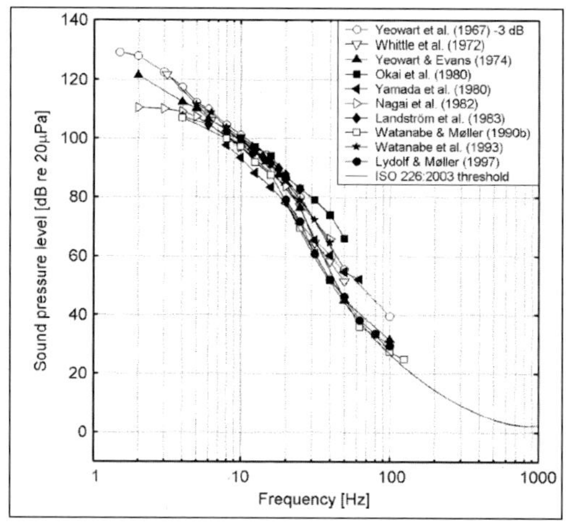

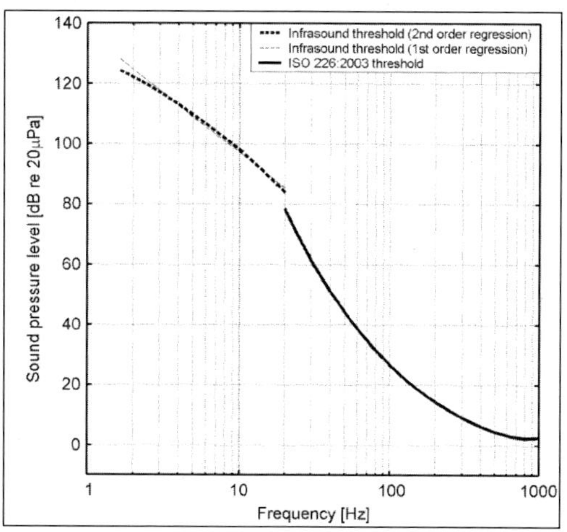

<그림 2> 20Hz 이상의 표준청력(ISO 226)과 저주파역의 최근 청력역치 연구 비교

<그림 3> 20Hz 이상의 표준청력(ISO 226)과 20Hz 이하 대역의 청력역치

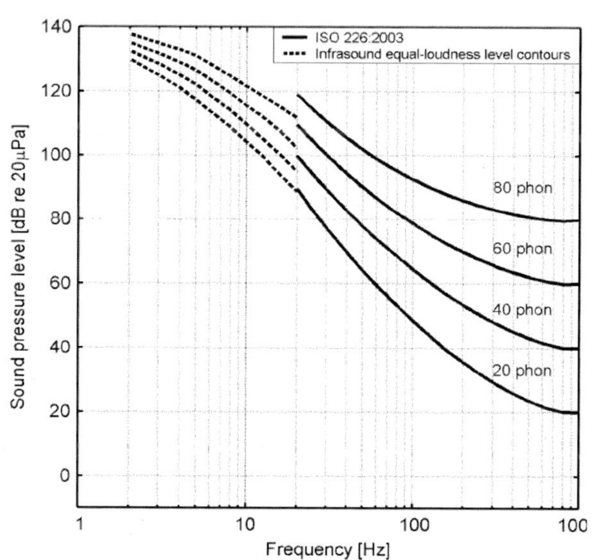

<그림 4> 20Hz 이상의 저주파 음(ISO 226)과 20Hz 이하의 초저주파 대역의 등청감곡선

일반적으로 인간의 청력은 연령이 증가함에 따라 청감각은 저하되는데, 특히 들을 수

있는 청각역(audible range)에서 고음역으로 갈수록 더 특징적으로 나타난다. ISO(ISO 7029, 2000)의 표준화에 따른 역치 손실 분류에 따르면 가장 낮은 청력 주파수는 들을 수 없는 초저주파역이 아닌 125Hz인데 60세 연령층의 25%는 18세 연령의 중앙값보다 더 낮은(좋은) 청력역치를 보인다. <표 2>는 연령 구성에 따른 저주파 대역의 청력역치이다. 50%는 역치의 중앙값(median)이고 10%는 더 민감한 연령군 10% 집단의 역치값이다. 50~60대군이 20대의 건청군에 비해 7dB 역치손실을 보이고 있다(<표 2>).

〈표 2〉 연령 구성에 따른 청력역치

Low frequency hearing threshold for levels for 50% and 10% of the population(NSG reference curve in bold)				
Freq(Hz)	Otologically unselected population 50-60 years		Otologically selected young adults(ISO 226)	
	50%(dB)	10%(dB)	50%(dB)	10%(dB)
10	103	92	96	89
12.5	99	88	92	85
16	95	84	88	81
20	85	74	78	71
25	75	64	66	59
31.5	66	55	59	52
40	58	46	51	43
50	51	39	44	36
63	45	33	38	30
80	39	27	32	24
100	34	22	27	19
125	29	18	22	15
160	25	14	18	11
200	22	10	15	7

2. 저주파 소음노출 실태

우리 인간은 들을 수 없는 0.01~2Hz의 자연적으로 발생하는 초저주파 음에 둘러싸여 있다. 대기현상, 화산분화, 해양의 파도, 바람 및 공기의 느린 진동을 야기하는 어떠한 영향이라도 포함하는 자연적인 초저주파 소음원이 많다. 폭발, 저속의 팬, 기계 등의 인위적인 소음원도 있다. 그런데 대부분의 자연의 초저주파 음원은 1Hz 미만이다.

환경 소음의 대표적인 소음원이라 할 수 있는 항공기 소음, 철도 소음 및 도로 소음 그리고 공사장 소음 등 대부분의 소음원에는 저주파 소음이 상당 부분 포함되어 있다. 저주파 소음의 주요 발생원인은 공장과 건설현장의 기계장치 중 특히, 압축기, 송풍기, 펌프, 진동체, 공기정화 시스템 등이 있으며, 기계가 아니더라도 고속도로의 다리를 자동차가 주행할 때, 열차가 터널을 돌입할 때, 항공기 엔진의 시험 시, 또는 댐의 방류 시에도 발생한다. 저주파 소음에 노출되는 주요 직업은 항공기술자, 비행기 조종사, 승무원, 그리고 발전소 근무자 등 여러 직업 종사자이다. 이러한 저주파 소음의 위험성 정도가 높은 것을 고려할 때 이에 대한 연구는 환경 소음 연구에 있어서 매우 중요한 역할을 한다고 할 수 있다. 그러나 이와 같은 현실에도 불구하고 저주파 소음에 대한 국내 연구는 매우 미미하며, 아직까지 평가 고려 대상이 되지 못하고 있음은 물론이고 이와 관련된 규정 또한 전무한 상태이다.

도로교통 소음원에 의한 저주파 소음은 제한적이기는 하지만 시속 60km/h로 운행되는 트럭의 초저주파 음 레벨은 평균 55dB 정도로 파악되었다. 하지만 속력이 증가하면 소음레벨이 증가할 것으로 사료된다. 비교를 위해 철도 차량에 대해 측정한 결과, 열차인 경우는 최대 음압레벨이 90dB 정도를 나타내기 때문에 인체에 영향을 줄 수 있는 수준이다(정성수 등, 2003).

서울지하철의 객차 내에서 측정한 평균 소음 레벨은 주파수 1~200Hz 대역에서 60~105dB 사이의 값을 가지며(정성수 등, 2005), 대전지하철에서도 객차 내 저주파 소음이 주파수 1~250Hz 구간에서 60~102dB의 음압레벨을 가진다. 차량과 측정 구간에서의 레일 상태 그리고 운행 속력이 다양하기 때문에 음압레벨 변화도 20dB까지 차이가 나고 있다(정성수 등, 2007). 20~80Hz 대역에서는 일부 측정값들이 압박감/진동감에 속하는 영역 내에 들어 있으며, 80~200Hz 사이에서도 불쾌감의 영역에 있음을 확인할 수 있다(<그림 5>).

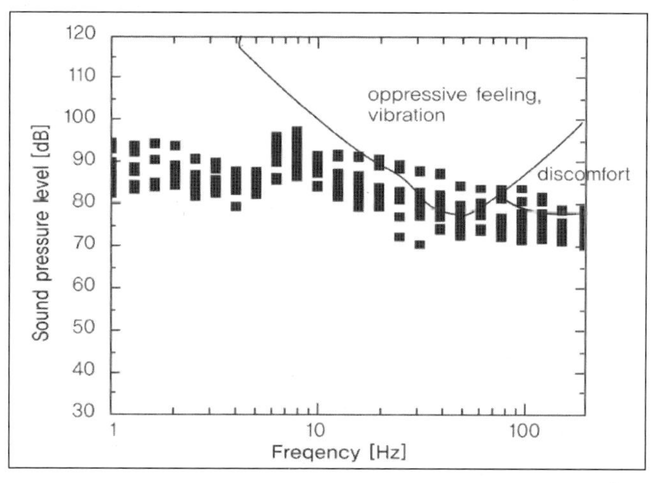

〈그림 5〉 서울 지하철 객차 내에서의 저주파 소음

그리고 산업장에서의 저주파 및 초저주파 소음은 특히 수력·화력·풍력 발전소의 터빈에서 문제가 된다. 회전기계에서 방사하는 소음은 일반적으로 날개 통과 주파수의 순음 소음과 난류와 블레이드 간의 상호작용으로 발생하는 광대역 소음으로 이루어진다. 상대적으로 빠르게 회전하는 회전기계류에서는 날개 통과 주파수 소음이 전체 소음에 중요한 비중을 차지한다. 최근 신생에너지로 각광을 받는 풍력 터빈의 경우, 효율적으로 많은 양의 에너지를 생산하기 위해 중대형화함에 따라 터빈의 회전속도는 점점 더 낮아지고 있다. 이런 낮은 회전속도로 인하여 1~20Hz 주파수대역에서 날개 통과 주파수의 소음을 발생시킨다. 이러한 중대형 풍력터빈의 저주파 소음 방사 특성에 대한 실험적인 고찰 결과, 1.5MW와 660kW 풍력터빈에서 방사되는 30Hz 이상 범위의 저주파 소음은 일반 성인의 심리적 불만을 일으키고 5Hz에서 8Hz 사이의 초저주파 음은 문과 창문 같은 집 구조의 떨림에 의하여 불쾌감을 유발할 가능성이 있는 것을 확인하고 있다(이승엽 등, 2007).

중국에서의 화력발전소의 초저주파 소음 측정 결과 가장 높게는 62~115dB를 보이고 있으며, 가청역에서의 소음 레벨이 70dB 이하이지만, 16Hz 단일 주파수에서는 110~120dB에 이르고 있었다(Dang 등, 2008).

3. 저주파 소음의 건강영향

소음은 주파수가 낮을수록 귀에 잘 들리지 않는 특성이 있기 때문에 저주파 소음을 인지하기 어려운 점이 있으나 인체에 정신적·육체적으로 영향을 미친다. 초저주파 소음 또한 우리가 들을 수 없지만 아주 강력한 음압하에서는 사망까지 초래하는 등 직접적인 외상을 야기한다(<그림 6>). 2Hz의 165dB, 20Hz에서는 145dB에서 이통(aural pain)을 발생하고, 185~190dB에서 고막 천공을 초래한다.

친칠라 동물실험에서 1, 10, 20Hz의 150, 160, 170dBSPL하에 고막 천공, 등골 아탈구(stapes subluxation), 중이 점막과 고막장근(tensor tympani)의 출혈, 선조(strial) 병리소견, 라이즈너 (Reissner)막 파열, 내림프수종(endolympahtic hydrops), 구형낭 벽(saccular wall)의 파열, 유모세포의 손상 및 와우관(cochlear scalae)의 출혈이 관찰되었다. 지속적인 초저주파 소음이 간헐적인 노출보다 더 손상의 정도가 크게 나타났다. 물론 노출 소음의 크기가 클수록 병변의 영향이 크게 나타났으나 노출 주파수가 클수록 미치는 영향은 감소하였다(Lim 등, 1982).

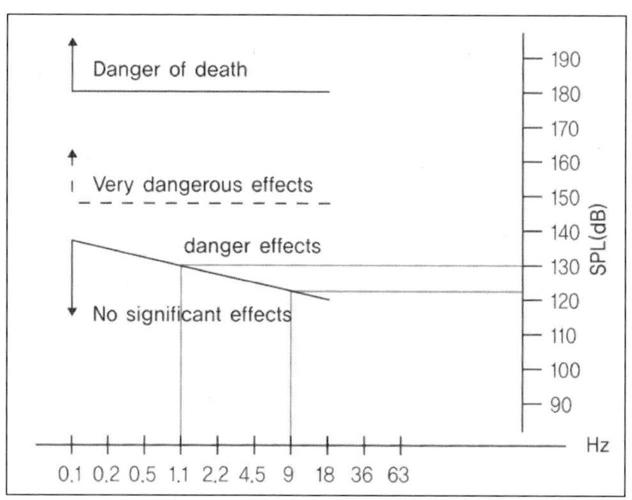

〈그림 6〉 저주파 음이 인체에 미치는 영향

    Ochiai의 연구(1999) 결과에 따르면 20Hz 이하의 초저주파 음보다도 200Hz까지의 음이 더 불쾌감을 수반한다. 50Hz에서 200Hz 대역에서는 65dB 이상에서 불쾌감을 느끼게 되며 80dB 이상에서는 압박감을 느끼게 된다(<그림 7>).

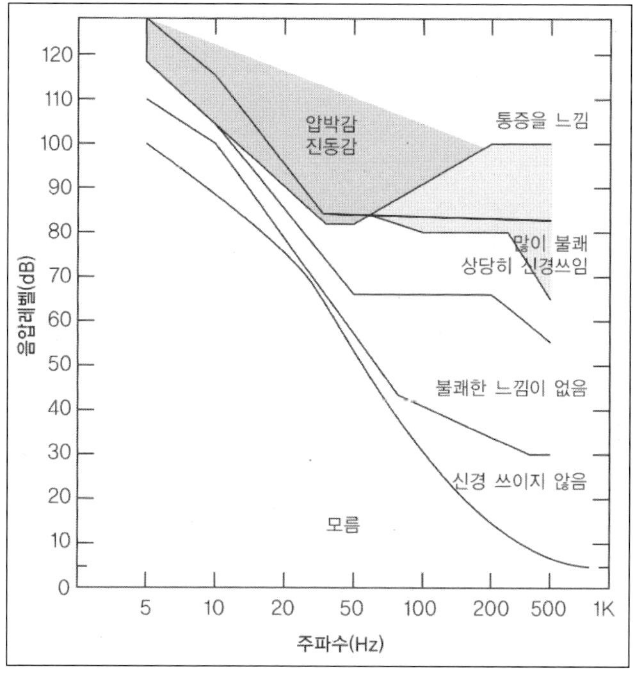

〈그림 7〉 저주파 음에 의한 영향

저주파 음은 또한 심장질환 등의 순환기, 호흡기, 신경계, 내분비 등에 영향을 미치며, 우울증 또는 불안장애와 같은 만성적인 정신 건강에 영향을 주는 것으로 보고되고 있다.

이전에는 0~20Hz의 초저주파와 20~500Hz의 저주파 소음의 인체 영향에 대한 논란이 있었으나 현재는 난청, 소음성 불쾌감(noise-induced annoyance), 수면장애, 고혈압은 소음노출에 따른 결과로 인식하고 있다.

최근의 연구 결과 정상 건청인에서 저주파 음에 의한 변조이음향방사 변화를 보여주어 내이에 영향을 미침을 뒷받침하고 있다(Hensel 등, 2007). 변조이음향은 와우 외유모세포의 정상 기능 표지자이다. 이는 또 초저주파 및 저주파 음도 주요 청감역의 주파수와 비슷하게 감지하고 처리함을 fMRI를 통해 확인하고 있다(Dommes 등, 2009).

그리고 저주파 음의 피로반응에 대한 재미있는 실험 결과를 하나 소개하면, 쥐의 피로반응(수영시간의 감소 정도로 평가)을 보기 위해 지속적인 고음(500~10,000Hz)의 소음노출 결과, 정상 건청의 쥐에서는 25~50%의 감소를 보였으나 농인 쥐(deaf mice)에서는 전혀 영향을 미치지 않았다. 그러나 저주파와 초저주파(6~50Hz) 소음에서는 농인 쥐를 포함하여 모든 쥐에서 수영시간의 감소가 비슷하게 나타났다. 이는 기도전도의 청각학적 영향이 아닌 물리적 진동 양태로 영향을 미치기 때문이다(Busnel과 Lehmann, 1978).

저주파 소음에 의한 호흡기계 병리 현상은 1960년대까지 새로운 주제가 아니었으나 현재는 저주파 소음의 주 표적기관을 호흡기계로 보고 있다. 저주파 소음에 장기간 노출되는 경우 흡연과 관계없이 비정형의 흉막 삼출(effusion), 호흡부전(respiratory insufficiency), 폐섬유화 및 폐종양 등의 심각한 호흡기계 질환 결과를 보이고 있다. 저주파 소음노출 동물실험 결과에서도 흉막의 형태학적 변화와 흉막 중피세포(pleural mesothelial cell)의 식작용(phagocytic ablity) 소실을 보이며, 전체 호흡기의 섬유화 병변과 신생혈관 형성이 관찰되고, 조직변화(metaplasia), 이형성(displasia) 및 전암 병변 또한 동정되었다(Branco 등, 2007).

소음에 의한 심혈관계 영향은 심박동과 혈압의 상승으로 나타나지만 노출 소음의 특성에 따라 다양하게 나타난다. 초저주파 소음도 산업장의 소음처럼 혈압상승을 동반한 말초혈관 수축을 야기한다. 6, 12, 16Hz의 95, 110, 125dB(lin) 노출에 따른 혈압, 맥박 수 및 코르티솔 농도 측정(인간 지원실험) 결과, 맥박 수의 증가 없이 유의한 이완기 혈압 상승과 수축기 혈압 감소를 보였다. 이완기 혈압 상승은 30분 노출 후 최고 8mmHg의 평균 혈압 상승을 보였다(Danielsson과 Landstrom, 1985). 최근에 초저주파 소음이 심장의 초미세구조(ultrastructure)의 변화와 기능에 미치는 영향에 대한 동물실험 결과를 보고하고 있는데,

Ca(2+)와 SERCA2(sarcoplasmic reticulum Ca(2+)-ATPase 2)의 변화가 이차적인 심장손상의 중요한 역할을 하는 것으로 보고 있다(Pei 등, 2007).

소음에 의한 스트레스 효과를 보기 위한 실험에서는 저주파가 고주파보다 체내 호르몬인 카테콜아민의 분비량이 증가하는 것으로 보아 1Hz로부터 1,000Hz 사이의 주파수에서 주파수가 낮은 소음이 인간에게 스트레스를 더욱 가중시키는 것으로 나타났다(김동욱과 최홍순, 2003).

저주파 노출 소음의 크기에 따른 영향에서 100dB 이하의 초저주파 소음노출에서는 명확한 건강영향이 관찰되지 않았으나, 주관적인 신경행동학적 이상반응, 신체화반응(somatization), 우울, 적대감, 불안, SCL-90을 이용한 정신병성 장애에서 110~120dB 이상의 노출군에서는 중국의 정상 인구집단 및 대조군에 비해 통계적으로 유의하게 높은 점수를 보여 자율신경계의 신경행동학적 이상과 정신건강 상태에 영향을 미치는 것으로 보고하고 있다(Dang 등, 2008).

이 외에도 초저주파 소음은 전정기능, 시력, 생식기능 등에도 영향을 미친다. 초저주파 소음은 일시적으로 전정말단기관의 자극(흥분)을 약화시키고, 외유모세포의 기능을 저하시켜 내이에 손상을 끼친다(Feng 등, 2001). 시력에 미치는 초저주파 소음의 영향은 주파수와 강도와 관련이 있는데, 망막의 공명에 영향을 미쳐 세포조직의 병변(cellualr lesion)과 다른 전위(electrical potential)를 보였다(Shi 등, 2003). 그리고 망막과 혈관의 관문(blood-retinal barrier)을 손상시켜 시력에 영향을 미친다(Qui, 2002). 또한 동물실험에서 저명하게 정소세포 형태와 분비 기능에 영향을 미쳐 생식능력의 변화를 초래하기도 한다(Wei 등, 2002). 8Hz 90dB과 130dB에 1일 2시간의 1, 7, 14, 21일 동안 저주파 소음노출에 따른 생식기능의 생화학적 효과를 보기 위하여 성 행동의 변화, 테스토스테론, SF-1(steroidogenic factor 1)의 mRNA레벨, 정소의 StAR(steroidogenic acute regulatory protein)과 P450scc(cytochrome P450 cholesterol side chain cleavage enzyme)를 관찰한 결과, 초저주파 음이 노출 요인과 어떤 주요 효소 또는 테스토스테론 생합성을 저해하는 기전에 의해 생식계에 미치는 부작용을 보여주고 있다(Zhuang 등, 2007).

4. 저주파 소음의 평가기준

저주파 소음에 대해 독일, 덴마크, 스웨덴 등 유럽 여러 나라는 1990년대 후반부터 측정

방법과 평가방법에 대한 지침서와 규제기준을 마련하고 있다(<그림 8>). 이는 주로 생활 공간과 작업장에 대해 규정하고 있다. 미국과 일본도 그동안의 연구 결과를 토대로 현재 종합적인 대책 마련에 착수한 상태이나 우리의 경우는 아직까지 저주파 소음에 대한 연구가 거의 없는 실정이다.

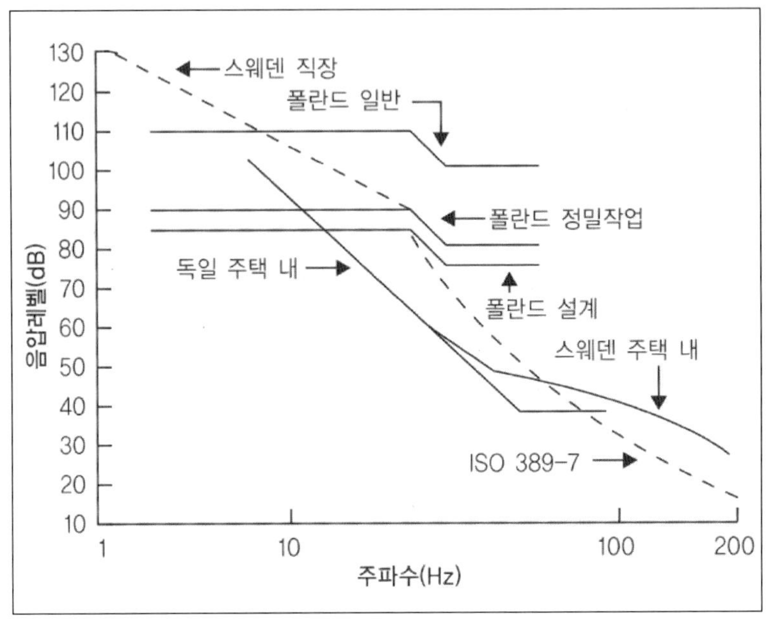

〈그림 8〉 저주파 음 규제기준 및 가이드라인

일반적으로 환경 소음 평가에 사용되는 A특성 보정곡선(A-weighting curve)은 저주파 영역에서 과도한 보정치를 부여한 것으로 나타나, 저주파 영역에 대한 평가 수행 시 다른 보정곡선을 사용해야 한다는 결론을 제시하고 있다. A특성 보정곡선은 등청감곡선(equal-loudness-level contour)의 40phon에 해당하는 곡선으로 소리의 크기를 바탕으로 제작한 곡선이다. A특성 보정곡선의 저주파 영역에서의 과도한 보정치 문제를 해결하기 위하여 기존에 고려되었던 소리의 물리적 크기뿐 아니라 사람이 인지하는 수용성도 고려할 수 있을 것으로 판단된다. 소음 수용 한계(noise acceptability limit)를 고려한 저주파 소음평가에 대한 실험적 연구 결과, A특성 보정곡선은 선행연구의 결과와 같이 저주파 대역으로 갈수록 과도한 보정치가 부여되는 것을 알 수 있었고, 소음 수용 한계의 실험결과와 가장 비슷한 추세를 가지는 곡선은 C특성 보정곡선인 것으로 나타났다(홍승기 등, 2007).

외국 연구에서는 대체적으로 무보정의 dB*Lin*을 권고하고 있다. A보정의 경우 500Hz 이
하의 음 에너지에 대해 중요성을 깎아내리고, 20Hz 이하 대역의 음은 아예 무시된다. 이
는 <그림 9>의 열차와 Airbus-340 조정실 두 곳의 측정 결과인 72.1dB(A)를 dB*Lin*(dBSPL)
로 평가할 시 열차의 경우 20dB 이상 차이가 난다. dB(A)는 귀로서 듣는 환경으로서 또
미치는 건강영향(난청)에 한해 평가하는 문제가 있어 초저주파-저주파 음(infrasound and
low-frequency noise: ILFN)에 의한 영향을 고려한 방향에서의 고찰을 제안하고 있다
(Alves-Pereira와 Branco, 2007).

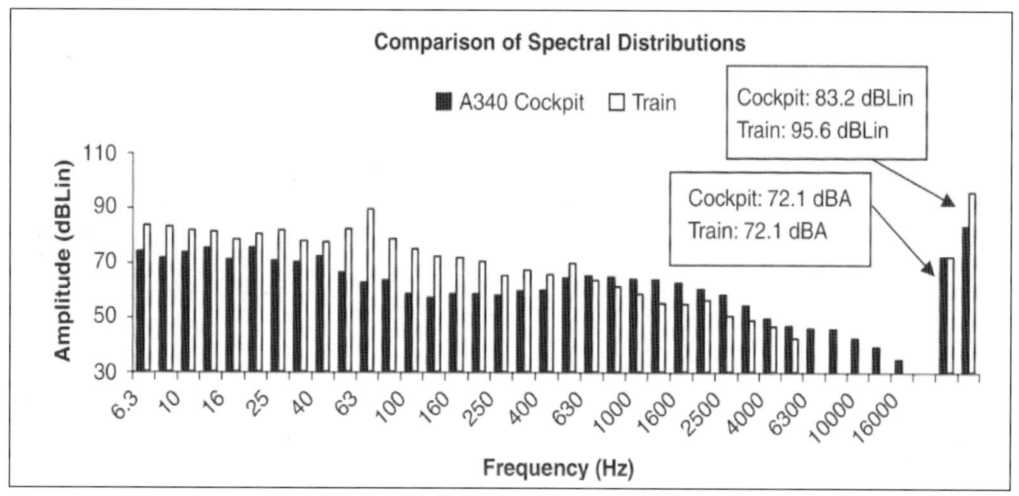

〈그림 9〉 열차와 Airbus-340 조정실의 소음 평가

제8장 일상생활에서의 저주파 음의 노출과 건강영향
　　　－ 진동음향 질환

　저주파 음의 노출에 의한 건강영향, 즉 진동음향 질환(vibroacoustic disease: VAD)을 구체적으로 기술하고자 한다. 저주파 소음의 과다 노출에 따른 비청각학적 영향의 진동음향 질환은 항공기술자, 비행조종사, 철도종사자 및 선박 승무원 등을 대상으로 최초 진단되어 보고되었다. 진동음향 질환은 염증반응의 경과 없이 진행되는 교원질(collagen)과 탄력소(elastin)의 이상 증식으로 인한 전신 병리 현상이다.

　Alves-Pereira와 Castelo Branco의 진동음향 질환에 대한 지난 25년간의 연구 고찰 결과(Alves-Pereira와 Castelo Branco, 2007)를 정리하며, 이 논문에서 고찰한 참고문헌도 제시하고자 한다.

　진동음향 질환은 포르투갈의 Castelo Branco의 OGMA 근로자를 대상으로 한 연구가 많이 축적되어 현재에 이르고 있다.

　Castelo Branco는 포르투갈의 3,500명이 근무하는 항공기 제조 및 수리업체(OGMA)의 의료관리자로서 1980년부터 위 회사의 근로자의 건강을 관찰하며, 질병을 진단 보고하였다. OGMA는 1918년에 설립되어 1960년대 이후의 모든 근로자에 대한 의무기록이 보관되어 관리되어 오고 있다.

1. 저주파 소음에 의한 진동음향 질환의 시기별 연구

저주파 소음에 의한 진동음향 질환의 시기별 연구를 정리하면 다음과 같다.

가. 1980~1988년

저주파 음에 의한 건강 문제는 1980년대 이후부터 최초 보고되었다. GIMOGMA 팀명으로 간질(GIMOGMA, 1984a), 뇌간청성유발반응 연구(GIMOGMA, 1984b), 소음 불내성(noise intolerance) 또는 소음에 의한 불쾌감(annoyance)이라고 알려진 소음에 대한 과민증(hyper-sensibility)에 대한 최초 보고가 있었다. 혈관에 대한 영향도 의심되었다. 포르투갈의 일반인구집단의 간질(epilepsy)의 발생률은 0.2%인 데 반해 306명의 항공기술자 중 10%가 만기 발현 간질(late-onset epilepsy)을 진단받았다(GIMOGMA, 1984a). 이 시점에서는 이 근로자에서 관찰되는 신경학적 병리소견은 진동의 과다노출로 인한 "진동병(vibration disease)"으로 처음에 불렸다.

항공기술자에 대한 중추신경계에 대한 자기공명영상(Cruz Mauricio 등, 1988)과 인지전위(cognitive potential, P300)(Moniz Botelho 등, 1988)에서 이상소견을 보였다.

다른 연구에서는 치아 포상구조(dental alveolar structure)의 손상(Cortez-Pimentel과 Castelo Branco, 1988), 지혈(haemostasis)과 응고(coagulation)의 변화(Crespo 등, 1988), 망막 혈관조영술에서의 이상(van Zeller 등, 1988) 등의 비신경학적 변화가 관찰되었다.

이 근로자들 중 원인을 알 수 없는 흉막 삼출(pleural effusion)이 4사례가 발생하였으나 표준 치료방법에 전형적으로 반응하지 않고 오랜 회복기간을 가졌다.

이 기간 동안 항공기 기술자에서 관찰되는 병리를 설명하는 용어로 "전신진동증후군(systemic vibration disease)"을 사용하였다(Pimenta 등, 1988).

1987년 9월에 항공기 기술자에 대한 부검으로(Castelo Branco, 1999b) 11명에서 이전의 심근경색으로 인한 반흔(scars of previous silent infarct events), 이전에는 발견되지 않았던 2개의 악성 암(신장과 뇌), 비후화된 혈관벽과 심낭막(pericardium) 및 국소적인 폐 섬유화가 보고되었다.

나. 1989~1992년

이 기간 동안에 저주파(ILFN)에 노출되는 항공기 기술자의 질병에 대한 근본적인 원인이 규명되어 병리학적 실체가 "전신소음진동증후군(whole-body noise and vibration syndrome)"이라 명명되었다(Castelo Branco, 1992).

부검 초음파 연구에서 비후화된 혈관과 심막이 관찰되고, 모든 항공기술자는 심막의 이상 또는 심장판막의 비후 소견을 보였다(Araujo 등, 1989).

경동맥 혈관조영술(carotid angiography)에서는 경동맥 비후 소견을 보이고(Albuquerque 등, 1991; Carmo 등, 1992), 저주파에 노출되는 헬리콥터 조종사(Carmo 등, 1992)와 육군 파일럿(Canas 등, 1993)에서도 이와 비슷한 소견을 보였다.

호흡기의 저주파 노출에 대한 영향을 보기 위한 동물실험에서도 흉막 삼출 소견을 보였다.

다. 1993∼1999년

1993년에 이와 같은 병리학적 실체에 대해 "진동음향증후군(vibroacoustic syndrome)"이라는 명칭으로 제안되었다(Castelo Branco 등, 1996).

저주파 음에 대한 주 표적기관이 호흡기임을 동물실험 결과가 보여주는데, 기관, 폐와 흉막(pleura)의 과다 섬유화·교원질, 기관과 기관지의 섬모 전단손상, 기관과 기관지 쇄모상 세포의 미세융모 융해(fused actin-based microvilli of tracheal and bronchial brush cells)(Sousa Pereira 등, 199a; Grande 등, 1999). 비전형적인 흉막 삼출 사례는 흉막 식세포 능력(pleural phagocytic capabilities)(Oliveira 등, 1999)과 함께 흉막 미세융모(pleural microvilli)의 형태학적 결손(Sousa Pereira 등, 1999b)으로 부분적인 설명이 된다.

저주파 음에 노출되어 나타나는 부가적인 신경학적 질환으로 조숙아나 신생아에서 나타나는 손바닥-턱반사(palm-omental reflex)의 출현(Martinho Pimenta 등, 1999a), 평형 장애(Martinho Pimenta 등, 1999b), 청각 자극에 의해 유발되는 안면 이상 운동증(facial dyskinesia)(Rosado 등, 1993; Martinho Pimenta와 Castelo Branco, 1999c)이 확인되었다.

동물(Silva 등, 2002b)과 인간(Silva 등, 1999; 2002a) 모두에서 저주파 음에 의한 유전독성(genotoxicity)과 쥐에서의 기형발생(teratogenic feature)(Castelo Branco 등, 2003g)도 관찰되었다.

라. 2000년 이후

저주파 음에 노출되는 민간 항공기 조종사와 선실 승무원과 같은 다른 전문가에 대한 연구에서 항공기술자와 군 조종사의 확진된 심장초음파 소견이 연구되었다(Araujo 등, 2001).

과다 CO_2 노출환경에서 과호흡이 불가능한 진동음향 질환 환자의 신경학적 병리가 밝혀지고(Reis Ferreira 등, 2003a), 진동음향 질환 환자의 심낭막에서 세포사(cellular death)가 관찰되어 이 진동음향 질환 환자에서 자가면역질환이 많이 발생함을 가설로 뒷받침하고 있다(Castelo Branco 등, 2004b).

동물실험을 통해 와우 섬모의 융해의 생역학적인 기전으로 소음에 대한 과민증을 설명할 수 있다(Castelo Branco 등, 2003a).

푸에르토리코의 비에케스(Vieques)에서 저주파 음에 크게 환경 노출된 첫 사례 보고가 있었다(Torres 등, 2001). 이때의 저주파 음은 육군의 훈련과정에 의해 노출되었다. 아일랜드의 더블린(Monteiro 등, 2004), 포르투갈의 리스본(Araujo 등, 2004) 등에서 진동음향 질환 관련 징후와 증상을 보이는 환자 사례 보고가 있었다.

진동음향 질환 환자의 기관지 내시경 소견에서 비정상적인 양의 교원질과 혈관상(vascular beds)의 신생 형성(neo-formation)이 관찰되었다. 교원질 섬유의 파괴는 항핵항체(anti-nuclear antibody)의 양성 반응과 관련되고 자가면역 과정으로 이해된다(Monteiro 등, 2004a).

2. 진동음향 질환의 임상 단계

진동음향 질환의 임상단계를 밝히기 위해 306명의 항공기술자를 1990년대 중반까지의 의무기록을 전반적으로 검토하였다. 306명은 OGMA에 10년 이상 고용되어 작업한 근로자로 제외 선별기준을 통해 선택하였다. 제외 선별기준(exclusion criteria)은 연쇄구군 감염, 당뇨, 기존의 심혈관 질환자, 흡연자(매일 20개비 이상의 흡연자), 알코올 남용자(매일 1ℓ 이상의 와인 음주자), 약물 남용자이었다(Castelo Branco 등, 1999a). 140명(평균 연령 42세, 표준편차 10.4)의 기술자가 선정되었으며, 166명은 제외되었다.

〈표 1〉 진동음향 질환의 임상단계

임상 단계	증상·징후
Stage I-Mild (1~4년)	경도의 기분의 동요(slight mood swings), 소화불량 및 가슴앓이(heart-burn), 구강·인후염, 기관지염
Stage II-Moderate (4~10년)	흉통, 확실한 기분의 동요(definite mood swings), 요통, 피로감, 진균·바이러스·기생충 피부감염, 위의 염증(inflammation of stomach lining), 배뇨통 및 혈뇨, 결막염, 알레르기
Stage III-Severe (>10년)	정신장애, 소화기·결막 및 비출혈, 정맥류성 정맥, 치질, 십이지궤양, 연축성 대장염(spastic colitis), 시력 저하, 두통, 심한 관절통, 격심한 근육통, 신경장애

* 임상단계의 구분에 따른 기간은 위 증상이나 징후가 대상자의 50%가 나타나는 기간임(Castelo Branco, 1999a).

<표 1>은 일 8시간, 주 5일의 표준 작업을 수행하였을 때 항공기술자에서 특이하게 발생하는 징후와 증상을 보여준다. 그러나 모든 저주파 음 노출 근로자가 이와 같은 노출 일정을 보여주지 않는다. 예를 들어 함선의 기계 운전자는 선상에서 3주를 보내며(즉, 실제적으로 저주파 음에 고노출됨) 2주는 집에서 거주(저주파 음에 전혀 노출되지 않음)하고(Arnot, 2003), 잠수함과 급유 조작자, 우주 비행사 등과 같은 전문영역의 활동에서는 저주파 음의 노출시간이 1일 8시간이 되지 못한다.

3. 진동음향 질환 관련 병리

140명의 항공기술자에서 관찰되는 다른 중요한 병리소견은 조사 대상의 50%에서 관찰되지 않아 표에서 제외되었다. 그럼에도 불구하고 발생률은 임상적으로 중요하다. 호흡부전(respiratory insufficiency)은 140명 중 24명에서 발견되었으며 이 중 11명이 흡연자였다. 140명 중 45명이 흡연자이었으며, 이 중 38명이 20년 이상 저주파 음에 직업적으로 노출되었다.

간질은 22명이 진단받았으며, 일부는 작업전환으로 간질은 호전되었다. 시각자극 및 진동자극에 의한 반사성 간질(reflex epilepsy)(Martinho Pigmenta와 Castelo Branco, 1999c)은 2명에서 관찰되었으나, 청각 자극은 발작(seizure)를 촉발하지 않았다. 다만 방아쇠 노반응(triggered rage reaction)과 운동장애(movement disorder)를 촉발하였다(Martinho Pigmenta와 Castelo Branco, 1999d, e). 평형장애는 어지럼증(dizziness)에서 심한 현훈(vertigo)까지 80명에서 관찰되는 주 증상이었다(Martinho Pigmenta, 1999f). 비경련성 신경학적 결손(non-convulsive neurological deficit)의 독특하고 급작스러운 증상 발현(episode)은 11예에서 발생하였다. 영상학적 연구 결과 이들은 대뇌의 허혈성 혈관장애(cerebral ischaemic vascular accidents)로 진단받았다. EEG와 multi-modal evoked potential에서 임상적인 정신신경학적 문제와 일치하는 고려할 만한 전기신경학적 변화를 보여주었다.

내분비질환은 거의 대부분의 갑상선 기능장애는 18명이었다. 포르투갈 일반 성인 인구집단의 갑상선 기능장애 비율이 0.97%인 반면에 140명의 항공기술자에서는 12.8%이었다. 이와 유사하게 당뇨가 16명(평균연령 39세, 표준편차 7.8년)(11.4%)으로 동일 연령대의 일반인구집단 4.6%보다 높게 나타났다(Castelo Branco, 1999a). 140명의 기술자 중 28명이 악성종양을 가졌으며, 28명은 동시에 여러 종류의 암을 가지고 있었다. 5명의 중추신경계

암(malignant gliomata), 6명의 호흡기암(편평세포암, 폐암 5명, 인두암 1명). 이 외에 위암(10 명), 대장과 직장암(9명), 연부조직암(1명), 방광암(1명)이었다(Castelo Branco, 1999a). 이러한 결과는 저주파 음의 유전독성 연구로 이끈다. 사람(Silva 등, 1999, 2002a)과 동물실험(Silva 등, 2002b) 모두에서 저주파 음은 유전독성 동인으로서 자매염색체교환(sister chromatid exchange)의 발생빈도를 높인다.

2003년 최근에는 진동음향 질환 환자에서 호흡능의 감소(Reis Ferreira 등, 2003a; Castelo Branco 등, 2003b) 등의 새로운 병리학적 징후를 보고하고 있다. 진동음향 질환 환자는 $P_{0.1}(CO_2)$ 지표와 메타콜린검사(metacholine reactivity test)를 제외하고는 폐기능검사에서 정상 이었다. $P_{0.1}(CO_2)$ 지표는 흡기후 0.1초간의 입에서 발생하는 흡기압력 측정치이다. $P_{0.1}(CO_2)$ 지표가 정상에서는 60% 이상이나 진동음향 질환 환자에서는 50% 이하를 보인다.

마지막으로 저주파 음 노출자의 자가면역질환을 들 수 있는데, 진동음향 질환 환자의 심내막 세편의 전자현미경상 세포사(non-apoptotic cellular death)가 빈번하게 관찰된다 (Castelo Branco 등, 2003c).

루푸스(lupus)도 비행대원에서 또한 관찰되고(Araujo 등, 2001), 저주파 음에 환경적으로 노출되는 섬 거주민의 전 가족에서도 관찰된다(Torres 등, 2001). 백반증(vitiligo)은 특히 저 주파 음에 노출되는 섬 거주 인구집단에서 발견되는 또 다른 소견이다. 백반증은 CD8과 CD4 림프구의 면역학적 변화와 관련된다. 이와 같은 면역학적 변화는 저주파 음에 노출 되는 근로자군(Castro 등, 1999)과 실험모델(Aguas 등, 1999b)에서도 관찰된다. 다른 연구자 에서 소음노출군에서 자가면역질환의 실재를 뒷받침하고 있다(Matsumoto 등, 1989, 1992; Jones 등, 1976; Soutar 등, 1974; Lippmann 등, 1973).

4. 진동음향 질환의 진단

진동음향 질환의 특이소견으로서 염증성 반응이 없고 심장의 이완기의 기능장애(diastolic dysfunction)가 없어 심내막과 심장밸브의 두께를 심초음파로 평가하는 것이 진동음향 질환 진단(비공식적인 진단 목적이지만)을 하는 데 있어 중요하다(Holt, 2000). 그러나 초음파 영 상의 한계로 심초음파는 법적·법의학적 목적으로 충분하지 않다. 그러므로 법적으로 진 동음향 질환을 증명하기 위해서는 기관지내시경과 같은 침습적인 진단방법이 필요하다 (Reis Ferreira 등, 2006).

다른 보완적인 진단도구로는 뇌간유발반응과 인지유발전위(cognitive evoked potential, P300), 뇌 자기공명영상, PCO₂ 재호흡검사(rebreathing test), 혈역응고인자 및 신경학적 진찰 등이 있다. 다음 아래와 같은 소견이 하나라도 있으면 진동음향 질환을 의심할 수 있다.

- 소음에 매우 민감하다. 어떠한 소음이라도 참을 수 없다. 소음이 나를 미치게 한다. 큰 소음에 노출되면 나는 깜짝 놀라게 된다.
- 나는 피곤하여 깨어나며, 충분하게 숙면을 취하지 못한다.
- 때때로 쇼핑몰이나 레스토랑에서 숨을 쉬지 못할 것처럼 느낄 때가 있어 그곳에서 벗어나야 한다.
- 자주 심장박동을 느끼고, 때때로 심장이 가슴 밖에서 뛰는 것처럼 느낄 때가 있다.
- 담배를 피우지 않지만 기침을 하고 아무 이유 없이 인후가 끊임없이 자극되고 목소리가 쉬게 된다. 이에 따른 의학적 처치는 별로 소용이 없다.

또는 아래 진단을 받았다면 진동음향 질환 환자로 볼 수 있다.
- 만기 발현 간질(late-onset epilepsy)
- 평형 장애
- 편두통
- 호흡기 암, 특히 비흡연자
- 자가면역질환, 특히 전신성홍반성루푸스(SLE)와 백반증

5. 진동음향 질환 환자에서 고려할 사항

법적으로, 과도한 소음노출로 인한 난청만이 인정되고 있다. 따라서 산업의는 진동음향 질환을 소음에 의해 야기될 수 있다는 생각을 갖지 못하고, 더구나 일상의 임상검사(임상화학검사, EKG, EEG 등)에서는 어떠한 병리적 소견의 실재를 뒷받침하지 않아 상기 기술한 진동음향 질환과 관련한 여러 증상과 징후(<표 1>)를 거짓반응 또는 건강염려증으로 간주하였다. 대부분의 진단학적 검사는 생역학적 기전이나 경로에 기반을 두지 않고 생화학적 변화에 기초하기 때문이다.

직업적으로 저주파 음에 노출되는 사례에서 근로자는 조기 퇴직을 강요받는 장애가 발생할 수 있다(Castelo Branco 등, 1999d).

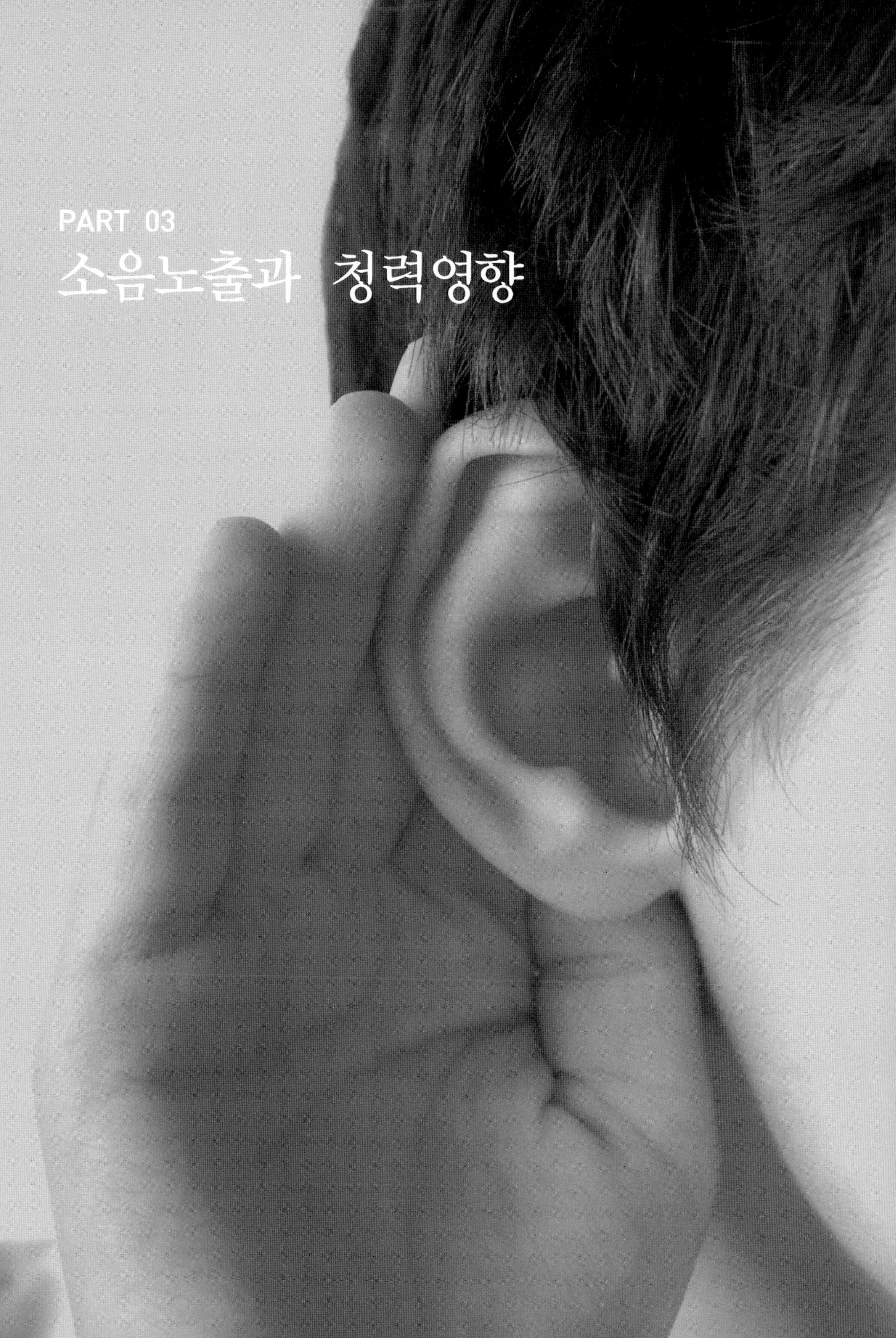
PART 03
소음노출과 청력영향

제9장 소음환경하에서의 어음인지와 청력손실

1. 소리의 인지과정

인간이 사회생활을 영위하는 데 의사소통은 가장 기본적이면서도 핵심적인 요소이다. 의사소통에는 청각, 시각, 언어, 사고능력과 다양한 신체 기능을 갖춰야 말(음성), 문자(기호), 표정이나 몸짓(그림 및 영상) 등을 인지하고 또한 그것들을 통해 자신의 생각을 표현할 수 있다. 의사소통은 주로 말과 음성으로 전달되는 정보의 전달과정이며, 이 과정은 소리가 그 기저를 이룬다. 청각기관은 소리를 수용하면서 동시에 음원의 방향과 잡음 속에서 특정한 소리나 음성 정보를 해석하는 역할을 담당한다. 청각정보를 해석하는 생리학적 기능은 청신경 말단 와우핵(cochlear nucleus)부터 청각피질에 이르는 부분인 청각중추 전달로에서 핵심적 역할을 수행한다.

중추 청각기관의 주요 진행 중추들(processing centers)은 와우핵(cochlear nucleus: CN), 상올리브복합체(superior olivary complex: SOC)의 핵(nucleus), 하구(inferior colliculus: IC), 내측 슬상체(medial geniculate body: MGB), 청각피질(auditory cortex: AC)로 이루어져 있다. 고막과 이소골, 난원창을 통해 내이로 들어온 소리 자극은 편측 와우핵에 위치한 청신경(cochlear nerve)을 경유하여 뇌간 하부로 들어가고 신경섬유들이 능형섬유체(trapezoid body)를 형성하여 뇌교(pons)에 있는 양측의 상올리브핵으로 전달된다. 상올리브핵에 도달한 신경섬유들은 아래 복측(inferior ventral subdivision)의 와우핵으로부터 반대편 상올리브핵뿐만 아니라 동측으로도 향하도록 되어 있다. 배측(dorsal subdivision) 와우핵에서 파생된 한쪽 귀의 대측성 경로(monaural contralateral pathway)에서 유입된 청각 신호는 반대편의 하구로 들어가고, 하구에 있는 뉴런들은 대부분 반대 측 귀로부터 자극 정보(excitatory input)을 받고 동측에서 억제 정보(inhibitory input)를 받는다. 양측 하구도 하구 교련(commissure)에 의해 서로 연결되어 있다. 하구 신경원의 축색(axon)은 내측 슬상체에서 시냅스를 이룬다. 중뇌를 떠난 신호는 시상(thalamus) 내의 내측 슬상체를 경유하여 양측 뇌 측두골(temporal lobe)의 위쪽 표면에 있는 청각 피질에 도착한다. 청각기관에서 가장 상위 영역은 청각피질이며 1차 청각피질(primary auditory cortex; Brodmann's area 41/42, Hescle gyrus, A1)과 2차 청각피질(secondary auditory cortex; Brodmann's area 22, Wernicke's area, A2)로 구분된다. 이들 영역에서는 A1이 혼합된 소리 해석(virtual pitch perception), 음색 변별(timbre discrimaination), 공간처리(spatial localization), 잡음 여과(noise filtering) 등을 담당하고, A2는 청각정보를 처리하여 언어를 수용하는 역할을 담당하는 것으로 알려져 있다.

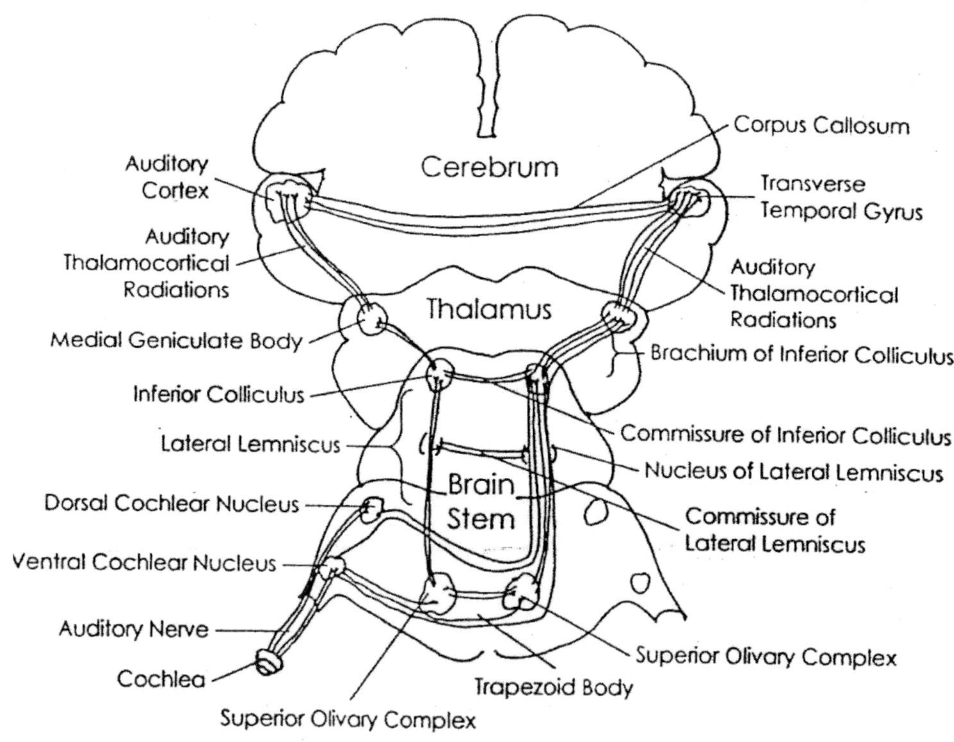

〈그림 1〉 중추청각로

외부에서 소리의 자극을 인지하여 말초에서 뇌까지 전달되어 의미 있는 용어로 인지되기까지의 그 과정은 이처럼 복잡한 과정을 거친다. 어음이 인지되는 과정을 간단히 살펴보면 먼저, 청각적 자극이 내적 표상(internal representation)이 발생할 수 있도록 말초 단계에서 인코딩 과정이 일어난다. 이러한 자극은 그 해당 감각기억에 일시적으로 저장되고 다시 단기 기억 장치에 전달되어 저장되었다가 음운(phonology), 통사(syntax), 의미(semantics) 등과 같은 기능이 저장되어 있는 장기 기억장치에 입력이 된다. 이 단계 중 어느 한 곳에서 문제가 생기면 어음을 이해하는 데 방해가 되는 요인이 될 수 있다.

2. 감각신경성 난청의 어음인지 특성

소음 환경에서의 의사소통은 단순히 난청인들만의 문제가 아니라 정상 청력인의 의사소통과도 관계한다. 난청자의 소음 환경에서의 의사소통은 여러 보청기 회사들이 심혈을 기울여 노력하였으나 여전히 해결해야 할 과제로 남아 있다. 이 글에서는 소음이 어음인지에 미치는 영향을 살펴보고 감각신경성 난청과 어음인지도에 관한 일반적 고찰을 통해 살펴보고자 한다.

청력손실의 양상에서 고주파수 난청은 가장 보편적인 유형이다. 그 대부분은 노인성 난청이고 소음성 난청, 때론 이독성 약물에 의한 난청이 대표적인데 이와 같이 고주파수 난청은 감각신경성 난청으로 그 정도와 유형이 다양하다. 감각신경성 난청의 병변은 와우의 기지부에서 시작된 것으로 알려져 있고, 주원인으로 정원창과 난원창이 기저부 가까이에 위치하므로 고음에 대해 등골 족판의 움직임으로 인한 압력의 변화, 정원창을 통한 감염이나 독성물질의 침입 또는 충분하지 못한 혈관 분포 등이 거론된다.

소음성 난청과 같은 감각신경성 난청의 일반적인 특징이 어음을 이해하는 개인의 능력에 큰 영향을 미친다. 듣기에 어려움이 있는 사람은 상대방이 더 크게 말할 것을 요구하지만 크게 말하여도 잘 이해하지 못한다. 큰 소리는 변별을 더 어렵게 만들 수 있으며, 이런 개인에게 왜곡은 말소리 변별에서 가장 큰 어려움의 원인이 되는 요소이다. 심한 청력 손실에서 또 다른 중요한 장애는 소리가 나는 곳의 방향을 알지 못한다. 한쪽이 다른 쪽에 비해 현저히 나쁠 때 이 어려움은 특히 더 심해진다.

고주파수의 손실이 두드러진 사람에 있어서 가장 어려운 상황은 대화할 때 알아듣기 힘들고 특히 조용히 말하거나 주변 소음이 시끄러울 때 더욱 그렇다. 특히 전화 소통 시

부딪히는 어려움으로 배경 소음이 많은 곳에서 전화를 할 때 거의 대부분 어음 변별이 떨어진다. 실제로 이러한 유형의 난청은 수술이나 치료가 불가능하므로 보청기의 착용이 최선책일 수 있다.

또한 지속적인 소음의 노출은 보청기나 인공와우와 같은 청력보조기구를 사용하는 난청인들에게 더욱 치명적이다. 소음이 자극 음보다 상대적으로 높아질수록 자극 어음을 이해하는 능력이 떨어지기 때문이다.

말은 모음과 자음으로 구성되며, 모음은 1,500Hz 이하의 저주파수에 해당되고 자음은 1,500Hz 이상의 주파수에 해당한다. 또 모음은 보다 강하고, 자음은 보다 약하다. 따라서 모음은 발화에 힘을 실어주지만 자체로 의미가 없으며 자음이 모음에 산재되어 단어로서 뜻을 갖는다. 즉, 모음은 누군가 말하고 있다는 것을 알려주고 자음은 청자에게 화자가 말하는 바를 이해하고 판별하는 데 도움을 준다. 이는 모음은 저주파수대에 분포하여 음성 에너지와 관련이 있고 자음은 고주파수대에 주로 분포하여 명료도에 영향을 미치기 때문이다. 일반적으로 고주파수대의 난청은 마찰음과 초성의 파열음, 폐쇄음에 약하고 자음의 주파수가 역치값보다 높을 때와 /i/ 모음과 연결되어 있을 때 단어의 구별이 어렵다고 알려져 있다(Turner와 Cumming, 1999). 저음역은 거의 정상이나 고음역의 청력손실이 특징적인 소음성 난청의 경우 모음은 거의 정상적으로 듣게 되나 자음의 변별 또는 듣는 데 어려움이 있다. 목소리를 높이면 음의 크기가 비정상적으로 크게 느껴지는 누가현상(recruitment)이 발생한다. 이와 같은 경우에는 큰 소리로 말하기보다는 화자가 좀 더 명확히 발음하고 자음을 구별하여 말하는 것이 중요하다.

정상이나 전음성 난청의 경우 역치상 어음강도를 높여주면 최대명료도가 100% 정도에 이르나, 감각신경성 난청은 최대명료도가 낮아지며, 특히 청신경종양과 같은 후미로성 난청은 최대명료도가 더욱 낮아지며 최대명료도 이상의 어음강도에서는 이보다 낮아진다(Roll-over phenomenon). 최소 가청역치로부터 소리를 점점 높여가며 가장 쾌적하게 들을 수 있는 강도를 쾌적역치(most comfortable level: MCL)라 하고, 쾌적역치에서 음을 점점 크게 하면 더욱 소리가 커져서 불쾌감을 느끼게 되는 크기에 도달하게 되는데 이를 불쾌역치(uncomfortable loudness level: UCL)라 한다. 정상적인 귀에 가장 듣기 좋은 정도의 음압은 60dBSPL 정도이고 120dBSPL 정도가 불쾌역치 수준이 된다. 감각신경성 난청의 경우는 쾌적역치와 불쾌역치의 간격(역동범위, dynamic range)이 좁아서 보청기의 선택이 어렵다.

일반적으로 저주파수는 거의 정상이나 고주파수대역에서 손상이 있는 난청인은 고주파수성 가청조건을 최대로 해준다 하여도 그것이 최고의 어음명료도를 제공하지 못하며 주파수 변별력도 반드시 향상되는 것은 아니다. 특히 65dBHL 이상의 청력손실이 있는 감각신경성 난청자들에 있어서 어음 이해에 대한 어려움은 더욱 크게 나타나는 것으로 알려져 있다. 그것은 외우의 손상이 외유모세포에 국한된 것이 아니라 내유모세포에도 영향을 주기 때문에 역치상 강도에서의 주파수 변별력이 감소하고 청력역치와 불쾌역치 사이의 범위가 좁아지는 누가현상으로 인해 가청력이 저하되기 때문이다(Rankovic, 1991). 이는 실제로 고주파수 난청자들이 보청기를 착용할 경우 고주파수에서 큰 이득을 제공하여도 반드시 어음이해도가 향상되지 않은 경우가 종종 있는데 그 이유를 설명해주고 있다.

3. 감각신경성 난청이 어음인지에 미치는 영향 - 노인성 난청을 중심으로

노인성 난청(presbycusis)은 연령증가에 따른 가장 흔한 감각신경성 기능저하의 한 질환으로서 우리나라가 점점 고령화 사회에 진입하면서 노인성 난청 인구가 차지하는 비중이 높아지고 있는 추세이다. 노인성 난청은 연령이 증가할수록 난청이 증가하고, 남성이 여성에 비해 발병률이 높다. 청력손실 정도는 남성은 고주파로 갈수록 급격히 하강하고, 여성의 경우는 완만하게 하강하는 형태를 보인다(Moscicki 등, 1985).

대부분 노인들은 다양한 환경에서 어음 이해력의 어려움을 가지고 있으며, 특히 심한 소음이 있을 때는 더욱 두드러진다. 노인의 어음 이해력에 대한 청각적 요소와 인지적 요소 사이의 상관관계를 살펴본 결과 고주파수 청력손실의 정도가 노인들의 어음 이해력의 차이를 발생시키는 주요인이라고 하였다. 고주파수대의 청력손실이 특징인 노인성 난청의 경우, 자음명료도가 낮아 전체 어음재인능력에 영향을 받게 된다(van Rooij와 Plomp, 1992).

Humes과 Roberts(1990)는 감각신경성 난청이 어음인지에 미치는 영향을 비교하기 위해 정상 청력의 성인 그룹과 감각신경성 난청의 노인 그룹, 그리고 인위적으로 감각신경성 난청을 유발시킨 정상 청력의 성인 그룹으로 나누어 어음인지도를 비교하였다. 이 연구에 의하면 감각신경성 난청을 유발시킨 정상의 성인그룹과 감각신경성 난청의 노인 그룹은 같은 어음인지도를 보였다. 이러한 결과는 감각신경성 난청의 결과로 나타난 민감도의 저하 그리고 고주파수 자극에 대한 누가현상 때문이라고 설명했다. 소음을 이용하여 노인성 난청을 유발시킨 정상 청력인들과 노인성 난청인들과의 어음인지도가 같았다는 것으로 보아 노인성 난청인들의 어음 이해의 어려움은 연령에 따른 사고인지력(cognitive skills) 감퇴보다는 감각신경성 난청의 원인에 그 근거를 둘 수 있다.

위 연구를 기초하여 Frisina와 Frisina(1997)는 네 가지 사항의 가정을 설정하여 각각을 증명하고자 하였다. 첫 번째 가정은 전음성 난청이 어음을 이해하는 능력을 저하시킨다는 이론에 맞서서 조용한 환경에서 어음청취 역치가 동일한 정상의 장년층과 노인층을 대상으로 하여 소음 가운데에서 어음인지도를 측정하여 비교함으로써 소음환경에서 어음인지력에 영향을 미치는 것은 단지 전음성 난청에서만 기인된 것이 아니라는 것을 증명하고자 하였다. 이 두 그룹은 검사 주파수대에서 순음 역치가 서로 동일한 범위에 있었으나 소음환경에서의 어음인지력에서는 장년층의 그룹이 노인층 그룹보다 현저하게 나은 점수를 보였다. 이 두 그룹에서 어음인지도의 차이는 청각 시스템의 말초신경 부위에서 기인한 것이 아님을 증명하는 것이다. 정상인 노인층의 저하된 어음인지도는 말초 신경계의 손실과는 독립적으로 뇌간이나 청각피질의 기능장애로 인한 것이라는 이론을 뒷받침해주는 것이다. 인간의 청각 기능 장애는 단독적으로 전음성 난청에 기인한 것이 아니라 동물의 모델에서 관찰된 것과 마찬가지로 뇌간에서 노화의 과정으로 관찰되는 해부학적 및 생리학적 변화 때문에 생기는 것이라고 설명하였다. 실험 쥐에서 관찰된 것과 마찬가지로 와우핵에서 하구(inferior colliculus)로 전달되는 자극(input)의 효율성이나 자극의 개수가 감소함으로써 청각 정보가 온전히 전달되지 못하게 되는 것이다. 두 번째 가정은 소음환경에서 두 그룹 간의 어음인지도의 차이는 사고인지력(cognitive skills)의 차이에 있는 것이 아니라는 것이다. 말초신경의 손실이 없는 가운데 정상인 장년층과 노인층의 수행도(performance)가 순음 평가나 어음역치에서 동일한 것으로 보아 소음 속에서 노인층의 저하된 어음인지도가 사고인지력의 차이에서 기인한 것으로 받아들이기 어렵다는 것이다. 따라서 노인층의 소음환경 어음인지도의 저하는 뇌간 부위에서 발생한 청각 기능 장애라고 보고하였다. 실험 과정 동안 흥미로운 사실은 노인성 난청 그룹의 점수가 조용한 검사 환경이나 소음 환경에서 정상인의 장년층이나 노인층보다 향상된 점수를 보였다는 것이다. 이것은 난청을 가진 사람들이 어음을 이해하려는 의지와 노력이 정상인들보다 높기 때문에 특히 소음 환경에서도 관찰된 바가 있음을 여러 연구가들이 보고하였다. 세 번째 가정으로써 살펴본 바는 말초신경 단계의 난청으로 인해 고주파수대의 자극이 중지되면 이것은 장차 뇌간(brainstem)이나 청각피질(auditory cortex) 부위까지 장애가 연결될 수 있다. 따라서 조용한 환경이나 소음 환경에서 노인성 난청인들의 어음인지가 어려운 것은 말초신경 부위에서 기인될 수도 있다는 것이다. 네 번째 가정을 통해 증명한 바는 노인성 난청은 말초 및 중추신경에 기인한 기능 장애로서 나이와 난청의 정도에 서로 관련이 있다고 보고했다.

노인성 난청의 한 가지 특징으로 나타나는 청감각의 저하를 개선하기 위해서 보청기나 기타 보조 장치들을 이용해 어음의 강도를 증가시키는 방법들이 사용되어 왔다. 그러나 단순한 손실에 대한 강도 증가가 모든 난청 환자들이 어음을 더 잘 듣도록 충족시켜 주지는 않는다고 Turner와 Cummings(1999)는 보고하였다. 와우의 한 특정한 부분이 손상을 입게 되면 그 부분의 어음 정보는 아무리 높은 강도에서 자극되더라도 뇌까지 적절하게 전달되지 않게 된다. 즉, 다시 말해서 정상 청력인이 적당한 강도에서의 대화를 최상으로 이해할 수 있듯이 난청인에게도 자신이 가진 난청의 특징으로 어음을 가장 잘 들을 수 있는 적당한 자극 강도가 있다는 말이다. 이 연구자들은 Fletcher나 Studebaker, Sherbecoe, McDaniel 등의 고심도 난청인들에 대한 보고를 인용하였는데, 이 연구에 의하면 어음인지력은 청력 손실을 보상해주기 위해 증가된 자극 강도에서보다도 적당한 자극단계에서 어음을 인지하는 능력이 더 좋았다는 것을 알아내었다. 주파수별 난청의 정도에 따라 연구했을 때 3,000Hz 이상의 고주파수대에서 55dBHL 이상의 난청을 가진 환자들일 경우 그 주파수대에 필요한 청력 손실에 대한 보상을 해준다 하더라도 어음을 이해하는 데 아무런 향상이 없었음을 보고하였다. 오히려 피드백(feedback)이나 불쾌감과 같은 현상만 초래하게 되었고 고주파수대 손실에 대한 보상은 어음을 이해하는 데 영향을 미치지 못하였다. 하지만 저주파수부터 고주파수까지의 청력 손실이 비슷한 경우, 고심도의 손실이라 하더라도 저주파수에 충분한 이득을 해주었을 때 어음인지력이 향상되었다고 보고하였다. 이와 같은 사례는 보청기의 적합 기술이 단순히 손실 주파수에 해당하는 손실만큼의 이득을 해준다는 단순한 원리가 아니라 난청의 유형과 정도, 환자의 생활습관이나 생활환경 이 모든 것이 보청기 적합 시 고려되어야 함을 보여준다.

4. 청력보조기구 사용 난청자의 어음인지

지속적인 소음의 노출은 정상인의 청력 변화에 영향을 줄 수 있지만 보청기나 인공와우와 같은 청력 보조기구들을 사용하는 난청인들에게는 더욱 치명적이다. 인공와우 시스템의 초점은 소음 환경에서도 향상된 어음인지력을 돕는 시스템을 개발하는 것이다. 그러한 노력은 인공와우 제조회사들에 의해 다른 speech coding의 사용법이나 전극의 수를 늘리는 방법으로 접근되었고 종전의 장치보다 더욱 발달된 어음 처리 방식(예: SPEAK, CIS,

ACE, SAS, PPS) 등이 도입되었다. Fetterman과 Domico(2002)는 향상된 어음 처리 방식으로 구성된 인공와우가 소음 환경에서 어떻게 어음을 소음과 구별하여 증폭하고 처리하는지 인공와우 착용자를 대상으로 소음 환경에서의 어음인지도를 세 가지 다른 환경에서 측정하였다.

어음 문장은 70dB의 강도로 조용한 환경에서 주어지고 SNR이 10dB와 5dB인 환경에서 어음인지도를 비교하였다. 이 세 가지 환경에서 얻은 결과의 차이는 통계학적으로 의미가 있는 것으로 조용한 환경에서는 88%의 점수를 보였고 SNR이 10dB 환경에서는 73%, 그리고 SNR이 5dB인 환경에서는 47%의 정확성을 보였다. 따라서 소음이 자극 음보다 상대적으로 높아질수록 자극 어음을 이해하는 능력이 떨어짐을 알 수 있고 대부분의 인공 와우 착용자에게 소음 환경에서의 의사소통은 여전히 어려운 과제로 나타났다. 이 연구에 의하면 인공와우를 착용하던 당시의 나이나 착용 기간은 어음을 이해하는 데 영향을 미치지 않았지만 고심도 난청의 기간과 어음인지력 사이에서는 부정적 상관관계가 있음을 보고하였다. 즉, 고심도 난청을 겪은 기간이 길수록 어음을 인지하는 능력은 저하됨을 알 수 있다. 임상학적으로 난청의 초기에 인공와우 시술이 이루어지면 난청으로 자극의 전달이 이루어지지 않았던 말초에서 중추까지의 청각 정보 경로 중 어느 부분이 다른 정보의 기관으로 변이되거나 해부학적 및 생리적 변화를 일으키는 것으로부터 막을 수 있다고 말한다.

5. 정상 청력인에 있어서의 소음 환경에서 어음인지

인간의 일상생활은 늘 소음에 노출되어 있다. 어떤 소음은 개인의 성향에 따라 조절할 수 있으나 많은 경우 소음의 음원으로써 인식되지 못하는 경우도 많다. 어떤 특수한 소음 환경에서의 의사소통은 단순히 난청인들만의 문제로만 국한되지 않고 정상 청력인들에게도 어려운 일이다. 정상인을 대상으로 한 전화 통화 시 주변 소음에 따라 어음 명료도(word discrimination score: WDS)의 변화를 비교한 연구(Holmes 등, 1983)에서 주변 소음이 증가할수록 WDS가 감소하며, 백색소음(white noise)보다 여러 사람이 이야기(multitalker)할 때 WDS가 더 감소하는 것으로 보고하였다.

그리고 소음 환경에서의 외국어 인지 능력은 특히 영향을 크게 받는다. 이러한 사례는 Shimizu 등(2002)에 의해 보고된 바 있다. 이 연구에서 일본어를 사용하는 정상 청력자들을 대상으로 소음 환경에서 영어 인지능력을 평가하였다. 미국의 CID W-22를 사용하여 대학교 수준 정도의 영어 학습 경험이 있는 정상 청력자들을 대상으로 하여 조용한 환경, 백색 잡음(white noise), pink noise(low frequency weighted), 그리고 비행기 소음 환경에서 어음인지도를 비교하였다. 연구의 결과는 신호대 잡음비(signal to noise ratio: SNR)가 내려갈수록 어음인지도 능력도 떨어진 것으로 나타났으며, 다른 소음 환경보다도 백색잡음 환경에서 어음을 인지하는 것이 가장 어려운 것으로 나타났는데 이것은 백색잡음이 고주파수대를 더 효과적으로 매스킹한 결과로써 나타난 것이다. 영어의 음소 중 소음 환경에서 구별하기 힘든 것으로 /m/, /n/ 그리고 /s/가 보고되었다. 또한 /east/와 /eat/, /hand/와 /and/, /aid/와 /ate/ 등과 같은 단어들 사이에서의 어음의 구별도 어려운 것으로 나타났다. 연령에 따른 청력의 변화를 고려할 때 노인성 난청을 보이는 작업자들은 이러한 영어 어음을 이해하는 데 더 큰 장애를 가질 것으로 예상되어 청년층을 대상으로 똑같은 환경에서의 어음인지도를 노인그룹과 비교하는 연구를 통해서 큰 사고를 미연에 방지할 수 있을 것이라고 말했다

Shimizu 등(2002)의 사례에서 비행기 이륙과 착륙 시의 소음 환경에서 영어를 사용하여 작업을 하는 일본인들에게는 소음뿐만 아니라 영어라는 외국어 사용 또한 의사소통에 장애가 되는 요인이 되었다. 영어를 모국어로 사용하지 않는 정상 청력인을 대상으로 영어 어음을 사용하여 어음인지도를 측정하는 연구가 몇몇 보고된 바 있다. Gat과 Keith(1978)는 미국 거주 경험이 4년 미만인 정상 청력의 외국인을 대상으로 소음 환경에서의 어음인지 능력을 본토 미국인과 비교하는 연구를 하였다. 영어를 모국어로 사용하지 않는 외국인에 대한 소음 환경에서의 어음인지도는 미국 본토인에 비해 현저하게 점수가 낮았으며 어음인지도 평가는 피검사자의 모국어를 통해 이루어져야 한다고 강조하였다.

이와 비슷한 연구가 일본의 한 대학에서도 미국의 CID W-1과 W-22를 사용하여 일본 대학생을 대상으로 어음청취 역치와 어음인지도를 비교하는 실험이 이루어졌다. 영어 어음을 사용하여 얻은 어음청취 역치는 순음역치와 3~5dB 이내로 서로 비슷해야 하나 순음역치보다 훨씬 더 나쁜 점수를 보였으며 일본어 어음을 이용한 어음청취 역치는 순음 평균 역치와 상응하는 점수를 보였다. CID-22를 이용한 일본 대학생들의 어음인지도 점수는 78에서 100% 범위에서 나타났고 89.5%의 평균을 보였으나 일본어 어음을 사용한 어음인지도에서는 실험대상 모두가 100%를 기록하였다(Shimizu 등, 1998).

6. 의사소통 능력 측정

인간이 일상생활에서 실제적으로 사용하는 소리는 언어로 구성되어 있고, 언어의 어음의 인지 과정을 통하여 의사소통을 원활하게 수행한다. 따라서 소리로 구성된 언어를 이해하기 위해서는 소리듣기 능력, 청력이 중요하다.

청력을 평가하는 일반적인 방법으로 순음청력검사(pure tone audiometry)와 어음청력검사(speech audiometry)가 있는데, 순음을 사용하는 순음청력검사는 사람의 청각민감도(hearing sensitivity)에 대해서 대략의 정보를 제공하지만, 실생활에서는 말소리를 듣고 이해하는 능력을 측정하는 수단으로는 한계가 있다. 어음을 이용한 청력검사는 난청인의 청력에 대한 종합적인 듣기 능력 평가의 중요한 정보를 준다. 어음청력검사는 언어의 명료도를 판정할 수 있을 뿐 아니라 청력장애 부위 진단의 보조적인 역할, 중추 질환의 진단 및 감별진단을 할 수 있으며, 어음재인도(word recognition score: WRS)는 청력검사의 목적에 필요한 중요한 정보를 제공한다. 또한 일상생활에서 실제적으로 사용하는 어음의 이해측정은 의사소통의 장애에 대한 정보제공, 보청기 착용 효과 판단, 청각재활 계획 등에 있어서 순음청력검사 못지않게 가치 있는 검사이다(박찬일과 한태희, 1985; 이종담, 1996).

어음재인능력은 가청력과 관계가 있지만, 노인의 경우 어음재인 수행능력은 난청의 정도에 비하여 더 떨어지는 현상을 볼 수 있는데, 이는 가청력 이외에 다른 인지적인 요소가 영향을 주는 것으로 이해할 수 있다. 즉, 젊은 성인 청각장애인은 청력에 따라 어느 정도의 어음재인을 추정할 수 있지만 노인은 청각 결함과 더불어 청각처리능력의 감소로 어음재인에 더 큰 영향을 미치는 것으로 여겨진다. 그러므로 노인성 난청의 청력손실 정도에 따른 어음재인능력을 예견하기 위한 지표를 사용하고자 할 때 성인 청각장애인의 기준에 의하지 않고 배제한 상태에서 노인성 난청 내의 손실 정도에 따른 어음재인능력을 살펴보는 것이 타당하다.

언어의 이해 정도는 이처럼 사회생활과 문화생활의 적응도를 판단할 수 있게 한다. 사회적응능력을 측정하는 데는 일정한 기준이 없으나 일반적으로 사회적응지수(social adequacy index)로 추정하는 경우가 많다. Giolas(1966)는 정상 청력의 어음재인도의 산술평균치를 사회지수로 하여 94% 이상은 정상, 75%는 언어생활의 곤란을 느끼기 시작하는 기준, 33%는 언어생활 부적합 하한선, 10~15%는 언어생활 불능이라고 하였다.

그러나 현재 일반적으로 사용되고 있는 순음검사와 어음검사만으로 일상생활에서 이루어지는 의사소통 능력을 예측하는 것은 어렵다. 왜냐하면 검사실에서 이루어지는 위의 검사들은 일상 대화 환경처럼 소음이 포함되어 있지 않으며, 대화의 내용을 예측하여 반응할 수 있는 문맥 정보가 포함된 문장검사가 아니라 단어 위주의 검사이기 때문이다. 이러한 단어 위주의 어음검사는 자극의 '음향-음성적 정보(acoustic-phonetic information)'에 의존하여 반응하게 되는데, 일상생활에서의 대화는 오히려 '문맥-상황적 측면의 정보(context-situational information)'를 더 많이 이용하게 된다.

기본적으로 문장을 이해하는 데에 있어서 두 가지의 조건이 포함된다. 하나는 청각시스템을 통한 음향 정보의 수용과 초기적 정보처리이며, 다른 하나는 기억에 저장된 언어학적 정보의 사용이다. 구어인지는 말초청각 메커니즘과 뇌의 구어 센터인 중추에서의 해석 메커니즘 능력 두 가지 모두에 달려 있다.

청자의 문장 해석에서 한 가지 요소는 음향신호로부터 음성적 자질을 부분적으로 추출하는 것이다. 이러한 음성적 자질은 세부처리에 이용되는 단기 기억에 저장된다. 장기 기억에서 이용할 수 있는 언어학적 정보는 언어에서 일어나는 음운론적·어휘적·구조적 그리고 의미적 자질에 대한 지식을 포함한다. 이러한 종류의 정보가 실제 발화에 있어서 문맥에 많이 제공되면 될수록, 청자는 발화를 이해하기 위해서 음향신호의 세부지질에 덜 의존하게 된다. 그러므로 일상생활에서 구어를 이해하는 능력에 대한 검사는 정보처리의 음향-음성적 그리고 언어-상황적 요소 모두를 평가한 것이다.

일상생활과 비슷한 조건에서 문장 이해도를 검사할 수 있는 방법이 외국에서는 이미 1977년에 Kalikow에 의해 '소음 속에서의 어음인지도(speech perception in noise: SPIN)'라는 이름의 검사도구가 개발되었다. 이 검사는 신호 대 잡음비(signal to noise ratio: SNR)를 인위적으로 조작하여 일상생활과 유사하게 조작한 환경에서 '예측도가 낮은 문장(low predictability: LP)'과 '예측도가 높은 문장(high predictability: HP)'의 목표어음 이해도(percentage correct, %)를 측정하는 것이다. 여기서 LP 문항은 문맥단서가 없는 문장으로 표적단어에 대한 성취가 주로 음향신호의 상향식 처리과정에 의해 이루어지는 것이며, HP 문항은 문장 내에 존재하는 2~3개의 의미·구조적 문맥단서를 이용하여서 표적단어에 대한 인지를 하향식 처리과정으로 함을 의미한다. SPIN검사와 관련하여 몇몇 흥미 있는 연구 결과로는 노인들을 대상으로 한 Schum과 Matthews(1992)의 60~78세 난청인들의 18%가 HP 문장의 문맥을 기대했던 만큼 사용하지 못했다는 결과를 보였고, Newman 등(1994)은 청력손실이 있으면서 이명(tinnitus)이 있는 군에서 LP 수행도가 더 낮음을 발견하였다.

ASHA(1981)에서는 청력손실(hearing impairment)과 청각장애(hearing handicap)의 의미를 분류하고 있는데, 청력손실은 정상 범위 이상의 청력역치를 의미하며 청력장애는 청력손실로 인한 영향을 의미하기 때문에 청각장애는 각 개인의 나이, 성별, 건강상태, 사회적인 인간관계 등에 따라서 달라질 수 있다고 한다. 그러므로 청력장애를 위한 재활관리에서 청력검사는 청력손실 정도만 측정되고 청각장애 정도를 측정하기 위해서는 별도의 검사가 필요하다. 즉, 순음검사와 어음검사 및 전기생리적인 청력검사는 청력장애로 인해 겪게 되는 사회생활의 어려움이나 정서적 측면에서의 영향까지는 나타내지 못한다.

노인의 청력장애는 단순히 유형이나 정도에 의해서만 영향을 받는 것이 아니라는 점을 유념할 필요가 있다. Marcus-Bernstein(1986)는 환자의 성격적 요인, 건강 요인, 경제적 요인, 삶의 방식 그리고 가족 구성원 등 모든 요인이 청각장애의 개인적 영향을 결정한다고 하였다. 이는 노인의 청력을 평가할 때는 난청의 정도와 유형은 물론 정신적·정서적·사회적·경제적·환경적 요소를 모두 고려하여야 함을 뒷받침해주는 연구라 할 수 있다. 이러한 난청으로 인한 심리적·사회적 영향에 대한 대표적인 표준화된 설문도구로는 Demorest와 Erdman(1987)의 소음성 난청을 가진 젊은 성인에게 사용할 수 있도록 만든 설문지(Communication Profile for the Hearing Impaired: CPHI)와 Ventry와 Weinstein(1982)의 노인들의 난청으로 인한 심리·사회적인 영향을 미치는 것과 관련된 25개 문항을 이용한 설문지(The Hearing Handicap Inventory for the Eldery: HHIE)가 있다.

제10장 소음노출과 일시적 난청

소음에 의한 청력의 영향으로 나타나는 청력손실 유형은 ① 일시적인 청력손실(temporary threshold shift: TTS), ② 영구적인 청력손실(permanent threshold shift: PTS), ③ 음향성 외상(acoustic trauma)의 세 가지가 있다.

일시적인 청력손실(일시적 난청, 일시적 역치변동, 일시적 역치변화, 일시적 역치상승)은 강력한 소음에 노출되어 생기는 난청으로 4,000~6,000Hz에서 가장 많이 생기며, 소음에 노출된 지 2시간부터 발생하며 하루 작업이 끝날 때에는 20~30dB의 청력손실을 초래한다. 일시적인 청력손실은 청신경세포의 피로현상으로 이것이 회복되려면 그 정도에 따라서 12~24시간을 요하는 가역적인 청력저하이나 영구적 소음성 난청의 경고 신호로 볼 수 있다. 영구적인 청력손실은 하루 작업에서 일어나는 충분하게 회복이 되지 않은 상태에서 계속 소음에 노출됨으로써 발생하며 회복과 치료가 불가능하다. 일시적인 청력손실과 영구적인 청력손실과의 사이에 직접적인 생리적 관계가 확인된 것은 아니나 일시적인 청력손실이 반복되고 불안전한 회복상태가 계속되면 축적 효과 때문에 영구적인 청력손실이 발생한다.

소음에 의한 일시적인 청력손실은 소음 특수건강진단에서 순음청력검사의 신뢰성에 영향을 미친다. 따라서 일시적 청력손실로부터 회복되는 일정한 소음 격리시간이 필요하다.

1. 일시적 난청 관련 연구

소음성 난청 발생에 영향을 미치는 주요인으로 소음을 들 수 있고 소음의 크기(음압), 주파수, 노출시간을 들 수 있는데, 이는 일시적 난청에서도 마찬가지이다.

가. 소음노출 주파수

기지의 음향이나 소음노출로 인한 일시적 난청 발생 또는 청력역치 변화는 실험실적으로 실험 전의 역치(resting threshold)와 실험 후의 역치(post-exposure threshold) 차이로 결정된다.

소음노출로 인한 청력 영향은 노출 소음의 주파수와도 밀접한 관련이 있다. 주어진 자극음보다 높은 대역의 음, 반 옥타브 또는 한 옥타브 높은 주파수대역에서 일시적인 역치변화가 최대로 나타난다. Hirsh와 Bilger(1955)는 1,000~2,000Hz 음에 의한 일시적 역치변화가 1,000~2,000Hz보다 반 옥타브 높은 1,400~2,800Hz에서 더 크게 나타남을 증명하고 있다. 이는 어떤 특정한 소음에 대한 역치변화는 주어진 음의 주파수의 상방향으로 전위한다.

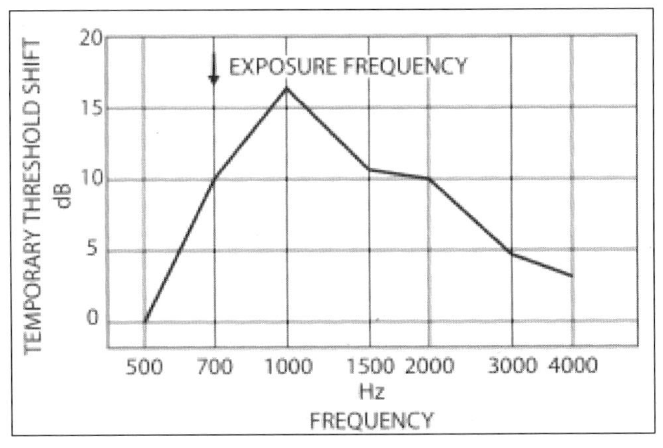

〈그림 1〉 700Hz 음의 5분간 노출로 인한 일시적 역치변화
(Ward, 1962)

<그림 1>은 Ward(1962)의 실험 결과로서 700Hz 음의 5분간 노출로 나타난 일시적 역치변화를 보여준다. 이와 같이 일시적 역치변화는 노출 소음의 주파수 역의 상방으로 청력손실이 크게 나타남에도 불구하고 광대역 소음에 노출되는 경우 3,000~6,000Hz에서 더 민감하게 나타난다. <그림 2>는 소음노출 2분 후 측정한 주파수별 청력역치(TTS_2)로서

일시적 역치변화(dark area)가 4~6kHz 영역에서 최대치를 보여주고 있다(Irle 등, 1999).

저음역의 소음노출로 인한 일시적 청력손실의 영향은 그리 크지 않다. 소음에 의한 일시적 청력손실은 일반적으로 보다 높은 주파수대역의 소음에 의해 발생한다. 2,000Hz 이하 대역의 강한 음에 대해서는 청각반사(aural reflex)로 고막장근과 등골근의 수축에 의한 이소골에서 내이로의 음의 전달이 감쇄되기 때문이다. <그림 3>은 다양한 주파수 음에 100분간 노출되고 2분 후 측정된 일시적 역치변화를 보여준 것이다.

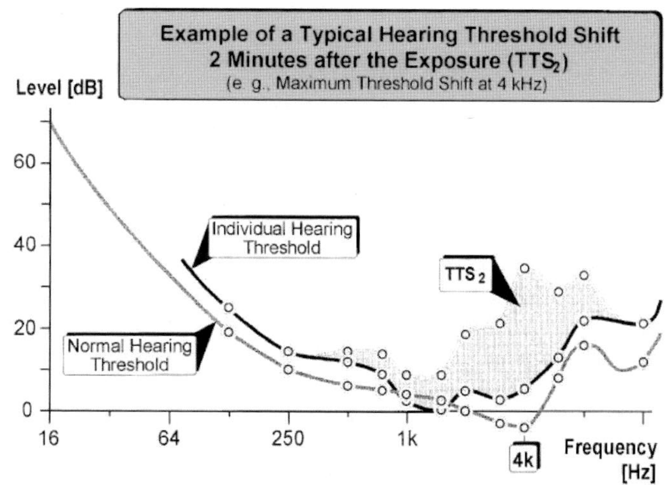

〈그림 2〉 소음노출 2분 후 주파수별 일시적 역치변화(Irle 등, 1999)

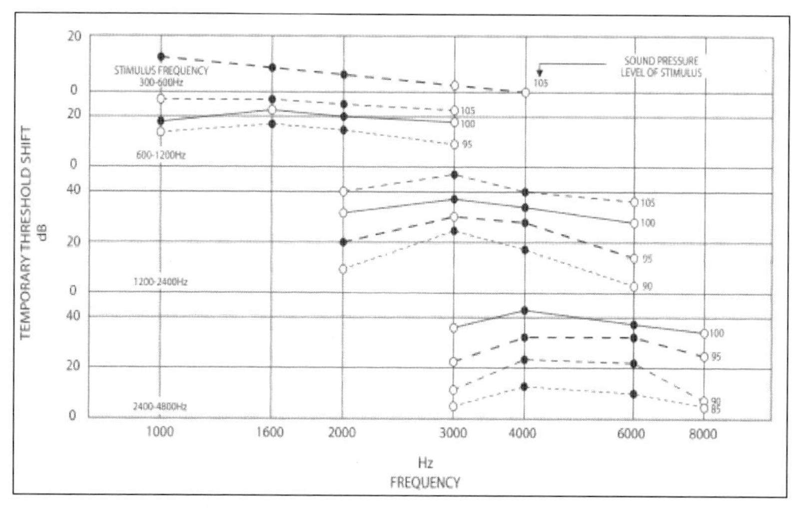

〈그림 3〉 다양한 주파수 음의 노출 강도에 따른 일시적 역치변화(Ward 등, 1959)

나. 소음노출 강도와 노출시간

　강의실에서 큰 목소리 크기인 70~75dBSPL에 1시간 노출 시에도 청력 역치에 약간의 변화가 일어난다. 소음노출 강도는 강도의 크기가 증가함에 따라 일시적 청력손실은 크게 나타난다. 특히 노출시간이 증가함에 따라 그 영향은 더 크게 나타난다. <그림 4>는 Ward(1959) 등의 13명 26귀에 대한 실험 결과이다. 1,200~2,400Hz 대역의 소음노출로부터 2분 후 측정된 4,000Hz에서의 일시적 역치변화로서 자극 음의 강도와 노출시간에 따른 관계를 보여준다. 노출 강도에 따른 일시적 역치변화는 어느 레벨 이상이면 급격하게 증가하는데, 이에 지속적으로 노출되면 영구적인 난청을 야기한다. Hood(1950)는 2,000Hz 음의 노출로부터 10초 후 2,000Hz에서의 일시적 역치변화를 측정한 결과 90~100dBSPL 사이의 자극 음부터 급격한 일시적 역치변화가 나타남을 보여주고 있다(<그림 5>). 이때의 자극 음의 크기는 절대 크기로서의 자극 음이 아니라 피실험자의 역치보다 더 큰 음으로서의 크기(sensation levels, dB above threshold)이다. 즉, 90dB sensation level 이상에서는 일시적 역치변화가 더 크고 회복에서 지연된다고 볼 수 있다.

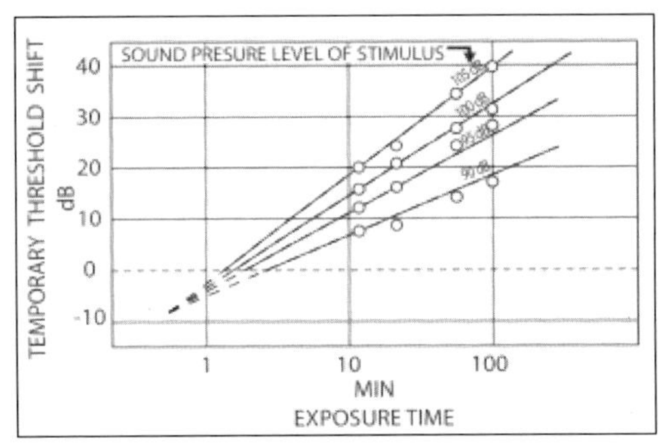

〈그림 4〉 1,200-2,400Hz 음의 노출 2분 후 측정된 4,000Hz에서의 일시적 역치변화(Ward 등, 1959)

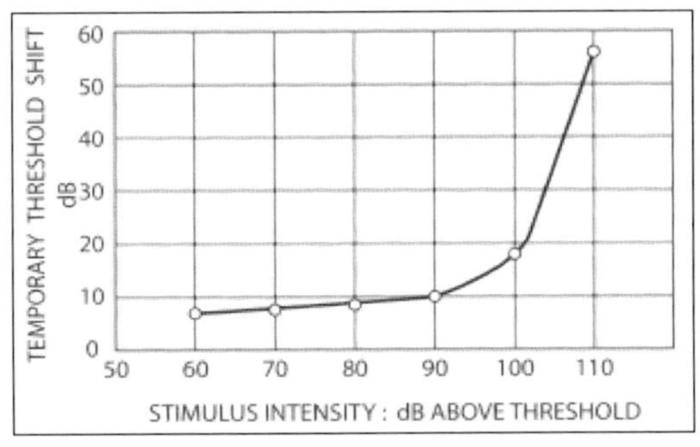

〈그림 5〉 2,000Hz 음 노출 10초 후 2,000Hz에서의 일시적 역치변화(Hood, 1950)

다. 일시적 난청 회복시간

　일시적 난청 또는 역치변화는 소음노출 방법과 회복시간의 측정 방법에 따라 다양한 양상을 보인다. 일시적 난청의 회복 과정은 일시적 역치손실의 발생 양상의 영향을 받는다. 일시적 난청의 청력손실 회복은 초기에 보다 빠르며 후기에 서서히 진행된다. 회복은 소음 중단 이후의 시간대수비(logarithm of time)와 선형관계를 갖는다. 최종 소음노출시간으로부터 2분 이내에 청력역치 변화의 회복이 나타난다. <그림 6>은 1,200~2,400Hz 연속 음 노출로부터 시간 경과에 따른 4,000Hz 일시적 청력손실의 회복을 보여준다(Ward 등, 1959). <그림 6>은 <그림 4>와 동일한 13명의 피실험자를 연구 대상으로 한 일시적 역치변화의 발생 양상을 보여주고 있다.

일시적 역치변화에서 소음노출 수준(음압)이 클수록 회복의 속도가 빠르게 나타난다. 그러나 105dB의 소음노출인 경우에는 회복이 현저하게 늦춰진다. 이때에는 그림의 회복선(recovery line)으로 추정하면 50dB 이상의 일시적 역치손실이 있을 수 있고, 더 낮은 강도의 소음노출보다는 회복이 지연되어 나타난다. 소음노출로부터 2분 후 40dB을 초과하지 않는 일시적 역치변화는 회복이 비슷하게 나타나나 50dB에 달하는 경우에는 현저하게 회복이 지연되어 나타나게 된다. 연속 음 형태의 소음노출로 인한 2분 후 일시적 역치변화가 40dB 이하에서는 시간 경과에 따른 역치변화의 회복은 로그 선형 관련성을 보인다. 이에 소음노출 2분 후 일시적 역치변화를 알면 추후 변화량과 회복 시간을 예측할 수 있다(Ward, 1963).

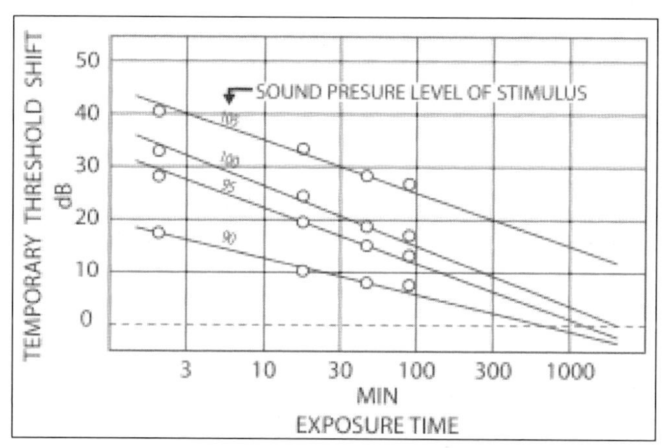

〈그림 6〉 1,200-2,400Hz 연속음 노출로부터 시간경과에 따른
4,000Hz 일시적 역치변동의 회복(Ward 등, 1959)

라. 불연속 음의 일시적 역치 변화

소음노출에 있어서 작업의 특성으로 말미암아 소음노출 시간(on-time)과 비소음노출 시간(off-time)-즉, 작업시간 8시간 중 4시간은 소음작업, 4시간은 비소음작업, 또는 극단적으로 5분간 소음작업, 5분간 비소음작업 등-에 따른 불연속인 소음노출환경에서는 일시적 역치손실의 발생과 회복은 노출 종료시점과 청력측정 사이의 간격과 소음노출의 노출 시간 형태와 규모에 영향을 받는다. 불연속적인 소음노출로 인한 일시적 역치 손실은 일반적으로 노출시간 분율에 따른 동일 음압의 연속 음에 의한 일시적 역치손실을 보인다(on-fraction rule; Ward, 1970). 예를 들면, 2분 노출, 2분 비노출 작업의 소음노출 분율은 1/2이다.

마. 충격음의 일시적 역치변화

총기 사격, 해머, 프레스, 리벳작업 시 이와 같은 충격음에 노출될 수 있다. 충격음은 돌발적으로 아주 짧은 소음노출 시간 특성을 갖는다. 충격음은 체내의 청각 반사기전으로서 소음에 대한 방어 효과가 적절하게 작용하지 못하여 더 큰 영향을 미친다. 충격음은 최대음압(peak pressure), 충격음의 노출시간, 상승-하강시간, 충격음의 간격, 방향성, 충격음의 노출 횟수, 반복률 등의 노출 특성에 따라 다양한 일시적 역치손실을 보인다.

바. 오래 지속된 소음에 의한 일시적 역치변화

오래 지속된 소음에 의한 일시적 역치변화에 대한 초기 연구로 Mills 등(1970)의 연구가 있다. 500Hz 중심주파수의 옥타브밴드 음 81.5dBSPL에 48시간과 92.5dBSPL에 29.5시간 노출에 따른 750Hz에서의 일시적 역치변화를 각각에 대해 시간대별로 관찰하였다. 노출로부터 4분 후 측정된(TTS$_4$) 결과는 8~12시간까지 역치 손실이 증가하고 81.5dB 노출에서는 10.5dB, 92.5dB 노출에서는 27.5dB의 역치손실이 고평부(plateau)를 이루었다(<그림 7>). 이러한 오래 지속된 소음으로부터 발생한 일시적 역치 손실은 3~6일 정도 지나면서 최대로 회복된다(<그림 8>). 1~9일간의 오랜 기간의 음향자극은 영구적 역치손실 없이 와우의 유모세포에 대해 손상을 줄 수 있다.

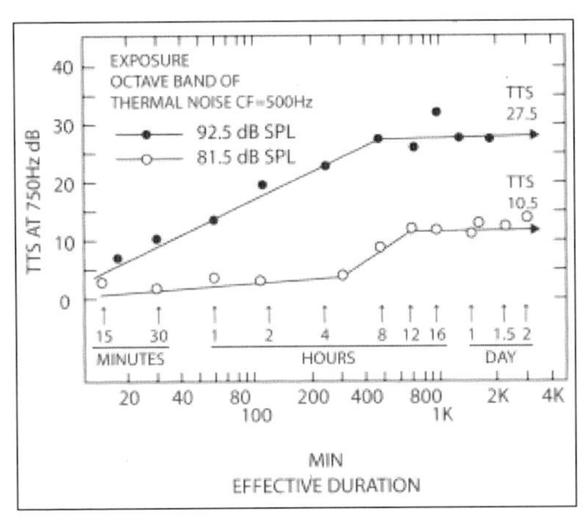

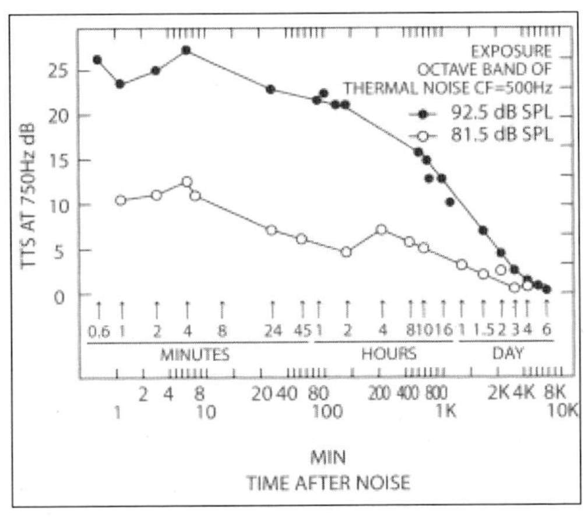

<그림 7> 오래 지속된 소음에 의한 일시적 역치변화   <그림 8> 오래 지속된 소음에 의한 일시적 역치변화의 회복 양상

사. 일시적 역치변화와 영구적 역치 변화의 관계

<그림 9>와 <그림 10>은 소음노출 수준, 기간(시간)과 일시적 역치손실과 회복과의 관련을 보여주고 있다. <그림 9>는 귀에 예민한 2,800~4,000Hz 대역의 연속 음으로서 소음에 노출되는 경우 4,000Hz에서 측정한 역치손실을 최악의 시나리오로 보여준 것이다. 12~24시간 시점에서 역치손실은 편평하게 안정적으로 나타나는데, 이를 무증상 역치변화 (asymptomatic threshold shift: ATS)라고 한다. 보다 강한 소음은 더 큰 ATS를 야기한다. 85dB 보다 작은 소음은 수 시간 후에야 측정가능한 일시적 역치손실이 나타나지만, 120dBSPL의 음은 5분 만에 30dB 이상의 일시적 역치손실을 보인다. <그림 10>은 ATS로부터 회복을 나타낸 것인데, 약한 강도의 소음노출이나 또는 짧은 시간의 노출로 인한 일시적 역치변 동은 거의 로그 시간과 선형적으로 1일 이내에 완전히 정상화된다. 어느 정도의 심한 노 출이라도 1주일 이내에 정상으로 회복된다. 그러나 아주 강한 소음에 노출되는 경우에는 역치손실로부터 회복되지 않고 영구적 역치변화가 지속되는 소음성 난청을 야기한다 (Miller, 1974).

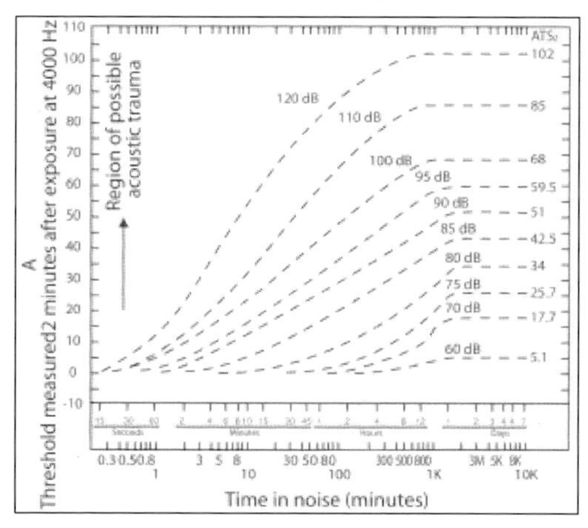

〈그림 9〉 소음 노출에 따른 일시적 역치변동과 ATS

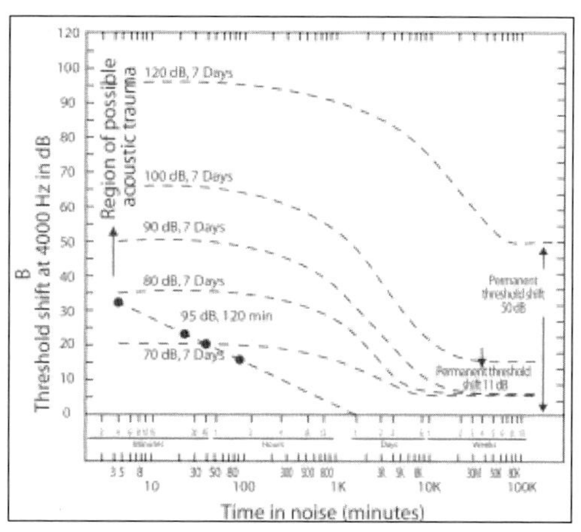

〈그림 10〉 ATS로부터 시간 경과에 따른 회복

아. 소음과 다른 유해요인

소음과 진동의 노출로 인한 상호작용 효과는 일시적 역치변화에서도 나타난다. 진동 단독 요인만의 일시적 역치변동은 크지 않으며 또한 저음과 고음역에서 역치변화량은 차 이가 없으나, 소음과 진동 복합 노출로 인한 역치변동은 둘 다 1kHz에서보다 4kHz에서 일시적 역치변화가 크며, 또한 소음과 진동 복합노출의 경우 역치변화가 소음 단독노출의 경우보다 더 크게 나타난다(Humes과 Jestadt, 1991).

자. TTS의 PTS로의 변화 기전

일시적 청력손실의 영구적 청력손실로의 변화 기전을 Patuzzi(1998)는 <그림 11>과 같이 모식화하여 설명하고 있다. 작은 강도의 소음노출은 내유모세포 바로 아래의 제1차 구심성 시냅스(primary afferent synapse)와 내유모세포 자체를 일시적으로 방해한다. 모든 주파수역에서의 역치변화는 짧은 시간 내에 회복된다(A). 중도의 자극 음에 대해 외유모세포의 말단(apex)에 있는 활동전압(strech-activated channel)이 비활성화되고 외유모세포 수용체 전위가 감소한다. FTC(frequency threshold curve)만의 첨단부를 상승시키고, 역치변화로부터 회복시간은 다중 지수모형에 따른 시간경과(multi-exponential time course)를 보인다(B). 좀 더 강한 자극 음에 대해 털 다발(hair bundle)과 개막(tectorial membrane)은 파괴되고 FTC 첨단부의 역치상승으로 나타나며, 회복 시간 경과는 지연되며 단순지수 시간 경과를 보인다(C). 아주 심한 자극은 영구적인 형태학적 파괴와 세포사로 나타난다. 역치변화로부터 회복되지 않고 영구적 청력손실로 나타난다(D).

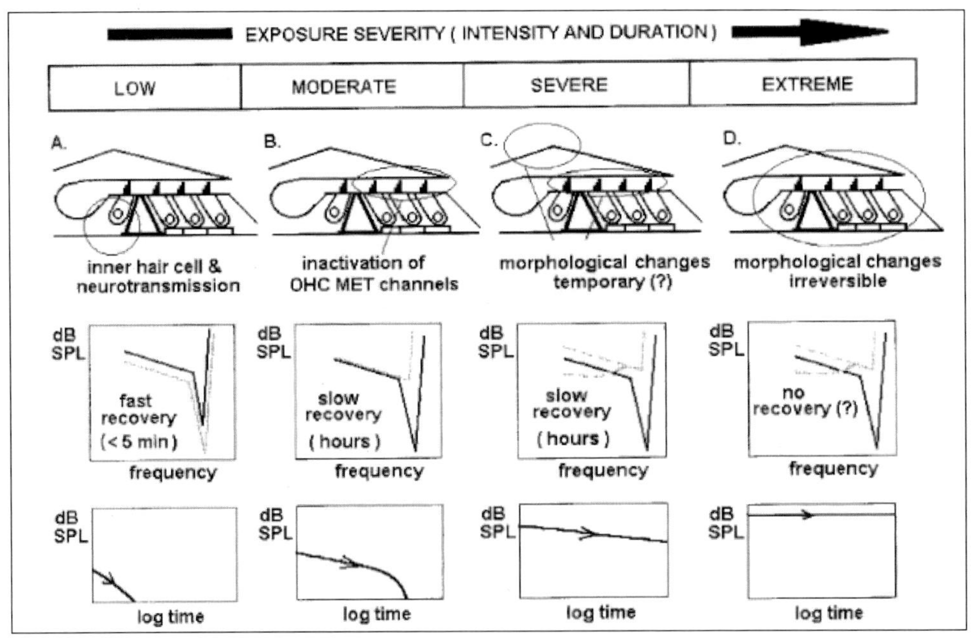

<그림 11> 노출 소음의 강도와 기간에 따른 일시적/영구적 난청의 변화 기전

2. 우리나라에서 소음에 의한 일시적 난청에 대한 연구

우리나라에서 소음에 의한 일시적 난청에 대한 연구는 소음노출 시간 경과에 따른 역치변화와 청력저하로부터 회복되는 시간과 양상에 대한 몇몇 연구 보고가 있다.

일시적인 청력손실은 4,000Hz의 고주파 순음보다 1,000Hz의 저주파 순음이 인체의 청력손실에 미치는 영향이 적으며, 일시적 청력손실의 회복양상은 처음 30분 이내에 제일 빠른 회복을 보이며, 시간이 경과함에 따라 점차 서서히 회복되고, 정상 청력으로 회복되는 데는 일시적 청력손실이 클수록 시간이 직선적으로 증가한다(김해준과 강병석, 1983). 또한 4,000~6,000Hz의 고음역에서 역치상승의 높은 발현 빈도를 보이고, 역치상승의 정도는 0~35dB, 대부분 15dB 미만이나, 4,000Hz 이상에서는 20dB 이상의 역치상승을 나타내며, 일시적 청력역치상승의 회복은 대부분의 예에서 60분 이내에 이루어지며, 일시적 청력역치 상승의 회복은 역치상승의 정도와 관련이 있다(오찬환과 박찬일, 1983). 박호선 등(1986)의 소음성 난청으로 진단된 64명에 대한 실험연구에서는 소음에 의한 일시적 청력손실이 클수록 긴 회복시간이 필요했으나, 청력이 나쁠수록 일시적 청력손실치는 적었으며 긴 회복시간이 필요했다. 만 50세 이하, 소음노출력 5년 이하로 소음에 의한 영구적 청력손실의 영향을 배제한 H제지, K방직, H강관 세 개 사업체의 근로자 92명을 대상으로 한 소음노출 후 경과시간에 따른 청력변화와 일시적인 청력저하로부터 회복되는 데 필요한 시간 연구(조수헌 등, 1996) 결과에서는 ① 청력보호구 착용자의 경우 소음노출 종료 직후의 청력은 11.5~15.4dB이었다가 5~7시간이 지나면서 좌우 양쪽 모두 정상청력에 가까운 10dB에 접근하고, ② 청력보호구 미착용자의 경우는 소음노출 후 0~2시간에 14.5~20.2dB이었던 청력이 5~7시간 경과 후 11.1~14.5dB로 회복되고, 소음노출 후 14~16시간에서 정상청력대인 10dB로 접근 또는 이하로 회복하고(<그림 12, 13>), ③ 2, 4, 8kHz에서의 소음격리시간은 각각 중위수로 10.3, 15.6, 8.4시간으로 추정되었다. 1일 평균소음이 80dB을 초과하는 19개 사업장의 219명의 1차 검진에서 실시하는 1, 4kHz 순음청력검사 결과 일과성 청력손실과 주변환경 소음의 영향을 살펴본 연구(원종욱 등, 2000)에서는 소음노출 전후의 차이는 제1군에서 좌·우측 귀가 1kHz에서 8.7/9.6dB, 4kHz에서 6.9/7.4dB의 차이를 보였으며, 제2군에서는 1kHz에서 5.4/6.4dB, 4kHz에서 5.5/5.8dB의 차이를 보였으며, 모두 통계적으로 의미가 있었다(<표 1>).

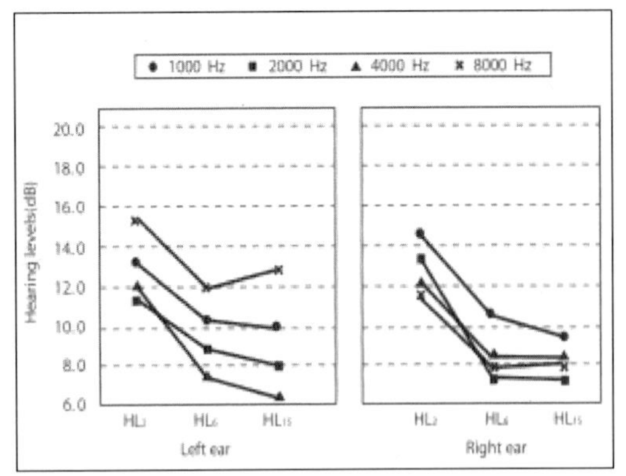

〈그림 12〉 청력보호구 착용자의 소음 노출
회피시간대에 따른 청력역치

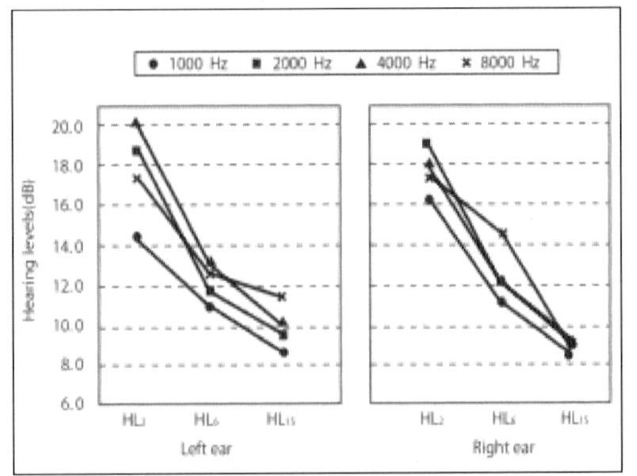

〈그림 13〉 청력보호구 미착용자의 소음 노출
회피시간대에 따른 청력역치

〈표 1〉 소음에 의한 일시적 난청과 회복에 대한 연구

연구자	연구 대상	연구 목적	연구 결과
김해준과 강병석 (1983)	실험연구-귀질환의 병력이 없고 소음환경에 근무한 적이 없는 해군 수병 7명	소음의 종류와 음압수준에 따른 TTS와 TTS 정도에 따른 회복양상	① 고주파 순음 4kHz보다 1kHz의 저주파 순음이 인체의 청력손실에 미치는 영향이 적으며, 같은 음압수준인 경우 순음보다 광대역음이 보다 안전 ② 일시적 청력손실의 회복양상은 처음 30분 이내에 제일 빠른 회복을 보이며, 시간이 경과함에 따라 점차 서서히 회복되고, 정상 청력으로 회복되는 데는 일시적 청력손실이 클수록 시간이 직선적으로 증가
오천환과 박찬일 (1983)	방적공장 직포장에 근무하는 여자종업원 193명 중 이 질환을 가지고 있는 자를 제외하고 근무기간이 6개월 미만인 76명	소음에 의한 일시적 청력역치상승과 회복	① 4, 6kHz의 고음역에서 역치상승의 높은 발현 빈도 ② 역치상승의 정도는 0~35dB, 대부분 15dB 미만, 4kHz 이상에서는 20dB 이상의 역치상승 ③ 일시적 청력역치상승의 회복은 대부분의 예에서 60분 이내에 이루어짐 ④ 일시적 청력역치상승의 회복은 역치상승의 정도와 관계
박호선 등(1986)	실험연구-소음성 난청으로 진단된 64명	강대백색잡음의 부하 후 NITTS와 그 회복과정	① NITTS량이 많을수록 긴 회복시간 ② 청력이 나쁠수록 NITTS양이 적었으나 긴 회복시간 필요
조수헌 등(1996)	만 50세 이하, 소음 노출력 5년 이하로 소음에 의한 영구적 청력손실의 영향을 배제한 근로자 92명	소음노출 후 경과시간에 따른 청력변화와 일시적인 청력저하로부터 회복되는 데 필요한 시간	① 청력보호구 착용자의 경우 소음노출 종료 직후의 청력은 11.5~15.4dB이었다가 5~7시간이 지나면서 좌우 양쪽 모두 정상청력에 가까운 10dB에 접근 ② 청력보호구 미착용자의 경우는 소음노출 후 0~2시간에 14.5~20.2dB이었던 청력이 5~7시간 경과 후 11.1~14.5dB로 회복되고, 소음노출 후 14~16시간에서 정상청력대인 10dB로 접근 ③ 2, 4, 8kHz에서의 소음격리시간은 각각 중위수로 10.3, 15.6, 8.4시간으로 추정됨
원종욱 등(2000)	1일 평균소음이 80dB을 초과하는 19개 사업장의 219명	1차 검진에서 실시하는 1, 4kHz 순음 청력검사 결과 일과성 청력손실과 주변 환경 소음의 영향	① 소음노출 전후의 차이는 제1군에서 좌·우측 귀가 1kHz에서 8.7/9.6dB, 4kHz에서 6.9/7.4dB의 차이를 보였으며, ② 제2군에서는 1kHz에서 5.4/6.4dB, 4kHz에서 5.5/5.8dB의 차이를 보였으며, 모두 통계학적으로 의미가 있었음

제11장 소음과 이명

이명(tinnitus)은 "tinnire"라는 라틴어에서 유래한 단어로 특정 질환이 아니라 귀에 들리는 소리에 대한 주관적 느낌을 말한다. 이명은 난청, 현기증과 더불어 중요한 청각 증상의 하나로서 외부의 음원으로부터의 자극 없이 한쪽 귀 혹은 양쪽 귀에서 소리를 느끼는 상태, 혹은 신체 내부에서 들리는 원하지 않는 청각적 자극을 의미한다. 이명은 이과적으로 빈번한 증상임에도 불구하고 대부분이 타각적 증상이 아닌 자각적 증상이며 정신적인 요소가 많고 내이, 청신경 등에 대한 직접적 접근 및 구체적인 검사가 불가능하다. 산업의 발달로 인한 소음 증가, 노령화 추세, 복잡한 생활과 약물남용 등 이명의 유발인자는 증가하는 추세에 있다. 이명의 원인에 대해서는 정립된 학설이 없을 뿐 아니라 만족할 만한 진단법이나 치료법 또한 없는 실정이다. 특히 소음에 노출되는 작업장 근로자가 주로 호소하며 청력손실과 연관되어 흔히 발생한다.

이와 같이 이명은 난청과 동반되는 예가 많아 난청과 함께 신체적 장애를 유발할 수 있으며 특히 소음 작업장 근로자에서 향후 발생할 수 있는 신체장애의 경고 증상이 될 수 있다. 소음노출 근로자에서 소음성 난청에는 주의를 갖고 있지만 이명에 대해서는 관심이 덜한 편이나 이와 같이 소음노출과 이명의 관련성이 큰 만큼 청력보존프로그램에서 이명 발생 가능성의 환기를 요한다고 볼 수 있다.

이 글에서는 이와 같은 소음노출 근로자에서 흔히 접할 수 있는 이명자에 대한 지도 상담 등 건강관리에 도움을 줄 수 있는 이명 실태, 이명의 원인, 이명의 평가, 소음성 난청자의 이명 특성, 이명의 치료, 소음성 난청에서 이명의 보상을 중심으로 개략적으로 기술하고자 한다.

1. 이명의 실태

미국의 통계에 의하면 성인의 32%가 이명을 호소하고, 이 중 20%, 즉 성인 인구의 약 6%가 심한 이명으로 고생하고 있으며, 영국에서는 성인 인구의 35~45%가 이명을 호소하고, 8%는 수면에 방해가 될 정도이고, 0.5%는 이명 때문에 일상생활에 지장을 받고 있다(Coles, 1984a).

소음노출 근로자의 6.6%에서 이명을 호소하고(Chung 등, 1984), 소음성 난청을 가진 환자의 이명 빈도는 상당히 높다. McShane 등(1988)은 소음성 난청으로 보상을 청구한 자 중 49.8%, Daniell(1998)은 소음성 난청의 인정된 자 중 64%에서 이명을 호소한 것으로 보고하였다. Alberti(1987)는 소음성 난청 장해 보상자 2,442명 중 58%에서 이명이 있었으며, 19%에서는 이명이 주요 증상이었다. 이명에 대한 역학조사 결과도 소음이 이명의 주요한 한 원인으로 보고하고 있으며, 연구자에 따라 대략 20~40%(20.7%, Hazell; 28%, Axelsson; 42%, Palmer)로 추정 보고하고 있다(Kowalska와 Sulkowski, 2001). 이명의 동반증상으로 난청을 가장 많이 보고하고 있는데, 우리나라의 경우 난청이 70%를 차지하고 있었고(김상연 등, 1995), 추정되는 원인으로 74.3%가 감각신경성 난청 관련 질환이었다(전병훈 등, 1995). 이 중 이명의 관련 질환으로 소음성 난청이 두 연구자의 경우에 각각 16.2%, 26%이었다.

Griest와 Bishop은(1998)은 주물공장의 15dB 이상의 청력역치를 보이는 근로자군에서 2.5배 이상의 이명 유병률을 보여 유의한 청력손실의 위험을 확인하는 데 유용하다고 보고 있다. Coles(1984b)는 이명의 유병률과 청력 손실 사이에는 직접적인 연관성, 즉 청력손실이 다른 주파수에서 증가함에 따라 이명으로 보고된 환자의 비율이 증가함을 보여주고 있다. 135dB의 충격소음에 노출되는 261명의 단조작업자와 연령을 짝지은 169명의 대조군을 대상으로 한 Sulkowski 등(1999)의 연구에서 10년 이상의 소음노출군에서 이명의 빈도가 184명(70.4%) 대 6명(3.5%)이었으며, 청력손실의 정도와 밀접하게 관련이 있었고, 주로 6kHz에 국한되어 청력손실이 가장 크게 나타났다. 때때로 충격 소음에 의한 이명이 청력손실보다 일상생활에 미치는 영향이 심대함을 보여주고 있어 엄격한 청력보존프로그램이 필요하다고 볼 수 있다. 75~79세 노인 674명에 대한 Rosenhall과 Karlsson(1991)의 코호트연구에서는 8~15%의 지속적인 이명률과 이명과 직업적인 소음노출과는 유의한 관련성을 보여주고 있다. 이명을 호소하는 남자는 20~30년의 소음에 노출된 반면 이명을 호소하지 않은 남자에서 소음노출 기간은 11~15년이었으며, 지속적인 이명을 호소하는 자는 비이명자나 가끔 이명을 호소하는 자보다 순음 청력역치가 더 나빴다. 특히 고령의 남자에게서는 소음성 청력손실이 이명의 중요한 원인으로 작용할 수 있음을 보여주고 있다.

우리나라의 산업장 근로자의 이명 유병률 보고는 그리 많지 않다. 문영한 등(1991)의 연구에서 소음 정밀검사 대상자 중 38.4%의 이명 유병률과 항상 이명을 느끼는 근로자는 8.8%로 보고하고 있으며, 김지용 등(1993)의 소음 특수건강진단 2차 건강진단 대상자에 해당하는 근로자 중 28.3%의 근로자들이 이명을 호소하고 있었다. 반면에 일반건강진단을 목적으로 내원한 사무직 근로자 혹은 종합건강진단을 받으러 내원한 건강한 사람들 및 의과대학생들을 대상으로 한 구정완 등(1999)의 연구에서는 이명 유병률이 10.5%이었다. 그러나 앞의 두 연구는 대상자가 일정 정도 청력손실이 진행된 근로자를 대상으로 한 반면 무작위 추출한 조선업종 근로자를 대상으로 한 김규상과 정호근(2002)의 연구에서는 19.1%가 이명을 경험하고 있으며, 현재까지 계속 이명을 호소하는 근로자는 전체 조사 대상자 중 8.2%, 이명으로 인한 일상생활의 불편 정도는 이명자의 21.2%(전체 조사 대상자의 4.1%)에서 많이 지장을 받고 있었으며, 수면장애 호소는 이명자의 12.8%(전체 조사 대상자의 2.4%)이었다. 8시간 가중평균이 90dB 이상인 근로자 인구집단에서의 이명 유병률 20.7%(Coles 등, 1990), 영국 성인인구의 0.5%가 이명 때문에 일상생활에 지장을 받는 것(Coles, 1984a)과 성인 이명 경험자 중 5%의 수면장애 호소(Hazell, 1987)와 비교하면, 소음노출 근로자의 이명 유병률과 비슷하나, 일반 성인 인구보다 이명으로 인한 일상생활에 더 심한 지장과 수면장애 호소율을 보이고 있다.

이 연구에서 소음노출 근로자 집단인 용접과 취부 직종 근로자군이 비소음 부서인 도장 및 사무관리직 근로자보다 이명 유병률이 유의하게 높았으며, 취부 근로자들에서는 32.4%의 이명 유병률을 나타내었다. 공정 및 직종별 소음노출 수준(시간가중평균음압수준)은 취부 90.5dB(A), 용접 86.4dB(A)이었으며, 도장작업은 85dB(A) 이하인 83.6dB(A)이었다. 그리고 이명은 정상 청력자보다 청력장애를 보이는 근로자군에서 유병률이 높았으며, 특히 소음성 난청과 C-5 dip를 보이는 근로자들 중 우측 귀를 기준으로 각각 42.9%, 51.7%로 반 정도가 이명을 경험하고 있었다. ISO 분류기준에 따른 경도 난청 이상의 청력손실자의 비율이 비이명군에 비해 이명군이 2배 정도, 그리고 중증도의 정도 또한 통계적으로 유의하게 이명군에서 심하였다. 그리고 이명자의 70% 이상이 C-5 dip, 감각신경성 난청으로서 소음성 난청, 전음성 난청, 기타 감각신경성 난청 장애를 보이고 있었으며, 비이명군에 비해 2배 이상의 난청 장애 유병률을 보여주고 있다. 주파수별 청력역치에서는 이명군이 비이명군에 비해 4,000 및 8,000Hz의 고음역의 청력역치에서 보다 큰 차이를 보였으며, 500Hz를 제외하고 모든 주파수역에서 두 군 간에 유의한 역치 차이를 나타내었다. 우측 귀와 좌측 귀의 평균청력역치는 비이명군이 22.9dB, 23.6dB, 이명군이 26.3dB, 29.0dB로 이명군이 통계적으로 유의하게 높은 청력역치를 보여 이명과 청력손실 간의 관련성을 나타내고 있다. 또한 직접적으로 청력손실에 영향을 미치는 이러한 소음노출과 과거 이질환 병력이 이명에 미치는 영향과 더불어 과거 군 복무 시 강력한 충격음의 노출도 이명과 관련하여 큰 영향을 미치는 것을 로지스틱 회귀분석을 통해 확인할 수 있었다. 현 직종의 소음노출의 이명에 대한 교차비가 4.46, 과거 군 복무 시 강력한 충격음의 노출의 교차비는 2.25, 과거 이질환 병력의 교차비는 2.95로 산업장 근로자의 소음노출이 이명과 관련하여 어느 정도 큰 영향을 미치는지 알 수 있다(김규상과 정호근, 2002).

〈표 1〉 이명 여부에 따른 청력역치

단위: dBHL, 평균(표준편차)

	이명(-)	이명(+)	P valve
우측 500Hz	20.8(9.9)	23.4(11.3)	.115
1,000Hz	24.4(9.3)	27.9(10.2)	.022
2,000Hz	23.5(12.3)	27.7(12.8)	.039
4,000Hz	36.7(20.4)	50.2(21.7)	.000
8,000Hz	31.7(22.4)	45.2(26.4)	.002
PTA[*]	22.9(9.3)	26.3(10.1)	.026
좌측 500Hz	21.8(11.2)	25.2(14.9)	.078
1,000Hz	24.8(10.2)	29.6(13.9)	.031
2,000Hz	24.2(12.7)	32.1(17.2)	.004
4,000Hz	36.2(19.7)	52.8(26.1)	.000
8,000Hz	33.2(22.3)	48.2(31.0)	.003
PTA[*]	23.6(10.0)	29.0(14.2)	.017

* PTA(Pure-tone average): (500+1,000+2,000Hz)/3

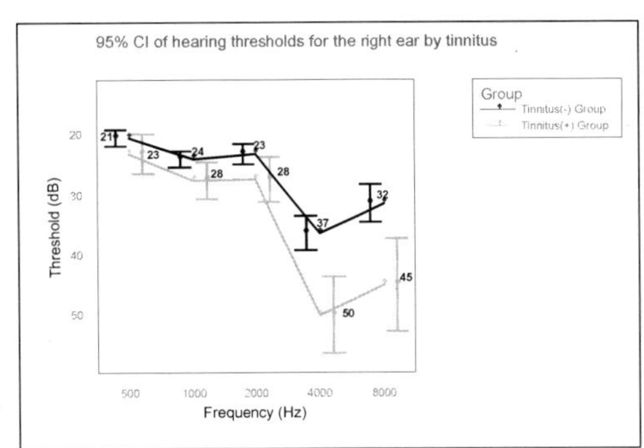

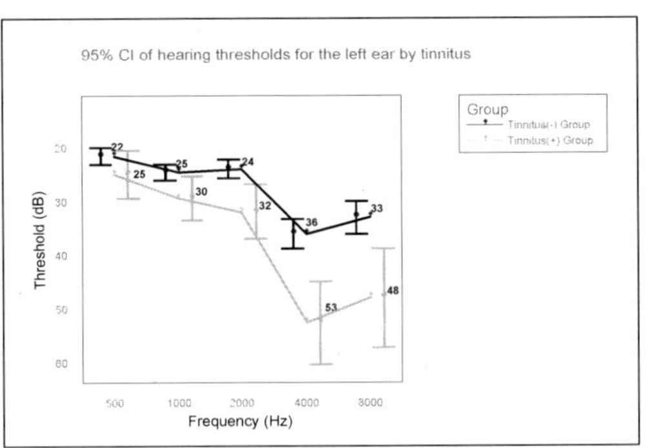

〈그림 1〉 이명여부에 따른 우측 청력의 평균값과 95% 신뢰구간　　〈그림 2〉 이명여부에 따른 좌측 청력의 평균값과 95% 신뢰구간

〈표 2〉 이명 발생에 영향을 미치는 요인(김규상과 정호근, 2002)

	B	SE	P value	OR	95% CI
연령(세)	-.009	.023	.689	.991	.947-1.036
흡연	-.207	.390	.596	.813	.379-1.746
음주	-.400	.421	.343	.670	.294-1.531
근무기간(년)	.046	.027	.086	1.047	.994-1.103
청력보호구 착용	.008	.396	.983	1.009	.462-2.202
이질환 과거력[†]	1.082	.395	.006	2.951	1.360-6.404
과거 군 소음노출력[#]	.809	.407	.047	2.247	1.012-4.987
현 소음노출력[*]	1.496	.466	.001	4.464	1.791-11.132
Intercept[a]	-2.680	1.049	.011		

SE=standard error, 95% CI=95% confidence interval
*: 현 소음노출력(0: 아니오, 1: 예)
#: 과거 군 소음노출력(0: 아니오, 1: 예)
†: 이질환 과거력(0: 아니오, 1: 예)
[a] Intercept values represent the proportion of tinnitus when all independent variables equal zero.

2. 이명의 원인

Dauman과 Tyler(1992)는 이명을 몇 가지 범주로 구분할 것을 제안하고 있다. 첫째, 정상 이명과 병리적(pathological) 이명으로 정상 이명은 대부분의 사람이 경험하는 바와 같이 청력손실이 없이 1주일 1회 이하, 5분 이하의 이명을 말하고, 병리적 이명은 보통 청력손실이 있으며 1주일 1회 이상, 5분 이상의 지속적인 이명을 말한다. 둘째, 중증도에 따른 이명의 분류방법으로 임상적·비임상적(clinical/nonclinical; acceptable/unacceptable) 이명으로 육체적·정신적 영향의 수용 가능성에 달려 있다. 셋째, 이명의 기간과 지속성에 따른 일시적·영구적 이명으로 일시적 이명은 작업 중 또는 취미 활동 중의 소음이나 약물에 의한 단기간 이명을 말하며, 영구적 이명은 지속적이거나 또는 반복되는 이명을 말한다. 넷째로 이명의 발생 부위와 관련하여 중이, 말초신경(peripheral neural), 중추신경성(central neural) 이명으로 구분한다. 다섯째로 이명의 원인과 관련한 소음성 난청, 메니에르병, 이독성, 노인성 난청, 기타 원인불명 등으로 구분하는 분류 방법이 있다. 이 분류방법 이외에 이명이 생활상의 능력과 삶의 질에 미치는 영향에 초점을 맞추어 구분하기도 한다.

일반적으로 이명은 소리를 자기만 감지하느냐 또는 이 소리를 나 아닌 남도 들을 수 있느냐에 따라 이명의 종류로 객관적 이명(objective tinnitus)과 주관적 이명(subjective tinnitus)으로 크게 구분한다. 다른 사람이 듣고 감지가 가능한 객관적 이명은 청진기나 다른 듣기도구를 사용하여 검사자가 들을 수 있으므로 비교적 감지가 쉽다. 원인으로 혈관의 이상, 구개근육경련, 악관절 질환, 이소골근이나 인두근의 경련으로 인해 지속적으로 이관이 개방된 경우이다. 주관적 이명은 이명에서 더 일반적이다. 환자 자신만이 들을 수 있다는 점에서 객관적인 방법으로 측정이 어렵다. 주관적 이명 관련 질환으로 약물에 의한 이명, 돌발성 난청, 메니에르병, 청신경종양, 이경화증, 소음성 난청, 유전성 내이질환, 노인성 난청, 두개손상, 중추신경계 및 대사성 질환이 있다. 약물에 의한 이명으로 아스피린의 과다복용, 키니네, 항생제, 항암제, 이뇨제 등이 있다.

이경검사와 청력검사(가장 낮은 주파수에서부터 8,000Hz까지의 순음청력검사)에서 정상 청력을 갖는 사람에서 이명이 존재하는 경우가 있다. 이와 같은 경우로는 악관절의 불균형, 기능적·정신적 이명, 혈관계나 신경계 질환, 8,000Hz 이상 주파수대역의 청력손실과 청신경종양과 같은 후미로성 난청이 있다.

이명의 원인으로 제시되는 가설로는 청신경의 이상감각, 자율신경계의 과민반응에 의한 이차적인 혈관수축, 중이강의 염증에 의한 고실신경총의 자극, 내이 혈액순환의 장애, 고삭신경의 과민, 코르티 기관의 세포 내 부종 등이 있고(Parisier, 1984), Melding 등(1978)은 유모세포의 손상이나 청신경로의 손상으로 인해 청신경 반사궁(auditory reflex arc)의 과민반응(rhythmic hyperactivity)에 의해 발생한다고 주장하였다.

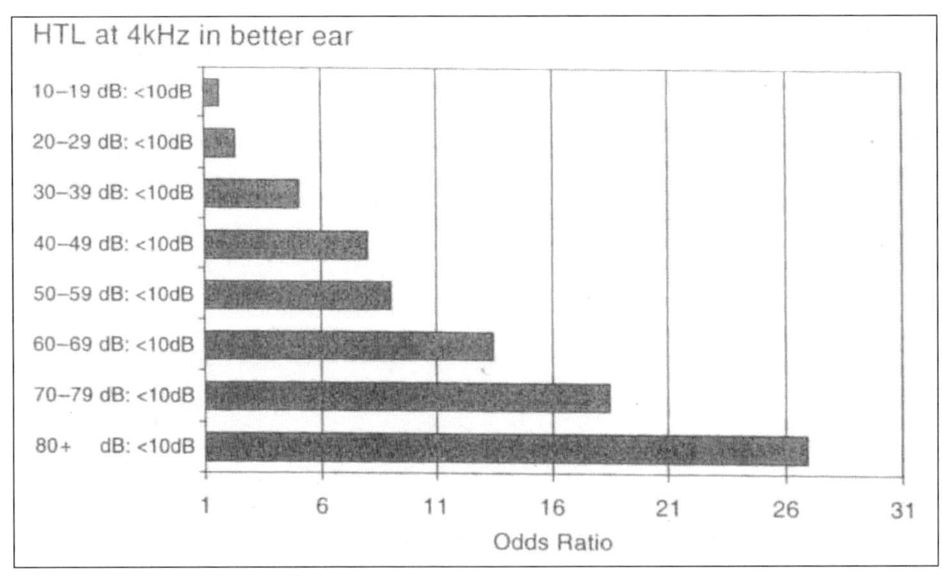

〈그림 3〉 4kHz 청력역치에 따른 이명 발생 교차비

소음에 의한 이명은 폭죽이나 총포 또는 폭발 등 갑자기 큰 소리에 가깝게 노출되었을 때 나타나는 음향외상이나 지속적인 소음에 장기간 노출되었을 때 나타난다. 대개 일시적인 소음성 난청에서는 몇 시간이나 며칠 후에 사라지나 영구적인 소음성 난청의 경우에는 이명은 수년 동안 지속된다. 소음성 난청에서 이명은 의사소통에 큰 장애가 없는 고음역의 청력손실이 있는 초기에 나타난다는 점에서 주의를 요한다. 그리고 고음역 청력손실의 크기에 비례하여 이명의 빈도는 증가한다. <그림 3>은 중고 정도의 불편함을 야기하는 이명 호소 빈도를 10dB 미만을 기준으로 한 4kHz 청력역치 정도에 따른 교차비를 제시하고 있다(Coles, 2000).

소음이 이명을 일으키는 주요 기전은 와우가 소음에 노출되면 기계적 압력이 개막(tectorial membrane)에 전위를 일으켜 와우신경의 자극을 증진시키기 때문이라 한다.

3. 이명의 평가

이명 환자는 다른 질환과 다름없이 먼저 병력 청취를 철저히 하여야 한다. 이명의 방향(오른쪽, 왼쪽 또는 양 귀나 머리), 증상의 시점(이명이 시작될 때의 특별한 사건-감기, 두개손상, 음향외상 등)과 기간, 지속성(일시적인지, 현재에도 계속되는지), 빈도(얼마나 자주 일어나는지), 심각도, 악화 요인(계절적으로 이명이 악화되는지, 이명을 악화시키는 음식이나 물질-알코올, 담배, 커피, 소금 등), 크기(이명 소리의 크기를 비교-작은 속삭임, 전기 팬, 디젤트럭 모터, 비행기 이륙 소리 등)와 크기의 변화 및 유형(이명 소리의 표현-울림, 휘파람 소리, 심장 뛰는 소리, 벨 소리 등), 치료효과(약물이나 치료에 대한 반응 정도), 동반 증상(이충만감, 어지러움증, 이통, 난청 등), 기저질환(당뇨, 고혈압, 매독 등) 및 가족력을 확인하여야 한다.

주관적 이명의 경우 환자 자신만이 묘사하고 기술 가능하다. 따라서 환자 자신의 서술은 진단학적 중요성을 가지나 단, 서술 하나만으로 병리학적 판단을 하기는 어렵다. 서술에 따른 이명의 예를 보면, 전음성 난청은 낮은 피치의 소리를 호소하고, 감각신경성 난청은 벨 울리는 소리를 호소한다. 이독성 약물에 의한 이명은 높은 피치의 울리는 소리가 특징적이며, 이경화증에서 이명은 낮은 피치의 부저 소리나 으르렁대는 소리 또는 때때로 펌프 소리나 심장박동의 펄스 소리를 내며, 어떤 경우 난청보다 더 방해가 된다. 메니에르병에서 이명은 가장 강하고 지속적인 형태의 이명이 발견되고 파도가 으르렁대는 소리같이 묘사한다. 메니에르병 초기에 나타나고 점차 강해지다 나중에는 지속적으로 나타난다.

다음은 이명도 검사(tinnitogram)에 대해 간략히 기술하고자 한다. 이명검사는 이명 주파수에 대한 pitch matching 검사, 이명 강도에 대한 loudness matching 검사와 이명을 차폐하는 최소의 차폐 강도(minimum masking level)를 구하는 차폐검사로 크게 구분할 수 있다. pitch matching 검사는 순음청력검사기를 이용한 고정주파수 pitch matching 검사와 자기청력검사기를 이용한 연속주파수 pitch matching 검사가 있다. 순음청력검사기를 이용한 pitch matching 검사는 우선 125Hz에서부터 12,000Hz까지 순음과 협대역잡음(narrow band noise) 또는 백색잡음(white band noise)을 가지고 이명이 있는 귀에 교대로 들려주어 어디에 유사한가를 묻고 유사하지 않은 쪽을 1옥타브씩 유사한 쪽으로 가깝게 하여 가장 유사한 음을 찾는 방법이다. 어느 것에나 유사하지 않을 때 또는 순음보다 대역잡음이 더 유사하면 대역잡음으로 실시하고 도저히 동정되지 않으면 백색잡음을 이용하여 검사한다. loudness matching 검사는 pitch matching 검사로 이명의 pitch가 얻어진 후 그 pitch의 순음(또는 잡음)을 이용하여 실시하여 이명의 크기를 측정하는 검사방법이다. pitch matching 검사로 얻어진 주파수음을 가지고 이명이 있는 귀에 2~3초의 지속음으로 청력역치에서 5dB 단위로 상승 및 하강을 반복하여 이명과 맞는 강도를 구한다. 차폐검사는 pitch matching 검사로 얻어진 이명 주파수의 대역잡음으로 이명을 차폐하여 이명이 안 들리는 최소의 차폐 강도를 구하는 방법이다.

이명은 청각평가를 하는 동안 역치 측정에 영향을 미치기 때문에 소음 특수건강진단의 순음청력검사에서 주의를 요한다. 이명을 호소하는 근로자는 역치검사를 하는 동안 이명과 검사 음을 구분하지 못할 수 있기 때문이다. 미국언어청각협회(ASHA)는 순음청력검사에 의한 역치 결정 시 1 내지 2초의 연속 음 사용을 제안하고 있는데, 이명을 가진 환자의 청력역치 평가에서는 오히려 pulsed tone(200ms on/200ms off) 사용이 위양성 반응을 줄인다고 한다(Mineau와 Schlauch, 1997). 이명 환자의 경우 이명 주파수와 검사 주파수 사이의 음을 구분하여 응답할 수 있도록 warble tone을 사용하기도 한다.

4. 소음성 난청자의 이명 특성

이명도 검사상 이명의 몇 가지 유의할 연구 보고를 살펴보면, 순음을 이용한 이명의 주파수는 3,000Hz 이상의 고주파수대역이 많다고 알려지고 있으며, 청력의 손실 영역과 이명 주파수가 비슷하다는 보고가 많다. 그리고 대부분의 이명이 10dB SL 미만에서 matching 되는 것으로 보고하고 있다.

소음성 난청을 가진 환자의 이명은 주로 양측성이며, 고음조(high pitch)이나 이명 발생과 중증도와 관련하여 양이의 차이는 없었으며, 이명 발생률과 청력손실 정도와는 직접적인 관련성을 보이지 않았으나, 충격소음에 노출된 근로자에서 이명 발생률이 더 높았다 (Alberti, 1987). Phoon 등(1993)의 연구에서는 소음성 난청자에서 비이명자보다 이명자에서 일관되게 고저음역 모두에서 더 높은 청력역치를 보였으며, 성, 연령, 인종 및 소음노출기간을 보정한 후에도 이러한 현상이 나타났다. 직업관련 소음성 난청 보상자 246명에 대한 Barrs 등(1994)의 연구에서도 58%의 환자에서 이명이 존재하고, 청각도상 85%에서 고음점경형의 감각신경성 난청(downsloping, high-frequency sensorineural hearing loss)을 보이고, 37% 만이 4,000 또는 6,000Hz에서 전형적인 역치 손실을 보였으며, 일측성의 청력손실도 드물지 않았다. Kowalska와 Sulkowski(2001)의 연구에서는 이명자의 95.8%가 청력손실을 동반하고, 4.2%만이 정상 청력을 보였다. 객관적인 청각검사(고막운동성계측, 뇌간유발반응검사 등) 결과 와우성 난청이 68.6%, 후미로성 난청이 8.37%로 대부분을 차지하고 있었다. 62.3%에서 고음역의 이명과 청각도상 청력장애의 정도와 관련성을 보였다. 전경명(1996)은 일반적인 이명자의 청각도 빈도가 고음역난청이 현저한 고음급추형, 고음점경형, 수평형, 불규칙형 및 dip형의 순으로 상기 두 형이 전체의 약 60%에 해당함을 보고하였다.

소음성 난청자의 청각학적 이명 특성에 대한 그동안의 연구를 정리하면, 소음성 난청자의 이명은 고주파수의 이명을 나타내고 평균역치와 이명 강도가 일치하며, 중등도 이상의 이명 특성을 보인다. 이명 주파수와 소음성 난청과의 관련성에 대해서 1,000Hz 이하의 이명 주파수는 소음에 의한 이명에서는 보이지 않으며, 이는 다른 원인에 의한 청력손실의 존재를 나타내며 직업병으로서의 이명으로 고려하지 않아야 한다고 보고하고 있다 (Negri와 Schorn, 1991). 전병훈 등(1995)의 연구에서도 고주파 영역의 난청 혹은 C-5 dip을 보인 경우는 난청 주파수와 이명 주파수의 일치도가 높게 나타난 반면 다른 난청군에서는 큰 연관성이 없는 것으로 나타났다. 그리고 대부분 집중력의 장애, 불면증, 낮은 어음 판별력을 보여준다(Axelsson과 Sandh, 1985). Fujitani(1990)는 소음성 난청자의 이명 검사 결과, 구체적인 몇 가지 특성을 보고하고 있다. 첫째, 이명이 양측성으로 나타나며, 둘째로 pitch matching 검사상 81%에서 4kHz 이상의 이명 주파수 특성을 보이고, 평균 이명 주파수는 5,500Hz이었으며 최대청력손실을 보이는 주파수보다 낮은 음조에서 이명 주파수를 보였으며, 셋째로

loudness balance 검사상 86%에서 이명의 강도가 5dB을 넘지 않았다. 넷째로 이명의 자각적 표현 검사상 의성어로 표현되는 여러 유형의 소음으로 구성되어 있으며, 다섯째로 이명도 상 dip 유형(the high-pitched tone obliquely dip type and the dip type)이 80%이었다.

5. 이명의 치료

객관적 이명은 적절한 외과적 처치와 약물요법으로 치료될 수 있는 반면에 주관적 이 명은 발생기전이 불분명하므로 치료방법도 아직 뚜렷하게 확립되어 있지 못하다.

구조성, 대사성 원인을 제외하고는 대체로 이명 치료는 가능하지 못하다. 이명에 도움 을 주는 것으로 약물(신경안정제, 항우울제, 진정제 등), 수술, 보청기, 이명차폐기, 전기자 극치료, 정신심리치료 등이 있다. 그러나 이명을 위한 특별한 성공적인 약물은 없으며, 이 명차폐기(tinnitus masker)나 보청기(hearing aid)도 그 효과가 제한적이다. 라디오나 팬 소리 와 같은 외부의 차폐음(주변환경 소리, environmental sounds)도 수면 유도에 효과를 보이기 도 한다. 과도한 스트레스나 이명에 집중하는 것은 이명을 악화시킬 수 있다. 의료적인 중 재가 필요한 메니에르병과 이경화증에 의한 이명은 이 질환에 대한 수술 등의 근원적인 치료방법을 통해 회복될 수 있다. 또 농인 사람에게 있어서의 이명은 청신경을 절단함으 로써 50~70% 정도 성공할 수 있다.

이명 소리와 같은 주파수의 협대역 잡음을 발생하는 보청기와 비슷한 이명 차폐기는 모든 이명 환자에게 도움을 줄 수 없으며, 어떤 경우는 더 악화시키기도 하므로 주의를 요 한다. 따라서 다른 모든 방법이 실패한 이후에 고려되어야 한다. 이명 차폐기 적용 전에 해 야 할 검사로는 이명의 피치와 크기에 대한 검사, 최소 차폐 강도 검사, RI(residual inhibition) 가 존재하는지 평가되어야 한다. RI는 차폐를 위한 충분한 자극을 준 후 이명의 크기가 일 시적으로 작아지는 현상을 말한다. 존재한다면 좋은 예후를 예견할 수 있다.

6. 소음성 난청에서 이명의 보상

많은 국가들이 소음성 난청에 대해서는 보상을 시행하고 있으나 이명에 대한 항목은 미 비하다. 그러나 직업적 소음에 대한 장기적인 노출은 청력손실뿐 아니라 이명과 청각과민 (hyperacusis)도 초래한다. 소음노출이 있는 경우 전체의 1/3에서 이명이 발생하고 이명은 청력손실보다 더 성가시고 수면뿐 아니라 기분, 집중력, 환자에 따라서는 언어 인지에도 영향을 미친다. 이명에 대한 보상 제도를 간략히 살펴보면, 미국은 주마다 이명에 대한 보상이 각기 다르며, 스웨덴은 경미한 소음성 난청은 그 자체로 보상이 되지 않지만 이명이 동반된 경우 보상이 가능하며, 음향외상 후에 청력은 정상이지만 이명이 심한 경우에는 보상이 가능하다. 대체로 소음성 난청에 대한 보상에서 이명 여부는 0~20%까지 가중 보상을 고려하고 있으며, 극히 일부에서는 소음성 난청의 발생을 반드시 요구하지 않고 있다.

우리나라는 난청이 있고 이명이 항상 있는 경우에 그 증상을 타각적 검사에 의하여 입증이 가능한 경우에 한해 제12급을 인정하고 있다.

소음성 난청에서 이명에 대한 보상의 필요조건을 살펴보면, 이명에 대한 환자의 자발적인 진술과 이명의 증상이 적어도 여가활동이나 다른 원인 때문에 발생한 이명이 아니라 직업적 소음노출로 인한 것임을 분명하게 진단되어야 한다. 소음으로 인한 이명인 경우에는 순음청력 검사상 소음성 난청과 유사해야 하고, 대개 high-pitched 이명으로 나타난다.

그러나 소음성 난청에서 이명에 대한 보상과 관련한 논점으로 첫째, 증상이 완전히 주관적인 점, 둘째, 어떠한 부분에 대해 보상을 할 것인가? 대부분 이명으로 인한 성가심이나 고통보다는 어음인지를 감소시킨다는 부분에 보상이 이루어져야 한다고 결론을 내리고 있다. 그러나 일부 연구 보고에서 적어도 연구환경 내에서는 어음인지에 이명이 영향을 미치지 않는다는 점도 있다. 셋째, 소음과는 관련되지 않지만 직업적인 원인으로 이명이 발생한 경우의 보상을 들 수 있다. 목뼈골절, 머리나 귀의 외상이 있는 경우의 이명은 청각도를 제외하고는 소음에 의한 경우와 유사하다. 정신적 충격에 의한 경우에는 직업과의 관련성을 밝혀내기 어려워 보상을 받기가 힘들 수 있다.

7. 나가며

이명은 난청과 동반되는 예가 많아 난청과 함께 신체적 장애를 유발할 수 있으며, 특히 소음 작업장 근로자에서 향후 발생할 수 있는 신체장애의 경고 증상이 될 수 있다. 또한 이명은 그 자체로 일상생활에서의 활동과 삶의 질에 미치는 영향이 심대하고 치료가 대체적으로 가능하지 못하다는 점에서 주의를 요한다. 우리는 일반적으로 소음노출 근로자의 소음성 난청에 대해서는 주기적인 건강진단과 관리상의 주의를 기울이고 있지만 이명에 대해서는 관심이 덜한 편이다.

　그러나 소음노출과 이명의 관련성이 큰 만큼 청력보존프로그램은 난청의 예방 차원만이 아닌 이명 발생 가능성을 차단하기 위한 초기 건강상태의 유지 보호에 목적이 있다고 할 수 있다. 난청은 의사소통 장애가 나타나기 전의 순음청력 검사상 청각도를 통한 사전 조기진단(요관찰자-C)을 할 수 있으나 이명은 그와 같은 증상을 보이기 전의 경고를 사전에 평가할 수 있는 방법이 없다. 따라서 이명은 난청자(C와 D)에 대한 사후관리보다 건강자(A)에 대한 건강관리의 중요성이 크다고 할 수 있다.

제12장 소아 아동의 소음노출과 청력영향

과도한 소음의 지속적인 노출로 인한 소음성 난청은 성인에서뿐 아니라 유·소아 청소년에서도 문제일 수 있다. 현재까지 청소년기의 청력에 미치는 환경 소음에 대한 보건학적 문제로서 크게 인식하지 않았다. 소음은 산업장의 성인의 청력, 소음성 난청으로서 영향을 미치고 그에 따라 집단검진으로서의 청력검사와 교육 등의 청력보존에 초점을 맞춰왔다. 그러나 모든 연령에서 비직업적 활동에 따른 환경위해 요인으로서 소음노출을 고려하여야 한다.

이 글은 태아, 신생아, 영유아, 소아 및 청소년의 소음노출과 이에 따른 청력에 미치는 영향에 대한 연구를 중심으로 고찰하고자 한다.

1. 태아의 청력과 소음노출 영향

태아의 와우와 말초 청신경은 임신 24주째에 완전한 발생이 이루어진다. 24~25주째에 진동음향자극에 반응하고 28주째까지 일관되어 중추청각로가 성숙된다. 청각역치는 임신 27~29주째에 대략 40dB에서 42주째에 13.5dB로 거의 성인 수준으로 낮아져 이 청각로의 발달은 출생 후에도 지속됨을 알 수 있다(Lary 등, 1985). 태아와 신생아 시기의 정상 청각발달 시기에 소음노출이 있을 수 있다. 자궁 내로 음은 잘 전달되며 1,220~15,000Hz의 1~4초의 음은 태아의 정상 발달의 보고 자극 음으로 활용된다(Yao, 1990).

<그림 1>의 자궁 내의 지면 소음(noise floor in uterus)은 외부 소음이 없는 상태에서의

소화(digestion), 산모의 움직임 또는 심혈관계의 내부 소리로서 자궁 내 백색잡음으로 기능한다. 자궁 내 수중청음기에서 측정된 외부 소음에 대한 음 감쇠는 4,000Hz에서 최대 20dB의 감쇠가 일어난다. cochlear microphonic 파라메터는 태아의 와우를 자극하는 외부 음 수준이라고 볼 수 있는데, 90dB의 외부 음 자극은 125~500Hz 주파수역에서는 10~20dB, 500~2,000Hz역에서는 40~45dB 정도 저감되어 태아의 속귀에 전달된다. 그러므로 태아는 500Hz보다 낮은 주파수대역의 60dB을 초과하는 외부 기도 음은 탐지한다고 볼 수 있다. 따라서 산모 외부의 90dB의 음은 125Hz부터 2,000Hz까지의 자궁 내부 지면 소음에 대한 초과 소음으로 태아를 자극한다고 볼 수 있다(Gerhardt와 Abrams, 1996).

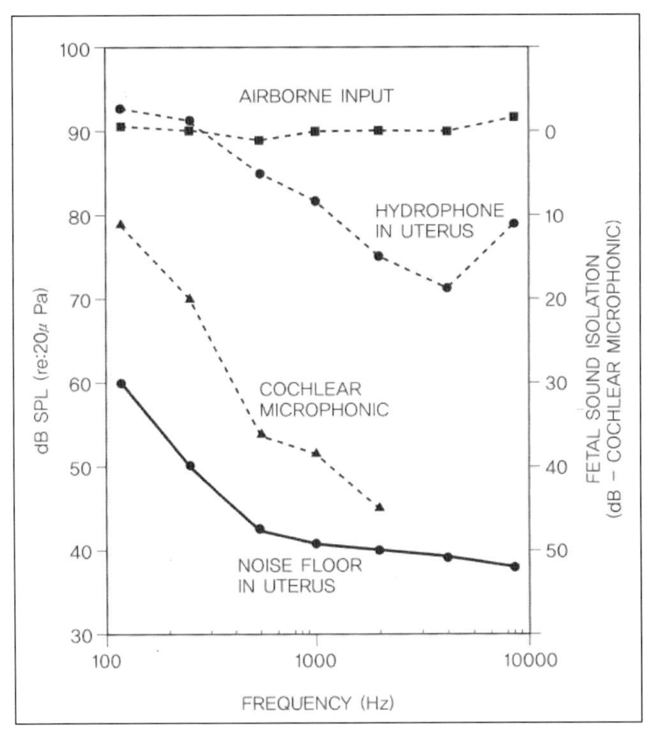

〈그림 1〉 태아 내이로의 음 전달(Gerhardt와 Abrams, 1996)

산모의 소음노출로 인한 청력 영향에 대한 연구로는 임신 중 85~95dB의 작업장 소음에 지속적으로 노출된 임산부에서 출생한 4~10세의 아동에 대해 청력을 측정한 결과 고음역의 청력손실을 보고한 Lalande 등(1986)의 연구가 있다. 이 연구는 후향적인 연구로 문제점이 있으나, 동물실험을 통해 음 자극의 감수성을 증가시켜 와우의 소음성 손상의 발생을 증명하고 있다(Huang 등, 1997).

소음은 태아의 영향뿐 아니라 산모의 주산기를 단축시킨다는 4개의 연구 보고가 있다. 하루 8시간 80dB에 노출되는 산모는 조기출산의 위험을 증가시키고(RR, 1.6; CI, 0.9~2.9)(Mamelle 등, 1984), 보건의료 종사자에서 소음노출 여부에 따른 자가보고에서 22,761명의 출산아 중 조기출산의 위험이 약간 증가하였으며(ratio of observed to expected, 1.5; p<.05)(McDonald 등, 1988), 여아 태아의 주산기 기간은 공항의 소음노출 정도와 역으로 나타났고(r=-.49; p=.008)(Schell, 1981), 마지막으로 미국 간호사의 조숙아의 환자-대조군 연구에서 지속음으로서 소음은 37주 내의 잉태기간과 통계적으로 유의하였다(p<.005)(Luke 등, 1995). 이 쟁점과 관련한 또 다른 네 연구 중 두 연구는 소음노출과 비노출 산모의 조산 증가와 관련 없음을 보고하고, 다른 두 연구는 이에 대한 결론을 내리지 않았다.

소음노출로 인한 또 다른 영향은 저체중아 출산과 관련된다. 60~65dB을 초과하는 항공기 소음노출 지역에 거주하는 20~34세의 산모에서 출생한 유아는 통계적으로 체중이 적었다(Knipshild 등, 1981). 물론 건강보험 자료평가를 통한 사회경제적 상태는 통제되었다. 가족의 수입과 유아의 성별을 통제한 후 3,000g 이하의 비율을 살펴본 결과 고소음군에서 그 비율은 높게 나타났다(23.8% vs 18.1%, p=.02).

산모의 소음노출과 태아의 청력, 조산 및 저체중아와의 관련성에 대한 잘 통제된 무작위 표본 선정에 의한 연구나 전향적 코호트 연구는 드물지만 많은 연구에서 산모의 소음노출은 태아에 영향을 미치는 주요 지표로 중요하다고 볼 수 있다.

2. 영유아의 청력과 소음노출 영향

유아기의 소음노출, 특히 신생아 집중치료실(NICUs)에서 지속적인 소음노출에 따른 청력손실에 대한 많은 연구 보고가 있다. 신생아 집중치료실에서의 영향을 미치는 주 소음은 호흡치료에 따른 기계기구의 소음(예: high-frequency oscillatory ventilation and high-frequency jet ventilation)에 기인한다.

또 소음과 아미노글리코사이드 항생제의 상승작용에 의한 모순된 결과를 나타내는 연구 보고가 있다. 이와 관련된 연구로 인큐베이터에서 카나마이신 처치 중으로 소음과 약물의 상승작용 효과로 추정되는 중등-고도 감각신경성 난청의 신생아 5례 보고가 있으며(Winkel 등, 1978), 더불어 정상 청력 56명의 인큐베이터 치료 중 52%가 소음성의 와우병변으로 추정되는 오디오그램상 경도 역치손실을 보였다(Stennert 등, 1978) D'Souza 등은 26명의 심각한 분만 전후의 질식과 관련하여 26명 중 15명이 gentamicin 치료를 받았는데 이중 1명의 감각신경성 농 발생을 보고하였다. Anagnostakis 등은 98명의 신생아 집중치료를 받은 98명의 조산아의 6.5세 기간에 청력을 평가한 결과 9명의 감각신경성 난청을 보고하였다. 이 난청 소아는 무호흡 소발작(apneic spells), 고빌리루빈혈증과 저체온증과는 유의한 관련이 있었으나 인큐베이터 치료기간, 아미노글리코사이드 약물 노출, 호흡치료와는 관련이 없었다.

〈표 1〉 집중치료실의 노출 소음원과 노출 수준(Carvalho 등, 2005)

소음원	소음 수준(dB(A))
Mechanical Ventilator	60~65
Mechanical Ventillator alarm	70~85
Infusion pump alarm	65~75
Pulse oximetry alarm	60~75
Cardiac monitor(ECG)	50~55
Endotracheal apiration system	50~60b

3. 소아 청소년기의 청력과 소음노출 영향

가. 소아 청소년기의 청력

최근 20여 년 동안 소아에서 심도에서 전 난청 등은 감소하고 있으나 경도의 난청은 증가하는 경향을 보인다. 소아의 경도 난청은 학교에서 주기적인 청력검진을 하지 않고는 발견하기 어렵다. 그러나 주의 결핍 등의 행동상의 문제나 빈번한 반복적인 질문, 부적절한 반응, 유사한 단어에 대한 착각 등은 이와 같은 청력손실에 따른다. 하지만 이와 같은 행동상의 징후는 부모 또는 선생에 의해 주관적이라고 판단하거나 통상 무시된다.

학동기의 소아 아동의 경도 난청은 11.3%로 추정되고, 연구자와 난청의 정의 구간에 따라 그 비는 2.4~14.9%에 이른다(Khairi 등, 2010). 미국의 경우 1958년부터 1995년까지의 순음청력검사에 의한 난청 유병률은 <표 2>와 같다. 어느 한 귀 이상에서 500Hz에서 2,000Hz의 평균청력이 25dB을 초과하는 난청자는 3.1%(1.7~5.0%)이었으며, 동일한 난청 기준에 따른 양 귀 난청자는 0.9%(0.4~1.7%), 40dB을 초과하는 양 귀 난청은 0.3%(0.11~0.74%)를 보여주고 있다(Mehra 등, 2009).

이러한 소아 아동의 난청 원인과 관련하여 56%(±15.2%)의 경우 원인을 알지 못하였으며, 23%(±13.1%)는 유전적 원인에 의하며, 이 중 52%가 일련의 징후(syndromic)로 48%가 비징후적(nonsyndromic)으로 분류되었다. 20%(±7.0%)는 생후에 난청으로 이환되고, 이 중 17.3%는 태아기, 12.1%는 분만 전후, 70.5%는 출생 후로 분류되었다. 1.2%는 후배부와 종양(posterior fossa tumor) 또는 낭포(cysts), 와우 이형성(cochlear dysplasia)과 귀의 선천성 기형 등의 다른 원인으로 분류되었다.

후천적인 난청으로 태아기(prenatal)의 원인으로 감염성 질환과 비감염성 원인을 들 수 있으며, 감염성 질환으로 풍진(rubella), 홍역(measles), 유행성이하선염(mumps), 회백수염(poliomyelitis), 바이러스성 폐렴, 대상포진(herpes zoster), 톡소플라스마병(toxoplasmosis), 간염 등을 들 수 있고, 비감염성 원인으로 음주, 약물, 아미노글리코사이드 계통의 항생제 복용, 당뇨, X-ray, 탈리도마이드(thalidomide), 저산소증(hypoxic events), 신장병(nephropathy) 등이 있다. 주산기(perinatal) 원인으로는 질식(asphyxia), Rh인자 부적합(Rhesus-incompatibility), 선천성 심장부전, 포진, 조산아, 뇌 내 출혈을 동반한 출산 외상, 고빌리루빈혈증을 들 수 있고, 출생 후(postnatal) 원인으로 수막염(menigitis), 패혈증(sepsis), 홍역, 대상포진, 이독성 약물, 소음노출을 들 수 있다(Walch 등, 2000).

〈표 2〉 소아 청소년의 난청 유병률(Mehra 등, 2009)

Audiometric-based study	Study years	n	Age	PTA threshold	Frequencies	Ear	Prevalence(%)
MADDSP	1991-1993	263,400	3 to 10 yo	>40 dB	0.5-2 kHz	B	0.11
NHANES III	1988-1994	6.166	6 to 19 yo	>25 dB	0.5-2 kHz	U. B	1.7
						B	0.40
					3-6 kHz	U. B	3.0
						B	0.70
MADDS	1985-1987	89,543	10 yo	>40 dB	0.5-2 kHz	B	0.11
NHANES II, HHANES	1982-1984	7,888	6 to 19 yo	>30 dB	0.5-2 kHz	B	0.58
	1976-1980						
NSHS	1968-1969	38,568	6 to 18 yo	>25 dB	0.5-2 kHz	U. B	2.6
						B	0.73
NHES III	1966-1970	6,768	12 to 17 yo	>25 dB'	0.5-2 kHz	B	1.2
NHES II	1963-1965	7,199	6 to 11 yo	>25 dB'	0.5-2 kHz	B	0.81
Pittsburgh Study	1958-1960	4,062	5 to 14 yo	>25 dB'	0.5-2 kHz	U. B	5.0
						B	1.7
				>40 dB	0.5-2 kHz	B	0.74
Mean				>40 dB		B	0.3
Mean				>25 dB		B	0.9
Mean				>25 dB		U. B	3.1

PTA, pure tone average: B, bilateral: U, unilateral.

2004년에 미국의 91.8%의 신생아에 대한 청력(난청) 검진에서 1.8%가 청각학적 평가를 위해 전원되었다. 영유아에서는 1,000명당 1.1명이 난청으로 진단되었다(Mehra 등, 2009).

난청 장애를 초기에 진단하기 위해 모든 신생아에 대한 청력검사가 주장되나 집단검진으로서 청각검사는 일치하지 않고, 오진단과 과비용의 문제 때문에 병력과 진찰을 통해 난청 고위험군에 한해 검진이 권고되고 있다. 이때 고위험군은 난청 가족력 양성자, 선천성의 분만 전후의 감염, 머리와 목 부위 해부학적 기형, 조산아(1,500g 미만), 고빌리루빈혈증, 세균성뇌막염, 신생아기의 위중한 질식 등을 들 수 있다(Al-Muhaimeed, 1996).

나. 소아 청소년기의 소음성 난청

Niskar 등(2001)의 1988~1994 3rd NHANES(National Health and Nutrition Examination Survey) 자료를 통한 6~19세의 소음성 난청 유병률 추정 연구를 보면, 한쪽 귀 또는 양 귀를 포함하여 12.5%에 이르고 있다. 이때 소음성 난청(NITS)은 적어도 한 귀 이상에서 좋은 쪽 귀가 500Hz와 1kHz에서 15dB 이하이고, 나쁜 쪽 귀의 3, 4, 6kHz의 역치가 나쁜 쪽의 500Hz와 1kHz의 가장 높은 역치보다 적어도 15dB 이상 높아야 하며, 3, 4, 6kHz의 가장 높은 역치보다 8kHz의 역치가 적어도 10dB 낮게 나타나는 경우로 정의하였다.

NITS 유병률을 6개의 사회인구학적 변인으로 구분하여 살펴본 결과, 성별로 남자 14.8%, 여자 10.1%로 유의하게 남자가 높은 유병률을 보였으며, 연령별로는 6~11세가 8.5%, 12~19세는 15.5%를 보였다. 인종별로는 비히스패닉 백인이 12.7%, 비히스패닉 흑인 10.7%, 멕시코계 미국인이 12.0%를 보였다. 597명의 NITS 중 18.1%는 정상 청력을, 57.1%는 미도의 NITS, 19.8%는 경도 난청, 4.9%는 중도 이상의 난청 장애를 보였다(Niskar 등, 2001).

다. 소아 청소년기의 소음노출

소아 청소년기에 노출될 수 있는 소음은 직업적 요인 외에 성인과 마찬가지로 취미·오락 활동, 가정 내 기계·기구, 음악, 교통 등의 소음에 상시적으로 노출될 수 있다(<그림 2>).

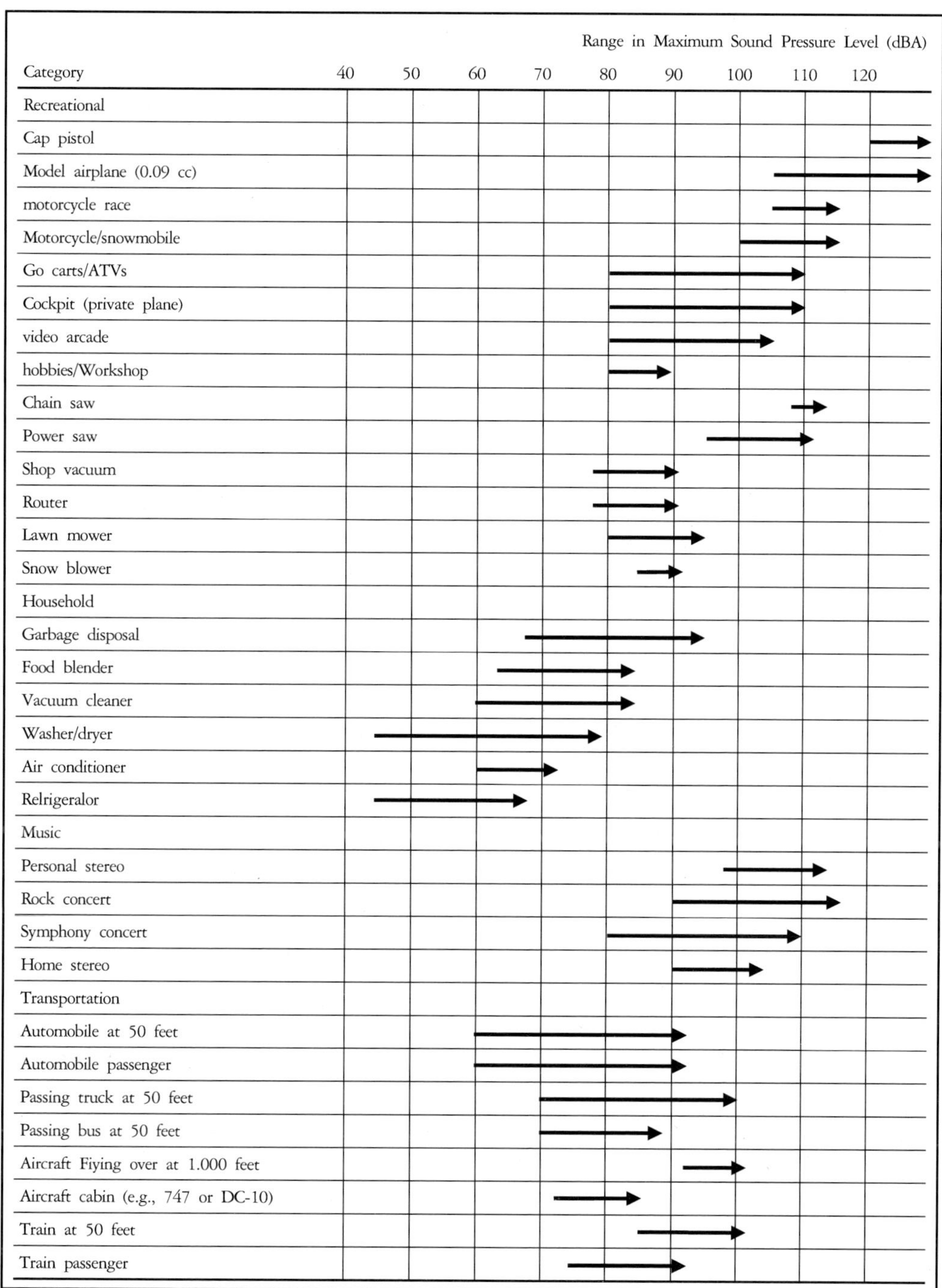

〈그림 2〉 소음노출원에 따른 소음노출 수준(Clark, 1991)

환경상의 위해한 소음노출은 음악 연주회, 불꽃놀이, 잔디 깎는 기계, 스테레오와 장난감 등 여러 경로를 통한다고 볼 수 있다. 특히, 청소년의 경우 레저활동에서 소음노출이 더 심하다. 이러한 소음은 작업장 소음에 의한 초기 청력손실처럼 3~6kHz 역의 청력손실을 특징적으로 보여준다.

소아기의 주요 노출 소음원으로는 장난감을 먼저 들 수 있다. Yaremchuk 등(1997)의 연구에 의하면 귀 위치(2.5cm)와 소아의 팔 길이 위치(25cm)에서의 장난감의 소음의 최대치는 2.5cm 거리에서 81~126dB, 25cm 거리에서는 80~115dB에 달하였다.

각 장난감의 거리별 소음의 최대치는 <표 3>과 같다.

〈표 3〉각 장난감의 거리별 소음의 최대치(Yaremchuk 등, 1997)

장난감	dB(A)(2.5cm)	dB(A)(25cm)	장난감	dB(A)(2.5cm)	dB(A)(25cm)
Bikehorn #1	120	108	Telephone	95	89
Bikehorn #2	122	110	Flute	126	102
Headset portable radio	81	NA	Pop gun	92	90
Guitar	106	92	Bicycle horn	120	90
Boom box music	112	106	Camcorder	94	NA
Laser gun	114	96	Siren/radio	110	96
Army gun	113	110	Tape player #1	100	90
Whistle	114	106	Tape player #2	114	101
Sonic shooter	107	101	Keyboard	104	86
X-ray phaser	108	88	Beeper/pager	122	93
Gatling gun	110	104	Cassette recorder	126	115
Toy drill	106	91	Sound effects keyboard	98	80

4. 산모의 작업장 또는 환경 유해인자 노출에 따른 태아 영향

산모는 작업장에서 소음만이 아니라 기타 인간공학적 위험, 전리·비전리방사선, 생물학적 노출 위험, 마취제, 중금속과 유기용제 등의 노출로 인한 태아의 불임, 조산, 유산, 기형, 중추신경장애, 발달장애, 지능저하 및 호흡기와 심장 등의 신체 질환 발생에 영향을 미칠 수 있다(Frattarelli, 1998).

산모의 소음노출로 인한 유·소아의 청력손실 영향 외에 화학물질 노출에 따른 태생 후의 아동에서 청력에 영향을 미침을 몇몇 연구에서 보고하고 있다. 동물실험에서 주산기의 PCB(polychlorinated biphenyls) 노출로 인한 청각장애(Overmann 등, 1987)와 생의 초기의 PCB의 고노출로 인한 청력역치 상승 등의 보고(Grandjean 등, 2001)가 있으며, 청소년의 혈청 내 납 농도와 청력역치와 유의한 상관관계를 보고하고 있다. <그림 3>은 미국 NHANES Ⅱ 자료를 이용하여 14~19세 4,519명의 2kHz 청력역치와 혈중 납 농도와의 관계를 보여주고 있다. 2kHz 청력역치와 혈중 납 농도는 정상 범위의 수준이지만 용량-반응(dose-response) 관계를 보여주고 있다(Schwartz와 Otto, 1987)(<그림 3>).

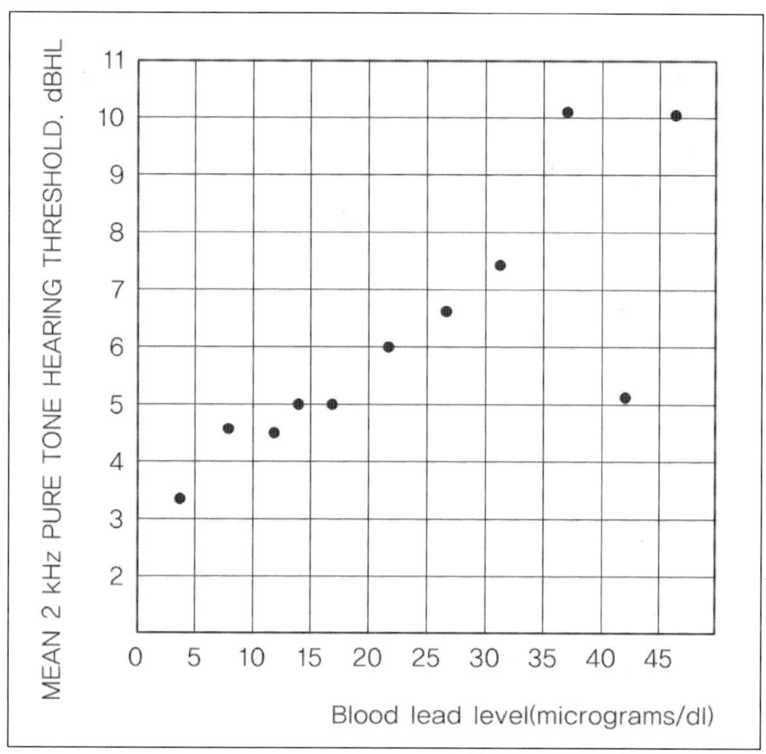

〈그림 3〉 2kHz 청력역치와 혈중 납 농도와의 관계

제13장 취미 및 스포츠 활동에 따른 소음노출과 청력영향

「일반인의 소음노출」에서 스페인 마드리드 시민의 개인 소음노출 중 개인의 소음환경과 활동의 7개 범주에서 레저활동의 전체 개인 소요시간은 4.5%로 짧으나 평균노출 수준은 90.1%로 소음노출비가 64.6%로 가장 높은 분포를 보이고 있음을 제시한 바 있다. 이는 특히 25세 이하의 군에서 더 특징적으로 나타났다. 이는 더 선진국일수록, 그리고 도시지역 인구집단에서 더 큰 영향을 미칠 것으로 보인다.

또「소아 아동의 소음노출과 청력영향」에서 소아 청소년기에 취미·오락활동, 가정 내 기계·기구, 음악, 교통 등의 소음에 상시적으로 노출될 수 있음을 밝혔다. 직업적으로 소음에 노출된 적이 없는 청소년에게서 소음성 난청이 발생할 수 있다는 연구결과가 나오고 있는데, 청소년의 소음성 난청은 큰 소리를 내는 장난감과 개인용 음향기기, 콘서트장, 밴드활동 등의 음악과 관련이 있으며 이 외에 모터사이클, 모터스포츠 등의 레저활동과 관련이 있다. 소아기의 주요 노출 소음원으로 장난감의 소음 수준이 2.5cm 거리에서 최대 81~126dB, 25cm 거리에서 80~115dB에 달하고 있다. 이러한 소음은 작업장 소음에 의한 초기 청력손실처럼 3~6kHz 역의 청력손실을 특징적으로 보여준다.

이 글에서는 주요 취미활동과 관련하여서는 MP3 등 개인용 음향기기(14장「휴대용 음향기기와 헤드셋 착용자의 소음노출과 영향」에서 별도로 다루기로 함)와 PC방(게임방) 및 노래방에서 소음노출과 이에 따른 청력영향을 살펴보고, 스포츠 활동에서는 하키 경기와 월드컵에서 논란이 된 부부젤라 등 응원도구, 그리고 모터사이클과 관련하여 기술한다.

1. 취미 활동

　직업적으로 소음에 노출된 적이 없는 청소년에게서 소음성 난청이 발생할 수 있다는 연구 결과가 많은데, 청소년의 소음성 난청은 큰 소리를 내는 장난감과 개인용 음향기기, 디스코장에서 나오는 음악과 관련이 있으며 이 외에 콘서트장, 밴드활동, 모터스포츠, 모터사이클 등의 레저활동과 관련이 있다.

　<그림 1>은 핀란드 도시지역 성인의 레저로 인한 소음노출에 대한 Jokitulppo와 Bjork(2002)의 연구 결과로서 아주 시끄러운 레저활동으로는 사격(shooting), 밴드연주활동(playing in band), 모터스포츠 등이 있으며, 모든 연구 대상자의 주간 소음노출 수준은 각 레저활동에 따라 55～80dB(A)이었으며 전체는 73dB(A)(중앙값)이었다. 46.6%는 75dB(A)를 초과하였고, 22.8%는 80dB(A)를, 9.1%는 청력에 영향을 미칠 수 있는 85dB(A)를 초과하였다.

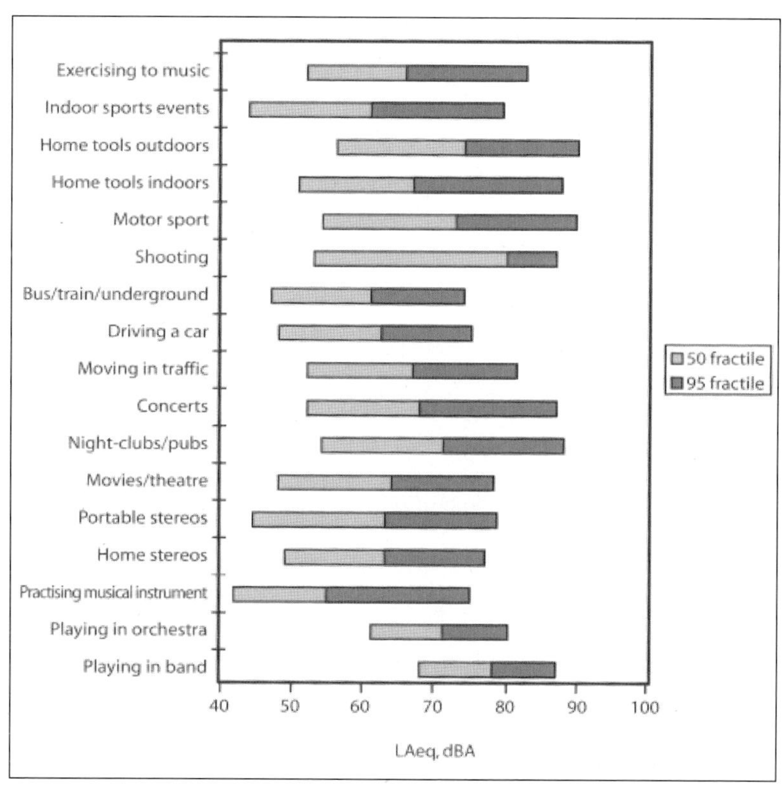

〈그림 1〉 레저활동에 따른 소음노출 수준

가. PC방(게임방)

최근 세계적으로 인터넷 사용 인구가 폭발적으로 증가하고, 우리나라는 PC방(게임방)이라는 신개념의 공간이 확산되고 있다. PC방은 최근 다소 감소하고 있지만 대형화·고급화되고 있다. PC방은 주로 중·고·대학생 이용자들이 전체 이용자의 90%를 차지하여 이용자의 연령층이 점차 낮아지는 경향이 있으며, 여자보다 남자가 훨씬 많다. 주로 이용하는 콘텐츠는 PC게임이 압도적으로 많은 것으로 나타났다. 또한 PC게임을 할 때 대부분 헤드폰을 착용하는데 이때 최소 80dB(A)에서 최대 105dB(A) 정도의 소음에 노출된다.

신재우와 김현욱(2005)의 연구에 의하면 소음수준에 의한 PC방 이용콘텐츠별 헤드셋 좌우 소음 분포를 조사한 결과, 가중평균치(Lavg)는 PC게임의 경우 좌측에서 100dB(A) 이상의 소음이 8.9% 나타났으며 음악감상의 경우 다른 소음수준에 비하여 우측에서 80dB(A) 이하의 소음이 73.3%로 대부분을 차지하는 것으로 나타났다. 최댓값은 콘텐츠별로 대부분 90dB(A)를 상회하며 PC게임의 경우 80dB(A) 이하의 소음이 나타나지 않았다. PC방에서 헤드셋을 착용하는 중·고등학생은 음악감상보다는 PC게임 이용 시 좀 더 높은 소음에 노출되고 있다고 볼 수 있다. 박미혜 등(2009)의 PC방을 장기간 이용한 남자대학생의 청력역치 변화에서 순음청력검사를 주파수별로 조사한 결과, 양측 귀 모두 다른 주파수에 비해 4,000Hz에서의 역치가 더 높은 것으로 조사되었다.

나. 노래방(가라오케)

우리나라에서 상업적으로 성인의 대표적인 레저활동으로 노래방으로 통하는 가라오케가 있다. 가라오케는 보통 95dB(A)를 초과하고, 2시간 미만 노출에도 4,000Hz에서 역치손실이 뚜렷하게 나타난다. 박민용(2003)의 연구보고에 의하면, 노래를 부르는 사람 수에 따라 소음수준에 유의한 차이가 있으며(no-singer 87.9dB(A), 1singer 93.9dB(A), 2singer 97.1dB(A), 노래를 부르지 않는 상태(no-singer)와 한 사람만 부르는 경우(one-singer)는 6dB(A) 차이를 보이고 있다(<그림 2>). 이는 인간의 목소리가 배경음악에 음압을 두 배 증가하는 것으로 나타난 것이다. 음악의 유형에 따라 차이를 보이는데, 록, 발라드, 트로트의 순으로 나타났는데, 두 명이 부르는 경우 록 음악은 99dB(A)에 이르고 있다(<그림 3>). 통상적인 가라오케 100분 동안 노출 전후의 청력역치를 살펴보면, 4,000Hz에서 최대 8.3(좌측 귀)에서 7.5(우측 귀)dB의 역치변동이 나타났다(<그림 4, 5>).

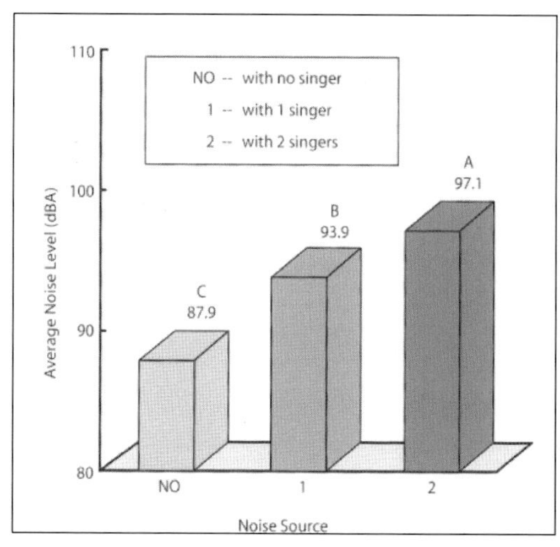

〈그림 2〉 노래 부르는 사람 수에 따른 음압수준

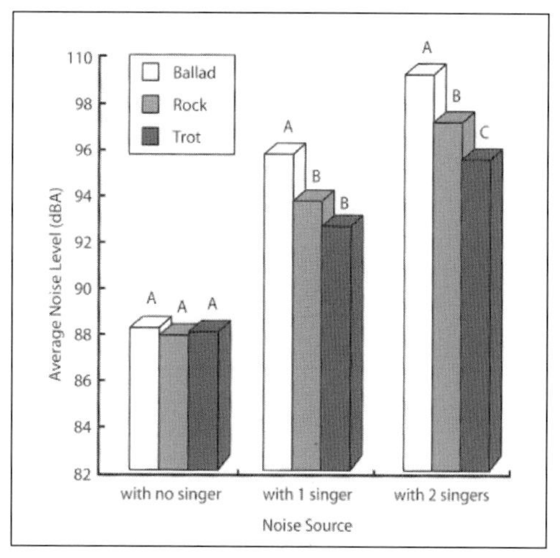

〈그림 3〉 가라오케 음악유형에 따른 음압수준

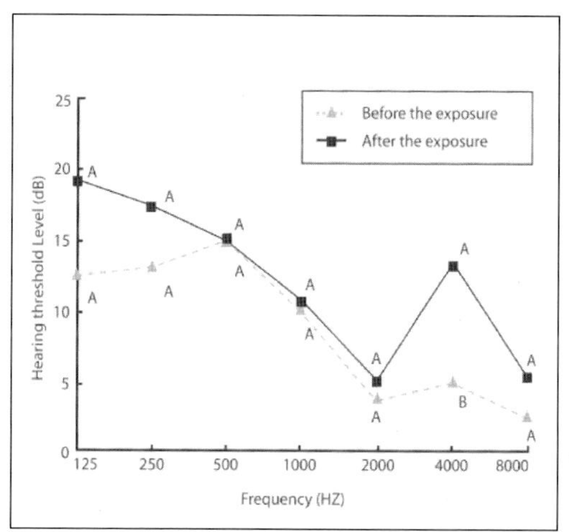

〈그림 4〉 가라오케 노출 전후의 청력(좌측 귀)

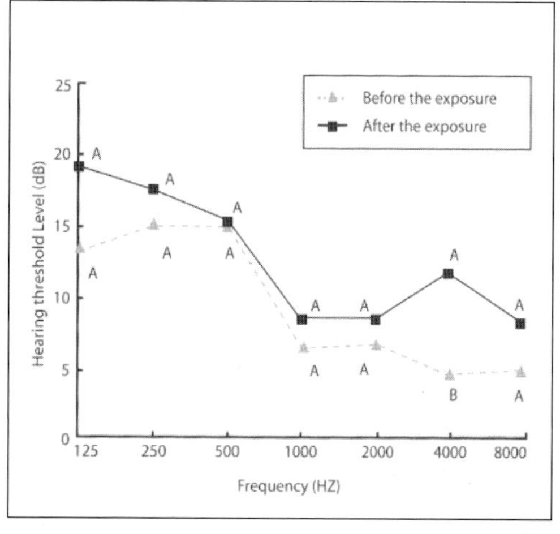

〈그림 5〉 가라오케 노출 전후의 청력(우측 귀)

2. 스포츠 활동

가. 하키 경기

미국 하키 경기에서 한 관중이 시간당 노출되는 소음은 99.5dB(A)이었고 게임 중에 가장 큰 소리를 내는 두 원인은 홈팀이 골을 넣었을 때 관중의 응원소리와 큰 응원도구(foghorn 등)이었다. 월드시리즈에서 시간당 소음은 96.9dB(A)이었고, 1분 평균치로 114dB(A)만큼이나 높았다. <그림 6>은 2006년 스탠리컵(하키) 결승전의 소음노출 정도로 게임당 104.1,

100.7, 103.1dB이었다. 이 소음환경하에서 대부분의 주파수역에서 5~10dB의 역치변화와 4,000Hz에서는 최대 20dB의 일시적 역치손실을 보이고 있다. 이러한 데이터는 프로 스포츠 경기에서 관중들이 정부 가이드라인을 초과하는 소음수준과 시간에 노출되고 있음을 보여준다. 그러나 이들 소음노출은 정기적으로 관람하는 시민들보다 선수, 경기 관계자, 경기장 근무자들과 같이 항상 노출되는 사람들에게는 상당히 위험할 수 있다고 볼 수 있다.

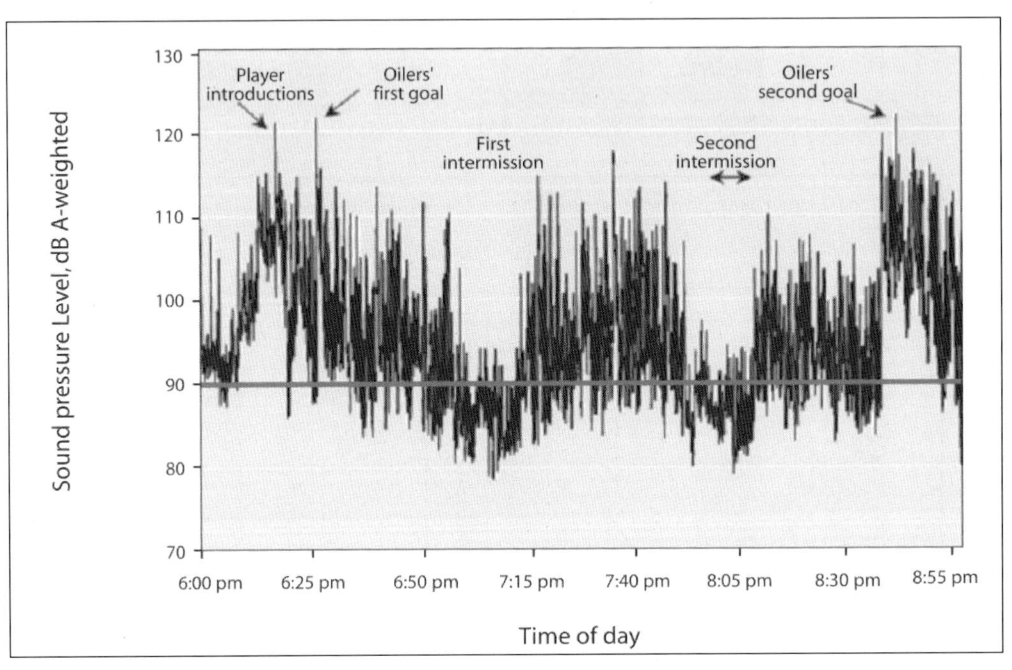

〈그림 6〉 2006 스탠리컵 결승전의 소음노출 정도(Hodgetts와 Liu, 2006)

나. 월드컵에서 응원도구 - 부부젤라

우리나라가 이번 남아공 월드컵에서 16강에 진출하여 온 나라를 떠들썩하게 하고 이제는 필자가 글을 쓰는 현재 4강을 가리고 있는 중이다. 월드컵 기간 동안 남아프리카 축구 팬들이 선택한 도구인 부부젤라는 월드컵 시작과 동시에 큰 논란의 대상이 되고 있다. 월드컵 조직위원회는 부부젤라의 과도한 음량이 경기장에 노출될 경우 사람들로 하여금 안내 방송을 듣지 못하도록 할 수 있다고 우려하고 있다. 지금 나오는 새로운 시험 결과들은 부부젤라를 비롯하여 각종 응원도구가 너무 시끄러우며 팬과 선수들에게 즉각적인 건강상의 위험을 초래할 수 있음을 보여주고 있다.

트럼펫 모양으로 된 플라스틱 부부젤라는 잔디 깎는 기계(90dB)나 전기톱(100dB)보다 높은 127dB의 소음을 내는 것으로 알려져 있다. 청각의 중요성 및 청각 손실의 결과에 대한 경각심을 불러일으키기 위해 세계적인 보청기 및 청각 시스템 제조사 포낙(Phonak)에 의해 만들어진 비영리 단체 히어더월드의 방음스튜디오에서 전 세계적으로 가장 인기 있는 축구팬들의 도구를 시험하였다. 소리의 출처와 테스트 장비의 거리는 10cm였고, 테스트는 실제적인 청력 인지를 나타내는 IEC 기준의 표준 필터 A를 이용해 수행되었다. 연속된 테스트의 결과는 포낙보청기 스위스 본사의 전문가에 의해 모니터되고 기록되었다.[1]

〈표 1〉 각종 응원도구의 소음 수준

각종 응원도구	소음 수준(dB(A))
부부젤라	127
에어-혼	123.6
삼바 드럼	122.2
심판 호각	121.8
노래하는 두 명의 응원객	121.6
가스 혼	121.4
카우벨	114.9
나무 딸랑이	108.2
팽창성 고무 막대기	99.1

우리 귀에 두 번째로 해로운 장비는 영국의 축구팬들에게 인기 있는 에어-혼으로, 우리의 귀를 123.6dB의 소음에 노출시킨다. 그 뒤는 122dB에 이르는 드럼이었다.

경기장 내에서 사용되는 것과 마찬가지로 관중석의 응원단에게도 인기 있는 심판의 호각은 121.8dB로 네 번째로 우리의 귀에 해롭지만 열정적인 팬들의 응원 소리만으로도 청력에 영향을 줄 수 있는 소지가 있다. 노래하는 두 명의 응원객의 소음은 121.6dB에 달했다(<표 1>).

부부젤라의 127dB(A)는 연속 음으로서 노출되지 않아야 할 115dB를 초과하고 있으며, 또한 이처럼 125dB 이상의 음에 노출될 경우 드물지 않지만 급성적으로 난청을 야기할 수 있다. 관중들의 함성과 응원도구의 커다란 소리는 축구 경기장의 분위기를 만드는 데 매우 중요한 역할을 하나 시끄러운 소음에 장기간 노출되면 청각에 영향을 미칠 수 있다. 일반적으로 난청을 야기하지는 않지만 신체적으로 이통(귀의 통증)과 심리적으로는 심한

---

1) 본 자료는 포낙보청기 한국지사의 도움을 받은 것임.

짜증과 성가심, 피곤함과 과도한 흥분을 유발하게 되어 정신을 집중하지 못하고 심리적으로 매우 불안하게 만든다. 따라서 부부젤라의 음의 크기를 낮게 조절하거나 개인적으로는 귀마개 등을 착용하여 근접 소음으로 부터 음의 크기를 저감하여 보호하여야 할 것이다.

다. 모터사이클

모터사이클의 소음은 산업장의 노출기준을 일반적으로 초과한다. 모터사이클의 소음은 자체의 기계소음만이 아니라 적절한 보호구를 착용한 상태에서도 운전자 헬멧 주위의 거친 공기흐름에 기인한다. 저주파수의 'wind noise'는 40mph(miles per hour)에 90dB(A), 100mph에 110dB(A), 150mph에는 120dB(A)에 이른다. <그림 7>은 소음에 노출되지 않은 30세의 대조군과 비교하여 모터사이클 운전자(motorcyclists)의 청력이 모든 주파수역에서 차이가 있음을 보여주고 있다. 45%의 운전자는 대조군의 95백분위수보다 하나 이상의 주파수에서 높은 청력역치를 보여주고 있다(McCombe과 Binnington, 1994). 모터사이클 운전자는 두부손상을 예방하기 위한 헬멧착용과 함께 청력보호를 위한 귀마개 착용이 필요함을 알 수 있다.

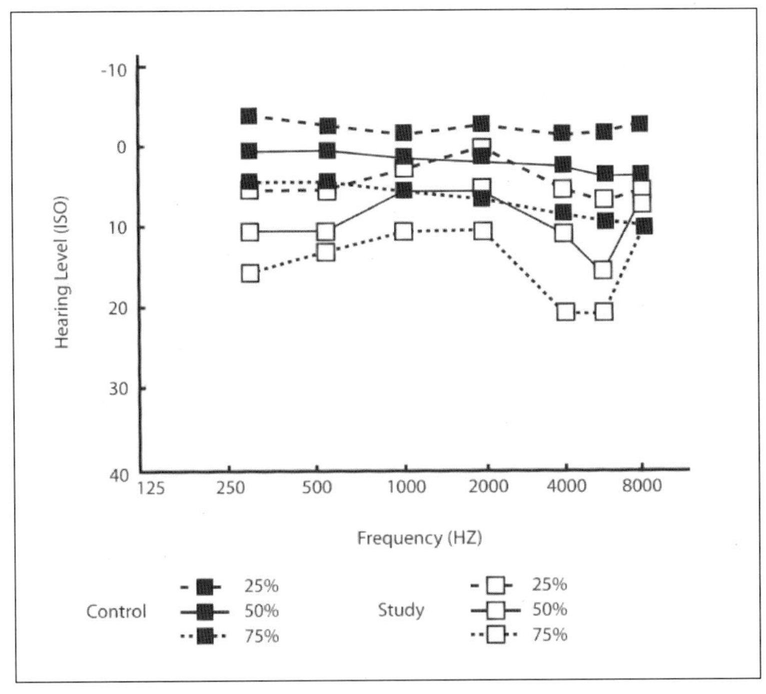

〈그림 7〉 Grand-Prix 모터사이클 운전자와 대조군의 청력역치

제14장 휴대용 음향기기와 헤드셋 착용자의 소음노출과 영향

최근에는 산업장 근로자나 노인에게 주로 발생되던 청력손실이 청소년에까지 점차 확대되면서 청소년의 청력뿐 아니라 청소년의 청력에 영향을 미치는 여러 환경 요인에 대한 관심이 고조되고 있다. 그중 외국어 공부나 음악감상용으로 청소년들 사이에 생활필수품처럼 널리 이용되고 있는 휴대용 카세트가 청소년의 소음성 난청원으로 매우 위험하다는 연구결과가 제시되어 학부모, 교사, 전문가에 의해 청소년 청력상태에 대한 조사와 청력손실을 유발하는 위험요인에 대해 많은 연구가 실시되었다.

이 글에서는 주요 취미활동과 관련하여 MP3 등 개인용 음향기기와 헤드셋 착용 근로자의 소음노출 수준과 이에 따른 청력영향을 살펴보고, 소음저감방법에 대해 알아보고자 한다.

1. 휴대용 음향기기

청소년들의 개인용 음향기기(MP3, 카세트, CD 플레이어) 사용은 장기적인 청력의 유해한 영향과 더불어 단기적으로 대화방해, 수면방해, 학습장애, 작업능률 저하와 신체의 이상변화에 영향을 미치게 된다. 대화방해의 경우 대화 시 말하는 사람은 소음의 수준이 커질 때 자연스레 목소리가 커지고 필요에 따라 큰 소리가 나오게 되어 대화가 필요한 작업수행에 영향을 주고 스트레스를 증가시키게 된다.

휴대용 카세트는 1979년 SONY사에 의해 상업시장에 처음 소개된 이후로 일반적으로 Walkman으로 불렸으며, 작업, 운전, 하이킹, 조깅 등 일상생활 전반에서 광범위하게 인기를 누려왔다. 현재는 MP3 플레이어로 대체되어 널리 사용되고 있다.

Filgor와 Cox(2004)의 연구에 의하면 CD 플레이어의 최대출력음은 91dB(A)부터 121dB(A)이며, 최대출력 소음수준은 130dBSPL에 이른다고 보고하였다. 박민용과 홍성완(1999)의 연구에 의하면 휴대용 카세트 사용 시 최고 소음도(Peak)의 평균치를 비교해 본 결과, 소음원에 따라 남자의 경우 98.1~116.8dB(A), 여자의 경우 98.5~109.0dB(A)로 매우 높은 음압수준을 보였다. 소음원과 사용환경에 따라 차이가 있었다. 소음원에 따라서는 Hard music, Soft music, Language/News 순으로 평균 음압수준의 차이를 보였으며, 사용환경에 따라서는 배경소음노출 시 음압 노출 수준, 배경소음노출 후 음압 노출 수준, Normal volume level 순으로 나타났다.

일반인의 휴대용 음향기기의 사용패턴에 대한 이현석 등(2010)의 연구에 의하면, 휴대용 음향기기의 소리출력 제한 기능을 사용하지 않는 대상자와 사용 시 주위의 소음 원인으로 휴대용 음향기기의 볼륨을 높인다고 대답한 대상자가 많은 것으로 나타났다.

Hodgetts(2007) 연구에 의하면 MP3 플레이어를 사용하여 정상 청력 성인을 대상으로 여러 상황에서의 선호청취강도(Preferred Listening Levels: PLL)를 측정하였을 때 조용한 상황보다 소음 상황에서 PLL의 강도가 더 높았으며 두 상황에 유의한 차이가 있는 것으로 나타났다.

최근 청소년들의 MP3나 개인 휴대용 플레이어의 사용으로 인한 소음성 난청의 보고가 늘고 있다. 몇몇 연구에 의하면 청소년기 남학생 중 15dB 이상의 청력역치를 나타낸 청소년의 비율이 15%였고(Axelsson 등, 1981), 중국의 경우 개인용 CD 플레이어 또는 MP3를 사용하는 청소년 중 25dB 이상의 청력역치를 나타내는 비율을 14%로 보고하였다(Fligor과 Cox, 2004). 프랑스의 경우 청소년 중 난청이 있는 비율은 12%였으나, 일주일에 7시간 이상 콘서트를 찾거나 MP3로 음악을 듣는 학생의 경우 66%가 난청이 있는 것으로 보고하였다(Vogel 등, 2008).

박민용과 홍성완(1999)의 2시간 동안 휴대용 카세트 소음노출 전후의 청력변화를 비교한 결과에서는 오른쪽 귀의 2,000Hz를 제외하고 모든 주파수대역에서 유의한 차이를 보이고 있었으며, 특히 4,000Hz에서 일시적 청력손실이 가장 크게 나타났다.

박종서 등(2006)의 개인용 음향기기 사용이 청소년의 청력에 미치는 영향 보고에 의하면, 13~18세 사이의 연구 대상자는 하루 평균 3시간 정도를 사용하고 있는데, 4년 이상 사용한 군이 3년 이하 사용한 군에 비해 4,000Hz에서 청력역치가 증가하였다. 그리고 누적사용기간이 13시간 *년 이상의 대상자에서 4,000Hz에서 청력역치가 증가하였다.

2007년 귀의 날 행사로 시행한 청소년 소음성 난청에 대한 여승근의 연구 보고(2007)에 의하면, 남학생이 여학생에 비해 4,000Hz와 평균청력역치가 유의하게 높았다. 음향기기의 하루 사용시간에 따른 청력역치의 차이는 없었으며, 음향기기를 5년 이상 사용한 학생들이 사용하지 않은 학생들에 비해 4,000Hz에서 의미 있는 청력의 차이를 보였다. 음향기기를 청취할 때 이용하는 도구로 이어폰을 사용하는 학생들이 스피커를 이용하는 학생들에 비해 4,000Hz와 평균청력에서 유의하게 높은 역치를 보였다. 그리고 컴퓨터를 사용하여 음악을 듣는 학생들이 MP3, 카세트테이프, CD 플레이어로 듣는 학생들에 비해 청력이 양호한 편이었다.

홍빛나 등(2008)의 MP3 사용에 따른 청소년기 청각 기능 평가에 따르면, MP3 사용시간에 따른 4그룹의 청력역치를 분석한 결과에서는 MP3 사용시간이 길어질수록 청력역치가 증가함을 확인할 수 있다. 양 귀의 주파수별로 분석한 결과 양 귀 모두 고주파수로 갈수록 그 차이가 분명하게 나타났으며, 500Hz에서는 차이가 거의 나타나지 않았다. 왼쪽 귀의 경우 1,000Hz와 8,000Hz에서 유의한 차이가 있었으며, 오른쪽 귀의 경우는 4,000Hz에서 유의한 차이가 나타났다. 그리고 MP3 사용시간이 길어질수록 이명과 이통을 호소하는 비율도 증가하는 것으로 나타났다.

이처럼 MP3 사용은 청소년기의 청각기능의 손상과 귀 건강에 악영향을 미치는 것으로 나타나 MP3 사용에 대한 적극적인 교육과 대책이 시급함을 알 수 있다.

2. 헤드셋 착용자의 소음노출

국내에서는 수만 명(통계청 전국사업체조사) 내지 수십만 명(한국컨택센터협회 추산)의 콜센터 근로자가 텔레마케팅, 고객상담 등의 업무를 위하여 헤드셋과 같은 음향도구(acoustic devide)를 착용하고 근무하고 있다. 콜센터로 대표되는 이러한 사업장에서 근로자들은 근무시간 내내 음향도구를 착용한 상태에서 매일 수십 명 이상의 고객과 통화하면서 고객의 음성을 음향도구를 통하여 듣게 되는데 이 과정에서 음향도구의 스피커로부터 출력되는 소음에 노출되게 된다.

직업적으로 헤드셋을 사용하는 근로자의 소음노출에 대해 Glorig 등(1969)은 헤드셋에서 최고음압수준이 130dB(0.15초당)을 초과한다고 하였으며, Alexander 등(1979)은 최고음압수준이 94~109dB 정도라고 보고하였다. 이러한 수준의 헤드셋 소음은 옆 사람에게도 들릴 정도의 높은 음압수준으로 하루 한 시간 이상 노출될 때 청력손실이 야기될 수 있으며, 일시적 청력손실과 영구적인 청력손실의 위험이 증가한다.

프랑스에서는 헤드셋에서 발생되는 소음을 평가하기 위해 귀이 외이도에 의한 음의 증폭현상을 고려한 ISO 11904 standard에 근거하여 총 24개의 콜센터의 소음노출 실태를 평가한 결과, 27%의 근로자는 하루에 85dB(A) 이상의 소음에 노출되었으며, 25%의 근로자는 80~85dB(A) 사이의 소음에 노출되었다(Planeau, 2005).

캐나다의 항공 교통 통제사, 전화 교환수, 예약부 상담원, 전화 케이블 유지보수 근로자, 공항 지상직 근로자 등이 근무하는 8개 현장에 대해 마네킹을 이용하여 통신 헤드셋에서 발생되는 소음수준을 측정한 결과, Lex,8(8시간 등가 소음수준 Leq)은 조용한 사무실에서는 64~81dB(A)이었고, 시끄러운 환경에서는 77~88dB(A)이었으며, 비전문가에 의해서 청력보호구를 헤드셋으로 개조해서 사용한 경우에는 95dB(A)가 발생되었으나 이런 비정상적인 경우를 제외하면 최고 소음노출 수준은 88dB(A)이었다(Dajani와 Kunov, 1996).

영국에서는 은행, 외주 콜센터, 홈쇼핑, 텔레커뮤니케이션 서비스 등 총 15개의 각각 다른 종류의 콜센터에 대하여 150명의 근로자에 대해 노출되는 소음수준을 측정한 결과(귀이 외이도에 의한 음의 증폭현상을 고려하기 위해 마네킹을 이용하여 평가), 헤드셋에서 발생되는 소음은 65~88dB(A)[평균±표준편차(SD) 77±5dB(A)]로 범위가 23dB(A)에 걸쳐 폭넓게 존재하였으나 70%의 측정치가 평균±표준편차인 72~82dB(A) 범위에 포함되었다. 최대 볼륨에서 팩스음은 83dB(A), 모뎀의 변조 신호음은 95dB(A) 그리고 신호대기음은 88dB(A)이었다. 근로자가 실제적으로 통화하는 시간을 고려하여 평가한 평균 소음수준은 67~84dB(A)[평균±표준편차(SD) 74±5 dB(A)]이고 최대 소음수준은 67~87dB(A)[평균±표준편차(SD) 79±5 dB(A)]로 나타났다(Patel과 Broughton, 2002).

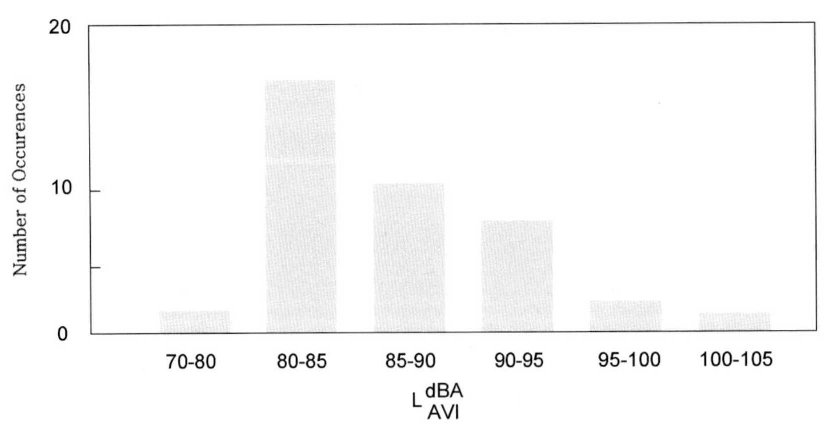

〈그림 1〉 헤드셋 착용 근로자의 개인별 평균 노출 소음수준

미국 국방부에서 일 최대 6시간 30분 헤드셋 착용을 하면서 작업을 하는 37명의 근로자에 대한 Stephen 등(1995)의 노출 소음 평가 결과를 보면, 79.9~103.8dB(A)를 나타냈으며 전체 집단의 기하평균은 87.0dB(A)이었다. 개인별 최대치는 119.2~148.8dB로 평균값은 140.8dB이었다. 미 국방부의 8시간 소음노출기준인 85dB(A)를 37명 중 21명이 초과하였다. <그림 1>은 개인별 평균 노출 소음수준 분포를 나타낸 것이고, <표 1>은 개인별 헤드셋 착용시간, 연속 음으로서 시간가중 평균값과 충격음으로서 최대치를 나타낸 것이다. 헤드셋 착용 근로자의 노출 소음에 대한 기하평균값은 연속 음 형태이든 또는 충격음 형태이든 실제적으로 노출기준과 비교하면 초과 노출되고 있음을 보여준다.

<표 1> 연구 대상의 인구학적 소음노출 수준

	최소	평균	최대	표준편차
연령(세)	20.00	24.49	34.00	3.29
근무기간(년)	1.00	4.76	14.00	3.42
LAVI(dB(A))	79.9	87.0	103.8	5.6
LPEAK, max(dB)	119.2	140.8	148.8	6.5

우리나라에서도 이러한 헤드셋 사용자들에 대한 소음의 노출 정도와 청력 영향에 대한 연구가 많지 않은 실정이나 외국의 연구와 유사한 결과를 제시하고 있다.

조진아 등(2000)의 단측 헤드셋 사용 여성 통신근로자에 대한 연구에서 측정된 실내환경 소음수준은 평균 63.1dB(A)이었으나 볼륨강도별(약, 중, 대) 헤드셋 개인평균노출소음은 각각 90.8dB(A), 94.6dB(A), 97.8dB(A)로 범위는 86.2~103.3dB(A), 최대평균 소음수준은 109.1~128.6dB(A)로 노출기준인 90dB(A)를 초과하는 것으로 나타났다. 건강에 유해한 소음노출 가능성은 있었으나 헤드셋 사용습관(편측 사용자, 교대 사용자)에 따른 청력역치의 차이는 보이지 않았다.

산업안전보건연구원에서 ○병원 원내전화교환원 중 감각신경성 난청의 업무 관련성의 판단을 위한 2010년 역학조사에서 헤드셋 착용 근로자의 작업 헤드셋 내 소음과 배경소음, 그리고 교환실의 소음을 측정한 결과, 헤드셋 내 소음은 73.4~85.4dB(A)이었으며(<그림 2, 3>), 배경소음은 56.4~59.6dB(A), 별도 공간의 교환실(기계실)의 소음은 57.2dB(A)이었다. 헤드셋 음량 선호강도가 높을수록 노출 소음 수준은 높았으나, 상담건수와 상담지속시간에 따른 영향도 있었다. 그러나 통상적인 강도 5~8에서 전화교환 상담의 순 노출

시간을 고려한다면 노출 소음수준은 80dB(A)를 초과하지 않는다고 판단하였다.

당해 병원만이 아니라 국내 7개 콜센터의 17명의 상담원에 대한 통화 시 헤드셋 소음을 외이도의 공명현상에 의한 증폭량을 주파수별로 보정한 결과 15명은 80dB(A) 미만이었으나, 2명의 근로자는 실통화시간의 헤드셋 소음이 각각 82dB(A)와 86dB(A)로 80dB(A) 이상의 소음에 노출되는 것으로 나타났다. 그러나 근로자의 휴식 및 대기 시간, 수화시간 등을 종합 고려하면 상담원의 1일 시간가중 소음노출 수준은 80dB(A)를 넘지 않을 것으로 예상된다(김갑배 등, 2011).

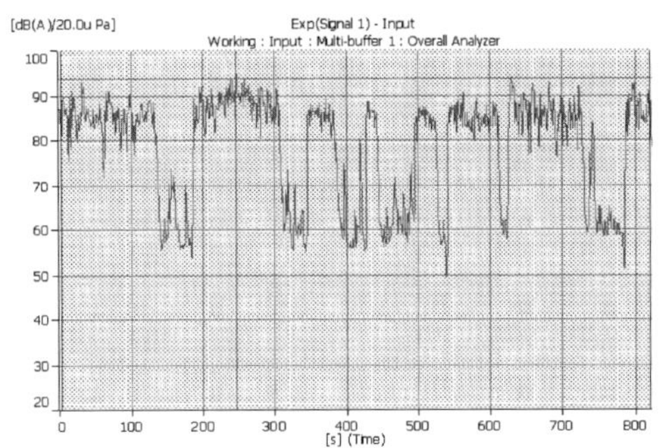

〈그림 2〉 근로자 2의 헤드셋 내 소음 측정 결과
-Leq 85.4dBA(49.2~94.7dBA), 817초 측정, Vol. 7

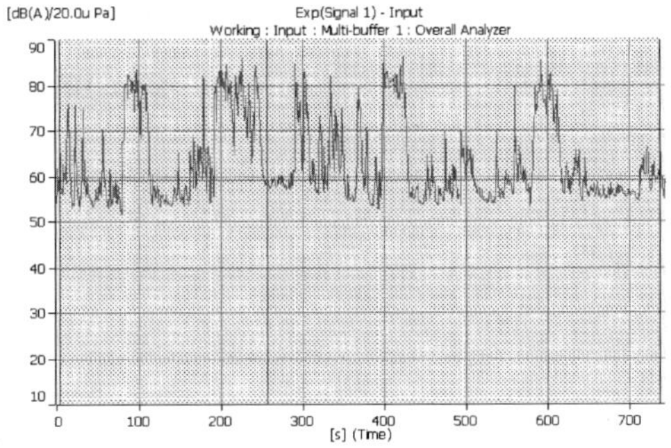

〈그림 3〉 근로자 4의 헤드셋 내 소음 측정 결과
-Leq 73.4dBA(51.4~86.3dBA), 731초 측정, Vol. 5

음향도구 착용 근로자의 성, 연령, 근무시간 외 MP3 등 헤드폰 착용, 소음노출력, 이(귀)질환력, 기타 일반 질병력, 흡연과 음주 등의 비직업적인 인구사회학적 특성과 총 근속연수, 헤드셋 착용 귀, 선호 헤드셋 볼륨, 업무형태 등의 음향도구 착용 관련 직업적 특성에 따라 청력역치에 미치는 영향을 보기 위해 다변량 회귀분석을 실시한 결과, 통계적으로 유의한 모형 적합성을 보인 좌측 4kHz 청력역치에 유의한 영향을 미치는 변수는 성별과 과거 이(귀)질환 과거력이었다(유계묵 등, 2011). 이 연구에서 음향도구 착용 근로자의 청력이 비직업적인 성(남녀), 과거 이질환력 이외에 직업적인 헤드셋 착용 직업적 요인과 유의한 관련이 없게 나타난 것은 1일 소음의 실노출 수준이 청력에 미칠 만한 수준에 미치지 못하고 있었으며, 또 대상 연구집단의 평균 연령이 28세, 헤드셋 착용 총 평균 근속연수가 3년밖에 이르지 못한 데 있다고 판단된다.

그러나 국내외 헤드셋 착용 근로자의 소음노출은 평균 또는 최대치에서 청력에 영향을 미칠 만한 수준에 노출될 가능성이 있는 만큼 연구 대상자의 확대와 청력에 영향을 미치는 직업적·비직업적 요인에 대한 정량적인 평가, 더불어 코호트연구로 그 영향의 정도가 정확하게 규명되어야 할 것이다.

3. 이어폰·헤드셋 소음 저감방법

휴대용 음향기기의 높은 출력 음은 청각기관에 손상을 일으킬 수 있는 정도의 매우 큰 소리로 이미 많은 나라에서 그 위험성을 보고하고 있다. MP3 사용에 있어서 안전한 사용을 위한 교육이 필요함을 제시하고, 가장 기본적으로 MP3 사용은 하루 한 시간 이하의 사용을 권하고 있으며 볼륨은 최대볼륨에서 60% 이상을 넘지 않도록 권하고 있다 (Meyer-Birsh, 1996). 소리출력 제한 기능은 현재 제작되는 휴대용 음향기기의 기능 중 하나로 청력보호를 위하여 구입 시 충분히 고려하여야 할 부분인 것과 동시에 주위의 소음이 발생하여 볼륨을 올리게 되는 상황이 발생한다 하더라도 소리출력 제한 기능을 통해 큰 강도의 소리로부터 청력을 보호할 수 있을 것으로 사료된다.[2]

헤드셋 착용 근로자의 소음노출 저감방법으로는 기계적인 잡음을 최소화하고 음의 감도를 향상시키며, 현재의 헤드셋 볼륨강도 스위치의 개발(현재의 대·중·소에서 더 세밀한 강도 조정-예를 들면, 현재 개발된 10단계 또는 연속적인 볼륨조정기; 불유쾌 강도 음을 고려한 최고음압수준의 한계치 설정), 양측 헤드셋의 사용, 부스식의 격리된 공간을 통한 외부 스피커 음(free field sound)에 의한 안내, 건청자 교환원의 배치가 이루어지는 쪽으로 통신 근로자의 난청 예방관리가 이루어져야 할 것이다.

영국의 경우에는 헤드셋에서 발생되는 예기치 않은 높은 수준의 소음에 노출되는 것을 제한하기 위해 1991년부터 Department of Trade and Industry specification 85/013에 의해 헤드셋을 통해 118dB 이상의 소음이 전달되지 않도록 제한을 두고 있다. 또한 EU 집행위원에서도 MP3의 초기상태의 최대음압을 85dB로 제한한 후 사용자들이 100dB까지 세팅을 조절할 수 있게 하는 기준의 제정을 검토 중에 있다. 따라서 콜센터 종사 근로자의 8시간 근무시간 중 휴식시간, 통화대기 시간 등을 제외한 실제통화 시간은 4시간 내외임을 감안

---

2) 개인적 관찰 경험을 말한다면, 이전에 근골격계질환 역학조사 시에 아주 깜작 놀란 적이 있었다. ○자동차 제조 조립라인과 의장라인 등 일부 근로자들이 귀마개(earplug)가 아닌 MP3 청취를 위한 이어폰(earphone)을 착용하고 작업하고 있었다. 확인한 결과 대체적으로 젊고 건강한 청력을 가지고 있었다. 노사 안전보건 담당자를 불러 이와 같은 상황의 실태를 알고 있는지 확인하고 설명을 하였다. 이와 같은 환경에서는 상기 기술하였듯이 작업장 내의 배경소음(80∼95dB(A)의 자동차제조 사업장의 소음수준) 환경으로 인해 MP3 청취음압은 더 높아 오히려 환경 소음으로 인한 직업성 소음성 난청의 영향보다 비직업적 소음성 난청의 영향이 크게 작용할 수 있다는 점이다.

하여 국내에서도 헤드셋을 통해 85dB(A) 이상의 소음이 전달되지 않도록 정책적으로 콜센터 헤드셋 앰프의 볼륨에 제한치를 둔다면 콜센터 종사 근로자 청력보호에 가장 효과적인 대책이 될 것으로 판단된다.

그 외 대책으로 헤드셋 송화기의 음성 튜브에 음식이나 화장품 및 먼지 등이 끼면 상담원의 음성이 잘 전달되지 않아 민원인이 목소리를 높이게 되어 소음수준이 높아질 수 있으므로 헤드셋을 잘 관리하여야 한다. 또한, 과도한 음성 재유입으로 인한 음의 증폭을 방지하기 위하여 헤드셋의 마이크로폰은 상담원의 입 정면에 위치하도록 하여야 한다. 그리고 배경소음이 높은 곳에서는 일정 반경 내의 음만 마이크로폰으로 유입되는 소음제어 마이크로폰(noise-cancelling microphone)을 사용하면 상담원과 인접한 주위의 소음으로 인한 배경소음의 차단에 효과적이다(HSE, 2006).

Mujgan(2009)은 콜센터의 소음 환경은 근로자에게 육체적으로 사회심리적으로 악영향을 미치고 있으며, 배경소음을 감소시키기 위해서는 작업장소의 천장과 벽, 워크스테이션의 파티션 등에 흡음재를 사용하는 것 외에 공간 내에서 일하는 스태프직원의 수를 줄이는 것이 효율적인 방법이라고 하였다.

4. 나가며

과거와 달리 MP3 player를 비롯한 휴대용 음향기기 사용보다 오히려 현대인의 필수품 중 하나로 휴대폰 사용과 관련하여 실내와 보행 중 또는 지하철에서 이어폰과 연결하여 음악을 듣거나 게임 또는 영상을 즐기는 모습이 특히 젊은 층에서 많이 관찰된다.

Chung 등(2005)의 연구에 의하면 휴대용 음향기기의 사용으로 소음성 난청이 의심되는 십대 청소년들은 소리 왜곡, 이명, 청각 과민, 난청 등의 증상을 호소한다. 또 Zogby(2006)의 조사에 의하면 휴대용 음향기기를 사용하는 십대 청소년의 51% 정도에서 청력저하, TV나 라디오의 볼륨을 올리는 것, 대화 시 이해를 못하는 것, 이명 등의 네 가지 증상 중에서 한 가지 증상을 호소한다고 한다.

휴대용 음향기기의 사용으로 인한 소음노출은 작업장 근로자의 노출 소음과 달리, 1) 음악 청취의 즐거움을 위한 자발적 노출, 2) 청취자가 선택한 주관적 음량(선호청취음량), 3) 다양한 배경소음 환경에서 음향기기의 활용, 4) 일·주간 청취시간의 불균일 등에 있어서 질적으로 차이가 있다. 또 음향기기의 청취방법(스피커, 헤드폰, 이어폰)과 이어폰의 종류(on-the-ear, ear-canal, ear-bud 이어폰)에 따라 귓속에서의 노출 수준은 다르다.

이어폰 사용자 또는 헤드셋 착용 근로자의 일 8시간 평균 소음노출 수준은 80dB(A)에 일반적으로 미치지 못하고 있지만 개인적으로 보았을 때는 일부가 90dB(A)에 근접하고, 최대치로는 120~140dB를 초과하는 경우도 있다. 물론 이어폰 사용이나 헤드셋 착용 근로자의 소음노출 수준을 경시적으로 살펴보았을 때 국내외적으로 과거에 비해 음압수준이 점차적으로 낮아지고 있다. 그러나 이어폰·헤드셋 사용으로 인한 난청은 사용자의 짧은 노출기간과 젊은 연령 때문에 확실하게 나타나고 있지 않지만 청력역치는 단기노출로도 일시적 역치변동이나 또는 대조군과 비교하여 일부 고주파수역의 역치손실의 차이를 보여주고 있어 그 영향을 뚜렷이 살펴볼 수 있다. 따라서 이어폰 사용으로 인한 소음 저감을 위한 여러 공학적 대책(최대 음압 설정 등)과 더불어 사용자의 주의를 요한다.

PART 04
연령, 건강행태, 질병과 청력

제15장 청력의 연령효과와 노인성 난청

1. 소음성 난청에 영향을 미치는 요인

소음성 난청에 영향을 미치는 요인은 ① 소리의 강도와 크기(intensity or loudness of noise), ② 주파수(spectrum or frequency of noise), ③ 매일 노출되는 시간(period of exposure each day), ④ 총 작업시간(total work duration), ⑤ 개인적 감수성(individual susceptibility)이 있다.

즉, 음압이 클수록, 노출기간이 길수록 청력저하는 크게 나타나는 것이다. <그림 1>은 연속 소음에 하루 8시간, 10년 노출 후 주파수별 역치이동을 나타낸 것이다. 이 결과는 80dB(A)는 무해하고, 85dB(A)는 가장 민감한 3, 4, 6kHz의 청력 주파수에서 10dB 정도 평균 청력역치이동을 일으키며, 90dB(A) 이상에서만 비소음성 청력 영향에 의한 청력의 변화가 부가될 때 난청을 유발하는 값에 도달하는 평균 청력역치이동을 보인다. <그림 2>는 0dBHL로 일하기 시작했다는 가정하에 45년까지 다양한 수준에 노출된 근로자의 4kHz의 기대되는 평균 청력역치이다. 소음성 난청을 일으킬 수 있는 소음의 정도는 85dB(A) 이상으로 이 정도의 소음에 10년 정도(8시간/일, 250일/년) 근무 시 10dB 내외의 청력역치손실이 나타난다. 청력손실은 4kHz에서 가장 크며 차차 3, 6, 8, 2, 1kHz 및 500Hz 순으로 청력손실이 온다. 80dB(A) 이하 소음의 청력손실의 효과는 무시할 수 있다. 충격음은 파행의 최고치, 지속시간, 발생간격, 발생횟수가 영향을 미치는 주요 요인이다.

일반적으로 85dB 이상의 소음에 장기간 노출되면 손상을 받을 잠재성이 있다. 소음에 계속해서 노출되면 와우의 고주파수 부위에 최대의 영향을 미치는 경향이 있다. 소음노출의 초기에 발생하는 고음음역의 청력손실, 특히 4,000Hz을 중심으로 한 C-5 dip이라는 형으로 나타난다. 심한 소음이나 장기간 지속적으로 소음에 노출되면 청력손실이 근접 음역으로 확대되어 회화음역(500~3,000Hz)까지 확장된다(Taylor 등, 1965). 여기에 나이와 관련된 청력변화가 추가된다. 따라서 소음성 난청은 85dB 이상 소음에 장기간 노출되는 경우에 발생하는 감각신경성 난청으로서 소음에 의한 청력장해는 초기에는 근로자가 자각하지 못하고 장해가 심해지면 고음역의 말을 잘 이해하지 못하다가 나중에는 보통회화에서도 장해를 보이게 된다(<그림 3>).

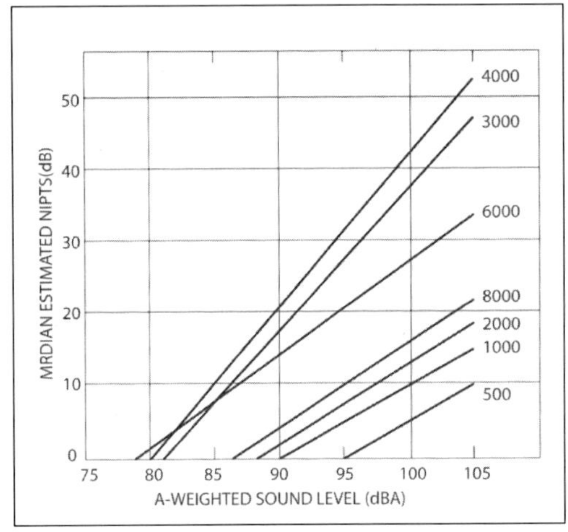

〈그림 1〉 10년간 소음노출로 인한 영구적
청력역치손실 추정치

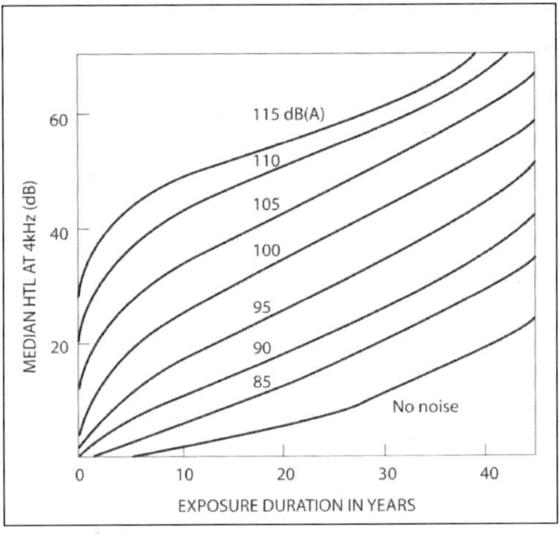

〈그림 2〉 소음노출(8시간/일, 250일/년)에 따른
4kHz에서의 청력역치수준

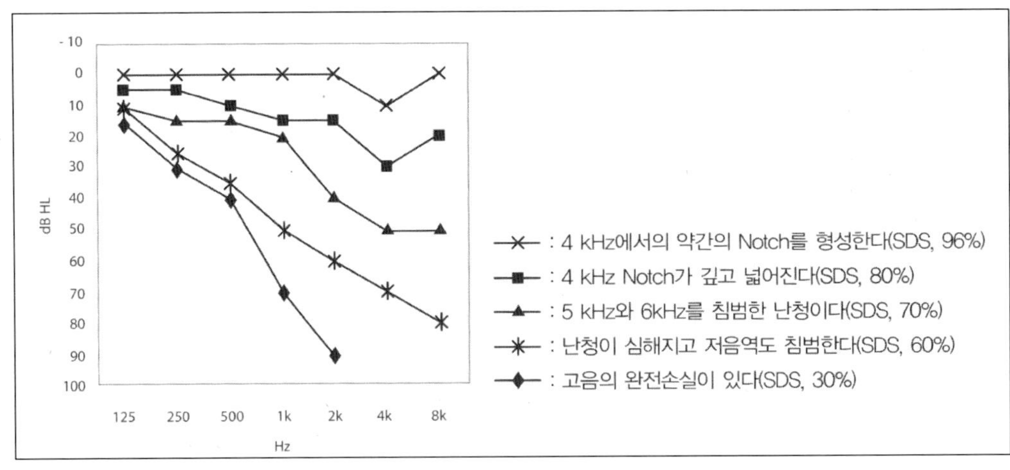

〈그림 3〉 소음성 난청의 청력상

소음성 난청에 대한 감수성은 매우 다양하다. 어떤 사람들은 상당히 높은 소음에 장기간 노출되어도 이에 견딜 수 있지만, 동일한 환경에서도 빨리 난청이 생기는 사람도 있다. 소음에 대한 개인의 감수성은 소리의 전도기전(sound conduction mechanism), 내이 구조적 특성, 성, 인종(피부 색깔), 연령, 초기 청력, 영양과 흡연, 음주 등의 건강행태, 심혈관계질환 위험요인, 혈액점도, 홍채의 색소 침착 정도, 혈액 백혈구 수, 여성의 생리주기, 전해질 및 비타민의 부족 그리고 정신적인 요인과 소음과 화학물질의 상호작용 등 다양하다. 내이에 도달하는 음향적 에너지가 많을수록 효과는 커진다. 외이, 중이의 구조(이개의 모양과 외이도의 형태-너비와 길이 등, 고막과 등골의 족판(footplate), 이소골의 부피, 소리의 전달을 감소시키는 고강도의 소음에 근육을 수축하도록 하는 중이 근육의 힘과 같은 특성)는 와우로 전달된 에너지뿐 아니라 그것의 주파수 스펙트럼을 조절한다. 그리고 와우(cochlear partition)의 견고성, 기저막과 개막의 두께, 산소의 신진대사율, 구심성·원심성 신경분포의 밀도 등과 같은 내이의 구조적인 동적(dynamic) 특성은 민감성을 결정짓는 역할을 한다.

종족, 성, 연령에 따른 청력의 영향은 다르다. 백인과 흑인 근로자의 청력에 대한 비교 결과 흑인이 유의하게 더 좋은 평균청력을 보이고 있다. 이 차이는 인종 간의 사회 음향적인 노출 차이와 인종에 따른 와우 내부 특성에 기인한다. 남성과 여성이 일하는 사업장에서의 청력 연구는 변함없이 평균적으로 여성이 유의하게 남성보다 좋은 청력을 가지고 있음을 보여준다. 이것은 청각 시스템의 차이나 심한 소음에의 노출이 덜함 등을 원인으로 생각해볼 수 있다.

흡연, 비타민 A·C·B$_{12}$, 철, 마그네슘과 같은 영양소의 결핍과 과잉, 인공식품 첨가물, 약물이나 자극제의 사용, 나쁜 자세, 운동 부족 등과 같은 나쁜 습관은 청력손실을 민감하게 하는 역할을 한다. 혈압, 혈중 콜레스테롤, 임신, 생리주기의 양상, 머리 모양, 체온, 일반적인 감정 상태, 소리에 대한 태도, 정신적인 활동들과 같은 요소들이 소음으로부터의 피해에 취약할 수 있다는 많은 연구에도 불구하고, 청력 영향에 대한 명확한 효과는 밝혀지지 않았다. 카나마이신(kanamycin), 겐타마이신(gentamicin), 시스플라틴(cisplatin), 아스피린(aspirin)과 같은 내이신경독성의 약물들과 톨루엔(toluene), 페인트 용제(paint solvents), 이황화탄소(carbon disulfate)와 같은 산업화학물질은 청력 역치에 직접적으로 영향을 줄 수 있고, 일산화탄소(carbon monoxide)는 청력손실 과정에서 소음과 함께 상승작용을 하는 물질이다. 일산화탄소와 소음의 동시 노출은 일산화탄소 또는 소음만의 영향의 합계보다 더 크게 청력에 영향을 미친다. 산소결핍은 소음성 난청을 악화시키며, 진동은 피해의 양을 증가시킨다.

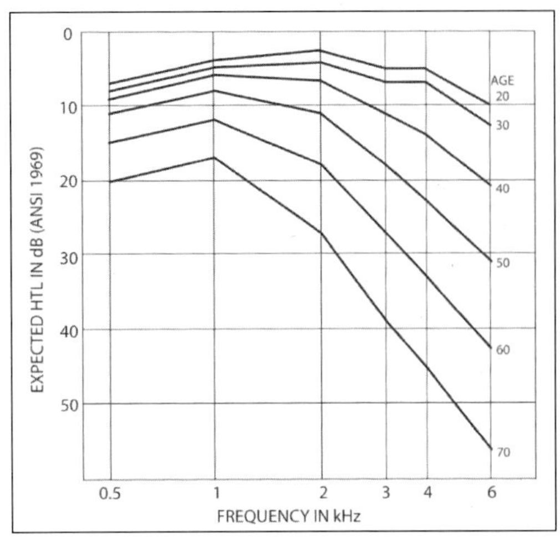
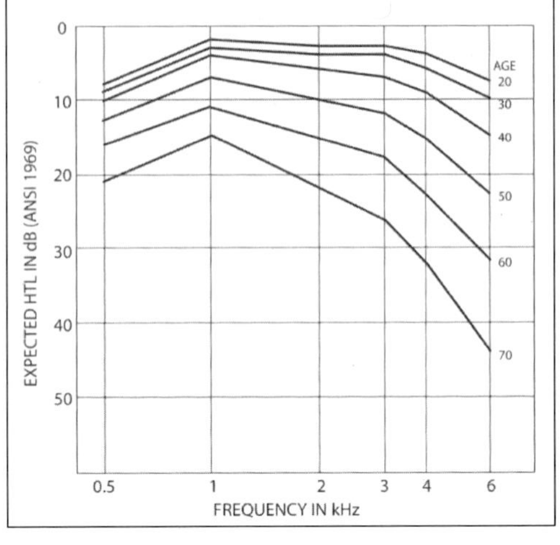

〈그림 4〉 비소음노출 도시 남성의 청력역치   〈그림 5〉 비소음노출 도시 여성의 청력역치

2. 청력의 연령 효과

나이 자체는 직업적인 소음노출에 의한 청력손실 정도에 직접적으로 영향을 미치는 요소는 아니나 노인성 난청과 사회성 난청(sociacuisis)의 영향은 나이에 따라 증가하기 때문에 나이도 청력에 간접적인 영향을 미친다. 즉, 소음노출 시점이 늦어질수록(연령이 높을수록) 그 시점에서 순음 평균역치는 더 높다. 따라서 청력역치 변화는 초기 청력 상태에 의존하고 나이는 중요한 요소가 된다. 초기 청력역치가 높을수록 특정 소음노출에 의한 일시적 역치이동(temporary threshold shift: TTS)은 더 작다. 만일 청력역치가 최초의 청력에 독립적이라면 노출 시간에 따른 청력역치의 증가는 선형적일 것이다. 그러나 동물과 인간의 연구에서 청력역치의 증가는 처음에 빠르고 그다음에는 느려져 최초의 청력 상태가 중요한 지표가 된다. Garstecki와 Erler(1995)의 노인들에 대한 연구에서는 남성의 청력 역치가 여성보다 연령에 따라 높게 나타났는데, 남성은 여성보다 1,000Hz 이상의 주파수역에서 보다 점진적으로 청력손실을 크게 보이나 1,000Hz 이하 주파수역에서는 여성이 더 역치가 높게 나타났다(<그림 6>). 이는 남성의 소음노출 등의 환경적 요인과 여성의 높은 혈관성 질환(stria vascularis의 위축 등)의 생리적 요인으로 설명하고 있다.

연령 증가에 따라 청력역치는 증가하며, 고주파수역의 역치손실이 저주파역보다 더 크게 나타난다(<그림 7>). <표 1>은 ISO 1999(1990)에 의한 남녀 정상 건청인의 기준역치이다.

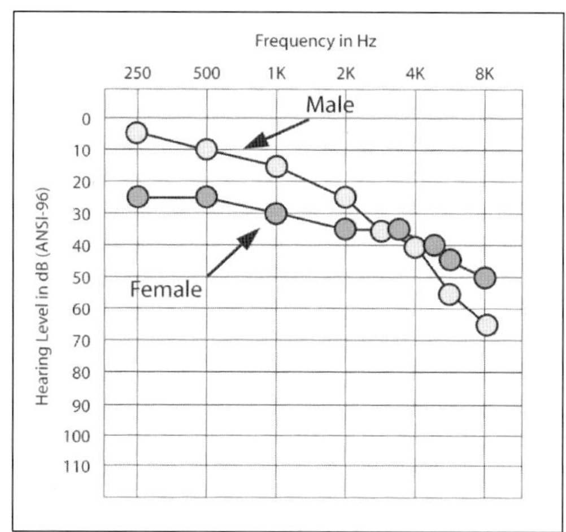

〈그림 6〉 성별 청력역치 특성

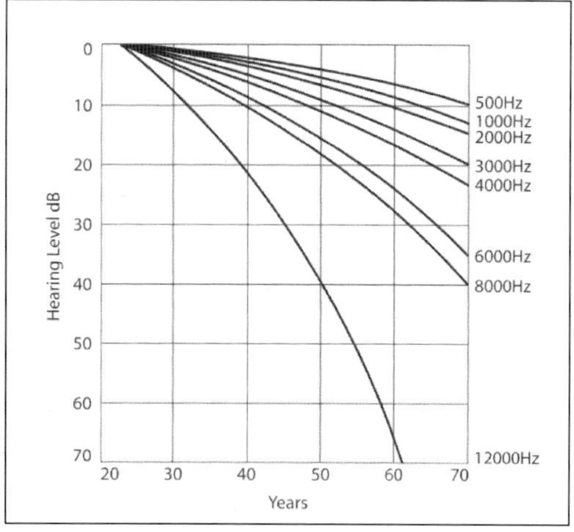

〈그림 7〉 연령에 따른 주파수별 청력

〈표 1〉 정상 건청인의 연령에 따른 기도 청력역치

연령(세)	주파수(Hz)							
	250	500	1,000	2,000	3,000	4,000	6,000	8,000
남자								
25	0	0	0	0	1	1	1	1
30	0	1	1	1	2	2	3	3
35	1	1	1	2	3	5	5	6
40	1	2	2	3	6	8	9	10
45	2	3	3	5	8	12	13	16
50	3	4	4	7	12	16	18	23
55	4	5	5	10	16	22	25	30
60	5	6	7	12	20	28	32	39
65	7	9	9	15	25	35	40	49
70	8	9	11	19	31	43	49	59
75	10	11	13	23	37	52	59	71
여자								
25	0	0	0	0	0	0	1	1
30	0	1	1	1	1	1	2	2
35	1	1	1	2	2	3	3	4
40	1	2	2	3	4	4	6	7
45	2	3	3	4	5	7	9	11
50	3	4	4	6	6	9	12	15
55	4	5	5	8	10	12	16	21
60	5	6	7	10	13	16	21	26
65	7	8	8	13	17	20	27	33
70	8	9	10	16	20	24	32	41

* ISO 1999 standard(1990)

아래 <그림 8>과 <그림 9>는 한국인의 연령 관련 역치손실에 대한 연구로서 연령 증가에 따른 청력역치의 증가와 더불어 연령 보정 후에도 4, 8kHz에서의 남녀 간의 유의한 역치 차이를 보여준다(Kim 등, 2010).

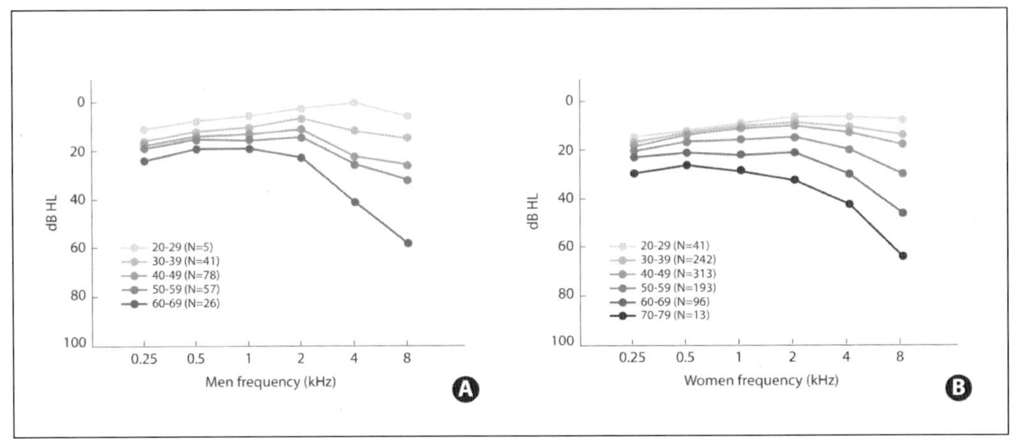

〈그림 8〉 한국인의 남녀 10세 간격의 주파수별 순음청력역치

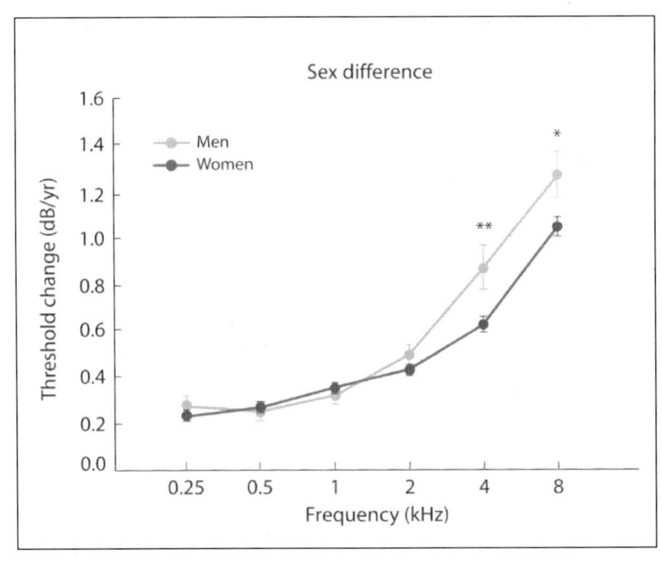

〈그림 9〉 한국인의 남녀 주파수별 순음청력역치 변화율(dB/yr)

소음노출과 연령증가 중 어느 한 요인만 작용하더라도 어느 정도 청력기관의 병태생리학적인 또는 조직병리학적인 이상을 초래하기에는 충분하다고 한다. 특히 연령 증가와 관

련된 소음성 난청은 동물실험 결과에서도 소음성 난청의 민감도를 높이는데, 이는 스트레스에 대한 민감도 증가와 스트레스 후 저하된 조직 회복속도의 기초가 되는 대사 장애와 관련이 있다.

<표 2> 연령, 노출기간 및 노출강도에 따른 평균역치 25dB 초과율

연령(세)	30	40	40	50	50	50	60	60	60	60
노출(년)	10	10	20	10	20	30	10	20	30	40
평균역치 25dB 초과율										
dB(A)										
Control	0	0	0	2	2	2	10	10	10	10
75	0	0	0	2	2	2	10	10	10	10
80	0	0	0	3	3	3	12	12	12	12
85	0	1	1	6	6	5	16	16	17	17
90	1	3	4	11	12	13	23	25	26	27
95	5	9	12	19	23	27	32	36	41	44
100	15	21	28	32	40	47	45	53	62	69

　　그러나 연령과 소음노출 사이의 관계가 가산적인지 상호작용이 있는지에 대해서는 많은 논란이 있으나 제한적이지만 가산적이라는 의견이 많다. 이지호 등(1999)의 연구에서 청력변화에 영향을 미치는 연령 증가와 소음노출 수준은 상호 독립적으로 청력역치에 영향을 미치며 상가적 효과가 있는 것으로 나타났다. Toppila 등(2001)의 연구에서도 나이, 노출력, 혈압 및 콜레스테롤치를 짝지어 분석한 결과 젊은 연령의 근로자보다 고연령층의 근로자에서 소음성 난청이 더 많았으며, 98dB(A) 이하의 소음에 노출되는 근로자에서 나이가 소음성 난청의 발생에 중요한 요인이었지만 상호 독립적이었다. 연령과 소음 이 두 가지 요인을 제외한 상태에서 개인의 감수성에 영향을 미치는 인자인 성, 유전적 인자, 흡연 등은 잘 통제된 연구에서 소음성 난청의 변동에 관해 극히 일부만 설명해줄 수 있을 뿐이라고 한다(Handerson 등, 1993). 소음성 난청에 대한 연구와 관련하여 소음노출 외에 흡연, 콜레스테롤, 혈압 등 여러 요인이 유의한 혼란변수로 작용한다. 특히 부분적으로는 청력손실에 대한 소음의 영향을 감추고, 혼란변인이 많을수록 청력손실의 발생에 대한 이의 혼란변인에 의해 소음노출의 유의성이 기각될 수 있다. 그러나 영구적인 청력손실의 위험은 소음성 외상에 대한 감수성보다는 노출의 강도 및 기간과 큰 관련이 있다. <표 2>는 연령, 노출기간 및 노출강도에 따른 평균역치 25dB 초과율이다.

3. 노인성 난청

    생의학의 발달과 과학기술의 발달로 연결된 인구통계학적 변천은 인구 노령화 측면에서 현저하게 나타나 65세의 노인 인구가 1990년 현재 미국과 일본의 경우 총인구 대비 각 12%로 동일하였고, 2030년에 미국이 32% 2020년에 일본이 25.5%로 추정하고 있다. 우리나라도 예외가 아니어서 인구 노령화는 해를 거듭할수록 그 정도가 심화되고 있어 1995년에 5.9%(약 264만 명)이었고, 2000년에 7.1%, 2020년에 14.3%, 2030년에는 29.8%까지 인구비율이 높아질 전망이다(DHHS, 1990; 한국보건사회연구원, 1999).

    노령화 사회에서 노인성 난청은 미국의 경우(NCHS, 1987) 고혈압과 관절염 등과 더불어 가장 발병률이 높은 노인 만성질환 중 하나이며, 연령에 따라 난청의 발생비율이 증가하는 경향을 보이고 있다. 우리나라의 경우 1995년 보건복지부 통계에 따르면 청력손실 원인별 분포를 볼 때 노인성 난청이 40%로 가장 큰 원인으로 나타났고, 후천적 사고 등 기타 원인(23.2%), 이(耳)질환(17.6%), 원인불명(8.9%), 소음노출(5%), 선천성(4.8%) 등의 순으로 나타났다.

<표 3> 노인성 난청의 환경 위험 요인

	요인	출처
화학물질	톨루엔, 트리클로로에틸렌, 스타일렌, 자일렌 소음 복합노출에 의한 비선형적인 청력영향	Johnson과 Nylen, 1995; Rybak, 1992
중금속, 일산화탄소		Rybak, 1992
진동	진동에 의한 와우의 혈관수축	Pekkarinen, 1995
두부손상	와우의 개막파열과 미세혈관 순환장애 및 출혈의 와우 함입	Rosenhall 등, 1993; Fitzgerald, 1996
레저 소음	사격, 사냥	Clark, 1991
이독성 약물	아미노글리코사이드(Aminoglycoside) 시스플라틴(Cisplantin) 살리실레이트(Salicylate) 이뇨제(Loop diuretics; furosemide, ethacrynic acid)	Aran 등, 1992; Boettcher 등, 1992; Stypulkowski, 1990; Aran 등, 1992
흡연		Rosenhall 등, 1993; Mellstrom 등, 1982; Pearson 등, 1995; Gates 등, 1993
알코올	알코올 중독과는 관련성이 높지만 중등도의 음주와는 관련성이 없음	Rosenhall 등, 1993; Pearson 등, 1995

    난청은 연령, 건강행태, 귀 질환, 두부 손상, 유전적 요인, 약물, 메니에르병 등 여러 원인에 의해 발생한다. 노인성 난청은 난청이 연령과 관련이 있는 것을 의미하지만 최근의 보고에서 노

인성 난청을 소음노출로 인한 청력손실, 이독성 약물에 의한 청력손실, 의과치료와 같은 의과적 장애로 기인한 손실을 포함하는 여러 종류의 생리학적인 변성의 결과로 나타나는 총체적인 청력손실로 정의하고 있다(CHBAB, 1988). 노인성 난청의 환경 위험 요인으로 소음과 진동, 두부손상, 화학물질, 중금속, 이독성 약물, 흡연과 알코올을 들고 있다(Fransen 등, 2003)(<표 3>).

Schuknecht는 와우와 후미로성 구조의 사후 조직학 소견을 기초로 하여 노인성 난청의 네 가지 독자적인 유형을 가정하였다. 병리학적 기초에 의거하여 감각성(sensory), 신경성(neural), 대사성(metabolic or strial), 와우전도성(cochlear conductive)으로 구분하였다. 감각성(sensory)은 감각세포의 소실에 의해 발생되는 것으로 감각세포의 소실은 노화와 더불어 흔히 동반되나 와우의 기저부 종말에서 발생하여 언어음역까지 진행되는 경우는 매우 드물다. 그러나 감각세포 소실은 와우기저 8~12mm에서 발생하여 4kHz 음역에서 심한 청력손실을 보이며, 청력도상 저음역에서는 비교적 정상이나 고음역에서 급격한 청력감소를 보이는 급격하강(abrupt drop) 양상을 보이게 된다. 신경성 난청은 와우의 뉴런이나 중추신경세포의 소실로 발생하며 와우신경세포의 수가 정상 신생아의 50% 이하로 감소할 때 생기며 와우의 신경세포는 비교적 젊은 나이에 소실이 지속적으로 발생하는데 와우의 기저부위에 조금 더 심한 소실을 보이는 경향이 있어 고음역의 소실이 뚜렷한 하강형(descending) 청력도를 보인다. 신경세포의 90% 이상의 소실이 생길 때 순음청력 검사상 순음 역치가 정상 또는 경도 난청 소견을 보이나 어음 명료도가 급격히 감소된 현상인 음소회기현상(phonemic regression)이 나타난다. 대사성(metabolic or strial)은 혈관조(stria vascularis)의 위축으로 인하여 내림프액의 감소에 의해 감각기관의 물리적 화학적 과정의 변화로 발생하며 청력도의 특징은 수평이거나 미약하게 하강하는 양상을 보인다. 와우전도형(cochlear conductive)은 기저막의 경화에 의해 공명현상의 변화에 의해 생기며 기저막이 두껍고 좁은 와우기저 쪽은 영향이 크고 기저막이 얇고 넓은 첨부에서는 상대적으로 영향이 적기 때문에 청력도상 저음역의 청력감소는 적으나 고음역으로 가면서 각 옥타브 사이에 동일한 정도의 감소를 보이며 점차적 하향 경향(gradual descent)을 보인다. 그러나 이런 고전적인 네 가지 유형의 단일 양상의 노인성 난청에 속하지 않고 두 가지 이상이 복합적으로 작용하여 생기는 청력손실이 상당수에 이른다. 그러나 Schuknecht가 주장하는 노인성 난청의 유형에 대한 정확한 구조적 분석은 아직도 학자들 사이에 심각한 논쟁의 주제로 되어 있다.

65세 인구의 25~40%가 어느 정도의 난청을 가지며, 90세 이상의 90%에서 난청을 가진다. 노령화 자체만이 원인이 아니고 젊을 때의 소음노출, 혈관 혹은 전신질환, 영양부족,

주위환경의 악영향, 이독성 약물 투여 등이 복합적으로 작용한다. 혈관조(stria vascularis), 나선인대(spiral ligament)에 병변이 있을 때는 감각 신경성 난청을 나타내나, 진행하여 청신경, 뇌간, 대뇌피질의 변성이 오면, 중추성 난청의 양상을 보이게 된다.

<그림 10>은 미국의 성인 48~92세 2,130명의 자료로서 연령군별 주파수별 60dBHL 이상의 기저 청력역치 비율을 보여준다(Wiley 등, 2008). <그림 11>과 <그림 12>는 브라질의 남녀 각각 160명의 60세 이상 노령층(평균 연령; 남 71.7세, 여 69.8세)의 25dBHL 이상의 난청 유형과 양상으로 80% 이상의 감각신경성 난청(남자 91.9%, 여자 80.6%)과 하강형의 청각도 양상(남자 85.0%, 여자 53.7%)을 보여주고 있다(do Carmo 등, 2008). <그림 13>은 서울, 경기, 강원지역의 5,724명의 한국인의 연령군별 감각신경성 난청(평균역치 27, 41dBHL 이상) 발생률을 보여주고 있다.

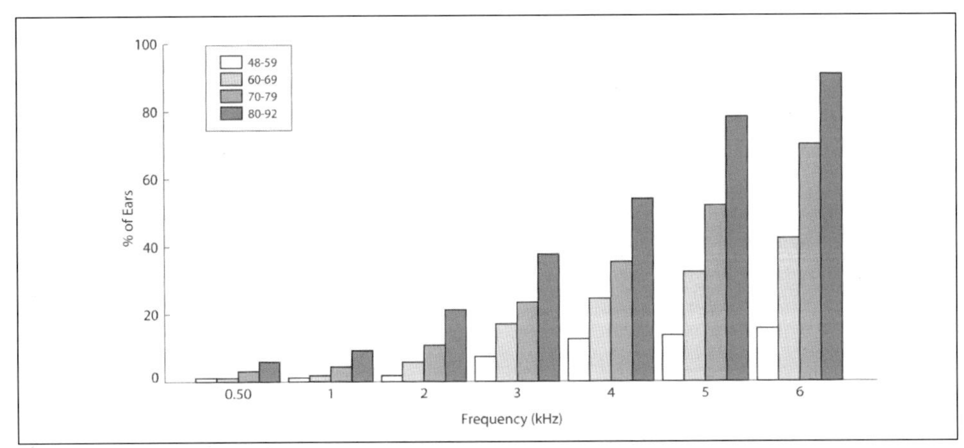

〈그림 10〉 연령군별 주파수별 60dBHL 이상의 기저 청력역치 비율

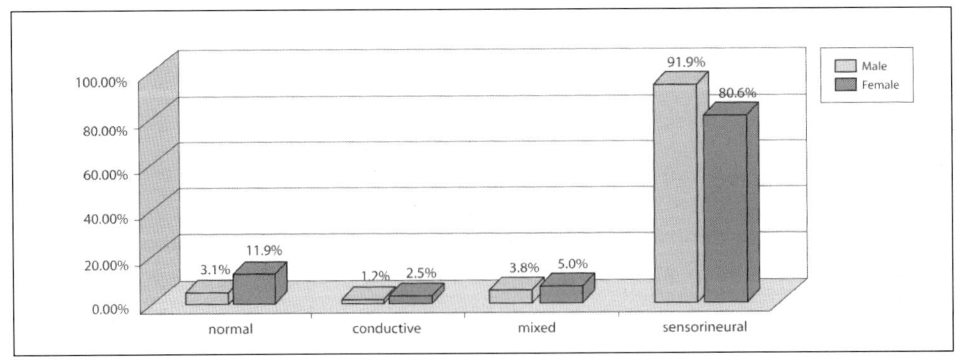

〈그림 11〉 노령층의 남녀 우측 귀의 청력손실 유형

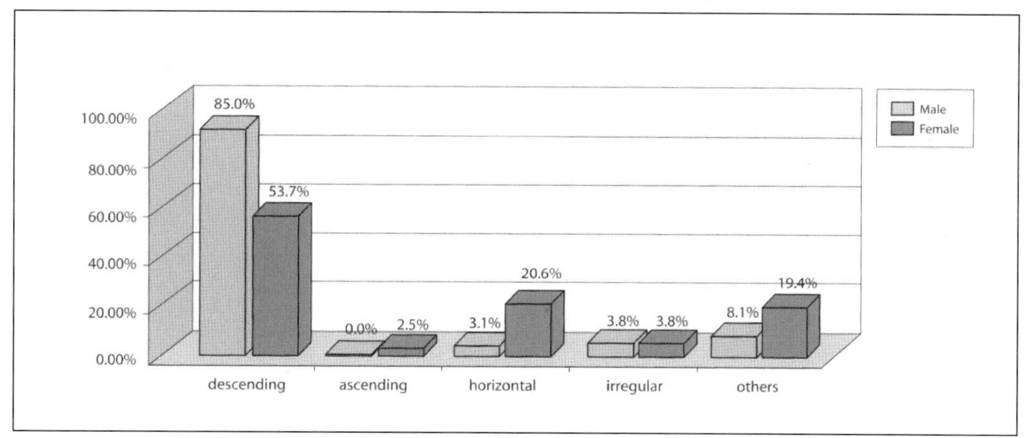

〈그림 12〉 노령층의 남녀 우측 귀의 청력손실 양상

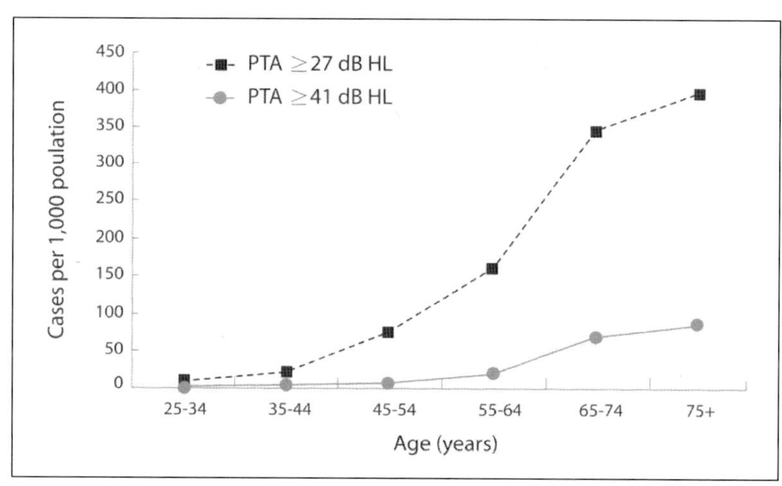

〈그림 13〉 한국인의 연령군별 감각신경성 난청 발생률

제16장 건강행태(음주, 흡연 등)와 청력영향

1. 흡연의 청력영향

흡연은 심각한 공중보건학적 문제를 갖는 대표적인 건강행태이다. 흡연자는 비흡연자와 비교하였을 때, 호흡기 질환, 각종 암(폐암, 구강암, 인두암, 췌장암, 신장암 및 방광암 등), 동맥경화증, 대동맥류, 뇌졸중 등과 같은 심혈관질환 등 인체에 다양한 건강영향을 미친다. 흡연이 청력에 미치는 영향에 대해서도 많은 연구 보고가 있다. 흡연의 청력영향에 대한 연구는 흡연자와 비흡연자의 청력 비교, 흡연량에 따른 청력역치의 용량-반응 관계, 흡연이 청력손실에 미치는 영향에 있어서의 나이와 소음과의 부가적인 또는 상승작용, 산모의 흡연으로 인한 신생아의 청력영향, 흡연과 중이질환 등을 들 수 있다.

흡연자와 비흡연자의 청력역치의 직접적인 비교 연구(Oliveira 등, 2009)로서 18세에서 40세 사이의 남성을 대상으로 5년 이상 흡연한 흡연군과 한 번도 흡연하지 않은 비흡연군의 250Hz에서부터 18,000Hz의 저·고파수역 청력역치를 비교한 연구를 보면, 흡연군이 더 유의하게 역치가 높으며, 특히 고주파역에서 더 높게 나타났다(<그림 1, 2>).

흡연이 청력에 미치는 영향은 순음청력검사에서의 청력역치만이 아니라 일과성음 유발이음향방사(transient evoked otoacoustic emission: TEOAE)에서도 흡연군과 비흡연군 사이에서 차이를 보였다(Pascboal과 Azevedo, 2009). 또한 흡연량(갑/년, packs/year)은 고주파수역(10kHz~16kHz에서의 high frequency audiometry test)에서의 청력역치와 상관이 있었다. 그리고 흡연군에서 높은 이명 증상 호소를 나타내어 흡연의 청력에 대한 영향, 특히 내측

원심성 와우체계(medial efferent olivocochlear system)에 대한 영향을 보여준다. 흡연의 청각계에 미치는 영향에 대한 가능한 설명으로 내이의 외유모세포에 직접적인 이독성 영향과 와우의 산소 감소로 인한 코티기관의 퇴행 변성을 들고 있다. 일산화탄소(CO) 노출 동물 실험 결과, 와우의 기저부(basal portion of cochlea) 유모세포의 손상(내유모세포보다 외유모세포의 손상이 더 현저하게 나타남)을 보이고 있다. 또 다른 연구 보고로는 흡연으로 인한 니코틴은 와우의 혈행 장애를 일으키는데, 와우동맥(cochlear artery)은 내유모세포에서 말단 부위이다.

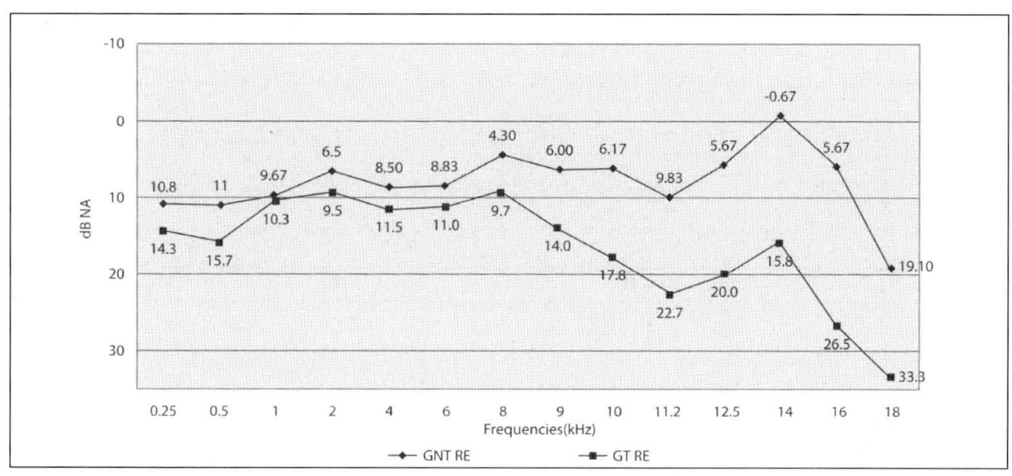

〈그림 1〉 흡연군과 비흡연군의 우측 귀의 주파수별 청력역치(Oliveira 등, 2009)

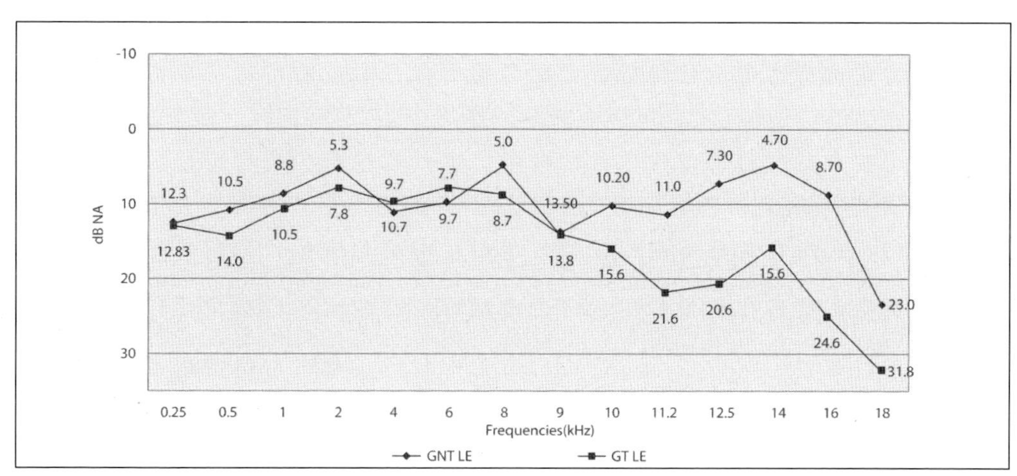

〈그림 2〉 흡연군과 비흡연군의 좌측 귀의 주파수별 청력역치(Oliveira 등, 2009)

소음은 소음성 난청의 제1 원인이다. 흡연은 소음과 합해져 청력에 더 영향을 미치는 것으로 보인다. 나이와 소음노출기간을 보정한 후에도 흡연은 청력에 대한 영향을 보여준다. 식품가공업체에서 85dB(A) 이상의 소음에 노출되는 206명의 남성 흡연자와 206명의 남성 비흡연자를 대상으로 흡연이 소음성 난청에 미치는 단면연구(Pouryaghoub 등, 2007)에서, 양측 귀에서 4,000Hz와 1,000Hz의 청력 차이가 30dB 이상인 경우가 흡연군에서 49.5%, 비흡연군에서 11.2%로 교차비는 7.8(95% CI=4.7-13)이었으며, 좋은 쪽 귀가 4,000Hz에서 25dB 이상 청력을 보이는 자는 흡연군에서 63.6%, 비흡연군에서는 18.4%이었다. 흡연군과 비흡연군의 청력역치 차이는 연령과 소음노출기간을 보정한 후에도 유의하게 나타났다. <표 1>은 좋은 쪽 귀의 4,000Hz에서 25dB 이상 청력역치의 로지스틱 회귀분석 결과이다. 흡연은 난청을 촉진하며, 특히 소음 작업자의 경우에는 소음과의 상호작용으로 그 영향이 더 크다고 볼 수 있어 금연 교육의 필요성이 요구된다.

〈표 1〉 좋은 쪽 귀의 4,000Hz에서 25dB 이상 청력역치의 로지스틱 회귀분석 결과(Pouryaghoub 등(2007))

변수	B	S.E.	Sig.	OR(95% CI)
연령(세)				
≤ 40 (n = 153)				1.0
> 40 (n = 259)	0.982	0.312	0.002	2.7(1.4-4.9)
소음노출기간(년)				
≤ 10 (n = 70)				1.0
11-20 (n = 177)	1.139	0.462	0.014	3.1(1.3-7.7)
≥ 21 (n = 165)	1.699	0.474	<0.001	5.5(2.1-13.8)
흡연(갑/년, packs/year)				
Non smoker (n = 206)				1.0
≤ 10 (n = 105)	1.401	0.297	<0.001	4(2.2-7.2)
> 10 (n = 101)	3.041	0.346	<0.001	21(10.6-41.2)

흡연은 나이와 관련하여 청력에 미치는 영향은 부가적인 영향보다 더 큰 영향(multiplicative effect)을 미치는 것으로 보고 있다. 소음에 노출되지 않은 지역주민 263명을 대상으로 흡연정도와 청력영향 및 흡연과 나이가 청력장애에 미치는 영향을 유병률에 기초해 조사하였다(Noorhassim과 Rampal, 1998). 이때 청력장애는 500, 1,000, 2,000, 3,000Hz의 평균역치로서 25dB 이상으로 정의하였다. 비흡연자의 청력장애 유병률은 우측 귀 19.0%, 좌측 귀 25.0%, 양측 11.0%였으며, 흡연량(pack-years)에 따라 유병률은 증가하고 특히 20갑/년 이상 흡연자에서 현저하게 높은 청력장애 유병률을 보였다(<표 2>).

주파수별 청력역치는 고주파수일수록 역치 증가가 크게 나타났다(6,000Hz에서 청력장애율은 우측 72.6%, 좌측 73.8%; 1,000Hz의 경우는 우측 28.9%, 좌측 27.0%). 난청 장애의 위험요인으로서 연령과 흡연량을 회귀분석으로 평가한 결과 상호 독립적으로 영향을 미친 것으로 나타났다. 40세 이하 비흡연군, 40세 이하 흡연군, 41세 이상 비흡연군, 41세 이상 흡연군의 청력장애율은 각각 6.9%, 11.9%, 29.7%, 51.3%로 40세 이하 비흡연군에 비해 1.7, 4.3, 7.5배의 청력장애비(prevalence rate ratio, PRR)를 보였다(<표 3>).

〈표 2〉 흡연 정도(pack-year)에 따른 청력장애율(Noorhassim과 Rampal, 1998)

Pack-year	Number of Subjects	Hearing Impairment		
		Right(%)	Left(%)	Both Ears(%)
0	100	19.0	25.0	11.0
1~10	88	19.7	27.3	13.6
11~20	43	37.2	41.9	25.6
21 and above	54	59.1	63.0	50.0
total	263	30.4	36.1	22.1

〈표 3〉 연령과 흡연 여부에 따른 청력장애(Noorhassim과 Rampal, 1998)

No	Age	Hearing Impairment	Nonsmoker PR(%)	PRR	Hearing Impairment	Smoker PR(%)	PRR
87	16~40	5	6.9[*]	1	12	11.9	1.7
176	≥41	38	29.7	4.3	115	51.3	7.5

* PR: prevalence rate, PRR: prevalence rate ratio
Reference group for PRR

그러나 흡연의 청력에 대한 영향은 모든 연구에서 일관된 결과를 보이고 있지는 않다. 1966~2003년 기간 동안 흡연(smoking)과 청력(hearing)을 주제어(key words)로 하여 MEDLINE을 검색하여 166개의 논문 중 15개 연구(10개의 단면연구, 4개의 코호트연구, 1개의 환자대조군 연구)를 대상으로 질적 평가 및 메타분석 결과 9개의 유의한 관련성을 보이는 연구(positive association)와 6개의 관련성이 유의하지 않은 연구(negative association)로 분류 보고하였다(Nomura 등, 2005). 이 연구의 대상 논문은 순음청력으로 청력손실을 평가하고 흡연자의 청력손실의 위험을 평가한 논문을 포함하고, 직업적 소음노출 인구집단에서의 흡연의 영향이나 흡연에 따른 기존 중이질환의 악화 또는 간접흡연의 청력영향 등은 제외하였다. 8개의 분석적 연구의 메타분석 결과, 흡연자의 청력손실의 위험비는 현재 흡연자에서 단면연구에서 1.33(95% CI=1.24-1.44), 코호트연구에서 1.97(95% CI=1.44-2.70), 환자대조군 연구에서는 2.89(95% CI=2.26-3.70)이었으며, 과거 흡연자에서는 단면연구에서 1.17(95% CI=1.03-1.33), 코호트연구에서 1.49(95% CI=0.93-2.39), 환자대조군 연구에서 1.83(95% CI=1.43-2.35)이었다. 흡연은 과거 흡연자의 코호트연구를 제외하고 현재와 과거 흡연자의 청력손실의 유의한 위험요인임을 보여준다. 결론적으로 흡연과 청력손실의 유의한 연관성을 제시하며 금연이 청력을 유지 보호하는 데 효과적임을 알려주고 있다(<그림 3, 4>).

임신 중 흡연은 저체중아, 조산아 및 신생아의 선천성 기형 등의 위험요인으로 작용한다. 흡연은 니코틴과 혈관작용제(vasoactive agent)의 방출과 만성적으로 태반의 구조적인 변화로 인해 자궁과 태반의 혈액순환을 제한하며, 흡연으로 인한 일산화탄소는 카복시헤모글로빈(carboxyhaemoglobin; HbCO) 형성에 의한 태반조직의 저산소증으로 태아조직 내 산소 공급을 억제한다. 저산소증과 국소빈혈은 청력손실을 유발하는 주요 병리학적 요인으로 외유모세포 손상을 동반한다. 즉, 임신 중의 흡연은 신생아의 와우 발달에도 영향을 미친다. Korres 등(2007)의 연구는 비흡연 산모와 흡연 산모 각각에서 태어난 건강한 신생아 100명씩(남녀 50명씩) 200귀를 생후 24~48시간 내에 일과성음 유발이음향방사를 시행하여 흡연에 따른 영향을 보았다. 흡연 산모는 흡연량에 따라 저(1일 5개비 미만 흡연, n=88 ears), 중(5~9개비 흡연, n=76), 고노출군(1일 10개비 이상, n=36)으로 분류하였다. 연구 대상자군에 따른 임신기간, 출생 시 체중 및 성별 분포의 차이는 없었다. 흡연군과 비흡연군 산모의 신생아의 평균 방사반응은 흡연군 신생아에서 낮았으며(노출군 19.5±4.8dBSPL, 비노출군 20.6±5.1dBSPL), 주파수별 신호·잡음비(signal to noise ratio) 분석에서도 통계적으로 유의한 유사한 결과(4,000Hz에서 TEOAE 진폭; 노출군 14.2±5.9dBSPL, 비노출군 16.3±6.3dBSPL)를 보였다(<그림 5>). 흡연 정도에 따라서는 평균 방사반응과 주파수별 평균 진폭 결과는 다음 <그림 6>과 같다.

산모의 연령 보정 후의 산모의 흡연량, 혈중 농도에 따른 신생아의 청성뇌간반응(auditory brainstem response: ABR)에서도 흡연은 각 파형의 잠복기는 반대의 관련성을 보였다. 즉, 산모의 흡연량과 혈중 농도가 높을수록 신생아의 청성뇌간반응 파형 잠복기는 짧게 나타났다. 산모의 음주 또한 청성뇌간반응의 잠복기와 관련되기 때문에, 음주 변수의 통제 후에도 산모의 흡연은 유의한 독립적인 유일한 분산을 설명하였다(Kable 등, 2009).

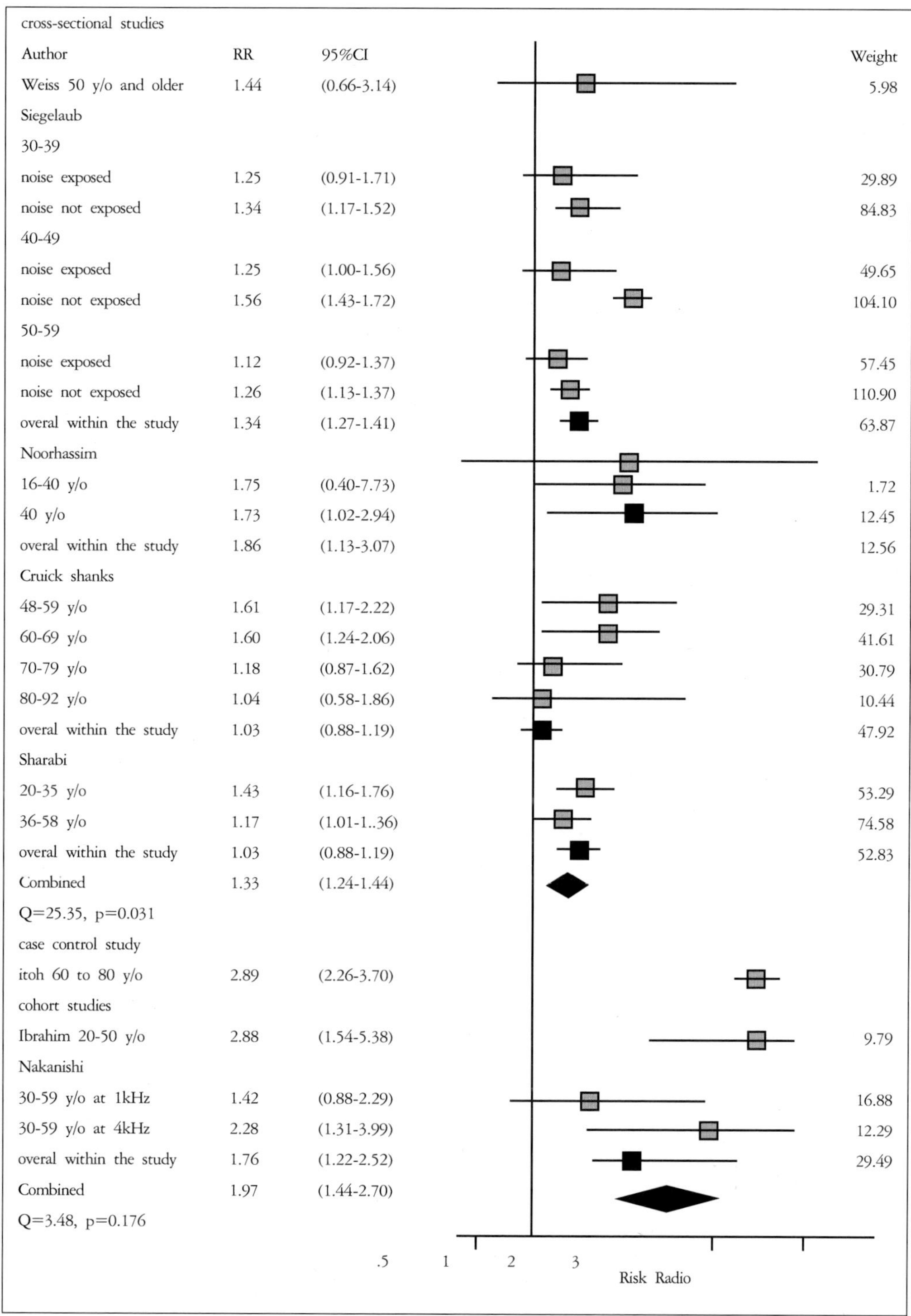

〈그림 3〉 현재 흡연자의 청력손실 위험비(Nomura 등, 2005)

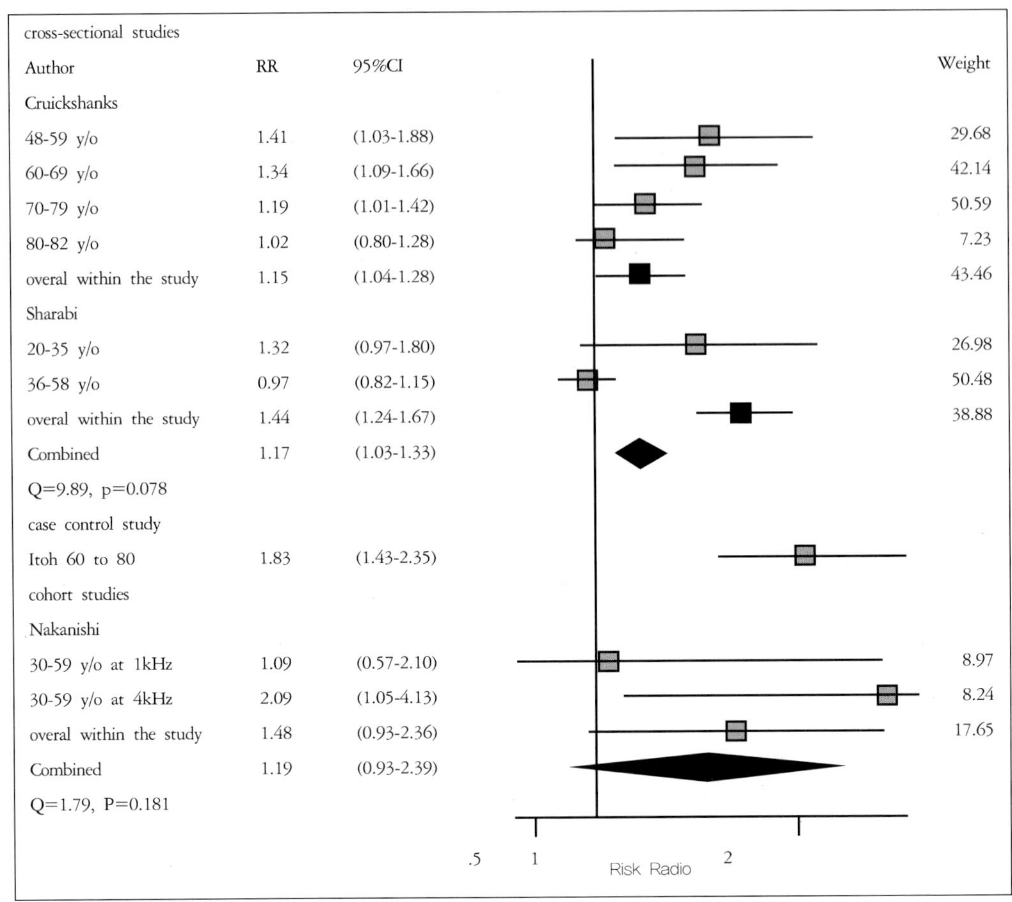

〈그림 4〉 과거 흡연자의 청력손실 위험비(Nomura 등, 2005)

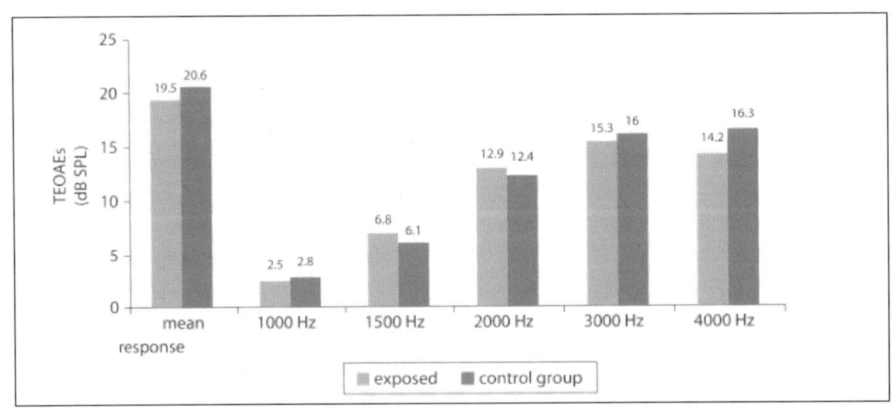

〈그림 5〉 흡연 여부에 따른 주파수별 TEOAE 평균 진폭(Korres 등, 2007)

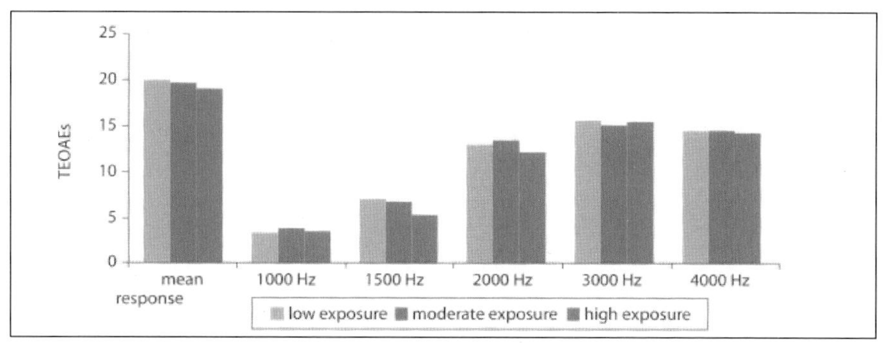

〈그림 6〉 흡연 정도에 따른 TEOAE 평균 진폭(Korres 등, 2007)

〈표 4〉 흡연과 중이질환에 대한 연구(Blakley와 Blakley, 1995)

Factor studied	First author(yr)	Effect?	n
AOM and OME	Vinther(1979)	No	494
Persistent effusion	Kraemer(1983)	Yes	152
Secretory otitis media	Van Cauwenberge(1984)	No	2065
AOM	Pukander(1985)	Yes	471
"Glue ear"	Black(1985)	Yes	442
Incidence of effusion	Iversen(1985)	Yes	337
Recurrent otitis media	Stahlberg(1986)	Yes	438
"Middle ear problem"	Kallail(1987)	No	238
Recurrent of effusion	Tainio(1988)	Yes	183
Presence of effusion	Hinton(1988)	Yes	70
Abnormal lympanogram	Reed(1988)	Yes	60
OME	Pukander(1988)	No	753
AOM	Sipila(1988)	No	1294
AOM	Teele(1989)	No	877
Grommet requirement	Hinton(1989)	Yes	151
Recurrent otitis media	Harsten(1989)	No	113
Presence of effusion	Strachan(1989)	Yes	892
Abnormal tympanogram	Strachan(1990)	Yes	872
Prevalence of effusion	Strachan(1989)	No	872
Otitis media	Takasaka(1990)	No	7219
Persistent OME	Rowe-Jones(1992)	No	163
OME	ELZEL(1992)	Yes	132
Resolution of effusion	Maw(1992)	Yes	201
protracted serous otitis media	Rasmussen(1993)	No	1306

AOM, Acute otitis media; *OME*, otitis media with effusion

그리고 흡연에 의한 청력손실, 특히 감각신경성 난청이 아닌 중이질환(급성 중이염, 장

액성 중이염 등)은 소아 아동의 간접흡연(second-hand smoke)으로 인한 가능성을 제기하고 있다. 그러나 많은 연구에서 이와 같은 가설을 지지하고 있지 않는데, 흡연자 자신이 높은 중이염 발생률을 보이지는 않는다. 흡연은 소아에게 생리학적으로 중이질환에 민감할 수 있으나 성인에서는 그렇지 않으며 상·하기도 질환이 흔하게 나타난다.

<표 4>는 흡연과 중이질환에 대한 연구 목록으로 각각의 연구결과에서 중이질환별 흡연의 영향 여부를 보여주고 있다(Blakley와 Blakley, 1995).

2. 음주의 청력영향

세계보건기구는 1950년대 이후 알코올 남용에 관해 논쟁을 하며, 8회 세계보건학회(World Conference on Health)에서 알코올 중독을 1967년 국제질환분류체계(International Classification of Disease; ICD-8)에 포함하였다. 알코올 남용과 청력영향, 감각신경성 청력손실과의 관계에 대한 연구는 불일치하며 또는 대립적으로 나타나 아직은 그 영향에 대한 결과가 뚜렷하지 않다. 이 글에서는 음주의 청력영향에 대한 양적인 연구를 중심으로 고찰하고자 한다.

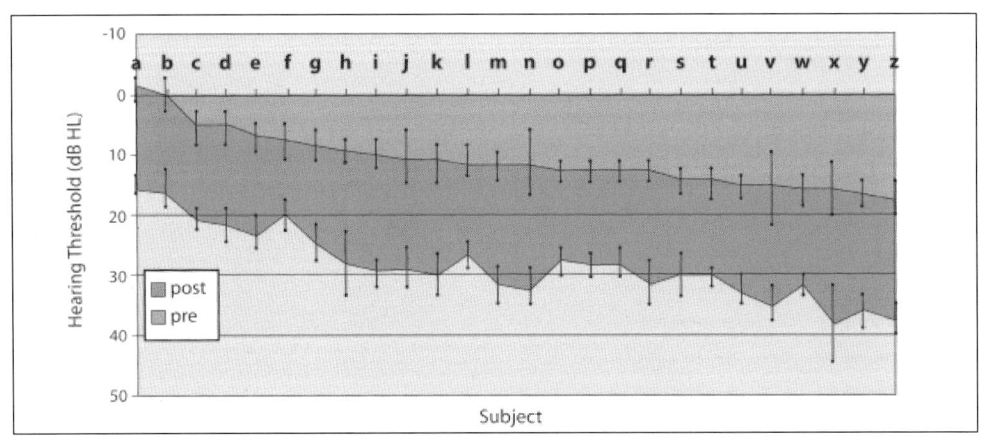

〈그림 7〉 음주 전후의 청력역치 변화(6개 주파수역의 평균 청력역치)(Upile 등, 2007)

음주에 따른 청력역치의 급성 영향을 살펴본 Upile 등(2007)의 연구에서 미리 정해진 알코올을 섭취한 각 개인의 청력을 넓은 범위의 6개의 주파수(250Hz, 500Hz, 1,000Hz, 2,000Hz, 4,000Hz, 8,000Hz) 청력역치를 음주 전후로 측정하였다(<그림 6>). 최저 호기 알코올 농도가 30 u/l에서 두 번째 청력을 측정하여 비교하였다. 알코올은 모든 개인의 청력역치를 증가시

컸고, 몇몇의 주파수에서 다른 주파수에서보다 영향이 컸으며, 연구 대상자의 90%가 세 개 이상의 주파수에서 7dB의 역치상승을 보였다. 음주는 남성보다 여성에서 청력역치의 변화가 더 크게 나타났으며(<표 5>), 날씬하고 건강한 군에서는 역치변화는 크지 않았으나 고연령군과 음주 고위험의 과거력이 있는 군에서는 청력영향이 크게 나타났다. 또한 호기 알코올 농도가 클수록 청력역치도 증가하는 양적 관련성을 보였다. 물론 단기적으로 알코올 의 청력에 미치는 영향은 가역적이지만, 장기적·영구적인 역치 변화 또한 배제할 수 없다.

〈표 5〉 음주로 인한 남녀별 역치손실치(Upile 등, 2007)

Sound Frequency(Hz)	Mean loss male n=11(dB)	Mean loss female n=15(dB)
250	6	12
500	5	17
1,000	3	10
2,000	2	5
4,000	5	7
8,000	9	8

많은 이독성 약물은 이명이나 특이한 청력손실 및 어지럼증 등의 유해한 영향을 미친 다. 많은 이독성 물질 중에 알코올도 있다. 연령과 성을 짝짓기로 37명의 알코올 중독 실 험군과 37명의 비알코올 대조군에 대한 Belle 등(2007)의 연구에서 실험군에서는 67.57%가 청력검사에서 비정상을 보였으며, 24.32%는 전기안진검사(vecto-electronystagmography)에서 비정상을 보였다. 반면에 대조군에서는 27.03%가 청력검사에서 비정상을 보이고, 10.81% 가 전기안진검사에서 비정상을 보였다. 알코올 남용은 이처럼 대조군보다 청력과 평형감 각에 영향을 크게 미침을 볼 수 있었다.

알코올은 가장 유력한 태아 기형발생물질이다. 임신기간 동안의 과음은 태아 알코올증후 군(fetal alcohol syndrome)을 유발하고, 출생전후의 성장지체, 중추신경계 손상과 특유의 안면기 형으로 구성된다. 비록 태아 알코올 질환의 범주(fetal alcohol spectrum disorder, FASD)의 주요 부문은 아니지만 FASD의 특성으로서 청력손실은 몇몇 작은 연구에 기초하고 있다. 어머니의 음주 과거력으로 신경행동학적 장애로 내원한 4~16세의 FASD 환자 41명의 청력에 대한 연구에서 아이들 전체 중 5명은 적어도 16dB 이상의 난청으로 편측성이었다. 어음청취역치 (speech reception threshold: SRT)는 FASD의 아이들 중 40명이 정상범위였으며, 어음명료도는 모두 정상이었다. 이개와 외이도가 기형인 아이는 없었으나 아이들의 14.7%는 빈번하게 중이염의 에피소드를 가졌으며, 중이의 삼출성 중이염은 8개 귀에서 발견되었다. FASD로 진단된 아이들의 16dB 이상의 경도의 감각신경성 난청의 유병은 이 연령군의 예측보다 높지 않았다. 그러나 FASD는 난청의 조기진단과 조기중재가 요구된다(Cohen-Kerem 등, 2007).

앞에서 음주의 청력영향 연구의 불일치에 대해 언급하였지만 근로자에 대한 정기 건강 진단 자료를 통해 청력의 위험요인으로 흡연과 음주를 분석한 연구에서 흡연과 달리 음주의 영향은 다르게 나타났다. 흡연은 성과 연령, 그리고 BMI, %VC, 헤모글로빈, TC, FPG, AST, ALT, r-GTP의 보정 후의 교차비가 흡연여부와 현재 흡연 여부 및 흡연량에 따라 청력손실의 교차비는 증가함을 보여주고 있는 반면에, 음주는 다량의 음주(heavy drinking)에서도 청력손실의 위험을 보여주지 않았으며, 때때로 음주를 하거나 가벼운 음주의 경우에서는 오히려 위험을 낮추는 U자형 관계를 나타내었다(<표 6>)(Itoh 등, 2001).

〈표 6〉 흡연과 음주 행태에 따른 청력손실의 교차비

| Factor | n | | ORI (95% CI) | Trend P 1 | OR2 (95% CI) | Trend P 2 |
	H.L.	Cont.				
Smoking status						
Non-smoker	94	970	1.00		1.00	
Ex-smoker	190	1070	1.26(0.93-1.71)		1.22(0.89-1.67)	
Current smoker	195	696	2.29(1.68-3.12)		2.10(1.53-2.89)	
<20 cigarettes/day	60	193	2.41(1.62-3.57)		2.23(1.49-3.35)	
≥20 cigarettes/day	135	503	2.24(1.62-3.11)	<0.001	2.01(1.46-2.87)	<0.001
Brinkmann index						
0	94	973	1.00		1.00	
1-399	115	540	1.69(1.21-2.35)		1.27(1.12-2.21)	
400-799	110	597	1.43(1.02-2.00)		1.37(0.97-1.93)	
≥ 800	160	626	1.89(1.37-2.60)	0.001	1.76(1.26-2.44)	0.005
Drinking status						
Non-drinker	178	976	1.00		1.00	
Ex-drinker	17	81	0.89(0.51-1.56)		0.82(0.46-1.47)	
Occasional drinker	74	516	0.59(0.43-0.80)		0.55(0.40-0.76)	
Light drinker	186	1069	0.72(0.56-0.91)		0.73(0.56-0.94)	
Heavy drinker	24	95	1.05(0.64-1.72)	0.019	0.96(0.57-1.64)	0.021

H.L.: Hearing loss group. Cont: Control group.
Brinkmann index: cigarettes smoked per day multiplied by years of smoking.
Light drinker consumed 〈 30 g/day and heavy drinker consumed ≥30 g/day.
OR1: adjusted for sex and age.
OR2: adjusted for sex, age, BMI, %VC, hemoglobin, TC, FPG, AST, and ν-GTP.
* Itoh 등(2001)

연령관련 청력장애의 위험요인에 대한 유럽의 대규모 일반인구집단 연구(European population-based multicenter study)에서도 중등도의 알코올 음주는 오히려 청력을 개선하는 효과를 보여주었다(Fransen 등, 2008).

3. 기타 건강행태에 따른 청력영향

흡연과 음주 외에 운동, 식이에 따른 비만, 기호식품(caffeine 등) 등의 청력영향에 대한 논란도 최근 연구 보고에 있으나 이와 관련된 연구는 많지 않은 편이다. 이후에 기술할 「일반 질병(당뇨, 신장질환 등)에 의한 청력영향」과 「화학물질의 이독성」에서 부분적으로 다룰 예정이다.

건강행태 위험요인으로 흡연과 비만은 와우 내 동맥의 경화로 인해 혈관이 좁아지는 데 선행 역할을 한다. 경동맥의 내막-중막 두께(carotid intima-media thickness: CIMT)는 흡연과 비만의 간접적인 측정 지표로 알려져 있다. 일반인구집단의 CIMT를 이용하여 흡연과 비만의 청력장애와의 관련성을 살펴본 연구(John 등, 2007)에서 CIMT는 일 흡연량, 허리둘레, 당뇨, 소음노출, 연령, 성의 통제 후에도 유의한 영향을 미쳤다(OR 1.8, 95% CI 1.0-3.2). 물론 흡연과 허리둘레는 CIMT와 관련이 있었다(John 등, 2007).

체질량지수(BMI)는 심혈관질환과 흡연의 혼란변수로서 이 두 변수를 통제하였을 때조차 BMI의 효과는 비록 작아지지만 높은 BMI는 높은 청력역치와의 관련성을 보여주었다 (Fransen 등, 2008).

제17장 일반 질병(당뇨, 신장질환 등)에 의한 청력영향 – 난청의 유형에 따른 특성과 원인 질환

이 글에서는 난청의 유형(전음성 난청, 감각신경성 난청, 혼합성 난청, 중추성 난청, 기능성 난청)과 난청 발생의 특성(점진적·돌발적 발생, 양측성·일측성)에 따라 분류하여 설명하고, 원인을 구체적으로 살펴보고자 한다. 그리고 언어 발달 이전의 소아 난청의 원인질환을 제시하였다.

1. 난청의 원인

이질환으로 환자가 호소할 수 있는 주 증상은 청력장애(난청), 이명, 현훈, 이루, 이통, 안면신경마비이며 그 외 두통, 이폐쇄감, 이소양증 등이 있을 수 있다. 청력장애(난청)는 청기능의 주요한 장애이며, 청력장애의 병변부위에 따라 임상적으로 현재 사용하고 있는 난청의 유형은 ① 전음성 난청(conductive hearing loss), ② 감각신경성 난청(sensori-neural hearing loss), ③ 혼합성 난청(mixed hearing loss), ④ 중추성 난청(central auditory processing disorder; CAPD), ⑤ 기능성 난청(functional hearing loss)이 있다.[3]

---

3) 난청의 유형에 따른 특성, 난청의 원인 질병에 대해서는 Staloff와 Staloff의 Occupational Hearing Loss를 참고함(Staloff RT, Staloff J. Occupational hearing loss. 2nd ed. New York: Marcel Dekker Inc., 1993.).

가. 전음성 난청

전음성 난청은 다량의 귀지, 고막파열, 중이염, 이소골의 전위 또는 결여, 이소골의 이상 성장인 이경화증(otosclerosis)이 있을 때 발생하는데 직업과 관련된 전음성 난청은 흔하지는 않지만 사고(두부충격, 폭발, 감압실에서 급격한 압력변화에 의한 고막 파열 또는 이소골의 분리(disarticulation) 그리고 날카로운 물체나 금속의 파편에 의한 고막의 관통)의 결과로 종종 발생할 수 있다.

전음성 난청의 일반적 특성은 1) 감염 또는 이루 등 과거력을 확인할 수 있다. 난청을 동반한 귀의 꽉 찬 느낌, 귀에서 배출되는 액체 또는 갑작스러운 한쪽 청력손실은 귀지(ear wax)를 제거한 후 살펴볼 수 있으며 고막 파열, 천공을 의심해볼 수 있다. 2) 이명이 존재한다. 대부분 낮은 피치나 윙윙거리는(buzzing) 소리로 설명된다. 3) 만약 양측성 청력손실일 경우, 환자는 일반적으로 부드러운 음성으로 말하는데, 특히 병인이 이경화증일 가능성이 높다. 4) 환자는 시끄러운 지역에서 더 잘 듣는다(paracusis of Willis). 5) 때때로 환자는 잘 듣지 못한다고 호소하는데 셀러리(celery)나 당근 같은 것을 씹을 때 등 씹는 소리가 크게 나는 음식을 먹을 때이다. 6) 기도전도검사에 의한 청력손실은 일반적으로 저주파역에서 더 크다. 7) 골도 청력역치는 정상이거나 거의 정상이다. 8) 기도-골도 차이(air-bone gap)가 존재한다. 9) 외이도, 고막, 중이의 이과적 검사에서 비정상 소견을 보인다. 10) 만약 충분히 큰 소리라면 말을 변별하는 데 어떤 어려움도 없다. 11) 누가현상(recruitment)[4]과 비정상적 tone decay는 보이지 않는다. 12) 만약 두 귀가 다른 청력역치를 가지고 있다면, 음차검사는 보다 나쁜 귀에서 반응한다. 13) 순수한 전음성 난청 손상에서의 최대청력손실은 약 70dB이다. 14) 청력측정 시 역치에서 검사받을 때 가끔 환자의 청력반응은 정확하지 않다. 이는 감각신경성 난청에서의 뚜렷한 결과를 보이는 것과 대비된다. 15) 중이검사(impedance audiometry)는 비정상적으로 나온다.

전음성 난청은 내이나 청각신경의 손상이 없기 때문에 골도검사에서 정상이거나 거의 정상이다. 순수한 전음성 난청일지라도 어떤 경우에는 골도, 특히 고주파역에서 경미한 청력손실이 있는데 감각신경기제가 정상일 경우에도 그렇다. 이경화증은 *stiffness curve*라 불리는 Carhart's notch(약 2,000Hz대의 골도검사에서 dip 형태)를 보인다. 전음성 난청은 진단이 쉬우며, 대부분 의학적·외과적 치료에 의해서 치료가 가능하다.

---

4) 자극 음의 강도를 일정하게 증가시킴에 따라 피검자가 느끼는 음의 크기(loudness)가 비정상적으로 크게 느껴지는 것으로 역치 위쪽에서 가청영역이 축소된 현상으로 Corti기관의 유모세포 장애에 의한 감각성 난청 때 흔히 나타남.

전음성 난청으로 분류되기 위한 조건은 1) 골도 청력역치는 기도역치보다 더 좋아야 한다. 2) 기도-골도 차이는 특히 저주파역에서 적어도 15dB 이내이어야 한다. 3) 골도는 정상이거나 거의 정상이어야 한다. 4) 어음명료도는 좋아야 한다. 5) 청력역치는 70dB를 초과해서는 안 된다(ANSI). 6) 누가현상과 비정상적 tone decay가 나타나지 않아야 한다. 7) 중이검사는 중이 손상형태와 위치를 확실하게 하는 데 도움을 준다.

나. 감각신경성 난청

감각신경성 난청은 청각경로에서 손상된 부위가 어디냐에 따라 감각성 난청과 신경성 난청으로 구분된다. 감각성 난청은 내이에 주요한 손상이 있고, 신경성 난청은 청신경에 중요한 손상이 있다.

감각신경성 난청의 일반적 특성은 1) 양측 귀에 장기간 난청이 지속된 경우 환자의 목소리는 정상인보다 더 크고 부자연스럽다. 2) 이명이 있는 경우 고음에서 '쉿' 소리나 울린다고 한다. 3) 기도 청력역치는 감소된다. 4) 골도 청력역치는 기도역치에서 감소된 만큼 감소된다. 즉, 기도-골도 차이가 없다. 5) 고주파역에서 어음변별력이 크게 감소된다. 6) 소음 환경에서 어음이해력이 저하된다. 7) 어음변별력이 감소하는데, 어음 강도가 증가함에 따라 변별력이 약간 좋아지기도 한다. 8) 비정상적인 tone decay, 순응현상이 있다. 9) 누가현상은 일반적으로 없다(있다면 뚜렷하지 않고, 역치 이상(불연속이며 불완전한) 이상에서 나타난다)-감각성 난청에서는 두드러지게 나타나나 신경성 난청에서는 일반적으로 나타나지 않음. 10) 음차(tuning fork)를 환자의 후방 양 귀 사이에서 진동시켰을 때 양 귀의 듣기 차이는 없다. 11) 청력검사 결과 청력역치는 일반적으로 윤곽이 뚜렷하게(sharp and clear-cut) 나타난다. 12) 이과적 검사에서 정상 소견을 보인다. 13) Bekesy 검사에서 단속 자극 음과 지속적 자극 음 사이에 차이점은 없거나 조금 있다. 14) 원래는 감각성 난청이었으나 감각신경성 난청으로 진전된다면 신경성 난청의 특성인 경도의 누가현상과 복청(diplacusis)을 가진다. 15) 예외는 있지만 일반적으로 회복의 예후는 좋지 않다.

감각성 난청과 신경성 난청의 차이를 구체적으로 살펴보면, 1) 감각성 난청에서 두드러진 누가현상이 있는 반면에 신경성 난청에선 누가현상이 없거나 있다면 최소한 존재한다. 2) 감각성 난청에서 Bekesy 검사 결과는 type Ⅱ이나 신경성 난청에서는 type Ⅲ 또는 Ⅳ이다. 3) 감각성 난청에서 비정상적인 tone decay나 등골반사 지연(stapedius reflex decay)은 없으나 신경성 난청에서는 등골반사는 부재하고 선천적 신경성 난청과 노인성 난청을 제외하고 비정상적인 tone decay는 있다. 비정상적인 tone decay는 지속적인 자극 음과 단속적인 자극 음 사이에 차이를 나타낸다.

점진적 발병의 감각신경성 난청의 원인으로 1) 노인성 난청(presbycusis), 2) 소음성 난청, 3) 이경화증(otosclerois)과 만성중이염(chronic otitis media)으로서 감각신경성 난청, 4) Paget병과 Vander Hoeve병에 의한 난청, 5) 청신경의 신경염과 전신성 질환(당뇨 등), 6) 보청기의 증폭된 소리의 영향 또는 원인불명 등이 있다.

감각신경성 청력 장애의 가장 흔한 이유는 노화이다. 인간의 기관은 나이가 증가하면 감각 과정은 악화 또는 약화된다. 청력에 있어서도 나이를 먹으면 고주파역의 민감도는 점차 감소하게 된다. 나이가 들어감에 따라 청력의 손실이 진행되는 것을 노인성 난청(presbycusis)이라 한다. 청각 체계에서 노화의 주된 영향은 와우(cochlea)의 구조이다. 실제로 손상은 상당히 다양하다. 유모세포의 손실, 나선신경절(spiral ganglion)의 퇴화, 혈관조(stria vascularis)의 퇴화 등. 노화는 중이와 중추신경계를 포함하는 청각체계의 구조에도 영향을 미친다. 노인성 난청은 감각신경성 청력손실을 유발한다. 노인성 난청은 의학적인 치료가 불가능하다. 비의학적인 방법으로는 보청기의 착용이나 다른 재활 교육이 포함된다. 소음성 난청은 강한 소음노출로 인해 와우의 유모세포의 영구적인 손상으로 나타난다. 예전에는 직업적인 경우에 많이 나타났지만 현대에 와서는 여가 활동으로 많은 영향을 받는다. 전형적으로, 소음노출은 고주파역의 청력 민감도의 감소를 유발한다. 이는 기저막의 부분이 모든 주파수의 진행파에 의해 자극받기 때문이고 와우의 첨부(apical turn) 부분보다 더욱 손상을 받기 때문이다. 3,000에서 6,000Hz 주파수에 해당되는 기저막의 영역은 소음노출의 가장 상처받기 쉬운 곳이다. 4kHz의 notch는 소음노출을 통한 상해의 결과라 할 수 있다. 보청기의 과증폭된 소리에 지속적으로 장기간 노출된 경우 감각신경성 난청이 유발될 수 있다. 원인 불명은 상세한 문진이나 이과적 및 전반적인 검사로 원인을 찾을 수 없는 것을 말한다. 청력장애는 양측성 감음성 난청이고 아무런 원인이 될 만한 요소가 없을 때 고려해볼 수 있다. 유전성 난청과 구분하기 어려운 점이 있으며 고령자의 경우 노인성 난청과 구분되어야 한다. 고주파역의 청력 손실이 두드러지는 경우가 많다.

돌발성의 양측 감각신경성 난청의 원인으로 1) 뇌수막염(meningitis), 2) 홍역(measles), 유행성 이하선염(mumps), 성홍열(scarlet fever), 디프테리아(diphtheria), 백일해(whooping cough), 유행성 감기(influenza) 그리고 기타 바이러스 전염병 등, 3) 기능성 청력손실, 4) 이독성 약물(ototoxic drugs)에 의한 난청, 5) 다발성 경화증(multiple sclerosis), 6) 매독(syphilis), 7) 자가

면역질환(autoimmune disease) 등이 있다.

뇌수막염은 뇌와 척수를 감싸고 있는 수막이 감염되는 질병으로 중이염이 속발할 수도 있다. 주 증상으로는 목 부위가 경직되고, 두통, 고열, 오심, 구토 등이 동반되며, 때로는 혼수상태로 진행되기도 한다. 감각신경성 난청의 원인 중 약 8% 내지 16%를 차지하고, 그 성격은 급작스러운 고심도 정도로 발생하며 보통 양측 대칭성이나 간혹 편측성도 나타난다. 전염병에 의한 난청 장애는 중이염에 의한 전음성 청력 손실의 원인이 될 수 있다. 이 질병들이 감각 신경성 청력손실을 나타내는 경우는 와우 내의 민감한 뉴런요소에 이 병의 중독효과가 진행되기 때문이다. 기능성 청력손실(pseudohypacusis)은 어떤 사람이 제시한 청력 민감도가 실제 청력 민감도보다 덜 민감한 상태를 말한다. 이러한 청력장애는 말초 청각기전의 장애가 아니라 심리학적인 요인이 원인이라고 볼 수 있다. 때때로 기능적 청력손실, 비기질적 청력손실, 심인성(정신작용에 의한) 청력손실이라고 한다. 이는 기질적인 장애보다는 심리적인, 정신작용에 의해 청각 장애가 나타나는 것이라고 할 수 있다. 히스테리성 농(hysterical deafness) 또는 전환 농(conversion deafness)이라고도 하는데, 가끔씩 경·중도(26~40 또는 41~55dBHL) 정도의 실제 기질적인 청력손실 정도를·갖고는 있지만 마치 농(91dBHL 이상)인 것처럼 행동한다. 기능성 난청의 치료는 정신의학이나 심리학의 영역에서 다루어야 한다. 이독성 약물에 의한 청각계 영향으로 과거에는 키니네(quinine)가 감각신경성 청력손실을 유발했다. 키니네는 말라리아와 유행성 감기에 대한 치료제로 널리 사용되었다. 말라리아를 통제하기 시작하면서 다른 약물의 발전이 이루어짐에 따라 더 이상 키니네는 광범위하게 사용되지 않는다. 관절염을 치료할 목적으로 아스피린(acetylsalicylic acid) 과다 복용을 하게 되면 내이 신경 독성을 가져온다. 손상의 형태는 기저회전부(basal turn)의 외유모세포(outer hair cell)가 먼저 영향을 받고 뒤이어 내유모세포(inner hair cell)가 영향을 받는다. 따라서 청력 민감도 변화는 처음에 고주파역에서 감지된다. 임신부에게 내이 신경독성 약물을 투여하게 되면 후천적 청력손실뿐만 아니라 선천성 청력손실의 원인이 된다. 다른 영구적인 감각신경성 청력손실과 마찬가지로 내이 신경독성 약물의 투여로 발생한 와우손상에 대한 치료는 없다. 매독으로 인한 내이염이 발생하여 청력손실을 일으킬 수 있는데, 매독에 감염된 임산부를 통해 태아에게 감염되어 선천성으로도 나타나기도 하고, 성인에서는 매독 2,3기에 신경매독으로 인해 나타나기도 한다. 흔히 고주파역의 청력손실이 강조되는 진행성 감각 신경성 난청이 양측성 비대칭성으로 나타나며, 주 증상은 메니에르병과 유사하게 가변적 난청, 이명, 발작성 현기증 등을 보일 수 있다. 다른 감각기관의 장애가 동반되기 쉽다. 자가면역질병에 의한 난청은 양측성이고 비대칭적이며 진행성인 감각신경성 난청이다. 다른 원인을 찾을 수 없을 때 고려해야 할 질환이다. 부신피질제나 면역억제제로 질병의 진행을 억제할 수 있다.

돌발성의 편측 감각신경성 청력손실의 원인으로 1) 유행성 이하선염(mumps), 2) 두부외상과 음향외상(head trauma and acoustic trauma), 3) 메니에르병(Meniere's disease), 4) 이하선염, 홍역, 인플루엔자, 풍진 등에 의한 바이러스성 감염, 5) 정원창과 내이막 파열(rupture of round window membrane or inner-ear membrane), 6) 혈관성 질환, 7) 귀의 외과적 수술 후, 8) 난원창 누공(fistula of oval window), 9) 일반적인 수술과 마취 후, 10) 매독이 있다.

유행성 이하선염은 주로 어린이에게 발병하는 전염성이 강한 바이러스성 질병이다. 주증상은 고열, 두통, 식욕감퇴, 불안감, 이통, 이하선의 확대 등이다. 후유증으로 난청이 나타나는데, 급작스러운 편측성 비가역적 감각신경성 난청을 일으키는 주원인이며, 드물게 편측성 혹은 양측성 농도 보고된 바 있다. 두부외상은 내이의 기계적인 손상으로 인한 감각신경성 청력손실이 나타날 수 있다. 측두골의 골절의 경우에 내이는 직접적으로 손상될 수도 있으며, 와우 내림프액의 손실로 인해 상해를 입은 부분에 감각신경성 청력손실이 나타날 수 있다. 교통사고로 인한 머리 손상이나 다른 외상이 주요 원인이다. 음향 외상은 강대 음에 순간적으로 노출되어 발생되는데 산업장의 직업적인 요인에 의해서뿐만 아니라 군대에서 총격 소음, 폭발음 등에 의해서도 유발된다. 주 증상은 난청, 이루, 이명, 이통, 현훈이 대부분이며 이루는 고막이 천공된 예에서 이통은 외이도 열상이나 이부 파편상을 입어 이차 감염된 예에서 많이 나타난다. 메니에르병 혹은 증후군은 내이와 감각신경성 청력손실이 내이에서 비롯된 경우에만 제한한다. 메니에르병의 증후는 주요 세 가지 증상(이명, 현기증(vertigo), 감각신경성 난청)으로 나타난다. 덧붙여 말하면 귀가 꽉 찬 느낌까지 나타난다. 이런 꽉 찬 느낌의 증상의 직접적인 원인으로는 막미로 내부 림프액의 압력 불균형과 관련이 있다. 막미로의 팽창으로 내림프의 압력이 정상보다 높거나, 외림프의 압력이 정상보다 낮을 경우이다. 세 가지 증상 중에 하나라도 빠지게 되면 이 경우에는 메니에르병이라기보다는 내림프수종(endolymphatic hydrops)이라고 한다. 메니에르병의 원인은 유전적인 요인, 감염, 이경화증, 종양, 매독, 다양한 요인(특정 음식에 대한 알레르기 반응, 뇌하수체의 불충분한 기능, 외이도의 협착증)에 있다고 생각하여 왔다. 확실성을 갖고서 병의 원인을 결정하는 것은 어렵기 때문에 대부분 특발성으로 나타난다. 메니에르병으로 인한 청력손실은 심각한 누가현상이 나타난다. 메니에르병에 대한 치료의 경우 중상이 의학적인 치료 없이 자연스럽게 사라지기 때문에 치료에 대한 접근이 어렵다. 난청의 원인이 될 수 있는 바이러스 질환은 이하선염, 홍역, 인플루엔자, 풍진 등이 알려져 있다. 이들이 난청을 일으키는 Ⅰ형(외림프형)과 Ⅱ형(내림프형)의 두 가지가 있다. Ⅰ형은 바이러스가 뇌척수액 도는 신경을 따라서 직접 신경섬유, 코티기관(organ of Corti), 또는 외림프관에 침입하는 형이고, Ⅱ형은 혈행성으로 내이에 도달하는 바이러스가 혈관조에서 내림프관 속으로 들어가서 그 속의 중요한 조직과 코티기관에 염증성 변화를 일으키는 것이다.

선천성 감각신경성 난청의 원인으로 1) 유전(heredity), 2) 핵황달을 동반한 RH 부적합(Rh incompatibility with kernicterus), 3) 무산소증(anoxia), 4) 바이러스 등이 있다. 유전성 난청은 난청만을 유일한 증상으로 하는 경우와 난청과 동시에 다른 부위의 기형이나 이상을 동반하는 경우도 있다. 비교적 흔한 몇 가지 증후군으로는 Waardenburg증후군, Usher증후군, Pendred증후군, Jervell과 Lang-Nielsen증후군, Klippel-Feil과 Wildervanck증후군, Alport증후군, Refsum증후군 등이 있다. 심도 난청의 약 30% 정도가 RH 부적합을 원인으로 한다. 태아가 RH 양성이고, 어머니가 RH 음성일 때, 어머니의 몸은 RH 양성에 대한 항체를 형성하여, RH 양성의 혈액세포를 파괴한다. 첫 번째 임신에서 이러한 경우가 발생하면 항체가 증세를 나타낼 만큼 충분히 생성되지 않아 태아가 정상일 수 있으나, RH 부적합이 두 번째 임신에서도 연결되면, 확실한 임상적 증상이 나타난다. 그 임상적 증상은 태생 직후부터 나타나는데, 황달 및 뇌손상이 있으며 대부분 생후 첫 주에 사망하나, 생존하는 유아의 약 80%에서 난청이나 농이 나타난다. 난청 유형은 경도에서 심도의 양측 대칭성 감각신경성 난청이 일반적이다. 다른 후유증으로는 뇌성마비, 정신지체, 간질병, 실어증, 행동장애 등이 동반될 수 있다.

다. 혼합성 난청

청력손실이 전음성과 감각신경성 특성을 둘 다 가지고 있을 때 혼합성 난청이라 한다. 청력손실이 처음에 전음성 난청으로 시작되어 후에 감각신경성 난청이 부가되어 발전할 수 있으며, 또는 청력손실이 노인성 난청과 같은 감각신경성 청력손실이 중이 감염으로 인한 전음성 난청이 연속적으로 일어날 수도 있다. 어떤 경우에는 심한 두부 손상으로 내이와 중이 모두 영향을 미쳐 전음성과 감각신경성 요소가 동시적으로 시작되어 나타날 수 있다.

혼합성 난청은 다음과 같은 특성을 갖는다. 1) 골전도의 감소 및 감각신경성 청력손실과 관련된 외이도 또는 중이의 병리적 소견, 2) 어느 정도의 골전도의 감소는 보이지만 유의할 만한 기도-골도 차이가 있는 정상적인 이과적 소견, 3) 어음 강도의 증가에 따라 향상된 어음명료도를 보이나 경도의 어음명료도의 감소를 보임, 4) 환측 귀로 편위된 음차검사 결과를 보이는 전음성 청력장애가 우세한 편측성의 청력장애를 보인다. 이 경우에서는 대개 기도-골도 차이를 보인다. 혼합성 난청에서 예후는 전음성과 감각신경성 병변의 관련된 부위에 의존한다. 만약 감각신경성 요인이 가볍다면 외과적 예후는 좋다. 그러나 변별 능력은 전음성 손상에 대한 치료 후에도 그렇게 많이 개선되지는 못한다.

라. 중추성 난청

auditory nuclei에서부터 피질(cortex)에 이르기까지 중추신경계에 영향을 미치는 손상에 의한 청력손실을 중추성 난청으로 분류한다. 중추성 난청의 주요한 특징은 1) 청력검사는 말초청력 손상을 나타내지 않는다. 2) 순음청력 역치는 환자의 변별 능력과 비교하여 좋다. 3) 환자는 복잡한 정보를 해석하는 데 어려움을 지닌다. 4) 환자는 짧은 주의집중 기간을 수반하면서 다른 신경학적 결과들을 가진다. 5) 편측 혈관 손상 혹은 종양을 가진 특이한 경우를 제외하고, 이러한 형태의 농은 어떠한 누가현상 없이 양측성 장애를 보인다.

중추성 난청의 예후는 좋지 않다. 하지만 재교육은 유용한 접근을 제공한다. 어떠한 특징적인 청력도를 보이지 않지만, 청력역치와 어음 해석 사이의 불균형이 매우 특징적이다.

청력손실과 관련한 전신질환은 비유전적·유전적 질환으로 구분할 수 있다. 비유전적 질환으로 RH 부적합성, 저산소증, 신생아 황달, 풍진(rubella), 유행성 이하선염, 홍역(rubeola), 인플루엔자, Lassa fever, 라임병(Lyme disease), 후천성면역결핍증(AIDS), 뇌막염, 결핵, 육종(sarcoidosis), 부갑상선기능감퇴증, 알레르기, 고지단백혈증(hyperlipoproteinemia), 고혈압, 매독, 갑상선기능저하증, 뇌하수체기능저하증, 자가면역질환, 신부전, 노화, 정신병, 암, 응혈이상증(coagulopathy), 경동맥류, 혈관질환, 뇌졸중, 다발성 경화증이 있으며, 유전질환으로 당뇨병, 악성 외이도염, 구개파열, 녹내장, Alport증후군, Waardenburg증후군, 백피증(albinism), Leopard증후군, von Recklinghausen병, Paget병, Fibrous dysplasia, Crouzon병, Treacher Collins와 Franceschetti-Klein증후군, Pierre Robin증후군, Albers-Schonberg병, Klippel-Feil증후군, 왜소증(dwarfism), Cornelia de Lange증후군, Huntington's chorea, Bassen-Kornzweig증후군, Unverricht's epilepsy, Schilder병, Pendred증후군, Marfan증후군, Hurler증후군 등이 있다.

2. 농과 유전적 난청

  신생아 500명 중 1명이 양측성의 영구적인 감각신경성 난청을 보인다. 언어 발달 이전의 소아 난청의 원인을 살펴보면, 특발성이 25%, 비유전적 원인이 25%, 발생 유전적인 원인이 50%에 이르고 있다. 발생 유전적 원인은 증후군적(외이나 다른 기관의 기형이나 의학적 문제가 있는 경우) 원인이 30%, 비증후군적(외형적으로 외이의 기형이나 다른 의학적 문제가 없으나 중이와 내이의 이상이 있음) 원인이 70%이며, 비증후군적 원인은 상염색체 열성(Autosomal recessive)이 75~85%, 상염색체 우성(Autosomal dominant)이 15~24%, 성염색체 열성(X-linked recessive)이 1~2%이고, 상염색체 열성에서 DFNB1(GJB2와 GJB6 유전자의 돌연변이에 의함)과 Other DFNB가 각각 50%이다(<그림 1>).

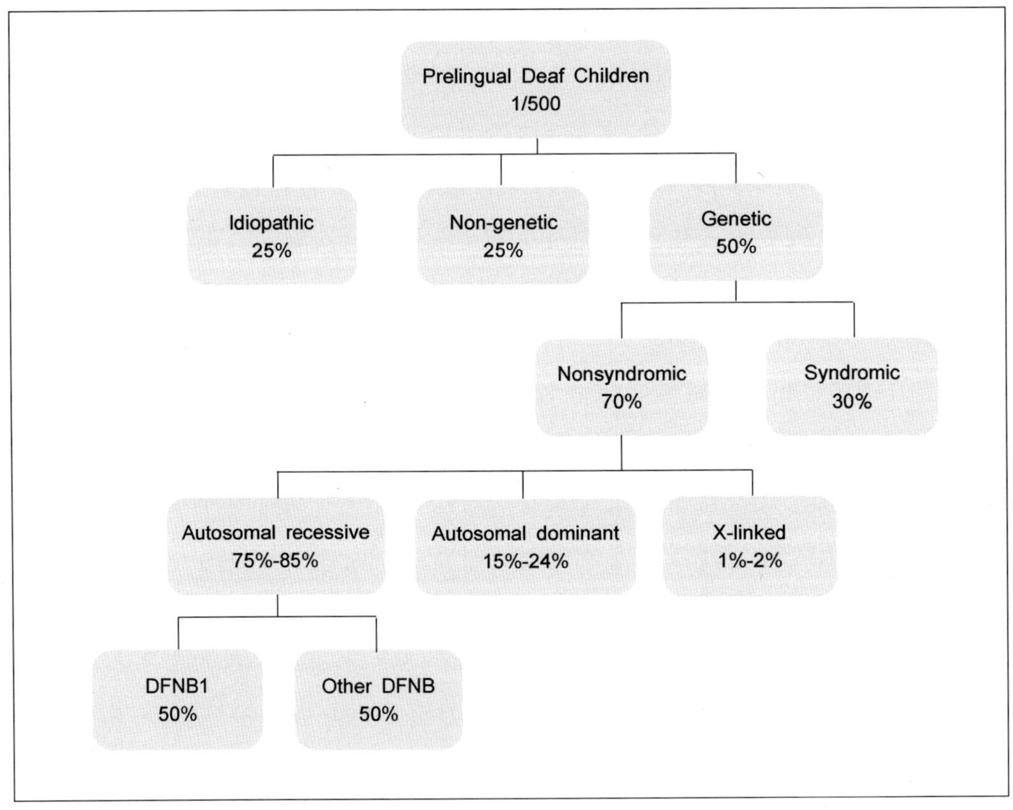

〈그림 1〉 언어 발달 이전 소아의 40dB 이상의 난청의 원인 질환(Smith 등, 2010)

소아 난청의 환경 원인으로는 출생 전 감염(toxoplasimosis, rubella, cytomegalic virus and herpes: TORCH), 세균성 뇌막염 등 출생 후 감염이 있다. 세균성 뇌막염은 Neisseria meningitis, Haemophilus influenzae, Streptococcus pneumoniae가 주원인이며, 이 외에 Escherichia coli, Listeria monocytogenes, Streptococcus agalactiae, Enterobacter clocae도 청력장애를 일으킬 수 있다. 유전적 원인으로는 상염색체 우성의 청력장애 원인질환으로 Waardenburg증후군, Branchiootorenal 증후군, Stickler증후군, Neurofibromatosis 2 등이 있고, 상염색체 열성의 청력장애 원인질환으로 Usher증후군, Pendred증후군, Jervell과 Lange-Nielsen증후군, Biotinidase defiency, Refsum병이 있다. 그리고 성염색체 관련 질환으로 Alport증후군, Mohr-Tranebjaerg증후군(deafness-dystonia-optic atrophy syndrome)이 있다(Smith 등, 2010).

제18장 일반 질병(당뇨, 신장질환 등)에 의한 청력영향 — 당뇨와 난청

이과적 질환이 아닌 일반 질환 등이 난청의 선행 원인이 될 수 있다. 노년층에서 유병률이 높은 순환기계 질환은 난청과 관련될 수 있다. 순환기계 질환은 저음 영역의 난청과 관련되며, 저음 영역의 난청은 혈관선조의 위축을 야기하는 미세혈행장애 질환과 관련된다. 고혈압과 수축기 혈압은 청력역치에 영향을 미친다는 보고가 있다. 그 외 고지혈증과 당뇨병에서도 고음 영역의 감각신경성 난청을 초래한다.

당뇨에 의한 난청 초래 기전에 대하여 두 가지의 가능성을 제시하는데 첫째는 내이로 흘러가는 혈행장애로 인하여 와우 자체의 손상에 의한 난청 기전, 둘째는 청신경의 신경염에 의한 후미로성 난청이 온다는 기전이다. 최근에는 mitochondrial DNA 변이가 성인성 당뇨병 환자의 감각신경성 난청과 관련된다는 보고도 있다.

신부전증 환자에서는 고음 영역의 난청을 초래하는 것으로 알려졌는데, 이는 주로 치료와 병 자체의 진행 양상에 의해 좌우된다. 전자의 예로는 만성 투석, 신장 이식과 이독성 약제사용을 들 수 있으며, 후자의 경우는 요독 신경병증(uremic neuropathy), 전해질의 불균형(electrolyte imbalance) 등이 있다.

1. 당뇨와 난청

난청은 노화, 질환, 소음, 유전적 요인에 의해 발병하는 일반적인 문제다. 1999~2004년의 미국 국민건강영양조사(National Health and Nutrition Examination Survey: NHANES) 자료를 이용한 난청 유병률 연구에서 미국 성인의 약 16.1%(약 2,900만 명, 7.3% 양측성, 8.9% 편측성)가 어음역의 난청(speech-frequency hearing loss, 0.5, 1, 2, 4kHz의 평균역치가 25dB 이상)을 보이고, 31%(5,500만 명, 12% 편측성, 19% 양측성)는 3, 4, 6kHz에서 25dB 이상의 역치를 보이는 고음역 청력손실(high-frequency hearing loss)을 나타내고 있었다. 나이와 난청과는 밀접한 상관관계가 있는데, 20~29세 연령은 3.1%, 30~39세 5.4%, 40~49세 15.0%, 50~59세 29%, 60~69세 49%로 연령 증가에 따른 난청 유병률은 크게 증가한다(20~29세의 양측성 난청 기준으로 교차비(odds atios, ORs)가 30대는 3.3(95% CI, 0.9-12.0), 40대는 9.5(3.3-28.0), 50대는 33(10-112), 60대는 101(29-344)를 보였다. 성별로는 여성에 비해 남성이 양측성 난청 기준으로 OR이 2.4(1.7-3.5), 고음역 난청은 5.5(4.0-7.5)이었으며, 인종 간에는 백인(White, non-Hispanic)을 기준으로 양측성 난청은 흑인(Black, non-Hispanic)은 0.4(0.2-0.5), 멕시코계 미국인(Maxican American)은 0.7(0.4-1.1)로 흑인이 백인에 비해 70% 낮은 역치를 보였다. 직업적, 취미와 화기 소음과 고혈압과 당뇨 및 흡연(20갑/년 이상)과 관련하여 난청의 유병률은 높게 나타났다(Agrawal 등, 2010).

일반적으로 시력상실과 당뇨와의 연관성은 많이 알려져 있지만, 청력손실과 당뇨와의 연관성은 알려져 있지 않다. 그러나 당뇨병과 난청과의 관계는 1980년대부터 제기되어 왔으며, 당뇨질환이 내이의 신경과 혈관에 손상을 입힐 수 있으므로 난청을 겪기 쉽고 청력에 유의한 영향을 미친다는 보고(임상적으로 당뇨가 없는 사람보다 당뇨가 있는 사람들의 청력이 더 나쁘다는 임상 사례 등)가 다수 발표되었다. 20~69세 5,742명을 대상으로 한 청력검사에서 당뇨병 환자가 그렇지 않은 사람보다 2배 이상 더 난청을 가질 수 있다는 것을 보여주고 있다. 이 연구에 참가한 당뇨병 환자의 61%가 고음역 청력손실을 보이는 것으로 나타났다(Agrawal 등, 2010).

또한 최근에 당뇨병을 유발시킨 동물을 통해 당뇨와 난청과의 관계를 연구한 결과, 고혈당 상태를 약 두 달가량 지속하면 난청이 유발되는 것을 확인하였다(Hong과 Kang, 2008). 연구 결과를 분석했을 때 당뇨병으로 인한 난청은 당뇨병의 합병증인 말초신경병증과 같이 청신경의 손상에 의해 난청이 나타났다.

청력 또는 난청과 관련한 당뇨의 연구는 2형 당뇨에 의한 특발성 돌발성 난청 사례(Fukui 등, 2004; Nagaoka 등, 2010), Wolfram 또는 DIDMOAD증후군(diabetes insipidus(DI), diabetes melitus(DM), optic atrophy(OA), neurosensory deafness(D), atony of the urinary tract)(Najjar 등, 1985) 등의 증례 보고와 2형 당뇨 가족력이 있는 소아에서의 청력(Ologe 등, 2005), 모계 유전의 당뇨에 의한 전농(Gebhart 등, 1996; Guillausseau 등, 2001; Chen 등, 2004), 그리고 2형

당뇨와 청력손실과의 관련성 연구(Sakuta 등, 2007) 등의 보고가 많다. 당뇨와 청력손실 또는 난청에 대한 대규모 역학 연구로는 미국 국민건강영양조사 자료를 기반으로 한 보고가 있다(Agrawal Y. 등, 2008; Bainbridge 등, 2008; Panchu, 2008; Cheng 등, 2009).

당뇨와 청력과의 관련성 연구는 대규모 조사를 통한 역학적 연구와 임상의학적 진단에 의한 당뇨 환자의 청각학적 검사를 통해 그 영향을 알아본 환자-대조군 연구가 주를 이룬다. 청각학적 검사로는 순음청력검사(Dalton 등, 1998; Diaz de Leon-Morales 등, 2005; Frisina 등, 2006; Sakuta 등, 2007; Bainbridge 등, 2008; Diniz와 Guida, 2009; Ren 등, 2009), 어음검사(Frisina 등, 2006) 등의 주관적인 검사와 청성뇌간반응(auditory brainstem response: ABR)(Bayazit 등, 2000; Diaz de Leon-Morales 등, 2005; Hong과 Kang, 2008; Ren 등, 2009; Wu 등, 2010), 청성중간반응(auditory middle latency resonse: AMLR)(Hong과 Kang, 2008), 청성후기반응(Auditory late latency response: ALR, P300)(Alvarenga 등, 2005), 변조이음향방사(Distortion product otoacoustic emissions: DPOAEs)(Ottavianii 등, 2002; Nardo 등, 2005; Frisina 등, 2006; Vasilyeva 등, 2009), 일과성음 유발이음향방사(Transient evoked otoacoustic emissions: TEOAEs)(Sasso 등, 1999; Frisina 등, 2006; Ren 등, 2009) 등의 객관적 검사 등을 통해 대조군과 비교를 하고 있다. 그리고 당뇨와 난청과 관련한 또 한 분야의 연구로는 인간의 와우의 조직병리학적인 연구(Fukushima 등, 2005; Fukushima 등, 2006)가 있다.

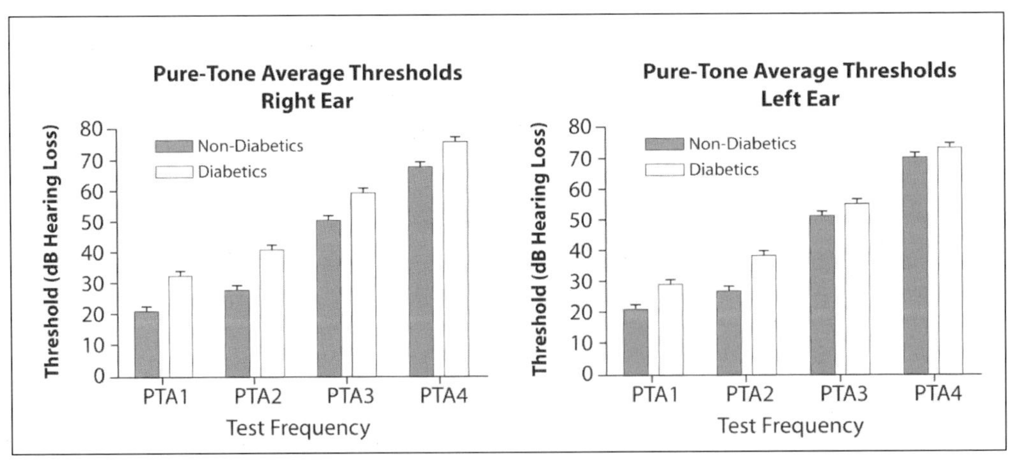

〈그림 1〉 당뇨와 비당뇨군의 청력(0.5, 1, 2kHz의 평균청력, PTA1; 1, 2, 4kHz의 평균청력, PTA2; 4, 8, 9kHz의 평균청력, PTA3; 10, 11, 12, 14kHz의 평균청력, PTA4)(Frisina 등, 2006)

당뇨 환자는 정상인에 비해 전음역에 있어서 유의하게 청력역치가 높게 나타났다 (Bainbridge 등, 2008; Panchu, 2008). Frisina 등(2006)의 연구에서는 저음역에서 차이가 더 크게 나타났으며(<그림 1>), Leon-Morales 등(2005)의 연구에서는 8kHz에서 유의한 차이를 보였으며(<그림 2>), Ren 등(2009)의 연구에서는 4, 8kHz에서 청력역치 증가가 뚜렷하였으며(<그림 3>), Sakuta 등(2007)의 연구에서는 당뇨 환자는 2, 3, 4, 6, 8kHz에서 정상보다 3dB 더 높은 청력역치를 보였으며, 1, 4, 8kHz에서는 정상에 비해 유의한 차이를 나타내었다(<그림 4>). 혈당 수치는 특히 고음역에서의 역치 차이를 더 뚜렷하게 보여주었다 (Panchu, 2008). 어음청취역치검사(speech reception threshold test: SRT)에서도 당뇨 환자군의 청력역치는 정상군보다 높게 나타났다(<그림 5>)(Frisina 등, 2006). 객관적인 청각학적 검사에서 당뇨 환자는 청성뇌간반응 V파와 I-V파간 잠복기(inter-peak latency)가 늘어나는 현상을 보이고(<그림 6>)(Ren 등, 2009), 일과성음 유발이음향방사에서 더 작은 신경전달속도(nerve conduction velocity: NCV)와 변조이음향방사의 2, 3, 4kHz에서 낮은 평균 DPOAE 진폭을 보인다(Di Nardo 등, 1998; Ren 등, 2009). 1형 당뇨 환자의 28.3%에서 적어도 한쪽 귀에서 이음향방사검사에서 반응을 보이지 않고 환자의 10%는 양 귀에서 반응이 없었다. 진폭은 대조군에 비해 유의하게 낮게 나타났다(7.1±4.4/10.9±9.3dBSPL)(<그림 7>)(Ottaviani 등, 2002). 또한 당뇨 환자라도 말초신경병증 동반 여부에 따라 차이가 있었다(<그림 8, 9>)(Di Nardo 등, 1998). 즉, 말초신경병증을 동반한 당뇨 환자의 경우에 청각학적 검사 결과 그 영향은 크게 나타났다.

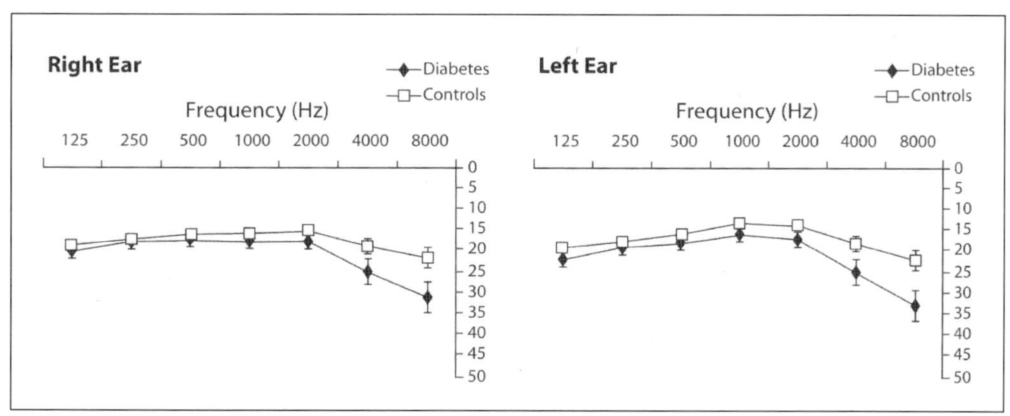

<그림 2> 당뇨환자와 건강 대조군의 청력(Leon-Morales 등, 2005)

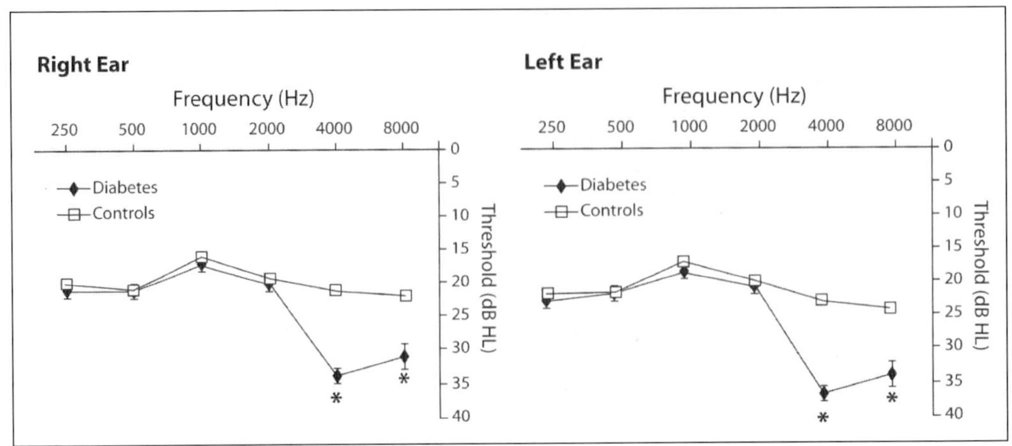

〈그림 3〉 성과 연령을 짝지은 당뇨 환자와 대조군의 청력(Ren 등, 2009)

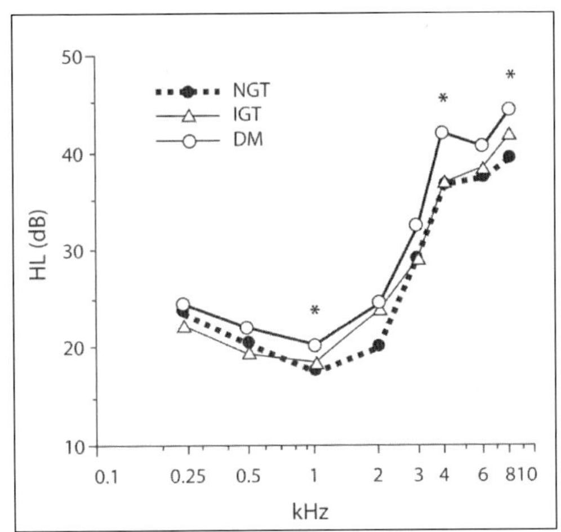

〈그림 4〉 정상(normal glucose tolerance: NGT),
내당능 이상(impaired glucose tolerance: IGT),
2형 당뇨 환자(DM)의 청력역치(Sakuta 등, 2007)

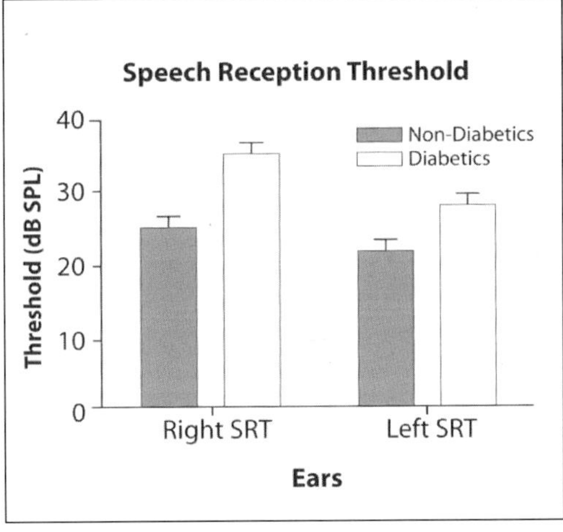

〈그림 5〉 당뇨 환자군과 정상군의 어음청취역치
(Frisina 등, 2006)

　　동물실험을 통한 조직병리학적인 와우 연구에서 당뇨 동물모델은 모세관의 기저막의
비후, 외유모세포와 내유모세포의 손실, 나선신경절 세포(spiral ganglion cells)의 위축, 중간
세포(intermediate cells)의 부종 변화, 혈관조(stria vascularis)의 가장자리 세포(marginal cells)의
위축을 보인다. 또한 당뇨의 합병증으로 감각신경성 난청을 유발하였다. 그러나 인간은
동물과 달리 당뇨의 병인이 다르고 또한 당뇨동물모델의 당뇨 유발 기전(약물과 용량에
따른 정맥주입으로 인위적 당뇨 유발)의 문제 등이 가로놓여 있다. 그러나 당뇨 환자 사례

에서 와우의 혈관내벽의 두께변화, 특히 혈관조와 유모세포의 조직병리학적 소견을 보고하고, 1형 당뇨 환자군과 정상군에서의 혈관조와 기저막의 혈관내벽의 두께와 외유모세포의 손실, 혈관조의 위축, 나선인대의 손실에 있어서 유의한 차이를 보였다(<그림 10, 11>). 다만 나선신경절 세포 수의 차이는 관찰되지 않았다(Fukushima 등, 2005).

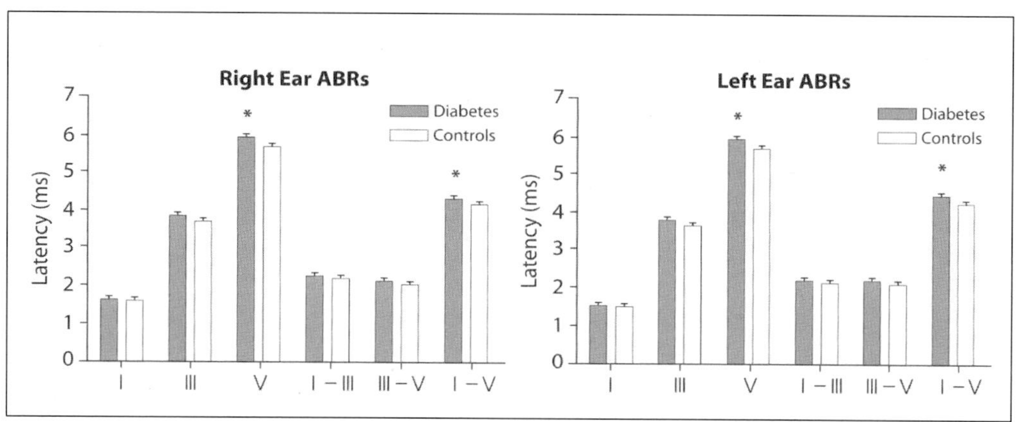

〈그림 6〉 성과 연령을 짝지은 당뇨 환자와 대조군의 청성뇌간반응 파의 잠복기(Ren 등, 2009)

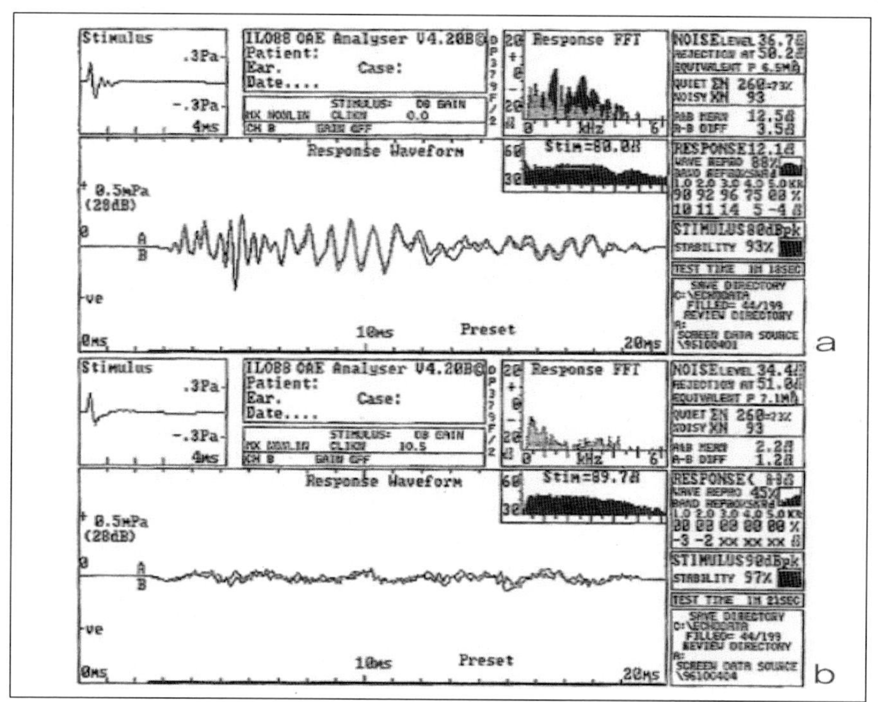

〈그림 7〉 정상(a)과 이음향방사를 보이지 않는 당뇨 환자(b)의 TEOAE(Ottavini 등, 2002)

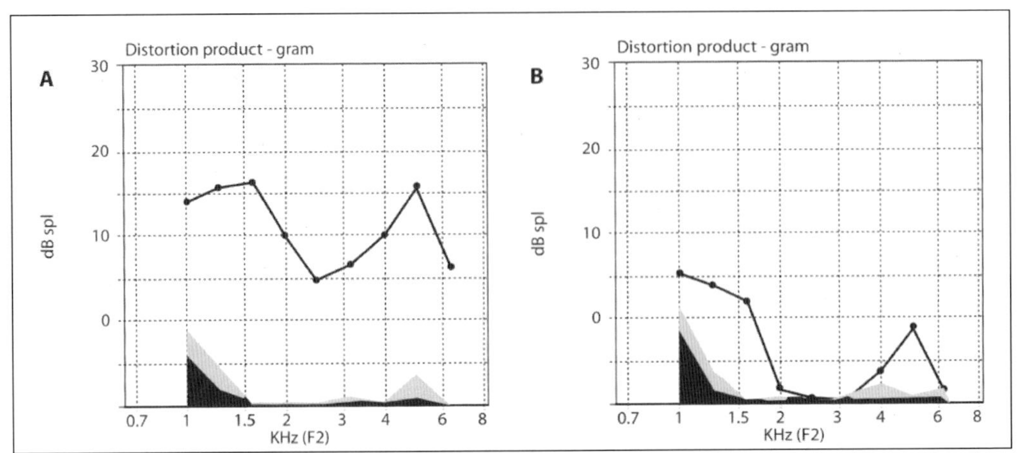

〈그림 8〉 정상(A)과 당뇨 환자(B)의 DPOAE 진폭(Di Nardo 등, 1998)

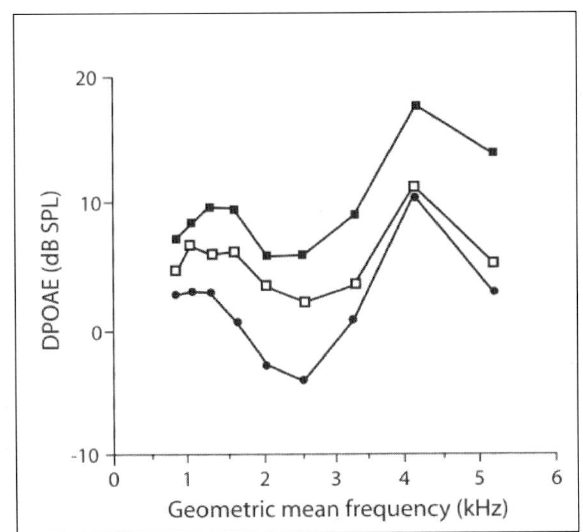

〈그림 9〉 DPOAE의 주파수별 평균진폭(정상 대조군 ■, 말초
신경병증을 동반하지 않은 당뇨 □, 말초신경병증
을 동반한 당뇨 ●)(Di Nardo 등, 1998)

청력손실의 원인으로서 당뇨는 혈관병증(diabetic angiopathy)과 신경병증(diabetic neuropathy)
으로서 청력손실에 영향을 미치며, 이에 대해 동물실험 및 인간에 대한 해부·임상병리학적
연구와 인간의 청력연구 보고가 있으며, 또 당뇨의 청력손실의 유전학적 영향에 관한 일부
보고가 있다.

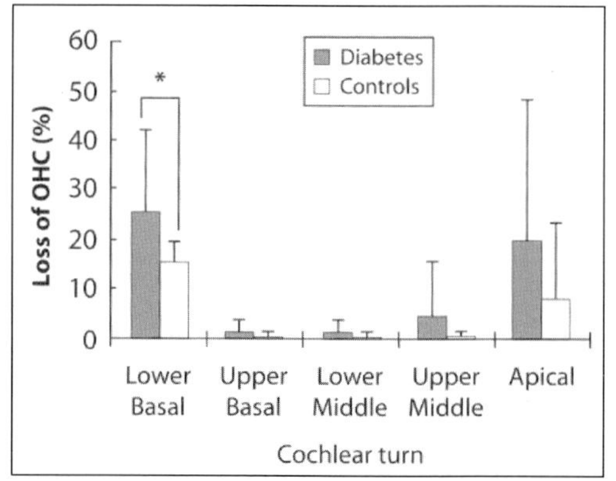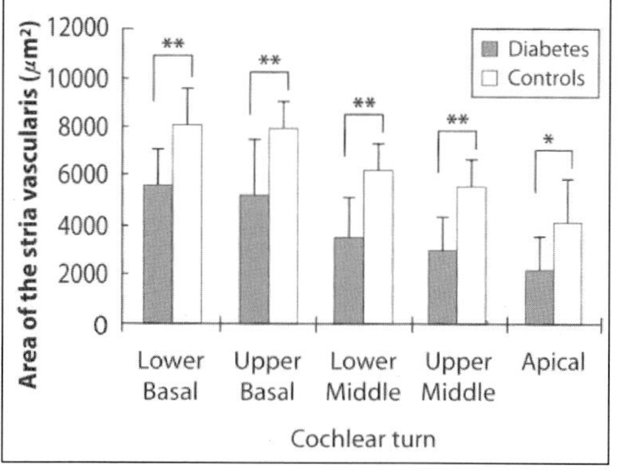

〈그림 10〉 당뇨 환자군과 대조군의 와우 부위에 따른 외유세포 손실(Fukushima 등, 2005)

〈그림 11〉 당뇨 환자군과 대조군의 와우 부위에 따른 혈관조 면적(Fukushima 등, 2005)

〈표 1〉 당뇨와 청력손실과의 관련성을 보여주는 연구

Author	Number of patients	Gender Influence of gender	Age influence of age	Type of DM Influence of duration	Relation w/ presence of complications DM	Audiological results	Control group
Camisasca et al.(1950)	81	male>fem	29-75; absent	Ⅰ; present	present	DSN in 46% of the cases	no data
Jorgensen & Buch(1961)	69	52♂G17♀; absent	16-73; present	Ⅰ; absent	w/retinopathy and nephropathy	41% DNS bilateral	Johansen curve(1943)
Tota & Bocci (1965)	100	39B♂61♀; no data	11-80; present	Ⅰ and Ⅱ; present	retinopathy	9dB-6KHz; 15dB-3KHz, >61-70years	Patients w/out DM matched bygender
Marulo et al. (1978)	60	36B♂24♀; no data	20-49; present	Ⅰ and Ⅱ; present	retinopathy, coronaryopathy	DSN in 30% of the cases	Johanencurve (1943)
Friedman et al.(1975)	20	8B♂12♀; fen>male	22-70; present	Ⅱ; present	peripheral angiopathy peripheral neuropathy retinopathy and use of AB	DSN in 50% of the cases	32 patients matched by age
Taylor & lrwin (1978)	77	17B♂21♀; fem>male	15-62; present	Ⅰ; absent	absent	DSN mil below 9dB	39 patients matched by age
Ferrer et al. (1991)	66	no data	14-40; present	Ⅰ; present	retinopatht and nephropathy	30dB in at least one frequency	39 patints
Cullen & Cinamond(1993)	44	32B♂12♀; male>fem	mean;46.9; present	Ⅰ; absent	no data	p<0.001 high freq.	matches by age
Tay et al. (1995)	102	58B♂44♀; no data	19-80; absent	59- Ⅰ 46-Ⅱ/present	no correlation	low and medium frequencies p<0.001	38 matched by age and gender
Dalton et al. (1998)	344	no data	43-84; present	Ⅱ; absent	No association w/ retiopathy.	high frequencies above 4000Hz	absent
Karkalapudi et al.(2003)	12575	no association	No association	No data	Association /nephropathy poor leverls of creatinine and microvascular disease	13.1% prevalence	53461 non diabetic

DM–Diabetes mellitus; dB–decibels; DSN–sensorineural hearing loss; AB–antiboiotics; Johansen Curve(1943)–results of audiometric exams found by the author in subjects of different age ranges in a specific population.

당뇨의 청력장애로서 와우의 청각에 미치는 신체대사체계에서 생화학적 경로로는 혈당 증가로 인한 non-enzymatic glycation, activation of polyol pathway, generation of reactive oxygen species(ROS)가 작용한다(<그림 12>).

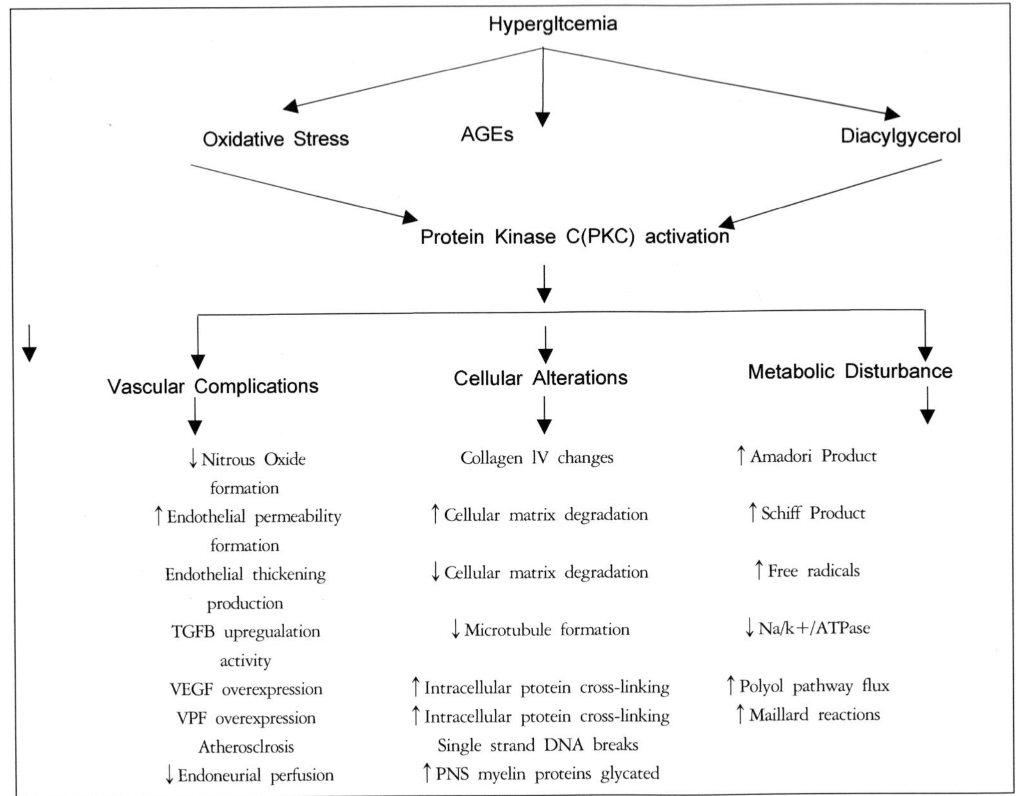

〈그림 12〉 2형 당뇨가 와우의 청각에 미치는 영향의 생화학적 경로

Bainbridge 등(2008)은 미국 성인의 청력장애와 당뇨와의 관련 연구에서 당뇨병 환자는 건강한 성인에 비해 난청에 걸릴 확률이 2배 높다고 보고하였다. 난청은 당뇨의 병발증이 아닌 것 같지만 당뇨가 증가함에 따라 난청의 주요 원인이 되고 있다면서 당뇨 환자는 청력 검사를 받아야 한다고 지적한다. 이 연구는 1999년~2004년의 미국 국민건강영양조사 자료를 이용하였으며, 청력손실의 평가는 500, 1,000, 2,000Hz의 저·중음역의 평균역치와 3,000, 4,000, 6,000, 8,000Hz의 고음역 평균역치로서 25dBHL 이상의 경도 난청과 40dBHL 이상의 중등도 난청으로 구분하였다. 전체 음역(저·중·고 음역)에 걸쳐 당뇨와 난청 사이에 확실한 관련이 나타났다. 특히 고음역에서 뚜렷하였다. 청력이 보다 나쁜 귀를 대상

으로 저·중음역의 청력을 비교한 결과, 당뇨 환자 399례의 약 21.3%(95% CI, 15.0-27.5%)에서 중등도 이상의 청력장애가 나타났다. 하지만 당뇨가 없는 성인 4,741례에서는 약 9.4%(95% CI, 8.2-10.5%)였다. 고음역에서는 당뇨 환자의 54.1%(95% CI, 45.9-62.3%)가 경도 이상의 청력손실을 보였지만 비당뇨 성인에서는 32.0%(95% CI, 30.5-33.5%)였다. 당뇨 전 단계인 내당능 이상자에서는 하룻밤 금식으로 정상 혈당치를 보인 사람에 비해 난청 비율이 30% 높았다. 당뇨와 청력손실은 소음노출, 이독성 약물, 흡연 등의 위험과는 독립적으로 저·중음역에서 경도 난청을 기준으로 1.82배(CI, 1.27-2.60), 고음역에서는 2.16배(CI, 1.47-3.18)이었다(<표 2>)(Bainbridge 등, 2008).

〈표 2〉 다중 보정된 당뇨에 의한 난청의 교차비(Bainbridge 등, 2008)

Hearing Impairment	N	Odds Ratio(95% CI)
Wores Ear		
Mild or greater severity(PTA>25 dB HL)		
Low/mid frequency†	491	1.82(1.27,2.60)
High frequency†	1537	2.16(1.47,3.18)
Moderate or greater severity(PTA>40 dB HL)		
Low/mid frequency	154	1.81(1.09,3.02)
High frequency†	815	2.29(1.52,3.44)
Better Ear		
Mild or greater severity(PTA>25 dB HL)		
Low/mid frequency	203	1.80(1.14,2.85)
High frequency	1025	2.44(1.65,3.61)
Moderate or greater severity(PTA>40 dB HL)		
Low/mid frequency	44	3.21(1.63,6.29)
High frequency	475	1.64(1.04,2.57)
Self-reported hearing impaiment	949	1.76(1.30,2.38)

PTA= Pure tone average threshold

* Adjusted for age, sex, race/ethnicity, education, poverty to income ratio, leisure time noise exposure, occupational noise exposure, military history, use of ototoxic medications, and smoking.

† Model did not pass the Hosmer–Lemeshow goodness of fit test, but examination of residuals and observed and expected values did not suggest an important departure from model fit.

지난 1971년부터 2004년까지의 미국 국민건강영양조사(NHANES; 1971~1973 NHANES Ⅰ, 1999~2004 NHANES Ⅱ) 자료에 의하면 25~69세의 당뇨 질환이 없는 성인에서 보정

전의 난청 유병률이 27.9%에서 19.1%로 줄어들었지만, 당뇨 환자에서는 그 비율이 유의한 변화가 없었다(46.4%/48.5%). 연령, 성, 인종, 학력의 보정 후 난청 유병률은 비당뇨군에서 NHANES Ⅰ 24.4%, NHANES Ⅱ 22.3%, 당뇨 환자군에서는 NHANES Ⅰ 28.5%, NHANES Ⅱ 34.4%이었으며, 비당뇨군에 대한 당뇨군의 보정 난청 유병비(adjusted prevalence ratios)는 NHANES Ⅰ은 1.17, NANES Ⅱ는 1.53이었다. 당뇨 환자는 난청의 높은 유병률을 보이고 있으며, 동일 기간 동안 비당뇨군에 비해 당뇨군에서는 난청의 유병률의 감소를 보이지 않았다(Cheng 등, 2009).

1990년대까지는 당뇨와 청력손실과의 관계가 대체로 명확하지 않았으며, 국내 연구(김진석 등, 1998; 홍성철 등, 1998; 박완섭 등, 2000)에서도 유의한 연관성을 보이지 않았지만, 정상재 등(2000)의 연구에서는 공복혈당이 청력손실에 유의한 영향을 미쳤다(교차비 1.014, CI 1.001-1.027).

진단된 당뇨(diagnosed diabetes) 환자는 1988~1994년 NHANES Ⅲ 자료에 의하면 1997년 미국 20세 이상 성인 인구의 5.1%인 1,020만 명으로 추산되고 있으며, 미국당뇨협회 기준의 공복 시 혈당 126mg/dl 이상(undiagnosed diabetes)은 2.7%(540만 명), 110~126mg/dl 미만(impaired fasting glucose)은 6.9%(1,340만 명)에 이른다. 40~74세 인구집단의 당뇨(diagnosed plus undiagnosed diabetes) 유병률은 1976~1980년의 8.9%에서 1988~1994년은 12.3%로 증가하고 있다(Harris 등, 1998).

내당능 이상은 비록 증상은 없지만 대부분 10년 이내에 2형 당뇨병을 일으킨다. 또한 비록 당뇨로 진행하지 않더라도 심질환이나 뇌졸중의 위험은 높아진다. NHANES 참여 대상 대부분은 미국 당뇨병 증례의 95%를 차지하는 2형 당뇨병 환자였다. 2형 당뇨병은 대개 40세 이후에 발병하여 과체중이나 운동부족 및 당뇨병 가족력을 가진 사람에서 많이 나타난다.

당뇨병성 말초신경병증은 당뇨병성 신증, 망막병증과 함께 당뇨병의 가장 흔한 합병증 중 하나인데, 다른 합병증과 마찬가지로 고혈당증이 말초신경병의 중요한 발병 원인이라는 데에는 별 이견이 없다. 당뇨병으로 인한 고혈당증 상태가 장기간 지속되면 임상적으로는 말초감각이 둔해지거나 또는 예민해져 저림이나 통증을 느끼게 되며, 동시에 청각기능이 떨어져 소리를 듣는 데 불편함이 생길 수 있다. 청신경의 손상으로 인한 청각질병을 청신경병증(auditory neuropathy)이라 하는데, 청신경병증을 처음으로 학계에 보고한 Starr 역시 청신경병증의 원인 중 하나로 당뇨병을 언급하였다. 청신경병증은 청신경의 손상으로 인한 뇌까지 소리를 전달하지 못하는 상태로써 일반적인 감각신경성 난청과는 다른 양상을 나타낸다. 소리의 감지보다는 소리의 변별에 손상이 먼저 나타나 임상적으로는 소리는 들리나 어떤 말인지 구분이 잘 안 된다거나 특히 소음환경에서의 정확한 대화가 어려운 상태가 지속되다가 점차적으로 소리의 크기도 작게 들리는 상태로 진행된다. 그러므로 조기에 당뇨병으로 인한 청신경병증을 진단하기 위해서는 일반적인 청력검사 진단법과는 다른 과정이 필요하다.

당뇨병성 난청을 진단하는 데 있어서 청신경의 전기생리학적 측정방법 중 하나인 청성유발반응검사의 잠복기를 사용한다. 잠복기란 소리에 대한 반응이 나타나는 시간을 의미하는 것으로 청신경병증의 경우 청신경 손상으로 소리 전달이 늦어져 정상인에 비해 잠복기가 길어지는 결과를 나타낸다. 말초신경이 손상된 경우 신경의 전달속도가 떨어지게 되어, 일정 구간의 신경의 전달속도 또는 시간을 측정하여 말초신경병증을 진단하는 방법과 유사한 원리이다. 또한 청성유발반응검사와 함께 달팽이관의 상태를 평가하는 이음향 방사 검사를 통해 청신경병증을 확인하게 되는데, 순수 청신경병증의 경우 달팽이관의 상태는 정상으로 나타나기 때문이다.

당뇨병성 말초신경병증의 치료를 위해 많은 연구가 이루어지고 있지만, 아직까지 치료제가 개발되지 않은 현실에서 말초신경병증의 진행을 억제하기 위해서는 혈당을 정상 가깝게 유지시키는 엄격한 혈당관리가 필요하다. 당뇨병으로 인한 합병증 중 하나인 말초신경병증은 고혈당증이 장기간 지속될 때 나타나는 합병증으로 당뇨병성 난청 역시 장기간 고혈당증 후에 나타날 것이다. 그러므로 당뇨병으로 인한 청신경병증의 진행을 억제시키기 위한 방법 역시 혈당관리이다. 이미 난청이 있는 경우나 노인인 경우 당뇨병으로의 발병에 따른 난청의 영향이 더 크게 나타날 수 있으므로 당뇨병이 발병한 경우 적극적인 관리가 필요할 것이다. 또한 원인불명의 감각신경성 난청이 있는 사람에게는 당뇨유무에 대한 검사를 하는 것이 좋으며, 비록 혈당이 정상이더라도 주기적으로 검사하는 것도 가치가 있으며, 이비인후과에서 당뇨를 첫 진단하는 경우도 흔히 발견된다고 한다.

제19장 일반 질병(당뇨, 신장질환 등)에 의한 청력영향 － 신장질환·류머티스성 관절염과 난청

1. 신장질환과 난청

신장질환과 내이질환의 연관성은 널리 알려져 있다. 크게 분류하면 첫째, Alport 증후군과 같은 선천성 질환으로 인해 신장과 내이의 질환이 동반되어 발생한 난청, 둘째, 신장과 내이에 동시에 독성을 가지는 약물에 의한 난청, 셋째, 신이식 후 발생한 난청, 마지막으로 혈액투석이나 복막투석을 받고 있는 만성 신부전증 환자에서 보이는 난청으로 나눌 수 있다(Hutchinson과 Klodd, 1982).

이 중 혈액투석을 받는 만성 신부전증 환자의 청력손실에 대하여 가장 많은 연구가 진행되어 왔으나 그 원인은 아직 확실히 규명된 바가 없다. 혈액투석 환자에서의 청력손실의 빈도는 청력의 측정과 난청 지표가 다르지만 혈액투석을 받는 만성 신부전증 환자의 40%(Bergstrom 등, 1983), 소아의 말기(end-stage) 신장 환자의 47%(Bergstrom과 Thompson, 1983), 장기투석 환자의 60%(Kusakari 등, 1981)로 연구 보고에 따라 차이가 많다(Thodi 등, 2006). 전정기능장애보다 난청 장애가 많으며, 감각신경성 난청, 양측성의 대칭형 청력손실, 고음역(4~8kHz)의 역치손실 특성을 보이며, 만성신부전증의 진행과 더불어 청력손실의 정도도 커진다. <표 1>과 <표 2>는 혈액투석 환자와 만성 신부전증 환자의 청력 영향 연구를 정리한 것이다.

<표 1> 혈액투석 환자의 청력 영향 연구(Thodi 등, 2006)

Study	# subjects	Age(years)	Duration of study	Audiometry method	Hearing loss	Effects of haemodialysis on hearing
Ozen et al.(1975)	7	Adults	1 HD	PT	yes	20 dB improvement
Visenscio and Gerber(1979)	8	Adults	5 HD	PT	yes	no
Klingerman et al.(1981)	12	Adults	1 yr	PT	yes	No
Rossini et al.(1984)	2	Adults	1 HD	ABR	yes	yes
Pratt et al.(1986)	38	Adults	1 HD	ABR	yes	yes
Magliulo et al.(1987)	20	Adults	1 HD	ABR	yes	yes
Gartland et al.(1991)	31	Adults	1HD	PT	yes	improved on 1/3 of pts
Pagani et al.(1993)	98	Adults	<5-> 10 yrs	ABR	yes	No
Bazzi et al.(1995)	91	Adults	<5-> 10 yrs	PT	yes	No
Nikolopoulos et al.(1997)	9	Children	1 HD	PT	yes	No
Ozturan and Lam(1998)	15	Adults	1HD	PT+DPOAEs	yes	No
Niedzielska et al.(1999)	7	Children	1HD	ABR	yes	yes
Stavroulaki et al.(2001)	9	Children	1HD	PT-DPOAEs	yes	No
Serbetcioglu et al.(2001)	19	Children+adults	1HD	PT	yes	No
Orendorz-Fraczkowska et al.(2002)	20	Children	1 HD	ABR+DPOAE	yes	Yes, subclinical changes
Yassin et al.(1970)	71	Adults	3 yrs	PTA	yes	improvement
Kusakari et al.(1992)	37	Adults	4 years/by 3-12 months	PTA	yes	No
Heinrich et al.(1977)	20	Adults	1-4 years	PTA	yes	No
Mirahmadi and Vaziri(1980)	23	Adults	1-5 years	PTA	yes	No
Johnson and Mathog(1976)	61	Adults	1 HD	PTA	yes	No

<표 2> 만성 신부전증 환자의 청력 영향 연구(Thodi 등, 2006)

Study	# of subjects	Age(years)	Audiometry method	Hearing loss/auditory dysfunction
Henrich et al.(1977)	20	Adults	PT	yes
Charachon et al.(1978)	54	Adults	PT	yes
Risvi and Holmes(1980)	1	Adults	PT	yes
Johnson et al.(1976)	71	Adults	PT	yes
Jonhson and Mathog(1976)	61	Adults	PT	yes
Kusakari et al.(1992)	229	Adults	PT	yes
Bergstrom and Thompson(1980)	151	Children	PT	yes
Rossini et al.(1984)	17	Adults	ABR	yes
Komsuglu et al.(1985)	36	Adults	ABR	yes
Marsh et al.(1986)	27	Adults	ABR+FRP	yes
Anteunis, Mooy(1987)	1	Adults	PT	yes
Baldini et al.(1995)	19	Adults	PT+ABR	yes
Antonelli et al.(1991)	46	Adults	PT+ABR	yes
Warady et al.(1993)	14	Children	PT	yes
Mancini et al.(1996)	68	Children	PT	yes
Nikolopoulos et al.(1997)	46	Children	TEOAE	yes
Samir et al.(1998)	34	Children	PT+DPOAE	yes
Stavroulaki et al.(2001)	9	Children	PT	yes
Zeigelboim et al.(2001)	37	Adults	PT	yes
Orendorz-Fraczkowska et al.(2002)	20	Children	PT+OAE+ABR	yes

Bain 등(2007)의 만성 신장질환과 신장이식 환자에 대한 장기추적조사에서 청각기능에 대한 연구에서 stage 3/4의 만성신장질환(C군), stage 5의 B군(신장이식 전 단계, B1; 신장이식 1년 후, B2), 성-연령을 짝짓기한 건강대조군(A군)의 청력은 유의한 차이가 있으며, 각 군의 주파수별 감각신경성 난청 발생률과 각 군의 난청 정도에 따른 유병률은 신장질환의 정도에 따라 증가하고 있다. 순음청력검사에서만이 아니라 객관적 검사인 청성뇌간반응에서는 만성 신장질환 환자에서 I, Ⅲ, Ⅴ파와 I-Ⅲ, I-V파 간 잠복기가 길게 나타나 감각신경성 난청 소견을 보인다(Bain 등, 2007).

혈액투석을 받는 만성 신부전증 환자의 청력손실 원인으로 이독성 약물의 복용, 전해질의 불균형, 요독성 독소, 신장과 와우조직의 면역학적 유사성, 빈혈, 장기간의 투석 등이 제기되어 왔다. 혈액투석이 청력에 미치는 효과에 대해서는 연구자마다 청력의 호전, 악화 등 다양한 이견을 보이고 있다. 혈액투석이 청력을 악화시키는 기전으로는 내림프액과 외림프액의 용량과 압력의 변화에 따른 삼투압 불균형, 투석 시에 나타나는 저혈압과 그에 따른 저산소증, 빠른 초여과(ultrafiltration) 시에 나타나는 급성 신경염, 조기 동맥경화증 등이 제기되어 왔으나 정립되어 인정된 이론은 아직 없는 실정이다.

만성 신부전증은 사구체 여과율의 저하에 따른 체내 독성물질의 축적에 의한 여러 전신증상을 유발하는 질환으로 이비인후과 영역에서는 비출혈, 호흡장애, 요독성구내염, 타액선염, 인두통과 현훈 및 청력장애를 일으킬 수 있다. 만성 신부전증 환자에서의 청력손실의 원인에 대하여 많은 연구가 진행되어 왔으나 아직 그 원인이 뚜렷이 밝혀진 바는 없다. 그 원인을 크게 신부전증과 관계된 것과 관계없는 것으로 나눌 수 있는데 Bergstrom 등(1973)은 이독성 약물과 같은 신부전증과 관계없는 원인으로 인한 난청이 전체의 80%를 차지한다고 하였다. 그러나 Kligerman 등(1981)은 난청이 있는 군과 정상 청력을 보인 군에서 이독성 약물복용의 빈도는 차이가 없었다고 하였다. 이독성 약물로는 aminoglycoside계 항생제와 furosemide와 ethacrinic acid 등 이뇨제가 많이 거론되어 왔다. 신부전증과 관계된 난청의 원인으로 Yassin 등(1970)은 저나트륨증이 청력 손실을 가져오고 저나트륨증이 개선되면 청력손실이 정상화된다고 하였다.

Quick(1973)과 Arnold(1975)는 동물실험을 통하여 와우각, 혈관조와 콩팥 기저막 사이에 항원의 공유가 있음을 관찰하고 항원의 공유가 청력손실의 원인임을 주장하였다. Shaheen 등(1997)은 만성 신부전증으로 발생된 빈혈이 와우의 기능 이상을 야기하고 빈혈 치료제인 erythropoietin이 청력손실을 방지할 수 있었다고 보고하였다. 이금형 등(1999)의 연구에서는 혈색소치와 청력의 손실은 상관관계가 없었으나 erythropoietin 치료를 받은 군이 비치료군에 비하여 혈색소치가 더 높았으며 난청의 빈도도 의미 있게 낮게 나타났다. 또한 치료군의 청력이 비치료군에 비하여 더 좋은 경향을 보였다. 일반적으로 erythropoetin 치료를 받지 않는 만성 신부전증 환자들도 수혈을 통해 빈혈을 치료하므로 빈혈을 난청의 원인으로 단정하기에는 어려운 점이 있다. 그러나 erythropoietin 치료군이 수혈로 빈혈을 치료하는 경우에 비하여 혈색소치의 변동이 심하지 않아 항상성을 유지할 수 있다고 생각된다. 추후 빈혈과 혈색소치의 급격한 변동이 난청을 야기하는지, 또는 erythropoietin 자체가 빈혈과 관계없이 청력을 호전시키는지에 대하여 더 많은 연구가 필요하리라 생각된다.

혈액투석이 청력에 미치는 영향에 대하여 Yassin 등(1970)은 혈액투석으로 전해질 불균형이 교정되어 청력이 호전된다고 하였으나, Johnson 등(1976)과 Henrich 등(1977)은 혈액투석이 청력에 영향을 미치지 않는다고 보고하였으며, Rizvi 등(1980)과 Oda 등(1974)은 혈액투석에 의한 조기 동맥경화증, 빠른 초여과에 따른 급성 신경염, 삼투압 불균형과 저혈압 및 전색증으로 인한 내이의 저산소증 등으로 인해 청력이 악화된다고 하였다. 혈액투석의 기간이 청력손실에 미치는 영향에 대하여 Bazzi 등(1995)은 5년 이하의 혈액투석을 한 군과 10년 이상 혈액투석을 한 군의 청력손실이 차이가 없음을 들어 장기간의 혈액투석이 청력에 영향을 미치지 않는다고 하였으며 Kligerman 등(1981)은 고음역난청의 경우 투석기간이 길수록 난청의 빈도를 증가시킨다고 하였다.

청력손실을 보인 혈액투석 환자의 내이조직 소견을 보면 Bergstrom 등(1973)은 와우의 혈관조에서 석회화로 의심되는 푸른 침착과 일반적인 혈관의 변성 소견을 보고하여 혈액투석 환자의 조기 동맥경화증을 난청의 원인으로 제기하였다. 혈관의 변성은 당뇨병성 난청 환자의 내이에서도 흔히 관찰되는 소견으로 당뇨병성 신부전증 환자에서 비당뇨군에 비하여 임상적으로 의미 있는 난청의 빈도와 청력역치가 의미 있게 높아 당뇨병과 혈액투석에 의한 혈관 변성이 청력손실에 상승적으로 작용한 것으로 유추할 수 있다.

2. 류머티스성 관절염

류머티스성 관절염 환자에서 청력이 저하된다는 연구보고도 많다. Ferrara 등(1988)은 류머티스성 관절염의 초기에는 전음성 난청의 소견을 보이다가, 병이 진행됨에 따라 감각신경성 또는 혼합성 난청을 보인다고 하였다. 류머티스성 관절염 환자에서 발견되는 감각신경성 난청의 빈도는 24%에서 60%로 다양하게 보고되고 있는데, 그 기전은 관절염을 일으키는 면역학적 이상과 동일할 것으로 생각되나 아직 명확히 규명되고 있지는 않다. 전음성 난청은 침추골, 침등골 관절이 인체의 다른 관절들과 동일한 기전에 의하여 침범되어, 중이의 음향전달 기전이 느슨해져서, 또는 이소골의 경도(stiffness)가 증가하여 생긴다는 대립된 견해가 있다. 이러한 청력감소가 류머티스성 관절염의 활동성과 중증도와 연관성이 있는지에 대해서도 각기 다른 연구 결과가 제시되고 있다.

지금까지의 연구 결과를 보면 류머티스성 관절염 환자에서 청력감소의 유형과 유병률은 보고자에 따라서 큰 차이를 보이고 있어, 류머티스성 관절염이 청력에 미치는 영향에 대해서 어떤 정설도, 일치된 견해도 없다고 할 수 있다. 더욱이 최근의 한 연구에서는, 류머티스성 관절염 환자들이 주관적으로 난청을 호소하는 경향이 있기는 하지만, 객관적인 청력검사에서 정상 대조군과 의미 있는 차이를 보이지는 않았다고 한다(Halligan 등, 2006).

우리나라의 류머티스성 관절염 환자의 연구로는 이승주 등(2009)의 연구가 있는데, 류 주파수별 청력역치는 기도 8,000Hz에서 환자군에서의 평균 청력역치가 우측 30.9dB, 좌측 30.4dB로, 대조군에서의 우측 23.6dB, 좌측 23.3dB보다 의미 있게 높았다. 좌측 기도 500, 1,000, 2,000Hz와 골도 500, 2,000, 4,000Hz에서의 평균역치가 환자군에서 대조군보다 의미 있게 높게 나왔으나 모두 25dB 이하였다. 우측은 기도 8,000Hz를 제외한 다른 주파수의 평균역치가 두 군 간에 차이를 보이지 않았다(<표 3>).

<표 3> 류머티스성 관절염 환자와 나이와 성을 일치시킨 대조군의 청력(이승주 등, 2009)

	Freq (Hz)	Right (mean ± STD (dB))			Left (mean ± STD (dB))		
		RA (n=40)	Control (n=40)	P	RA (n=40)	Control (n=40)	P
AC	250	15.4± 6.2	14.8± 7.5	Ns	15.4± 9.8	14.6± 8.7	Ns
	500	15.5± 6.8	14.5± 7.9	Ns	18.0± 9.9	13.9± 5.2	<0.05
	1,000	18.1± 6.5	17.4± 7.2	Ns	18.5±10.5	14.5± 6.5	<0.05
	2,000	16.0± 8.4	16.6± 8.1	Ns	17.4±10.0	13.3± 7.0	<0.05
	4,000	21.3±13.2	17.0± 9.5	Ns	20.0±13.6	16.6± 8.1	Ns
	8,000	30.9±17.5	23.6±14.5	<0.05	30.4±17.6	23.3±13.9	<0.05
	10,000	40.0±21.1	32.6±21.2	Ns	47.0±21.4	49.9±21.2	Ns
	12,500	70.3±21.6	68.6±23.6	Ns	66.6±23.2	66.9±23.6	Ns
BC	250	8.6± 5.4	7.2± 5.3	Ns	8.4± 5.5	6.6± 5.0	Ns
	500	10.5± 6.8	9.4± 6.4	Ns	10.6± 6.7	8.9± 5.7	<0.05
	1,000	13.2± 7.5	12.2± 6.9	Ns	13.1± 7.6	11.4± 6.2	Ns
	2,000	14.8± 8.1	15.0± 8.0	Ns	15.0± 8.0	·14.4± 7.6	<0.05
	4,000	16.6±13.3	13.5±10.5	Ns	16.4±13.7	12.5± 9.0	<0.05

AC : air conduction, BC : bone conduction, frequency, STD : Standard deviation, RA : rheumatoid arthritis, Ns : not significant

이 연구에서 감각신경성 난청의 소견을 보인 어떤 경우에서도 어음명료도검사와 역치 상 순응검사(suprathreshold adaptation test: STAT)에서 이상을 보이지 않아 환자군에서 보이는 감각신경성 난청이 후미로성 병변이기보다는 미로성 병변임을 시사하였다. 후미로성 병변을 시사한 저자도 있지만, 대개의 저자들이 같은 보고를 하고 있다. 감각신경성 난청의 기전으로서는 내이에 면역복합체가 침착되어 혈관염을 일으키거나, 내이의 항원에 대한 자가 항체에 의해 와우의 유모세포가 파괴되는 것이 제시되고 있으나 아직 명확히 규명되고 있지는 않다(Raut 등, 2001). 또한 혈관염으로 인한 mononeuritis multiplex의 일환으로 발생한 청각신경염(auditory neuropathy)도 원인이 될 수 있다고 하며 류머티스성 관절염의 치료에 사용되는 면역조절 약물 또는 항염증 약물이 난청의 원인이 될 수 있다고 한다.

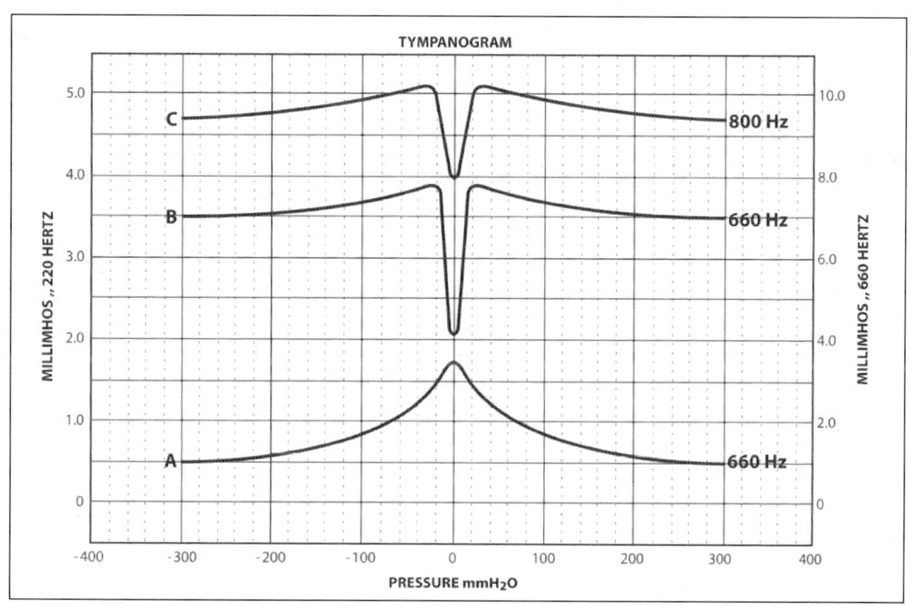

〈그림 1〉 류머티스성 관절염 환자의 고막운동성 계측(660Hz(A), 정상; 660Hz(B), 이상)
(Rosenberg 등, 1978)

류머티스성 관절염 환자에서 전음성 난청은 발견되지 않았다는 보고도 있으나, 24%까지 보고되고 있으며, 감각신경성 난청보다는 적으리라고 생각되고 있다. 전음성 난청은 중이의 이소골 연쇄의 관절부위가 침범되었기 때문으로 생각되는데, 류머티스성 관절염 환자의 측두골에 대해 조직검사를 시행한 보고에서 침추골, 침등골 관절에 퇴행성 변화가 일어나 관절이 콜라겐 조직으로 대체된 것을 볼 수 있었다고 한다(Gussen, 1977). 또한 류머티스성 관절염에 동반되는 혈관염으로 인한 혈액순환의 장애로 침골의 장각 등에 괴사가 일어나 관절의 분리가 생길 수도 있다고 한다(Colletti 등, 1997). Rosenberg 등(1978)의 기존의 이질환자를 제외하고 류머티스성 관절염 환자와 짝짓기한 대조군 연구에서 순음청력 검사상 청력손실의 차이는 보이지 않았지만 류머티스성 관절염에서는 중이검사상 otoadmittance 이상(<그림 1, B>)이 42%에서 보였지만 대조군에서는 7%가 나타나 기도전도상 이소골 관절 이완(laxity)의 증가를 암시하였으며, Oztürk 등(2004)의 연구에서는 중이검사상 정적 탄성(static compliance)은 류머티스성 관절염 환자는 0.52±0.9(우측)/0.47±0.8(좌측)mL로 성-연령 짝짓기한 대조군의 0.94±0.3/0.93±0.4mL에 비해 유의하게 낮게 나타났다.

그리고 류머티스성 관절염 환자에서 보이는 난청이 류머티스성 결절(<그림 2>)(Goodwill 등, 1972) 또는 질환의 활동성과 rheumatoid factor의 양성 여부와 연관이 있다는 보고가 있다(Magaro 등, 1990). 또한 류머티스성 관절염의 이환기간이 오래됨(I군 1~5년, II군 6~10년, III군 11~15년, IV군 16년 이상)에 따라 청력감소가 심해지는 양상을 보이는 연구도 있다(<표 4>)(Oztürk 등, 2004). 반면에 난청과 환자의 나이, 관절염의 지속기간, rheumatoid factor, ESR 등의 요인들 사이에 상관관계가 없다는 보고도 있었다.

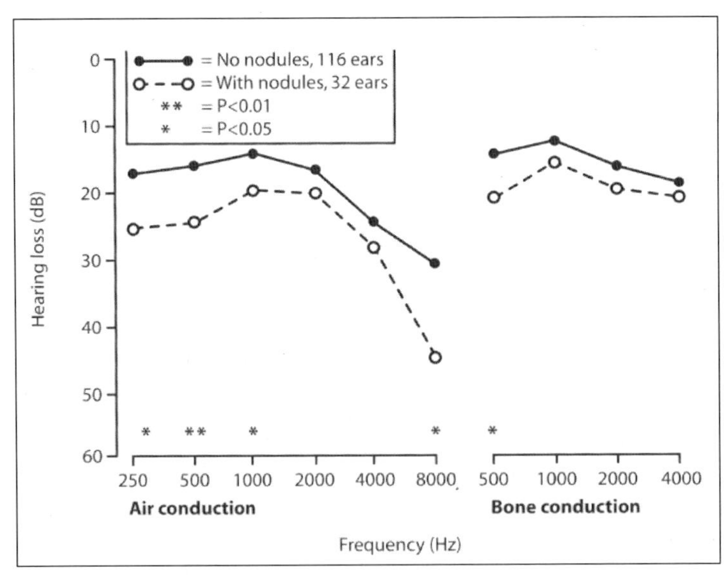

〈그림 2〉 류머티스성 결절 여부에 따른 청력(Goodwill 등, 1972)

〈표 4〉 질병 이환기간에 따른 우측 귀의 청력(Oztürk 등, 2004)

Frequency (Hz)	Mean Hearing Thresholds of Right Ear (dB HL)				
	Controls*	Group I*	Group II*	Group III*	Group IV*
500-2,000	7.6 ± 4.2	11.9 ± 4.6†	16.9 ± 8.3‡	21.7 ± 9.8§‡	25.4 ± 9.4‡§
4,000-8,000	12.5 ± 8.1	16.5 ± 7.8	30.0 ± 11.9‡	35.5 ± 16.7‡	36.9 ± 18.7‡§
10,000-14,000	23.4 ± 19.5	36.1 ± 20.9†	52.8 ± 17.4‡	59.6 ± 17.0‡	59.8 ± 23.8‡

*P 〈 .0001 (1-way analysis of variance).
† P 〈 .05 (Tukey HSD Test) compared with controls.
‡ P 〈 .05 (Tukey HSD Test) compared with controls and of group I
§ P 〈 .05 (Tukey HSD Test) compared with controls and of group I and II

이승주 등(2009)의 연구에서는 류머티스성 관절염 환자의 청력감소와 나이가 연관이 있었는데 이것은 노인성 난청의 가능성을 생각한다면 당연한 결과일 수 있다. 또한 난청이 있는 군에서 ESR과 CRP가 의미 있게 높았다. Takatsu의 연구(2005)에서도 난청이 있는 경우 ESR이 상승되어 있는 것을 볼 수 있었는데 이것은 류머티스성 관절염에서 볼 수 있는 만성 염증이 난청과 연관이 있을 수 있음을 시사하는 소견이다.

제20장 일반 질병(당뇨, 신장질환 등)에 의한 청력영향
– 기타 질환과 난청

이 글에서는 대표적인 면역 매개질환인 전신성 홍반성 루푸스, 고지혈증과 동맥경화증, 뇌졸중, 만성폐쇄성폐질환, 백내장의 난청과의 관련성을 알아보고, 연령에 의한 난청, 즉 노인성 난청에서 일반 질병 이환상태는 아니지만 골밀도와 여성의 폐경이 청력역치에 미치는 영향을 알아보고자 한다.

1. 면역 매개질환 – 전신성 홍반성 루푸스(SLE)

면역 매개질환(류머티스성 질환과 비류머티스성 질환)은 양측성, 비대칭적 청력손실과 와우병변의 진행성 감각신경성 난청으로서 전정장애를 동반하는 경우가 많다. 류머티스성 질환으로는 전신성 경화증(systemic sclerosis), 혼합 한성 글로불린혈증(mixed cryoglobulinemia), 전신성 홍반성 루푸스(systemic lupus erythematosus: SLE), Behcat's disease, Giant cell arteritis, Wegner's granulomatosis, Cogan's syndrome, Panarteritis nodosa, Relapsing polychondritis, Takayassu's arteritis, 비류머티스성 질환으로는 궤양성 대장염(ulcerative colitis), Vogt-Koyanagi-Harada's syndrome, Pyoderma gangrenosum, 자가면역 내이질환(autoimmune inner ear disease)이 있다(Berrettini 등, 1988).

대표적인 면역 매개질환으로 전신성 홍반성 루푸스는 병적인 자가항체와 면역복합체에 의해서 조직 및 세포가 손상을 받는 원인불명의 질환이다. SLE의 병인으로 유전, 호르몬, 환경(감염, 자외선, 약물 등) 요인이 작용한다. SLE 병인에 ANA(anti-nuclear antibodies), like dsDNA, ssDNA, Sm, RNP, Ro, La와 Ku 등과 리보솜, fibrilarine과 RNA polymerase 항체와 LA(lupus anticoagulant) 등이 SLE 환자에서 보이는 anti-phospholipid syndrome의 항체들로서 혈액응고를 유발하고 혈전 합병증의 위험을 높인다. 그리고 혈중 면역복합체는 내부장기와 피부 등에 침착하여 혈관염(vasculitis)을 일으키고 조직에 손상을 입힌다. 최근에 이러한 병리적·면역학적 반응이 내이에 영향을 미침을 보고하였으며, 자가면역질환의 증상으로서 감각신경성 난청 관련이 다수 보고되고 있다.

SLE 환자의 청력역치는 대조군에 비해 500, 2,000, 4,000Hz를 제외하고 유의하게 높았으며(<표 1>, <그림 1>), ABR 잠복기(latency)도 지연되어 관찰되었다. 질환 이환기간과도 주파수별 청력역치와 양의 상관관계를 보였으며(<그림 2>), 이는 젊은 환자군에서 연령을 보정한 후에도 청력은 SLE와 관련을 보였다. 청력과 SLE의 중증도는 관련이 없었다 (Maciaszczyk 등, 2011).

〈표 1〉 SLE군과 대조군의 순음기도 청력역치(Maciaszczyk 등, 2011)

Frequency (Hz)	SLE group		Control group	
	Range	Mean ± SD	Range	Mean ± SD
125	15-35	24.5 ± 4.4	15-30	21.3 ± 3.8
250	15-35	19.9 ± 4.0	5-25	17.8 ± 4.4
500	10-30	18.2 ± 4.8	5-25	16.7 ± 4.5
1000	10-35	17.4 ± 5.6	10-20	14.2 ± 3.5
2000	5-40	18.5 ± 8.0	5-25	15.3 ± 4.5
3000	5-75	22.1 ± 13.0	5-30	16.3 ± 6.0
4000	5-95	23.0 ± 15.3	5-35	17.7 ± 7.0
6000	15-100	34.6 ± 20.4	10-40	23.5 ± 6.8
8000	0-85	27.8 ± 17.9	5-40	19.5 ± 7.8

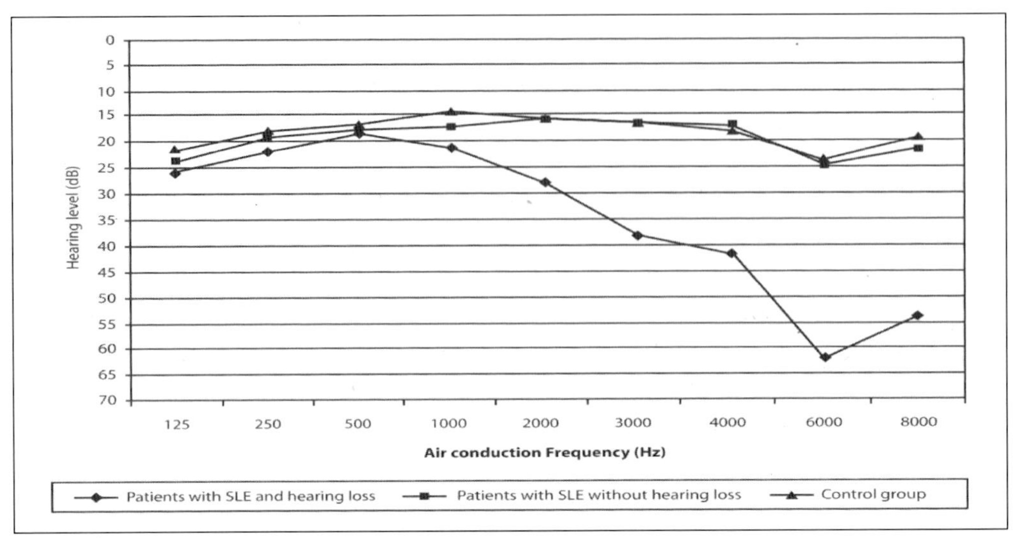

〈그림 1〉 SLE군과 대조군의 청력(Maciaszczyk 등, 2011)

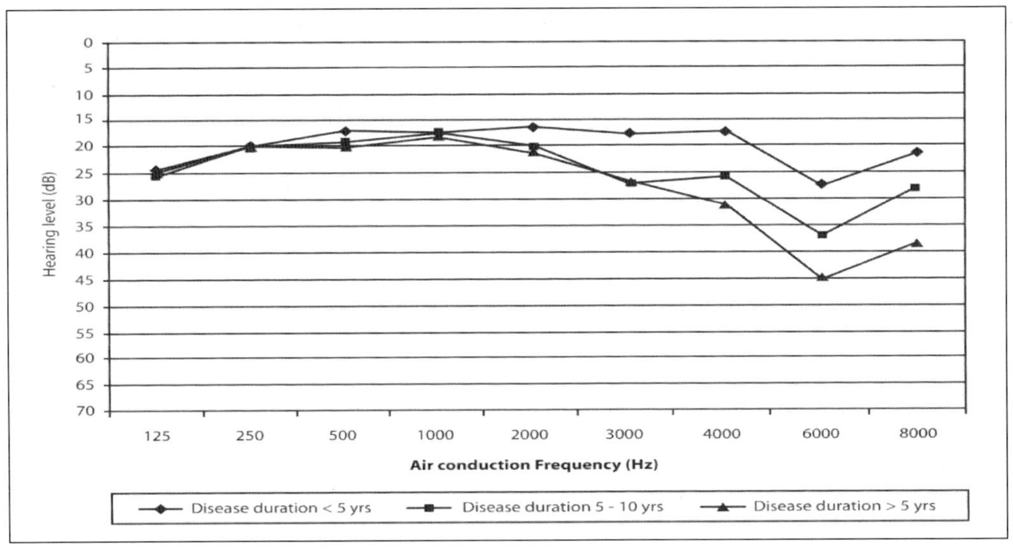

〈그림 2〉 SLE 환자의 이환기간에 따른 청력(Maciaszczyk 등, 2011)

2. 고지혈증

와우 외유모세포는 감각신경성 난청의 주요 병리학적 부위로서 외유모세포의 세포형질막의 경화(stiffness), 지질 성분(lipid component), 유동성(fluidity)은 와우 정상 전기운동기능(electromotile function)과 와우 증폭(cochlear amplifier)의 중요한 역할을 한다. 이에 지혈증(dyslipidemia)은 외유모세포의 기능에 민감한 영향을 미칠 수 있다. 이와 관련하여 지혈증과 감각신경성 난청의 관련성 연구가 수행되었으나 아직은 모순된 결과를 보이기도 한다. 고지혈증 (hyperlipidemia)은 조기 노인성 난청의 진행과 고음역 역치손실과 관련이 있는 것으로 보고하고 있다. 메니에르병(Meniere's disease), 죽상경화증(atherosclerosis), 과다점도(hyperviscosity), 지방증(lipidosis), 노화(aging), 고혈압, 저산소증(hypoxia) 등도 이와 같은 기전과 관련이 있을 것으로 보고 있다.

소아에서는 이와 관련한 적절한 연구가 드물었다. 소아에서 고지혈증과 감각신경성 난청 보고 사례로 지질강하제 치료로써 청력의 가역적 효과를 보고하였다(Strome 등, 1988). 그러나 5~18세의 소아청소년에 대한 Anbari 등(2010)의 연구에서는 고지혈 연구대상 집단에서 감각신경성 난청자와 주파수별 청력 이상자가 많았지만 5~9세군을 제외하고 통계적인 차이를 보이지 않았으며, 성, 연령 등을 보정한 다중로지스틱 회귀분석에서도 유의하지 않았다(<표 2>).

〈표 2〉 지질혈증군과 대조군의 지질 수치와 난청 분포(Anbari 등, 2010)

	Dyslipidemic, n = 45	Control, n = 86
Gender n (%)		
Males	24 (53%)	29 (34%)
Females	21 (47%)	57 (66%)
Age		
5-9 year olds (%)	18 (40%)	33 (38%)
10-14 year olds (%)	22 (49%)	37 (43%)
15-18 year olds (%)	5 (11%)	16 (19%)
Mean ± SD (years)	10.6 ± 2.9	11.3 ± 3.9
TG (mg/dl, mean ± SD)	145 ± 67	66 ± 19
T-chol (mg/dl, mean ± SD)	204 ± 132	148 ± 21
LDL (mg/dl, mean ± SD)	112 ± 30	85 ± 19
HDL (mg/dl, mean ± SD)	44 ± 11	55 ± 10
SNHL n (%)	14 (31%)	17 (20%)

TG, triglyceride; T-chol, total cholesterol; LDL, low-density lipoprotein; HDL, high-density lipoprotein; SD, standard deviation; SNHL, sensorineural hearing loss.

고지혈증은 미소순환계의 장애로 내이질환을 야기할 가능성이 있으나 감각신경성 난청과의 관련은 뚜렷하지 않다. Lee 등(1998)은 60~80세 남녀 연구대상 집단에서 여성의 순음청력역치와 LDL/HDL비의 역상관 관계를 제외하고 고지혈증과 청력손실의 유의한 관련이 없음을 보고하였다. Evans 등(2006)은 LDL과 HDL은 그렇지 못하였지만, 중성지방의 증가는 청감각의 감소를 예측하는 지표로 의미가 있음을 보고하고 있다. 반면에 Suzuki 등(2000)은 콜레스테롤과 중성지방은 고지혈군과 대조군 사이의 청력에 유의한 차이를 보이지 않았지만, HDL 수치가 높은 남성군에서 2, 4kHz의 청력이 더 좋음을 보고하였다. Jones와 Davis(1999)는 허혈성 심장질환 또는 고지혈증군과 대조군의 청력영향에 대한 연구 결과 통계적으로 차이가 없음을 보고하고, 오히려 고지혈군에서 6kHz의 청력이 대조군에 비해 더 좋은 역치를 보이기도 하였다(Jones와 Davis, 2001). 고지혈증과 감각신경성 난청의 관련에서 연령, 성, 소음 및 사회적 지위 등이 교란변수로 작용한다.

이에 85dB(A) 이상 소음노출자의 소음성 난청(4kHz의 notch를 반영하는 2, 3, 4kHz의 평균역치가 25dBHL 이상자)의 고지혈증의 관련성을 보기 위한 Chang 등(2007)의 환자-대조군 연구 결과를 보면, 정상 중성지방 레벨을 보이는 집단에서 보다 고중성지방혈증(hypertriglyceridemia)의 소음노출군에서 소음성 난청의 위험이 더 크게 나타났다. 고콜레스테롤혈증(hypercholesterolemia)은 소음성 난청에 유의하지 않았다(<표 3>).

<표 3> 고콜레스테롤혈증과 고중성지방혈증의 소음성 난청과의 관련성(Chang 등, 2007)

	Crude			Adjusted*		
	OR	95% CI	P value	OR	95% CI	P value
Cholesterol level (mg/dL)						
< 200	1.000			1.000		
≥ 200	1.213	1.028-1.433	0.0226†	0.951	0.795-1.138	0.5853
Triglyceride level (mg/dL)						
< 150	1.000			1000		
≥ 150	1.365	1.174-1.586	<0.0001	1.281	1.088-1.507	0.0029
Age (y)						
18-40	1.000					
41-60	4.358	3.737-5.084	<0.0001		NA	
≥ 61	8.529	3.562-20.420	<0.0001		NA	
Gender						
Female	1.000					
Male	2.268	1.764-2.916	<0.0001		NA	

OR, Odds ratio; CI, confidence interval; NA, not available
* Adjustrd by sex and age.
† p < 0.05

3. 동맥경화증

　동맥경화증(arterial sclerosis)은 여러 장기에 혈액 공급의 장애를 가져오는데, 내이에도 혈액 순환 감소로 청력손실을 야기할 수 있다. John 등(2007)은 경동맥의 내막-중막(intima-media) 두께가 45~81세의 연구대상 집단에서 흡연, 허리둘레, 당뇨, 소음노출, 연령 및 성을 보정한 후에도 청력장애(청력측정이 아닌 자가보고)와 관련이 있음을 보고하고 있고, Liew 등(2007)은 54세 이상의 Blue Mountains Eye 연구 집단 1,511명에 대한 청력 검사상 청력역치가 망막의 미세혈관 이상과 관련성을 보여주고 있다. 망막의 미세혈관손상 지표로서 망막병증이 특히 고연령 여성에서 저음역의 청력장애와 관련 있다고 결론을 내리고 있다.

　그러나 Yoshioka 등(2010)은 소음노출군과 비소음군으로 나누고 더불어 경동맥 경화증(carotid artherosclerosis: CA)과 망막 경화증(retinal artherolsclerosis: RA)을 구분하여 청력의 영향을 살펴보았는데, 소음 비노출군에서 동맥경화증은 뚜렷한 영향을 보이지 않는 반면에 소음노출군에서 CA(+)군은 500, 1,000Hz의 청력 영향을 보여주고 RA(+)군은 CA(+)군보다 낮은 125, 250, 500Hz에서 유의한 영향을 미쳤다(<그림 3>). 이 연구 결과는 동맥경화증이 청력에 대한 영향이 제한적이지만 중고령 남성에게 특히 소음에 의한 청력영향을 더 악화시키는 유의한 영향을 미쳐, 소음노출 남성에 대한 동맥경화증에 주의를 환기하고 있다.

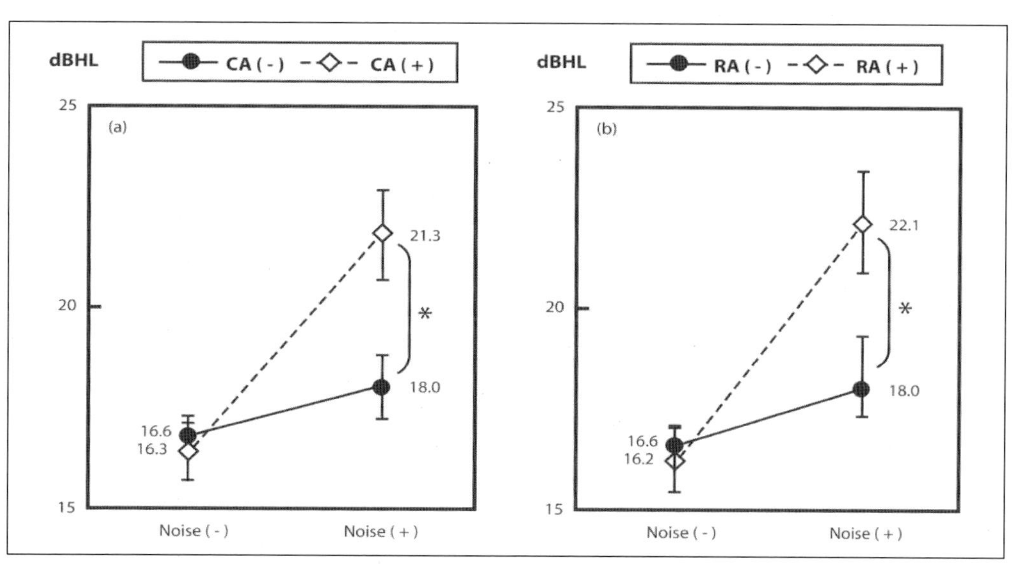

〈그림 3〉 연령보정 후 500Hz의 소음노출과 경동맥 경화증 여부에 따른 청력역치(a), 소음노출과 망막 경화증 여부에 따른 청력역치(b)(Yoshioka 등, 2010)

4. 뇌졸중

난청과 뇌졸중(stroke)과의 관련 연구는 그리 많지 않다. 그러나 최근에는 돌발적인 감각신경성 난청이 뇌졸중의 조기 지표일 수 있다고 지적한다. Lin 등(2008)에 의하면 뇌졸중 환자의 5년간 돌발성 감각신경성 난청 발생의 위험이 다른 요인을 보정하고서도 1.64배(95% CI, 1.31-2.07)를 보고하고 있으며, Gopinath 등(2010)의 보고에서도 중등도-심도 난청자의 이전 뇌졸중 보고의 교차비가 2.04(95% CI, 1.20-3.49)를 보였다. 그러나 이 연구에서는 중등도-심도 난청자의 5년 추적기간 동안 뇌졸중의 발생 위험 예측은 유의하지 않았다(교차비 1.14; 95% CI 0.59-2.23). 즉, 뇌졸중과 중도-심도 난청 사이의 단면적인 강한 상관관계를 보이지만, 코호트에서 연령에 의한 난청(노인성 난청, age-related hearing loss)은 뇌졸중의 발생 위험을 높이지 않았다(<표 4>).

Lin 등(2008)과 Gopinath 등(2010)의 연구 보고의 차이는 연령에 의한 난청과 돌발성 난청의 근원적인 병리기전의 차이에 따른다고 볼 수 있다. 혈관장애, 감염, 자가면역질환 등은 돌발성 난청의 발생에 기여하고, 연령에 의한 난청은 유모세포, 와우뉴런, 혈관선조(stria vascularis)의 결손 또는 고령 그 자체나 유전적 위험요인, 소음이나 독성물질 노출에 영향을 받는다. 돌발성 난청과 달리 연령에 의한 난청의 원인으로 작용하는 기저원인으로서 혈관 폐색은 명확히 확증하기 어렵다. 그러나 Gopinath 등(2010)의 연구는 청력손실의 뇌졸중 관련을 보기에는 대상자 수가 적고, 두 연구 사이의 연령-성의 분포가 달라 모순된 결과를 보일 수 있다.

〈표 4〉 감각신경성 난청의 단면적/5년 추적기간 동안의 뇌졸중의 위험(Gopinath 등, 2010)

	N (%)	OR (95% CI)	
		Age-and Sex-Adjusted	Multivariable-Adjusted*
Prevalence			
No hearing loss	55 (2.9)	1.0 (Referent)	1.0 (Referent)
Any (>25 dB HL)	64 (6.9)	1.55 (1.01-2.38)	1.49 (0.97-2.29)
Moderate to severe (>40 dB HL)	28 (9.6)	2.09 (1.22-3.58)	2.04 (1.20-3.49)
5-year incidence			
No hearing loss	23 (2.5)	1.0 (Referent)	1.0(Referent)
Any (>25 dB HL)	20 (4.2)	1.14 (0.59-2.23)	Not performed
Moderate to severe (>40 dB HL)	5 (3.7)	0.92 (0.32-2.59)	Not performed

* Adjusted for age, sex, type 2 diabetes, smoking, and hypertension

5. 만성폐쇄성폐질환

만성폐쇄성폐질환(chronic obstructive pulmonary diseases: COPD)의 청능 관련 연구는 내이의 전도기전과 관련하여 와우의 산소 공급에 의존하기 때문에 국소 부위의 산소의 큰 감소는 청력 민감도의 손실을 가져오고, 또 산소공급의 감소는 와우의 활동전위(cochlear potentials)에 뚜렷한 영향을 미친다. 그리고 이는 저산소증에서 변조이음향방사(DPOAE)와 청성유발 전위(AEP)의 진폭의 감소를 수반한다. 동물실험에서 아주 낮은 동맥혈 산소분압에서 이와 같은 결과를 보여주고 있다. 그럼에도 인간에서 저산소증의 청각계의 영향 연구는 많지 않았으나 지속성 폐동맥고혈압 영유아에서 난청의 위험을 높이고(Hendricks-Munoz와 Walton, 1988), 저산소증의 지속적인 노출은 와우 기능을 점차적으로 감소시키며(Hansen, 1988), 성인의 경동맥질환은 뇌간청감반응을 지연시킨다(Mills와 Ryals, 1985). McFarland(1937)는 고도 적응으로 고도장애가 최소화하지만 5,300m 고도 탐험자 10명에 대한 8개 주파수역 역치에서 1.5~6.5dB 역치변동을 보고하고 있다. 그러나 Sohmer 등(1982)은 저산소·고탄소(hypoxic and hypercapnic) 조건하에서도 청성뇌간반응(ABR)을 약화시키는 효과를 발견하지 못하였으며, Moski 등(1981)도 폐쇄성의 수면 무호흡 환자에서 정상 ABR을 보고하기도 하였다. El-Kady 등(2006)은 보다 실제적으로 만성폐쇄성폐질환자의 청각을 살펴보았는데, 산소분압과 여러 청각검사(순음청력검사 평균청력역치(a), SP(b), AP(c), ABR I-V파간 잠복기(d), OAE RA(e)) 결과 산점도, 상관계수와 통계적 유의성을 그림에서 보여주고 있다(<그림 4>).

일반적으로 만성폐쇄성폐질환 환자에서 임상적으로 중대한 난청은 흔하지 않는데, 청각학적 검사상 비교적 작은 변화를 보여주고 있다. 급성 저산소증하에서 청감각의 저하는 내이의 전기화학적 전위의 신진대사 민감도에 기인하는 것으로 판단된다. 70mmHg 이하의 산소분압에서 16.24dB 이상의 청력역치를 보여주는데, 이는 임상적으로 비정상의 청력은 아니지만 대부분의 정상 청력과 비교하여 매우 위험한 임계치(critical level)로 판단된다.

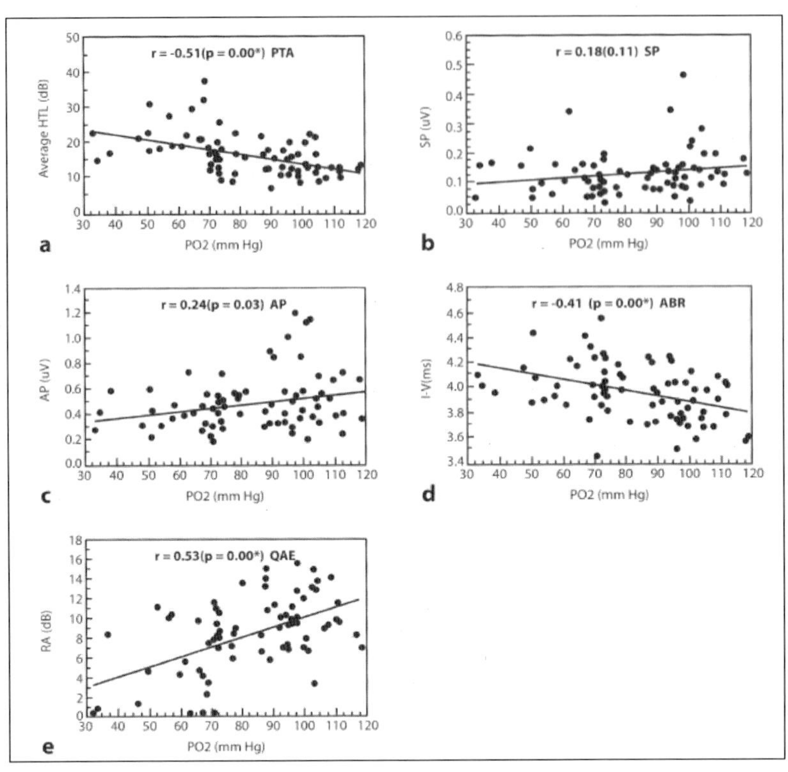

〈그림 4〉 산소분압에 따른 청각검사(순음청력검사 평균청력역치(a), SP(b), AP(c),
ABR I-V파간 잠복기(d), OAE RA(e)) 결과(El-Kady 등, 2006)

6. 백내장

Waardenburg 증후군 II형, Wolfram 증후군, Stickler 증후군, proximal myoclonic dystrophy 등의 유전적 질환과 선천성 풍진(congenital rubella), Vogt-Koyanagi-Harada 증후군 같은 후천적 질환은 난청과 백내장을 동반한다. 또한 직접적인 강한 두부외상과 기아(starvation) 등도 난청과 백내장을 동반하기도 한다. 그러나 난청과 백내장은 연령이 주요 위험요인으로서 노령 인구집단에서 높은 유병률을 보인다.

Klein 등(2001)은 시력과 청력의 일상생활에서 삶의 질에 미치는 중요성에 비추어 이 두 질환의 위험을 알고보고 예방가능한지 일반 성인 인구집단에서 백내장과 난청 사이의 관련성을 보기 위한 Beaver Dam 연구를 보고하였다. 연구 결과 어느 한쪽 귀의 난청과 어떠한 유형의 백내장의 동반 발생 인구집단은 43~84세의 Beaver Dam시 성인 인구집단의 27.8%에 이르고 연령 증가가 더불어 증가함을 보고하였다. 위험요인으로서 생활양식이 관련이 있으며, 성별로 흡연과 과도한 음주 등이 영향을 미침을 보고하고 있다(<표 5>).

〈표 5〉 백내장과 난청을 동반한 인구집단의 위험요인(Klein 등, 2001)

Women	
Nuclear cataract and hearing loss	
Age (unit = 5 years)	2.57 (2.27, 2.90)
Toatal cholesterol (unit = 25 mg/dl)	1.10 (1.01, 1.20)
History of heavy drinking of ethanol	3.52 (1.84, 6.76)
Past smoking (versus never)	1.01 (0.68, 1.49)
Current smoking (versus never)	3.13 (1.87, 5.25)
Able to walk 6 blocks without help	0.60 (0.41, 0.88)
Cortical cataract and hearing loss	
Age (unit = 5 years)	2.18 (1.94, 2.44)
Diabetes	1.68 (1.03, 2.75)
Past diuretic (versus never)	1.70 (1.08, 2.67)
Current smoking (versus never)	1.42 (0.97, 2.08)
History of heavy drinking of ethanol	3.11 (1.58, 6.12)
Gross proteinuria (≥30 mg/dl)	4.44 (1.98, 9.98)
Posterior subcapsular cataract and hearing loss	
Age (unit = 5 years)	1.92 (1.59, 2.31)
Creatinine	2.87 (1.28, 6.42)
Diabetes	3.56 (1.77, 7.13)
Able to work 6 blocks without help	0.47 (0.25, 0.92)
Past diuretic (versus never)	1.11 (0.52, 2.40)
Current diuretic (versus never)	0.38 (0.18, 0.80)
Men	
Nuclear cataract and hearing loss	
Age (unit = 5 years)	2.53 (2.24, 2.85)
Total cholesterol ÷ HDL cholesterol	0.90 (0.81, 1.00)
Past smoking (versus never)	1.70 (1.13, 2.56)
Current smoking (versus never)	4.12 (2.33, 7.29)
Cortical cataract and hearing loss	
Age (unit = 5 years)	1.97 (1.77, 2.19)
Aspirin taken at least twice a week for 3 months	0.64 (0.44, 0.93)
Glucose (unit = 25 mg/dl)	1.11 (1.00, 1.23)
Posterior subcapsular cataract and hearing loss	
Age (unit = 5 years)	1.74 (1.51, 2.00)
Diabetes	2.11 (1.12, 3.98)

7. 골밀도와 폐경

난청은 노령 인구집단의 네 번째로 흔한 만성적인 건강장애로서 65세 이상 인구의 30%, 75세 이상의 50%에 이른다. 난청으로 인한 직접적인 사망은 미미하지만 삶의 질에 미치는 영향은 지대하다. 난청과 관련하여 우울 또는 사회적 고립 등은 2배 이상 영향을 미치며, 이는 기억력 손실과 인지장애와 관련된다. 연령 관련 청감각의 감소의 내재적 원인은 다원인적이나 몇몇 위험에 대해서만 연구가 이루어졌다.

이 중 와우를 감싸고 있는 측두골 추체부의 광물질 소실(demineralization)은 고령자의 난청에 기여하는 생물학적 요인으로서 골밀도의 손실과 관련된다. 두개골의 골(bone) 병리와 난청은 골과 와우 이경화증(otosclerosis)의 Paget병(Paget's disease)을 통해 최초로 조사되었다. 감각신경성 난청과 관련한 와우와 이막(otic capsule)의 광물질 소실은 난청의 중증도와 관련이 있다. Paget병의 골과 와우 이경화증은 골다공증(ostoporosis)과는 다른 원인질환에 의한 점이 다르지만 청력과 골다공증이 관련된다고 시사하고 있다(Petasnick, 1969; Huizing과 De Groot, 1987). 난청과 골밀도의 또 다른 기전으로 폐경 후 에스트로겐 복용, 비타민 D 등에 의해 간접적으로 중재될 수 있다. 남성과 여성의 난청 비율의 차이에서 관찰되는 생식 호르몬의 감소에 따른 난청 발병 사이의 생태학적인 일시적 관련에 기반하여 청력손실의 호르몬 기전을 시사하고 있다. 낮은 비타민 D 식이섭취와 25-hydroxycholecalciferol(25(OH)D) 수준은 인간과 동물연구에서 청력손실과 관련이 있다. 60~85세 여성 인구집단에서 요골(radius)과 대퇴골 경부(femoral neck)의 골밀도와 청력손실의 관련을 살펴본 Clark 등(1995)의 연구 결과, 연령, 50세 이전 난청 가족력, 2회 이상의 nonestrogen 현 복용력, nonthiazide 처방 약물치료 등이 청력손실의 교차비를 증가시키고, 이 요인을 고려한 후에는 대퇴골 경부의 골밀도가 0.689g/cm^2 이하에서 1.9배 난청 교차비(95% CI: 1.30-2.50)를 보여주고 있다(<표 6>).

<표 6> 여성의 난청 위험요인(Clark 등, 1995)

Variable	Odds ratio	95% Confidence intervals
Community	1.1	0.65-1.75
Age (5-yr increase)	2.5	2.19-2.71
Family history of hearing loss	2.6	1.93-3.40
Use of >2 medications	2.0	1.41-2.60
Femoral neck bone density (<mean)	1.9	1.30-2.50

　　남녀의 청력은 출생 시부터 다른데, 남자 신생아보다 여자 신생아에서 유의하게 일과 성음 유발이음향방사(TEOAE)가 더 강하다. 성인에서 연령 관련 고음역의 역치손실이 남성에서는 30세 이후 시작되는데, 여성에서는 50세 이후까지도 뚜렷하지 않다. 여성의 연령 관련 난청은 대부분 폐경 변화와 일치하여 나타난다. 남녀의 고음역 청력 차이는 60~70대 연령대에 정점에 이르고 그 뒤 안정적으로 3~6kHz에서 차이가 줄어든다. 50대 이후 연령대에서 남녀 연령을 짝지은 개인별 역치 차이가 고음역에서 20dB로 매우 큰 반면에 저음역에서는 5dB에 미치지 못한다. 이와 같은 남녀의 청력역치의 부조화는 직업적/레저 소음노출 양태와 관련되지만 완전하게 알려지지 않고 있다. 즉, 소음노출은 청력의 성차를 일부 설명하지만 비소음노출 연구집단에서의 성차도 명백하기조차 하다. 이와 관련한 남녀의 청력역치 성차는 여성의 성호르몬이 청각계에 미치는 보호효과에 기인하는 것으로 생각하고 있다(Kilicdag 등, 2004). Hederstierna 등(2010)은 청각기능에 영향을 미치는 내분비 효과를 보기 위하여 폐경 과도기에 에스트로겐의 갑작스러운 감소가 여성에서 연령에 의한 난청에 기폭제로 가능한지 조사하였다. 폐경전후기 여성에서 고음역의 청력손실은 비교적 빠르게 진행하며, 3~8kHz에서 1dB/년 정도씩 감퇴하나, 0.125~1.5kHz의 저음역에서는 겨우 0.5dB/년의 포착하기 힘들 정도로 작용한다. 건강한 중년기의 여성에서 폐경 과도기는 단지 연령 단독으로보다는 청력 감퇴를 가속화한다. 폐경전후기 여성의 중고음역의 청력 감퇴는 우측 귀에 비해 좌측 귀에서 초기에 시작하는데, 이는 에스트로겐의 우측 귀의 MOC 원심성 신경계에 미치는 현저한 보호효과에 기인한다. 폐경 후 5~7년째에 우측 귀의 경우 청력감퇴가 증가하는 catch-up effect를 보인다(<그림 6>).

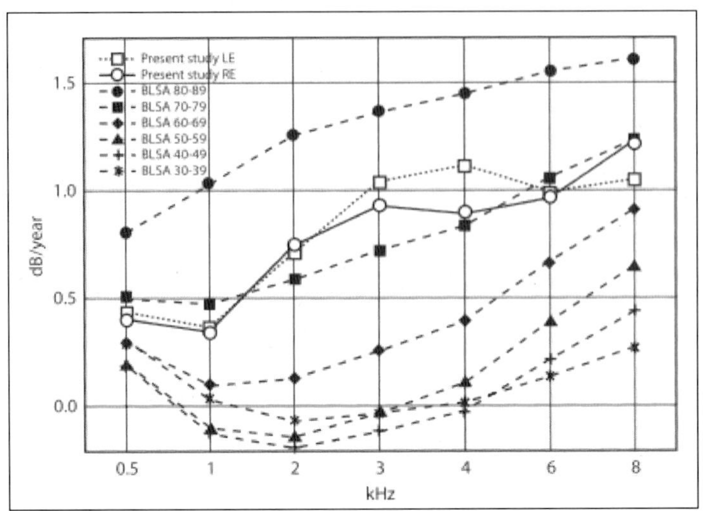

〈그림 5〉 좌·우측 및 연령대별 연 청력감퇴율(Hederstierna 등, 2010)

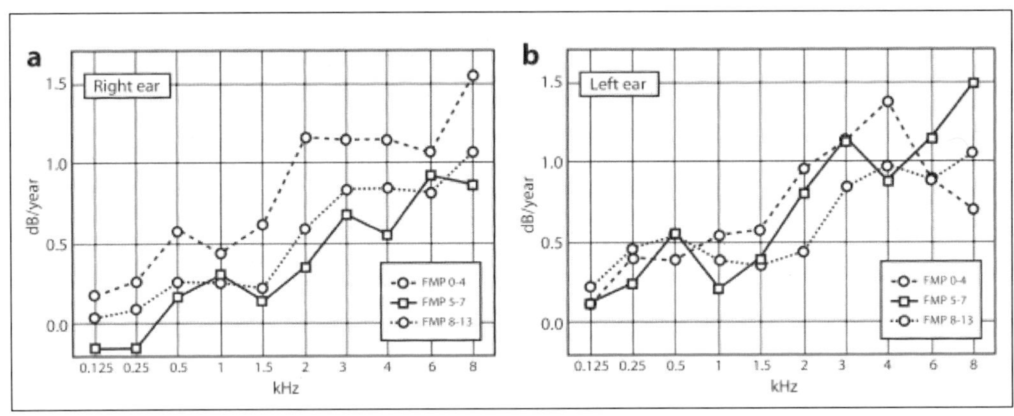

〈그림 6〉 폐경기 이후 기간에 따른 연 청력감퇴율(우측 (a), 좌측(b))

유해요인과 직업에 의한 청력영향

제21장 화학물질의 이독성

1. 이독성

　이독성 난청은 치료약물에 의한 경우와 산업용으로 사용되고 있는 여러 가지 화학물질에 의해서 발생할 수 있다. 이독성 약물들은 내이의 구조물 중 특히 청각과 평형기능을 관장하는 말초감각세포나 신경세포 또는 중추신경에 기능적 장해를 초래하거나 손상을 야기하기도 한다. 대부분의 이독성 난청은 독성물질에 의한 유모세포의 손상과 미로의 항상성 기전이 파괴되어 발생한다.

　특정 약물들은 선택적 이독성을 가지고 있고 와우나 전정기관에 가역적 혹은 비가역적 변화를 준다. 일반적으로 와우증상인 이명이 난청보다 먼저 출현하여 더 이상의 심한 내이 손상을 방지할 수 있다. 현훈은 항생제가 전정계를 우선적으로 침범하는 경우에서 발생한다. 가역적인 이독성을 초래하는 약제로는 이뇨제(loop diuretics)와 살리실산 제제(salicylate, nonsteroidal antiinflammatory drugs: NSAID)가 대표적인 약물이며, 비가역적인 이독성을 야기시키는 약제로는 아미노글리코사이드계 약물과 항암제가 대표적인 약물이다.

　작업장에서의 산업화학물질에 노출되어 나타나는 청력손실은 다양하고 복합적이며 또한 논란이 있다. 최근에 동물실험 연구만이 아니라 화학물질에 노출된 인간에 대한 청각학적 영향을 밝혀내고 있다. 청력손실을 가져올 수 있는 산업용 이독성 물질로는 다음과 같은 것이 보고되고 있다. 중금속으로는 비소, 코발트, 납, 리튬, 메틸수은, 카드뮴, 망간 등이 있고, 화학물질로는 시안화합물, 벤젠, 아닐린 염료, 요오드, 일산화탄소, 이황화탄소, 트리클로로에틸렌, 크실렌, 톨루엔, 스타일렌, 헥산, 디메틸설폭사이드, 사염화탄소 등이 있다(Rybak, 1992). 일례로 수은중독의 경우에 Hunter-Russell 증후군과 미나마타병으로 진단되어 발견되었고, 청각장해와 관련하여 청력손실이 초기에는 와우, 말기에는 후미로성 병변에 의해 진행 발전된다. 일산화탄소는 소음과는 상승적으로 작용하여 난청을 일으키는 가장 명확한 물질이다. 일산화탄소와 소음에 대한 동시 노출은 단독노출의 합보다 더 큰 영구적 난청을 유발하고, 무산소증은 소음성 난청을 악화한다. 이와 같은 산업화학 물질에 의한 이독성 난청의 특징적인 증상으로 고음역의 청력손실, 이명 및 전정기능장애가 있다. 이독성 위험에 영향을 미치는 소인으로는 용량, 신독성, 임신, 약물의 상승효과 작용, 유전적 소인, 소음노출, 연령, 성과 과거의 청력손실 등이 있다(D'Alonzo와 Cantor, 1983).

동물실험상 병리조직학적 연구와 청성뇌간반응에서 톨루엔은 와우각(Johnson 등, 1988), 노말헥산은 중추 청신경 경로(Rebert 등, 1982)에 주로 영향을 미치는 것으로 나타났다. 톨루엔에 노출된 쥐에서 영구적인 고음청력손실과 와우각 기저부의 유모세포의 손상을 보였고, 특히 어린 쥐에서 어른 쥐보다 더 심한 영향을 받은 것으로 나타났다(Pryor 등, 1984). 즉, 유기용제가 감각세포와 와우신경 말단 부위, 그리고 뇌에 영향을 미쳐 청력에 있어서 와우성 난청의 영향과 더불어 후미로성 영향의 가능성 또한 주목되고 있다.

2. 화학물질의 이독성

가. 톨루엔과 복합 유기용제

톨루엔의 이독성 연구는 Pryor 등에 의해 동물실험을 통해 수행되었다. 톨루엔의 비가역적인 이독성은 청성뇌간반응에서 고주파수역(12~20kHz)에서 가장 큰 영향을 보였다. 4kHz에서 정상이었으며, 8kHz에서는 경미한 손상을 나타내었다. 톨루엔에 노출된 쥐는 청력역치가 13~27dB 상승하고, latency-intensity 기능이 감각신경성 난청으로서 소량의 톨루엔(1,000ppm)은 청력 손실이 없으나 2,000~4,000ppm의 높은 양의 노출은 수일 내에 이독성의 원인이 된다. 톨루엔의 피하주입 시에도 이독성을 보이는데, 혈액순환계를 통한 내이로의 전달로 흡수됨을 나타낸다(Pryor 등, 1983, 1984, 1986). 아래 그림은 Lataye와 Campo(1997)의 동물실험에서 톨루엔 2,000ppm에 4주간(5일/주, 6시간/일) 공기 중 노출 결과 전자현미경 사진으로서 소음성 난청처럼 와우 외유모세포의 손상을 특징적으로 보여주고 있다(<그림 1>).

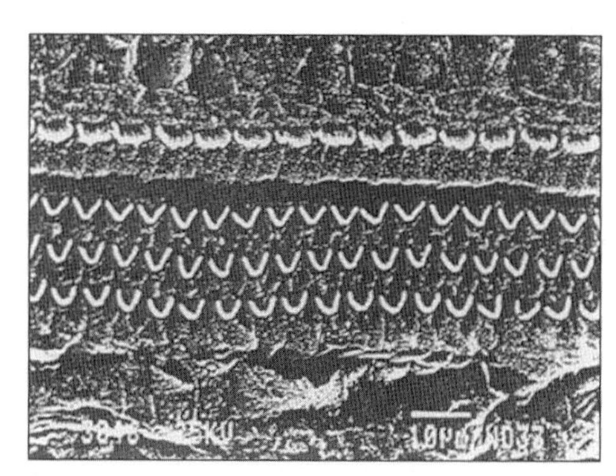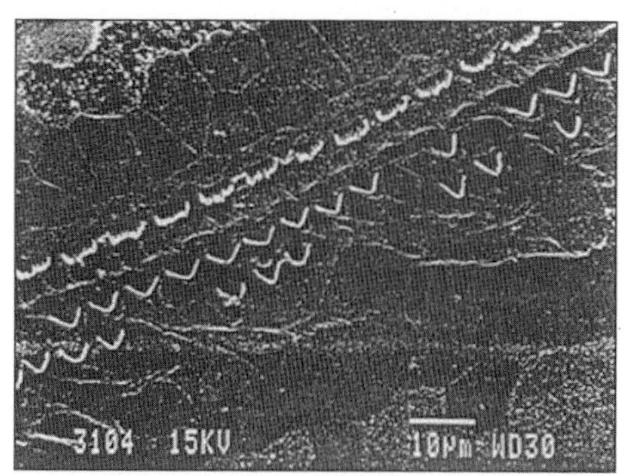

Scanning electron micrograph (X1000) of the 16 kHz region of the organ of Corti (OC) from a control rat.

Scanning electron micrograph (X1200) of the 16 kHz region of OC from a toluene-treated rat.

〈그림 1〉 톨루엔 흡입 노출에 따른 청각 영향(Lataye와 Campo, 1997)

Morata 등(1993)은 작업자의 청력에 미치는 소음과 유기용제의 직업적 노출의 영향을 연구하기 위해 인쇄 및 도료 제조업체에서 1년 이상 일한 남성 브라질인 작업자를 대상으로 하여 청력, 소음/유기용제의 노출 및 상호 관련성을 평가하였다. 85dB(A) 이하의 소음과 내이신경 독성물질에 직업적 노출이 없는 비노출군, 88~97dB(A) 정도의 소음에 노출되나 청력보호구를 사용하지 않는 소음노출군, 88~98dB(A) 소음과 톨루엔에 노출되는 그라비아 인쇄작업군, 85dB(A) 이하의 소음과 혼합유기용제에 노출되는 도료제조업체 근로자군으로 노출 특성에 따라 분류한 후 순음청력검사와 중이검사를 통해 청각을 평가하였다. 청력손실에 대한 평가는 정상 청력(O), 평균청력과 고주파에서 양측성의 청력손실(Ⅰ~Ⅳ), 골도검사와 고막운동성 검사로 밝혀진 전음성 난청(V·C), 일측성 청력손실(V·U)로 분류하였다(<그림 2>). 청각 평가 결과 소음과 톨루엔 복합 노출군은 다른 군보다 고주파수 청력손실률이 높았으며, 복합유기용제 노출군은 비노출군보다 고주파수 청력손실률이 2배로 높았다.

청력과 노출 산의 관련성은 로지스틱 회귀분석을 통해 분석하였다. 비노줄군, 소음노줄군, 소음 및 톨루엔 노출군, 혼합 유기용제 노출군으로 분류하여 청력에 미치는 영향을 조사한 결과에서 비노출군에 비해 소음노출군의 위험비가 4, 유기용제 노출군이 5, 소음과 톨루엔 노출군이 11이었다(Morata 등, 1993). 모든 노출군은 청력손실의 위험 요소로서 작용하여 청각시스템에 화학물질의 만성노출 영향과 독성을 강하게 제안하고 있다. 비록 소음과 톨루엔 노출군의 청력평가의 결과가 크게 대두됐지만, 유기용제 복합 노출군의 청력손실과 관련된 위험도 매우 중요한 의미를 가지고 있다. 소음 단독 노출군보다 유기용제 복합 노출군의 청각계에 대한 더 큰 위험을 가짐을 보이고 있다. 이는 유기용제가 청각계에 독성을 가짐을 나타내고 있으며, 중추 청신경로에 소음과 유기용제의 상호작용으로 영향을 미침을 시사하고 있다.

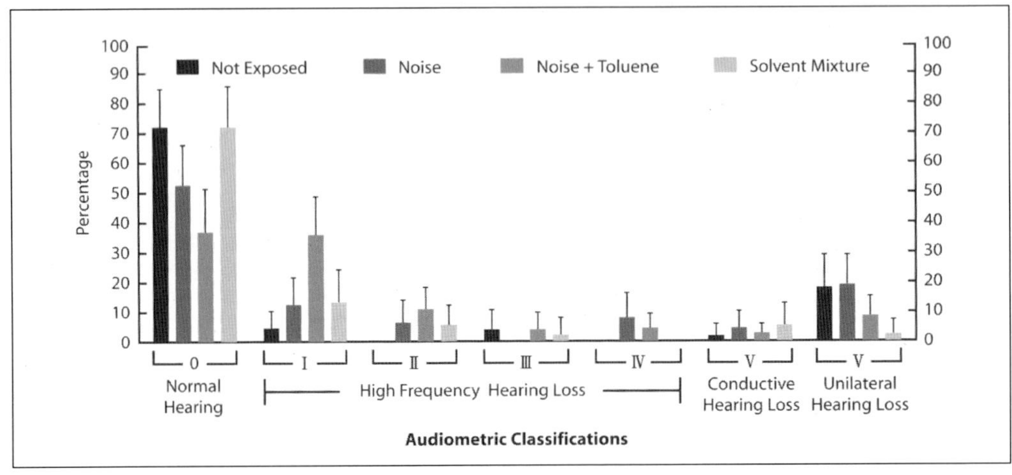

〈그림 2〉 소음과 유기용제 노출군의 청력(Morata 등, 1993)

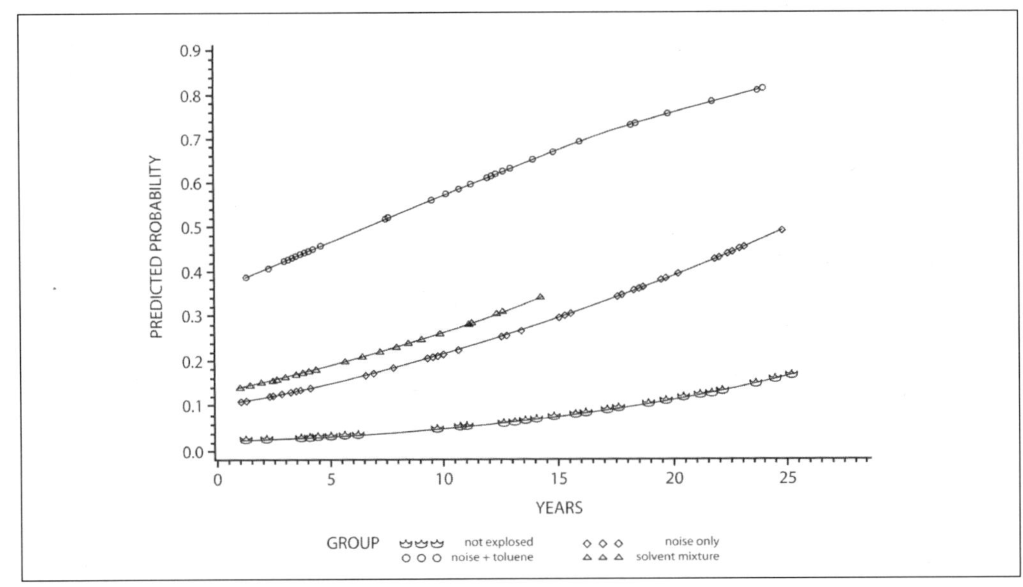

〈그림 3〉 소음과 유기용제 노출군의 청력(Morata 등, 1993)

각 군의 청력손실의 변화 부위의 차이가 누가현상과 이소골반사 피로검사를 통해 나타 난다고 할 때, 다른 세 군보다 누가현상이 많이 나타난 단독 소음노출군은 와우성 청력손 실을 시사하고, 다른 세 군보다 등골근 반사 파형 진폭의 감퇴가 많이 나타난 소음과 톨 루엔 복합 노출군은 후미로성 난청 장애를 가진다고 볼 수 있다. 유기용제 복합 노출군은 청각 및 전정기능검사를 통해 중추 청신경로에 영향을 미치는 것으로 검사 결과 제안하 였다.

결론적으로 누가현상과 청각피로검사상의 등골근 반사 감퇴 소견은 소음과 톨루엔 복 합노출군의 청력손실이 더 우세할 뿐 아니라, 소음 단독노출군에서 관찰되는 청력손실과 는 다르다는 것을 나타낸다. 청각피로검사 결과에 의하면, 소음과 톨루엔 복합노출군의 청력손실이 단지 소음노출 때문이라고 할 수 없다. 등골근 반사검사는 병변 부위와 소음 과 톨루엔 복합노출군의 청각 영향의 근거가 되는 기전을 제안하는데, 이 사실로 톨루엔 과 소음의 장기적인 직업적 노출은 내이 이상의 청각 시스템에 독성 영향을 가지게 할 것 이라는 것을 알 수 있다.

이 연구에서 톨루엔과 소음의 직업적 노출은 다른 군과 비교했을 때 그라비아 인쇄공 에게서 확연한 청력손실 증가를 발견할 수 있었다. 게다가 도료 제조공장의 유기용제 복 합노출군은 소음에만 노출된 군보다 큰 청력손실의 증가를 보인다. 하지만, 청력보존프로 그램에서 화학물질 노출에 대해 고려하지 않기 때문에 많은 수의 작업자들은 청력보호를 하지 않았다.

또한 소음과 더불어 톨루엔, 에틸아세테이트, 에탄올 등의 혼합용제에 노출되는 그라비 아 인쇄공장 근로자를 대상으로 한 Morata 등(1997)의 연구에서도 나이와 톨루엔 노출의 생물학적 지표인 마뇨산만이 청력손실에 영향을 미치는 요인으로 나타나 톨루엔이 청각 계에 영향을 미치는 독성을 가지고 있는 것을 시사하고 있다.

Sliwinska-Kowalska 등(2001)의 연구에서 노출기준 이하의 유기용제 단독 노출과 소음 복합 노출에 따른 청력은 유기용제+소음 복합 노출군이 단독 노출군에 비해 2~4kHz 역치가 유 의하게 높게 나타났으며, 대조군에 비해서는 유기용제 노출군이 1~8kHz의 청력역치가 유 의하게 높게 나타났다(<그림 4>). 유기용제 단독 노출군은 80~85dB(A)의 소음노출군에 비 해 청력손실의 위험비가 2~8kHz대역에서 2.8~4.4배를 보였다. 또 다른 Sliwinska-Kowalska 등(2005)의 연구에서는 대조군에 비해 소음 단독 노출군이 3.8배의 청력손실의 교차비를 보 인 반면에 유기용제 단독 노출군이 4.1~5.2배의 교차비를 보였으며, 소음+유기용제 복합

노출에서는 6.7~21.5배의 교차비를 나타내었다(스틸렌과 톨루엔 또는 노말헥산과 톨루엔 등 2종류 이상의 이독성 화학물질과 소음에 복합노출이 되는 경우에 가장 높은 20배 이상의 교차비를 보임)(<그림 5>).

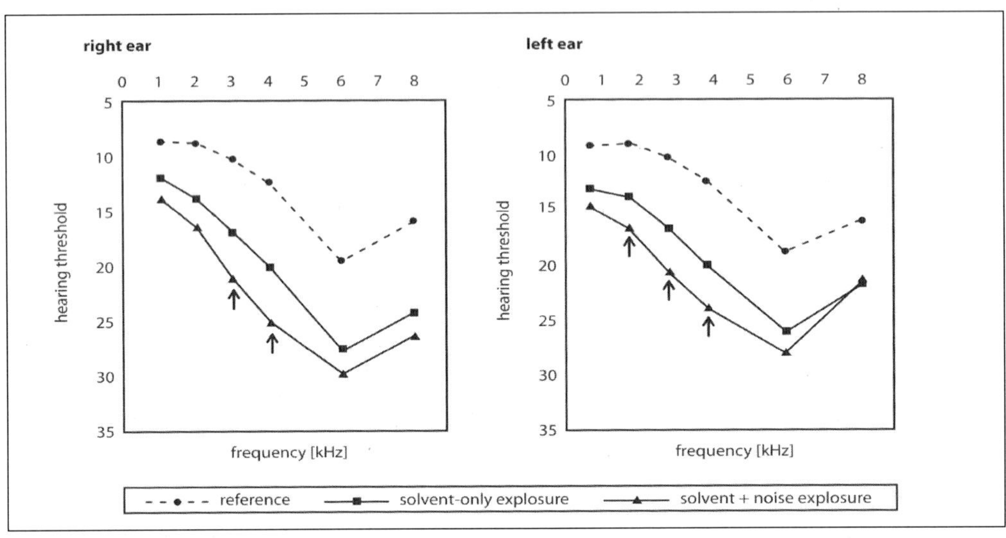

〈그림 4〉 유기용제와 소음노출군의 청력(Sliwinska-Kowalska 등, 2001)

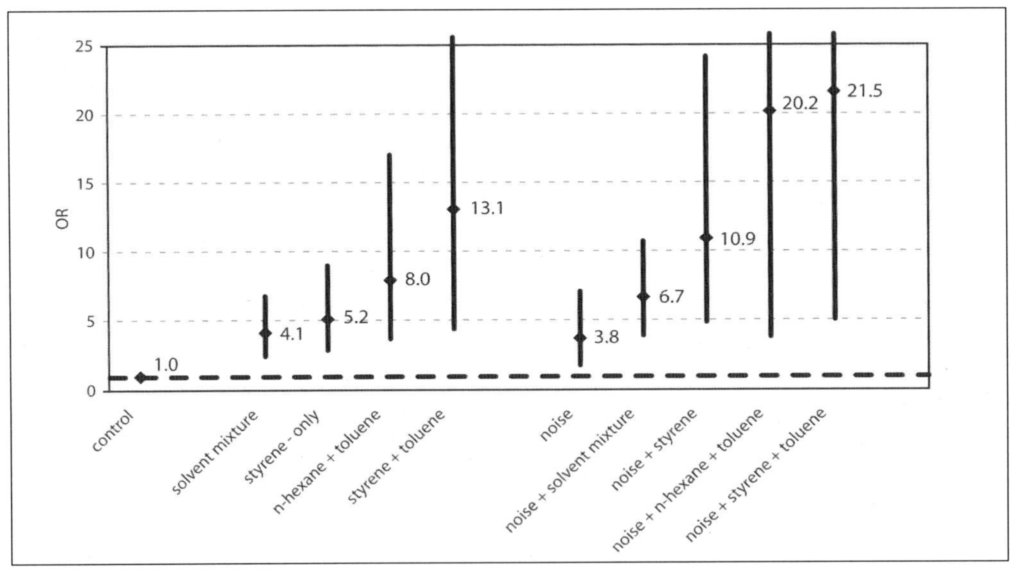

〈그림 5〉 유기용제와 소음노출군의 청력손실 교차비(Sliwinska-Kowalska 등, 2001)

우리나라 신혜련 등(1997)의 연구에서도 톨루엔, 메틸에틸케톤, 메틸이소부틸케톤 등 혼합 유기용제에 폭로된 비디오테이프 제조공장 근로자에 대한 청력검사 결과 비노출군에 비해 기도 골도 청력 모두에서 평균청력역치가 더 높게 나타났음을 보고하고 있다. 김규상 등(2002)의 연구는 화학물질에 의한 청각학적 장애를 정량적으로 보지는 못했지만 노출에 따른 직종으로서 비록 80dB(A) 내외의 소음에 노출되나 유기용제 등 화학물질에 노출되는 도장 작업자군이 비노출군보다 높은 청력장애율과 2~8kHz에서의 높은 청력손실률을 나타내고 있었으며, 4kHz에서 화학물질 단독 또는 소음에 부가적인 청력 영향이 있음을 보여주고 있다(<그림 6>). 이 연구에서처럼 조선업에서 취급되는 페인트, 희석제 및 경화제에 유기용제 성분으로 중추신경장해를 유발할 수 있는 크실렌 등 방향족 탄화수소가 많으며, 페인트에 함유된 안료에는 lead chromate와 zinc potassium chromate가 주로 사용되므로 크롬과 납 등 중금속을 포함하고 있어 주의를 요한다. 이와 같이 화학물질에 의한 청력 영향을 간접적인 직종 특성으로 제시하였지만 외국에서는 동물실험 연구만이 아니라 최근에 화학물질에 노출된 인간에 대한 청각학적 영향을 다각적으로 밝혀내고 있다.

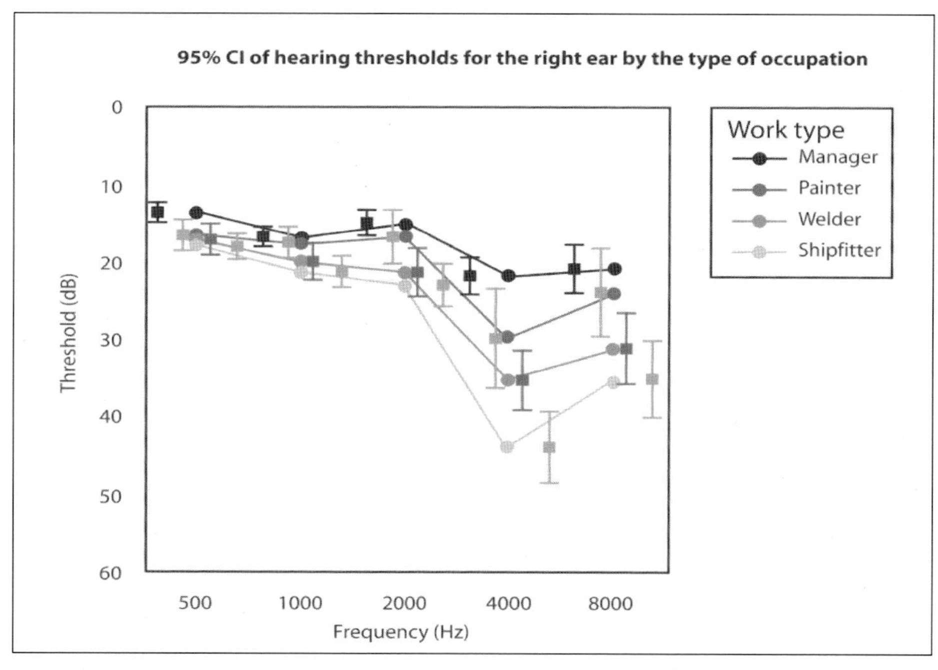

〈그림 6〉 조선업에서 직종에 따른 청력역치(김규상 등, 2002)

나. 크실렌과 스틸렌

크실렌(xylene)은 페인트나 광택제를 포함한 용제 혼합물에서 발견되고 스틸렌(styrene)은 고무, 합성수지, 다양한 플라스틱 생산품으로 이용된다. 크실렌의 저농도 노출에는 고음역의 연령에 따른 청력손실을 증가시키지 않지만 최소 노출과 최대 노출 사이의 그룹 간 비교에서는 고음역의 청력역치의 차이를 보인다(Miujser 등, 1988). 스틸렌에 만성적으로 노출된 플라스틱 보트공장에서 18명 중 7명이 청성유발반응검사에서 비정상적인 결과와 왜곡된 어음검사 결과를 보였으나 소음노출 등의 다른 원인에 기인한 난청으로 보이지는 않았다(Moller 등, 1990).

동물실험에서 크실렌이나 또는 스틸렌의 공기 중 흡입 시 청각에 변화가 오는데, 크실렌 노출 6주 후에 모든 주파수에서 청력역치가 상승하였다. 작은 농도에서는 고주파수(12~20kHz)만 영향을 받지만 1,200ppm의 높은 농도에서는 전 주파수에서 역치상승을 관찰할 수 있었다. 유사한 결과가 스틸렌 노출 3주 후에 관찰되었다(Pryor 등, 1987).

다. 트리클로로에틸렌

트리클로로에틸렌은 무색의 유기용제로 드라이클리닝 제재, 얼룩제거제의 원료로 사용하며, 페인트, 왁스, 살충제, 접착제와 윤활유와 같은 생산물의 화학적 중간제로 사용된다.

트리클로로에틸렌에 노출된 50명의 근로자들을 대상으로 연구한 Szuk-kuberska 등(1976)은 대다수에서 청각과 전정기관 신경의 손상이 있음을 발견하였으며 청각검사를 실시한 40명 중 14명은 정상이었으나 26명은 청력손실이 있었다. 난청의 특징은 ① 양측성(대칭적) 청력손실을 보였으며, ② 2 또는 3kHz에서 급격하게 떨어지는 특징적인 청력손실(dip)과 함께 고주파수 청력손실을 보였으며, ③ 감각신경성 난청은 트리클로로에틸렌에 더 장시간 노출된 근로자에서 좀 더 비정상적인 청각도를 보였고, 난청과 전정기관의 장애는 트리클로로에틸렌에 노출된 근로자 건강상태의 초기 징후임을 언급하였다.

라. 헥산

헥산(hexane)은 신발공장을 포함한 산업장에서 다양하게 사용되고 있는 유기용제이다. 헥산 노출은 작업장 또는 휘발성 용매의 고의적 흡입과 같은 약물남용, 만성적으로 헥산에 노출된 근로자의 청성뇌간반응에서 V파와 I-V파 간 잠복기가 지연됨을 볼 수 있다(Huang 와 Chu, 1989). 쥐의 청성뇌간반응에서 헥산 흡입 효과는 주 5일, 일 24시간, 11주 기간 동안 1,000ppm의 헥산에 노출시켰을 때 I파의 잠복기의 현저한 지연은 3주 후에 발견되고, 48,000ppm의 단속적인 노출은 I파의 진폭(amplitude)을 감소시켰다(Rebert 등, 1982). 새끼 쥐는 일 14시간, 주 7일, 14주 기간 동안 헥산에 노출시켰을 때 청성뇌간반응에서 V파의 진폭만 단지 감소되었다(Pryor 등, 1983). 위의 결과를 토대로 헥산은 이독성을 보임을 알 수 있다.

마. 이황화탄소

이황화탄소(carbon disulfide)는 무색 휘발성 액체로 비스코스 인견, 살충제, 용제, 고무용 가황 촉진제로 사용한다. 비스코스 산업장에서 이황화탄소에 노출된 259명에 대한 연구를 보면, 노출군의 청력도는 이황화탄소 중독으로 진단된 101명의 근로자와 이황화탄소 노출군과 똑같은 자연소음 상태에서 일하며 이황화탄소에 노출되지 않은 군과 비교하면, 노출군에서 감각신경성 난청이 저명하게 나타난다. 발병률은 노출군에서 60%(42%-후미로성), 중독군이 81%(63%-후미로성), 대조군은 단지 46%(33%-후미로성)이었다. 비스코스 인견 산업에서 이황화탄소에 노출된 근로자의 청각도상 고주파 청력역치가 상승하며, 발병률뿐만 아니라 청력손실 정도도 시간 경과에 따라 커졌다. 그리고 소음과 이황화탄소의 상호 연관성을 보여주고 있다. 동물실험에서 청성뇌간반응에서 V파의 잠복기가 I파의 잠복기보다 더욱 지연되었고, 파간잠복기의 지연이 나타나 청성뇌간반응 결과는 Sulkowski(1979)가 언급한 후미로성 감각신경성 난청과 일치하였다. 청성뇌간반응의 역치 상승과 자극 음의 강도의 출력 감소 결과는 이황화탄소가 추가적인 말초성의 청각 영향을 반영한 것으로 보이나 말초성 청각 영향이 감각신경성 난청이라고 단정 지을 수는 없다. 잠복기와 강도의 변화는 평형하게 나타나 전음성 난청과 비슷하며, 이 경우 이황화탄소 흡입으로 인한 비염과 이관기능장애로 설명된다.

바. 일산화탄소

일산화탄소(carbon monoxide)에 중독되면 심한 정신적·신경학적 증상을 보인다. 급성 일산화탄소에 중독된 32명의 환자 중 8명에게 청성뇌간반응에 이상이 있음을 발견하였다. 6명에게서 파간 잠복기와 모든 I파의 잠복기의 지연의 말초성 청각 이상과 2명에서는 중추성의 파간 잠복기와 모든 파의 잠복기의 지연이 나타났다. 청성뇌간반응의 비정상적 양상은 일산화탄소 중독으로 24시간 이상 의식을 잃을 경우에 더 커진다(Choi, 1985). 기니

피그 실험에서 일산화탄소의 중독으로 대뇌의 청각피질과 하구(inferior colliculus)가 훨씬 영향을 받는다(Makashima, 1988).

사. 부틸 아질산염

부틸 아질산염(butyl nitrite)는 방향제의 원료이다. 동물실험으로 부틸 아질산염에 노출된 쥐는 reflex-inhibition audiometry에서 10과 40kHz의 청각 감각 손실이 있었고, 40kHz는 회복되었으나 10kHz는 6일 이상 청각 감각 손실이 있었다. 메트헤모글로빈 수준은 부틸 아질산염 노출 1시간 30분 후에 30~45%가 증가되었다(Fechter 등, 1989).

3. 중금속의 이독성

가. 비소

비소(arsenic)는 흙이나 광석에서 자연적으로 발생하는 비금속이며, 주로 아메바, 트리파노소마, 스피로헤타 등 기생충의 억제재로 사용된다. 비소에 노출된 사람들에게 난청이 발견되었다.

톤당 900~1,200g의 비소량을 가진 석탄공장 근처의 인구를 대상으로 연구한 결과, 하루당 0.5톤이 공장의 매연으로 방출된 비소 오염지역에 노출된 아이들의 머리카락, 혈액, 소변 분석에서 비소량이 증가한 노출군을 비노출군 아동과 비교했을 때 125, 250, 500Hz에서 유의한 청력소실이 발견되어 비소가 인간에게 주요 이독성 물질이라는 것을 알 수 있다(Bencko 등, 1977).

Sodium arsenilate(atoxyl)와 아세틸 유도체(acetylated derivative, arsacetin)에 관한 동물 연구를 보면 atoxyl로 유도된 와우의 손상은 내·외유모 세포의 변성과 함께 첨부부터 시작하여 와우공(helicotrema)의 외유모 세포는 가장 먼저 영향을 받았고, 손상 진행은 시간, 노출된 용량에 의존한다. 혈관조(stria vascularis)의 상피세포와 유모세포의 손상과 더불어 atoxyl은 미로혈관에 손상을 주고 Reissner막을 손상시켰다.

나. 수은

수은의 직업적 노출로 운동실조증, 무기력, 시각 감각변화로 잘 알려진 수은중독 징후와 함께 청력손실이 관찰된다. 최근에 수은중독의 급격한 증가는 Hunter-Russell syndrome

으로서 미나마타병(Minamata disease)으로 진단되어 임상적으로 발견되었다.

1968~1978년 사이의 미나마타병으로 진단된 35명에 대한 장기 추적조사 연구에서 순음청력검사 재검사를 실시한 결과, 58귀에서 16귀가 청력이 감퇴(28%)되었다. 메틸수은 중독은 미나마타병과 일치하는 징후를 보이는데 신경학적 장애를 지닌 149례 중 104명의 귀에서 경도난청이 관찰되었고, 48귀에서 30~60dB의 중도난청, 136명의 정상청력이 관찰되었다(Mizukoshi 등, 1989). 또한 자기청력검사와 미세증가 감성지수(short increment sensitivity index: SISI)검사를 통해 메틸수은 중독의 초·중기에는 와우병변, 말기에는 후미로 병변의 특성을 시사하고 있으며(Mizukoshi 등, 1989), 중독자의 (뇌)부검을 통해서 가로측두이랑(transverse temporal gyri)에서 중금속의 침착과 측두엽의 탈수초성을 보임을 보고하고 있다(Mizukoshi 등, 1975).

다. 주석

동물실험에서 trimethyltin(TMT)는 중추 청각계를 손상시켜 잠복기의 지연, 반응의 강도와 수 감소 등의 영향을 미친다. TMT는 bahavioral testing에서 편평형의 청력손실을 유발하는데, 40kHz를 제외하고 대부분 가역적인 형태의 청력도를 보인다. 전기생리학적 연구에서 24kHz 이상에서는 CM(cochlear microphonics) 역치가 상승되고 4kHz 이상에서는 CAP(compound action potential) 역치가 지속적으로 상승되었다(Fechter 등, 1986). 또 다른 유기주석 화합물로 triethyltin(TET)은 중추신경계에서 수초(myelin)의 양을 감소시키고 백질 부종의 원인이 된다. 이 병변은 파간잠복기뿐만 아니라 I, II, III, IV파의 잠복기를 현저히 지연시킨다. TMT는 TET보다 더 강력한 화합물이다. 이독성의 빠른 시작과 양상은 유기주석들이 초기에 내유모세포나 신경절세포(ganglion cells) 기능을 파괴하면서 CAP 역치를 상승시킨다.

라. 납

납은 주위환경에 산재해 있는 금속으로 많은 산업장에서 중요하게 사용되나 이미 토양, 대기에 오염되어 있고 산성비로 음식이나 식수를 통해서 인간에서 노출 정도가 증가되고 있다. 급성으로 납에 노출된 근로자는 현훈과 심한 난청을 경험하며 특히 고주파수에서, 노출 기간이 긴 근로자에게서 청력손실 정도가 더 크다. 혈액에서 납이 검출되며, 일반적으로 납 농도의 증가에 따라 500Hz, 1, 2, 4kHz의 청력역치가 증가되었다. 납중독은 난청뿐만 아니라 아동의 걷기, 말하기, 행동에도 영향을 준다고 밝혀졌다. 또 중금속 중 혈중 납 농도와 4,000Hz 청력역치의 상관성을 통해 소음노출과 납의 상호작용을 보고(Forst 등, 1997)하거나 혈중 납 농도와 아동기·청소년기의 청력역치의 상관성을 보고(Schwartz와 Otto, 1987)하고 있다. <그림 7>은 14~19세의 4,519명의 NHANES Ⅱ 자료를 이용하여 청소년의 2kHz 청력역치와 혈중 납 농도와의 관계를 본 결과로 용량-반응관계를 뚜렷하게 보여주고 있다.

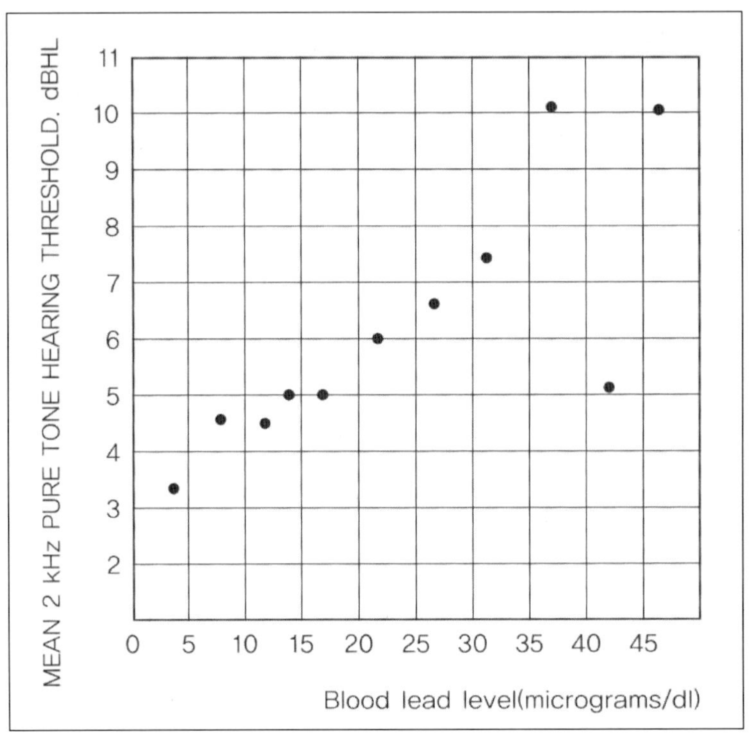

〈그림 7〉 혈중 납 농도와 청력역치(Schwartz와 Otto, 1987)

마. 망간

망간(manganese)은 전기도금이나 철 함유 금속의 도금 시에 근로자에게 노출되고 배터리 공장에서 만성적으로 노출된 근로자에게 발견되었다. 망간 중독의 증상은 청력이나 전정기관의 감소 및 약화, 이와 관련된 청력 손실 경향은 저-고주파수 감각신경성 청력손실이 보이며 이에 비해 중주파수 청력손실은 더 적다. 망간 이독성 역시 소음노출 상황에서 더 악화되고 청력손실의 정도도 더 커진다. 작업장이나 주위환경에서 몇 가지 화학물질의 존재는 이독성의 주요 원인으로 명백하며, 다양한 이독성 화합물질 간의 상호작용이나 소음노출로 인해 더 악화된다.

4. 나가며

자연발생적 이독성 메커니즘은 완전히 밝혀지지 않았으며 계속적인 연구가 필요하리라 본다. 일반적으로 화학물질의 이독성은 소음노출과 함께 상승작용을 하여 큰 청력손실을 유발시킨다. 난청과 청력역치 손실에 영향을 미치는 화학물질과 중금속 등 이독성 물질에 대한 더욱 세밀한 임상적·실험적 연구가 필요하다.

이와 같이 유기용제와 소음의 청력에 대한 복합작용은 노출기준 미만이라도 충분히 고려되어야 함을 보이고, 난청 예방 프로그램이 전환점에 위치함을 시사한다. 주요 이독성 화학물질에 노출된 근로자는 청각선별검사가 필요하다. 미국산업위생사협회(American Conference of Governmental Industrial Hygienists: ACGIH)는 현재의 화학물질 노출기준이 소음과 복합노출로 소음성 난청을 강화할 가능성을 최소화하는 데 적정한지 검토하고 있으며, 톨루엔, 납, 망간 등의 이독성 화학물질과 소음에 복합 노출되는 근로자에 대한 주기적인 청각학적 검사를 권고하고 있다.

이전의 중공업 등의 소음 작업장이 컴퓨터 및 고도 기술산업으로 전환되어 가는 시점에서 화학물질은 청력장애의 주요인으로서 소음을 대체할지 모른다. 또한 고령의 산업장 근로자들은 특히 이독성 물질에 더 취약하다는 점에서 지금까지의 소음의 청력에 대한 집단검진에도 주의를 요한다고 볼 수 있다. 이전에 실제적인 주의를 주지 못하였지만 최근 소음과 상호작용하거나 산업화학물질 노출이 청력에 영향을 미친다는 보고와 소음과 화학물질에 노출되는 근로자의 규모와 작업장에서 쓰이는 다양한 유해 화학물질로 말미암아 우리의 숙고를 요하고, 특히 물리적 요인과 화학물질의 복합노출에 대한 기준이 없는 현실에서 이에 대한 연구의 필요성은 크다.

제22장 소음 이외 물리적 요인(진동, 라디오파, 방사선 등)에 의한 청력영향

1. 진동에 의한 청력영향

일반적으로 진동 수공구는 진동병을 유발하는 것으로 알려져 있다. 그러나 많은 역학적 연구에서 진동 수공구는 진동만이 아니라 소음에 의한 소음성 난청과 진동병을 유발하고 진동병 근로자군에서 유의하게 더 높은 소음성 난청을 보여, 장기간의 진동 노출이 소음성 난청을 발생시키는 데 기여하거나 청력에 소음과 더불어 복합작용 또는 상승작용을 한다. 진동의 청각에 대한 영향은 아직 완전히 규명되어 있지 않으나 진동의 말초혈관에 미치는 영향이 소음성 난청의 악화에 영향을 미치는 것으로 추정하고 있다. 소음과 진동의 동시 노출은 교감신경계에 영향을 미쳐 와우의 혈관 수축과 혈류의 감소로 청력의 일시적 난청을 야기하는 것으로 설명하고 있다. 그러나 복합노출보다는 크지 않으나 진동 노출만으로도 이러한 교감신경계 영향을 미치지만 현재까지 진동 단독의 난청을 거의 야기하지 않는다. 따라서 소음이 청력에서 일시적 난청의 역치 증가에 더 근원적으로 작용한다고 볼 수 있으며, 소음노출과 더불어 진동이 내이의 혈관 수축을 야기하는 교감신경계의 영향을 더 증강시키는 작용을 한다.

Kaimio 등(1970)에 의하면 쥐에서 전신진동과 소음은 평균 5dB의 청력을 증가시키고, Guignard와 Coles(1965)는 이와 같은 영향이 등골근반사의 이완에 기인하고, 4,000Hz에서 10~15dB의 감각신경성 난청을 유발한다고 하였다. Hamernik 등(1981)의 친칠라(chinchilla) 실험연구에서 진동 단독으로는 일시적 난청의 영향이 없으나 소음 단독노출과 비교하여 소음과 진동의 복합노출의 경우에 10dB의 일시적 난청을 보고하고 있다. Zhu 등(1997)의 연구에서도 90dB(A)의 소음과 60Hz 30m/s²의 진동에 노출된 근로자들에게 행한 실험에서 진동 단독으로는 실험 전후 모든 주파수역의 청력역치의 변화가 없었으나 동시 노출하였을 때 4,000 및 6,000Hz에서 유의한 일시적 난청에 의한 역치 증가를 보였으며, 소음에 의한 4,000 및 6,000Hz의 일시적 난청보다 유의하게 역치가 증가하였다. 소음과 진동의 만성 영향에 대한 연구는 그리 많지 않다. Pinter(1973)의 트랙터 운전자에서 소음노출에 의한 감각신경성 난청의 예측보다 높은 유병률을 보였는데 이는 트랙터에 의한 전신진동으로 추정하였다. 그러나 Pyykko 등(1987)의 산림벌목공의 감각신경성 난청 발생에 대한 연구에서 노화가 15.4%의 설명력을 보여주는 가장 주요한 위험요인이었으며 진동병(창백지, vibration-induced white finger) 여부가 5.2%로 두 번째의 위험인자이나 소음과 진동의 복합 노출에 의한 청력손실의 위험 악화는 관찰되지 않았다. 또한 Pyykko 등(1989)의 산림벌목 공의 연구에서는 감각신경성 난청으로서 4,000Hz 청력손실의 회귀분석에서 연령이 25% 의 설명력으로 Robinson 모델에 따른 7.6dB, 소음노출은 9%의 설명력에 17.8dB의 역치 변동에 영향을 미쳤다. 그 외 창백지 여부(1.5dB), LDL-콜레스테롤치, 고혈압 약물 복용 등이 유의하게 영향을 미쳤다.

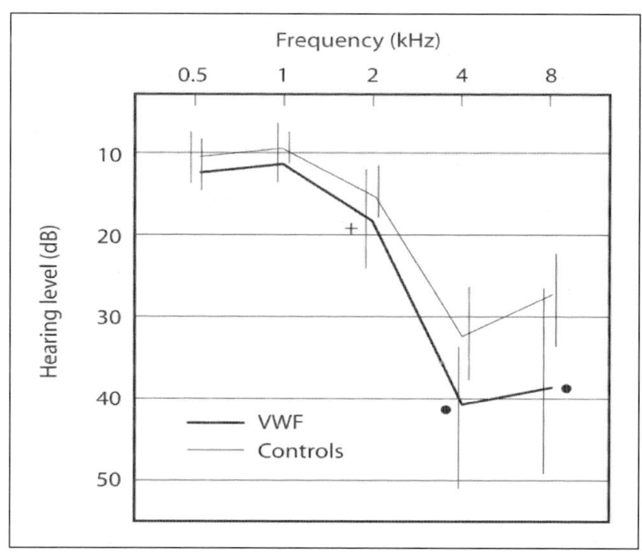

〈그림 1〉 연령 및 진동공구 노출시간을 보정한 상태에서 진동병군과
대조군의 청력(Iki 등. 1990)

한편 남자 임업 종사자의 청력에 대한 소음 감수성 연구에서 창백지가 있는 대상자들의 난청은 창백지가 없는 대상자보다 더 빠르게 진행하였고 이러한 결과는 창백지가 있는 대상자들의 청력이 소음에 취약하며 진동에 의한 교감신경계의 활성 증가가 혈관 수축과 같은 변화를 초래하여 소음노출에 대한 부가적인 취약성을 유발할 수 있다는 것이다(Iki 등, 1990).

그리고 소음노출 수준이 비슷한 조선업 근로자와 산림요원 간의 충격소음 및 소음과 진동의 동시 노출 중 감각신경성 난청의 발생에 영향을 미치는 요인을 살펴본 Starck 등(1988)의 연구에서는 충격소음의 노출빈도가 높은 조선업 근로자에서 감각신경성 난청이 많았는데 이는 동일한 에너지양(수준)에서는 충격소음이 더 청력에 영향이 크다고 하였다. 이처럼 단기적인 실험연구에서는 소음과 진동의 복합 노출에 의해 더 유의하게 역치가 증가하는 일시적인 난청 영향을 보여주고 있으나, 장기적인 만성 영향과 관련해서는 일관된 결과를 보여주지는 못하고 있다.

한편 우리나라에서 수부의 국소진동과 소음에 동시에 노출되는 근로자들의 청력과 수부의 국소진동에 노출되지 않지만 같은 장소에서 유사한 수준의 소음에 노출되는 근로자의 청력을 비교하여 수부의 국소진동 노출이 청각에 어떠한 영향을 미치는지 본 윤재국 등(2011)의 연구에서는 우측 4kHz의 0.4dBHL에서부터 좌측 6.7dBHL까지 모든 주파수의 청력역치가 수부의 국소진동 노출군에서 높았다. 50세 이상 고령의 근로자들이 수부 국소진동 노출 시 난청에 더 취약할 수 있으며, 수부의 국소진동 노출이 주로 청각기관의 저주파수 청력에 영향을 미친다는 것을 파악하였다.

2. 방사선의 청력영향

두부와 경부 방사선 치료의 주요 합병증으로 난청 장애가 올 수 있다. Kwong 등(1996)은 비인두암의 국소 방사선 치료 후 24%에서 고음역의 감각신경성 난청 발생률을 보고하였다. 방사선은 이관기능장애, 중이염 및 전음성·감각신경성 난청 등의 이질환 속발증의 원인으로 작용한다. 이와 같은 장애는 방사선 치료 후 즉시 또는 한참 경과된 이후에 나타나며, 난청은 외이와 중이 손상에 의한 전음성 난청, 와우와 청신경의 손상에 기인한 감각신경성 난청으로 구분할 수 있다. 초기의 방사선생물학적 연구에서 이와 같은 장애는 직접적인 손상 또는 고용량의 방사선 피폭 후 와우(organ of Corti, endolymph)의 염증성 반응에 의해 나타남을 보여주고 있다. 청력손실은 방사선 노출량과 와우의 청각세포의 손상과 관련이 있다.

그러나 이와 같은 고용량의 치료방사선에 노출되는 자만이 아니라 저선량이지만 상시적으로 노출되는 근로자에서도 장기간의 노출 시 청력에 영향을 미치는 것으로 나타났다. 터키의 Firat 메디컬센터의 저선량의 방사선에 노출되는 작업자 57명에 대한 Karlidağ 등(2004)의 연구에서 이를 규명하고 있다. 연간 방사선 노출기준이 50millisieverts(mSv)이고 연속 5년간 연평균 노출량이 20mSv 이하로 규정되어 있지만 이 연구의 대상자는 연 3.5mSV 이하로 노출되었으며, 소음노출 수준은 55dB 이하이었다. 그러나 대조군에 비해서 유의하게 높은 관련 증상을 호소하였으며, 청력역치 또한 방사선에 노출되는 근로자군에서 높게 나타났다. 특히 4,000~8,000Hz와 14,000~16,000Hz 대역의 청력역치는 유의하게 높게 나타났다(<표 1, 2, 3>).

장기간의 저선량 방사선 노출 근로자에서 이처럼 높은 감각신경성 난청과 전정기능장애 증상 호소가 관찰되었다. 비록 난청 장애의 기전이 확실하지 않지만 방사선의 와우와 혈액학적 변화에 기인된 것으로 보인다.

〈표 1〉 방사선 노출 근로자의 증상(Karlidağ 등, 2004)

	조사 대상군		정상 비교군	
	No. of cases(n=57)	Percentage(%)	No. of cases(n=32)	Percentage(%)
Tinnitus	27	47	-	-
Weakness	16	28	1	3
Vertigo	14	24	-	-
Lack of appetite	10	17	2	6

* $p < 0.001(\chi^2$ test)

〈표 2〉 방사선 노출군과 비교군의 주파수별 청력(Karlidağ 등, 2004)

주파수(Hz)	청력역치(dBHL)	
	비교군(32명, 64귀)	노출군(57명, 114귀)
250	12.4±5.3	13.4±4.6
500	9.2±3.4	11.8±5.2
1,000	8.2±3.5	9.4±3.7
2,000	7.9±4.8	9.1±2.5
4,000	11.5±4.1	17.6±6.7[*]
6,000	12.1±6.3	21.7±8.4[*]
8,000	14.8±4.7	22.7±8.1[*]
10,000	19.3±10.1	23.1±12.4
12,000	22.5±16.3	25.2±10.3
14,000	33.9±21.6	40.3±21.5[*]
16,000	43.4±18.3	52.5±19.2[*]

* $p < 0.01$(Student's t-test)

〈표 3〉 방사선 노출군과 비교군의 주파수별 평균청력(Karlidağ 등, 2004)

주파수(Hz)	평균 청력역치(dBHL)	
	비교군 (32명, 64귀)	노출군 (57명, 114귀)
500~2,000	8.4±3.9	10.1±3.8
4,000~8,000	12.8±5.0	20.6±7.7[*]
10,000~12,000	20.9±13.2	24.1±11.3
12,000~16,000	38.6±19.9	46.4±20.3[**]

[*] $p<0.001$(Student's t-test), [**] $p<0.01$(Student's t-test)

암 환자에 대한 화학요법 이외에 방사선요법을 사용하는데 6,000Rad 이상의 조사 시 조직 손상을 야기하며, 종종 3,000Rad 용량에서도 청력에 영향을 미칠 수 있다. <표 4>는 방사선요법에 의한 청력영향 연구를 보여준다(Mencher 등, 1995). Kashiwamura 등(2001)은 5명의 뇌암 환자의 방사선요법 1~2년 후 발현되어 점진적인 감각신경성 난청의 진행을 보고하고 있으며(<그림 2>), Honore 등(2002)의 연구에서는 22명의 비인두암 환자의 방사선치료 후의 1~5년간의 관찰기간 동안 대부분 감각신경성 청력손실이 진행되었다. 그리고 Mencher 등(1995)은 체르노빌 원전 사고로 인한 난청과 이명의 영향을 보고하고 있다(<표 5>).

〈표 4〉 방사선요법에 따른 청력 영향(Mencher 등, 1995)

Authors	Number of Patients(N=275)	Rad Level	Conductive	Sensorineural	Unknown	Patients Affected %
Borsanyi 등	14	4,000~6,000		X		100
Leach	56	3,000~12,000		X		36
Dias	29	1,000~18,000		X	X	50
Moretti	13	6,000~24,000		X		54
Kupperman 등	100	?		X		9
Thibadoux 등	61	2,400			X	0
Coplan 등	1	5,000		X	X	100
Talmi 등	1	24,000		X		100
Shidiovckaya	?	.25~1.0Gy		X		42
Mean						55.4

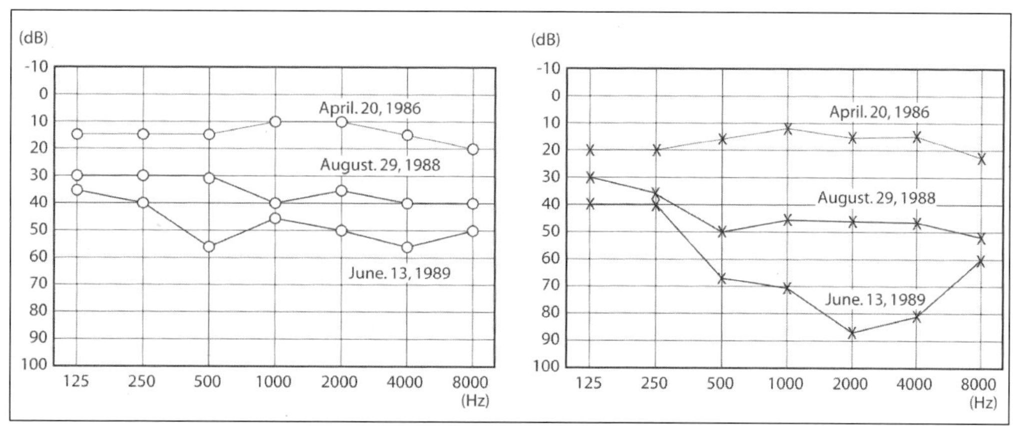

〈그림 2〉 38세 여성 뇌암 환자의 방사선치료 후 진행성의 감각신경성 난청(Kashiwamura 등, 2001)

〈표 5〉 체르노빌 원전 사고에 따른 건강영향(Mencher 등, 1995)

증상	Patients Affected(%)
두통(Headache)	82.3
기억장애(Memory impairment)	58.3
현기증(Vertigo)	91.3
오심(Nausea)	97.8
평형장애(Equilibrium disorder)	81.3
이명(Tinnitus)	46.8
청력장애(Hearing impairment)	42.2

3. 라디오파의 청력영향

20Hz 아래의 초저주파에서와 20,000Hz 이상의 초음파에서 매우 높은 음압수준이 근로자에게 위험을 나타낼 수 있다고 알려져 왔고, ACGIH(American Conference of Governmental Industrial Hygienists)는 두 주파수 범위의 음향에너지에 사람이 노출되는 데 지침을 제공한다.

ACGIH는 초저주파 영역의 음압수준이 145dB를 초과하지 않아야 하고, 전체적인 음압수준이 150dB를 초과하지 않아야 한다고 TLVs(threshold limit value)를 권고한다. 초음파 범위와 청각인지 상위범위-10~20kHz로부터의 1/3 octave bands(OBs)를 위한 105dB의 SPLs, 25kHz를 위한 110dB, 그리고 100kHz 이상을 위한 115dB를 한계로 한다.

일반적으로 라디오파·마이크로파에 대한 인체영향은 뇌암에 대한 분야로 한정되어 있다. 그러나 라디오방송국, TV 중계기지 등 라디오파·마이크로파에 노출되는 근로자의 청력에 미치는 영향도 주요 관심사로 부각되고 있다.

휴대폰은 주로 주파수 800~1,800MHz의 전파를 주고받는 low power radio devices이다. 국립환경연구원이 국내시판 휴대폰 제품의 소음도를 측정한 결과 소음의 정도가 70dB를 초과하는 경우가 1/3을 초과하여 휴대폰 자체에 의한 소음도 환경부의 생활 소음 규제기준의 주간 공사장 소음노출과 비슷하였다. 또한 휴대폰 사용 직후 사용부위의 열감, 두통, 현기증, 이상감각, 방향감각 저하 등을 호소하는 경우가 많고, 더 나아가 귀에서 이상한 소리가 들린다고 호소하기도 한다. Kellenyi 등(1999)은 정상인을 대상으로 ABR을 이용하여 휴대폰의 노출부위에서 고주파영역에서 20dB의 청력손실을 관찰한 바 있다. Kellenyi 등(1999)은 방사선에 노출된 뇌조직에 생긴 이온 및 대사결과가 8번 신경과 와우에 나타날 수 있고 ABR V파 유발전위의 잠복기를 이동시킬 수 있다는 가정하에 건강 지원자를 대상으로 한 실험에서 노출부위에 V파 잠복기가 유의하게 증가하고 노출부위에서만 2~10kHz의 주파수에서 20dB 청력손실 소견을 관찰하였다. 이처럼 고주파에서만 관찰된 청력손실은 외유모세포가 액체로 둘러싸여 있는 와우의 해부학적 측면과 기능으로 인해 아주 고효율을 지닌 방사선 에너지가 흡수될 수 있으며 이러한 흡수력은 국소적 온도를 증가시키고 세포막을 통한 이온 이동을 유발할 수 있다고 고찰하였다. 즉, 방사선 노출 후에 생기는 급성 생화학적 변화는 소음노출 후의 청력손상과 유사하다는 의견을 제시하였다. 이미영과 이충원(2002) 연구에서 벨소리에 따른 청력역치가 남자의 경우 소리의 크기를 작게 사용하는 군에서는 4,000Hz와 1,000Hz 간 큰 차이가 없었으나 다중회귀분석에서 작게 사용하는 군에 비해 크게 사용하는 군에서 1,000Hz에 비해 4,000Hz에서 청력역치에 대한 회귀계수가 벨소리가 클수록 양의 방향으로 큰 폭으로 증가하여 Kellenyi 등(1999)의 결과와 유사한 소견을 보였다. 그러나 Kellenyi 등(1999)의 연구에서처럼 휴대폰 사용 직후의 결과가 아니므로 직접 비교하기가 어렵고, 이들의 연구에서 고주파에서의 청력손실 결과가 일시적인지, 영구적인지에 관한 언급이 없으므로 청력에 대한 휴대폰의 장기적인 영향을 관찰하는 더 많은 연구가 있어야 할 것이다. 맥동성 전자파에 의해 audible acoustic vibration 이 일어나기 위해서 요구되는 두부조직에 일시적으로 매우 높은 온도상승률은 현재 통용되는 맥동성 휴대폰 시그널에 의한 것보다 훨씬 높아야 하므로 microwave hearing이 휴대폰 시그널에 의해 생기지 않을 수도 있으므로, 이 연구의 남자에서 벨소리 크기에 따른 청력역치 회귀계수의 증가는 전자파의 영향보다는 휴대폰 자체의 벨 소음과 주위 소음과의 복합적인 영향에 의한 것일 가능성도 있으므로 추후 연구되어야 할 부분이라고 생각된다.

Meric 등(1998)의 방송기지국(broadcasting station)의 기술전문직 10명, 사무직 10명, 기지

국내 거주자 11명의 연구자원자와 대조비교군의 청력을 비교한 결과 "4kHz notch"를 보여주는 소음성 난청률은 노출군은 70%인 반면에 비노출군은 6%로 통계적으로 유의하게 차이가 있었다(<표 6>). 최근에 Oktay 등(2004)도 방송중계 기지국에서 작업하고 근처에서 거주하는 작업자 28명을 연령 짝 비교를 통해 청력영향을 밝혀내고 있다. 조사 대상 근로자의 작업실로부터 라디오 방송기지국 안테나 사이의 거리는 250m이었으며, 작업자의 거주지는 안테나 위치로부터 300~350m 거리에 위치하여 있었다. 라디오 기지국 내의 소음노출은 약 70dB이었다. 두 군간에 BERA 결과에서는 유의한 차이가 없었으나 순음청력검사에서는 4,000과 8,000Hz에서 유의한 청력역치의 차이가 있었다(<표 7>). 즉, 기지국 내에서 작업하고 거주하며 라디오파에 노출되는 근로자 집단의 와우 기저부의 영향을 시사한다.

〈표 6〉 연구 대상자의 "4kHz notch" 발생률(Meric 등, 1998)

Groups		Control	Experimental group	Subgroups of experimental group		
				Technicians (n=10)	Officers (n=10)	Residents in quarters (n=11)
Right ear	Frequency rate(%)	2/30(6)	23/31(74)	9/10(90)	5/10(50)	9/11(81)
Left ear	Frequency rate(%)	2/30(6)	21/31(67)	8/10(80)	4/10(40)	9/11(81)

〈표 7〉 연구 대상자의 주파수별 골도 청력(Oktay 등, 2004)

주파수(Hz)	250	500	1,000	2,000	4,000	8,000
작업자(n=28)						
우측 귀	13.4±6.8a	10.6±6.6	9.6±7.0	10.6±8.2	25.2±12.5b	28.6±13.0b
좌측 귀	14.6±7.62	12.8±8.0	11.8±7.8	12.8±9.4	27.6±12.8b	29.0±12.9b
대조군(n=28)						
우측 귀	13.8±5.8	8.0±4.4	6.9±3.1	7.3±6.2	11.9±9.4	20.0±8.4
좌측 귀	13.8±5.8	11.5±5.0	10.5±4.0	10.0±6.4	14.4±9.4	20.0±8.4

[a]dBHL: [b] $p < 0.01$

4. 압력에 의한 청력영향 – 수중 잠수작업을 중심으로

잠수부들은 물속에서 고도의 소음과 압력에 노출됨으로써 청력손실 및 현기증, 귀에서의 출혈 등과 같은 현상을 초래할 수 있다. 고도의 소음이란 수중 자동공구의 작동, 폭발과 같은 충격적 소음, 엔진소음, 잠수헬멧 속에서 발생하는 난기류 등을 들 수 있다. 이러한 고도의 소음들이 잠수부들의 청력손상과 실질적 관련 여부가 있는지는 밝혀지지 않았으나 어느 정도 연관성이 있는 것으로 알려져 있다.

잠수에 종사하는 인구는 많지 않으나 이 직업과 연관된 유해한 소음의 위협이 심각한 것으로 나타나고 있으나 잠수부들의 소음성 난청에 관해 큰 관심을 보이지 않고 있다. 더욱 문제인 것은 지속적인 연구가 실행되지 않고 있다.

많은 잠수부들은 소음성 난청, 특히 감각신경계통에 문제가 발생하는 것으로 알려져 있다. 잠수부들의 소음성 난청을 유발시키는 소음원은 수중에서 사용되는 자동공구, 폭발, 잠수헬멧, 이동장비(잠수정), 엔진 등의 소음과 같은 것들이다. 실내 소음의 근원은 펌프의 작동, 콤프레이션 시스템, 빠른 가스의 유출 등이 이에 해당된다. Brown 등(1977)은 실내에서 전반적인 소음은 78~84dBSPL이라고 보고하였으며, 콤프레이션의 경우 90dB 이상의 크기로 나타났다. 다이버 헬멧을 착용한 상태에서의 소음은 밸브를 부분적으로 연 경우와 완전히 열어놓은 상태로 바닷물의 깊이에 따라 6가지 유형으로 측정하였는데 최상의 경우 93~99dB이며, 최악의 경우는 109~113dB로 나타났다. 수중에서의 자동공구로 고압의 청소용 공구, Rock drills 등과 같은 자극적인 소음의 경우 90~105dB로 나타났다.

수중에서의 청감은 일상생활을 하는 대기 중의 청감과는 다르다. 수중에서는 또한 다양한 생명유지 장치가 붙어 있어, 이러한 장치들이 청각적 반응에 영향을 끼친다. 이관폐쇄는 골도청력을 향상시킨다. Hamiton(1957)이 잠수부에게서 35~45dB의 역치상승이 있었다고 보고하며 골전도 이론을 뒷받침하는 증거를 제시하였다. Montague와 Strickland(1961)는 수중 역치가 기도에 비해 40~70dB 상승하고, 잠수부가 후드를 입었을 때 1,000Hz 이상의 주파수에서 20dB의 역치가 더 상승한다는 것을 언급하였다. Hollien과 Brandt(1969)는 수중청각 실험을 위해 몇몇 장비를 사용하여 안정되게 이루어진 연구에서 약 +60dBSPL의 수중역치를 얻었다. Hollien과 Brandt(1969)는 잠수부의 외이도에 공기방울이 있을 때와 없을 때의 역치를 측정하였다. 그 이유로는 1) 공기방울이 외이도에 남아 있을 경우 관의 임피던스 특성이 변하게 되며, 2) 만일 이들 구조들이 수중청취에 결정적이라면 역치에서 차이점이 발견될 것이기 때문이다. 두 조건에서 중대한 차이점은 없는 것으로 드러났다. Hollien과 Feinstein(1975)은 1) 합성고무후드, 2) 변형이 없는 후드, 3) 외부와 외이도를 연결하는 earhole이나 고무 튜브가 달린 후드를 입고 잠수부의 역치를 측정, 문제점을 조사하였다. 잠수부가 후드를 입었거나 earhole이나 고무튜브가 있는 후드를 입었을 때 역치값은 후드를 입지 않았을 경우보다 더 높게 나타났다. 이러한 발견은 인간의 청각 기관들이 물에 잠겨 있을 때 고막 또는 수중전도보다 주로 골도 전달이 이루어진다는 가설을 뒷받침하는 것이다. Farmer 등(1971)은 압력이 증가됨에 따라 가역적으로 기도전도 역치가 증가되는 것을 발견하였다. 이는 귀의 공명주파수가 상향 변화된 것과 헬륨에 의한 큰 임피던스 매칭에 의한 것이라 추정된다.

난청 증상의 호소는 잠수사에서 가장 흔히 접할 수 있는 것 중의 하나이나 대부분의 경우 난청을 호소하지만 일반적인 청력검사에 의해 밝혀지지 않는 경우가 많다. 잠수사는 종종 중이내의 봉쇄 또는 꽉 막힌 것 같다는 느낌을 받는데 이는 아마 중이내의 점막층과 고막의 울혈, 팽창과 관련된 느낌으로 보이며, 대부분 하잠 시 중이압착증과 관련되고 정상적으로 일주일 내에 해소된다.

잠수에서의 청력장해 원인을 보면, 전음성 청력장해로 귀지, 외이염, 외골증(exostosis)으로 인한 외이도 폐색, 하잠 시 중이 압력손상, 중이염, 심한 자가팽창, 충격파, 중이내 기체밀도 증가 등에 의한 고막천공과 중이손상, 그리고 소음성 난청, 감압병, 정원창 누공 및 와우각 손상에 의한 내이압력손상 등의 감각신경성 청력장해를 들 수 있다.

최근 문화수준의 향상과 개인 건강에 대한 관심의 증가로 다양한 종류의 레저스포츠 인구가 증가하고 있으며, 스쿠버 다이빙을 배우는 인구도 많이 늘고 있다. 현재 우리나라에는 1~3만 명의 레저 스쿠버 다이버들이 있을 것으로 추산되며, 매년 10~35%의 급격한 증가 추세에 있다. 스쿠버 다이빙은 수압을 받아가며 압축된 공기로 호흡을 해야 하는 특수한 운동이므로, 이런 고압의 환경에 노출될 때 인체에는 여러 생리적 변화가 생기게 되고 또 압력의 변화에 대한 올바른 적응 실패로 여러 가지 의학적 문제점을 일으킬 수 있다. 스쿠버 다이빙으로 인한 여러 의학적 문제점 중에서 가장 심각한 것은 감압병, 공기색전증 등으로 생명이 좌우되는 경우도 있으나, 다행히 이런 심각한 예는 드물게 발생하고 있으며 심각성에 있어서는 덜하나 가장 발생빈도가 높은 의학적 문제는 중이, 부비강 등 이비인후과 영역의 압력변화에 의한 개체조직의 손상, 즉 압력손상(barotrauma)이다.

압력손상은 주위압이 증가되는 하강 시나 주위압이 감소되는 상승 시에 보일(Boyle)의 법칙에 의한 기체의 변화에 인체가 적응치 못하여 야기되는 것이다. Neblett(1985)는 압력손상을 주위환경압의 변화에 따른 신체공기 공간 내 기체부피 변화의 결과로 인체조직 내에 손상이 오는 것이라 정의하고 있다. 압력손상은 압력의 변화양상에 따라 압착(squeeze)과 역압착(reverse block, expansion injury) 두 가지로 나눌 수 있는데, 이과적 압력손상은 외이, 중이, 내이, 안면신경 등에 단독 또는 동시에 발생할 수 있으며 부위에 따라 압착 또는 역압착의 형태로 나타날 수 있다(Bove와 Davis, 1990).

　외이의 압력손상은 외이도와 주위 압의 압력차가 150mmHg, 즉 수심 1.97m에서도 외이도 압착의 증상이 생길 수 있다고 하였으며(Edmonds, 1985), 외이도의 압력손상 시 주 증상은 이통이고 편측 외이도 압착만 있을 때는 양쪽 귀의 온도 자극 불균형으로 현훈도 생길 수 있다. 진찰소견상 외이도나 고막의 충혈, 출혈, 수포 형성 등이 보이며 심하면 고막 파열도 올 수 있다. 중이의 균압생리와 압력손상의 기전은 수중으로 하강 시 주위 압은 수압에 의해 상승되며 중이강 내의 압력은 상대적 음압상태가 되어 균압이 필요한데 이 때 구씨관은 자동으로 개방되지 않기 때문이다. 중이압력손상의 원인으로서는 구씨관을 통한 중이강의 균압이 안 되는 조건에 의해 올 수 있는데, 의학적 원인으로는 구씨관 기능장해, 상기도 감염, 알레르기성 비염, 비폐색이 심한 비용, 비중격만곡증, 급성화농성 중이염, 급성삼출성 중이염 등이 주원인이고, 다이버의 기술적인 원인으로는 하강 및 상승 속도를 너무 빨리 하였을 때, 또 하강 시에 도립상태로 하강하는 경우에 혈관충혈에 의해 균압에 문제가 되어 중이의 압력손상이 올 수 있다. 중이의 압력손상은 거의 대부분 하강이나 상승 시에 압박감과 이충만감을 느끼고 이통, 난청, 출혈, 현훈 등의 증상을 동반한다. 진찰소견상 이경검사로 고막의 함몰과 발적, 충혈, 출혈을 볼 수 있고 운동이경검사로 고막의 운동성이 저하되어 있다. 내이의 압력손상은 빈도가 높지 않으며, 고압과 감각신경성 난청의 연관관계는 논란의 대상이 되고 있다. 지금까지 알려진 내이압력손상의 주된 기전으로는 정원창, 난원창의 누공, 내이막 파열, 내이출혈 등이 단독 또는 동반되어 발생할 수 있다. 내이압력손상의 증상으로는 전형적인 내이증상인 감각신경성 난청, 이명, 현훈이 나타나고 중이의 압력손상이 동반되는 경우 혼합성 난청이 올 수 있다(Neblett, 1985).

　우리나라에서는 공기잠수를 이용한 해저작업 중 발생한 내이감압병에 의한 청력장애 1례(손석준과 박철순, 1990)의 사례 보고가 있으며, 스쿠버 다이빙에 의한 이과적 압력손상으로 이학적 검사상 고막천공 사례가 33.3%, 순음청력 검사상 91.7%에서 경도 내지 중등도의 전음성 난청을 보였으며(윤석근, 1994), 해녀들에서 잠수가 귀에 미치는 영향으로 정상 연령군에 비해 청력손상이 의미 있게 증가하였으며, 특히 고주파수역에서 의의가 있었으며, 작업경력이 길수록, 작업환경이 깊을수록 청력손상이 증가하였다(김종선과 정하원, 1994). 동물실험으로 잠수 시 기니픽 중이에서 압력손상의 발생과 시간 경과에 따른 중이압력손상의 변화를 본 연구도 있다(윤석근과 유우종, 1997).

제23장 특수 종사자의 청력영향 - 공공 근무 종사자

1. 소방관의 청력

소방관은 화재를 예방, 경계 또는 진압함을 직무로 할 뿐만 아니라 최근에는 응급구조를 자신의 역할로 하고 있는 국가공무원이다.

소방관은 건강과 관련하여 위험성, 긴급성, 활동 환경의 이상성 및 강인한 체력이 요구되는 업무의 특수성이 있다. 화재진압활동은 종류 및 양상에 따라 다르지만 화재발생에 따른 일산화탄소, 포스겐 등의 유독가스에 노출될 위험성과 진압활동 중 사망, 부상의 위험, 예상치 못한 폭발로 인한 안전사고 등 생명의 위험부담을 가진 현장활동이다. 화재뿐만 아니라 구조·구급에 있어서도 구조자(응급환자)의 위험회피를 위해서 시간을 다툴 수밖에 없는 긴급을 요하는 직무특성을 가진다. 이와 같은 위험한 환경과 비정상적인 상황하에서 이루어지는 조건으로 인하여 소방활동은 소방관 개개인의 건강상태에 부정적인 영향을 가져올 수 있는 특수성을 가진다.

소방관은 화재·구조·구급 업무를 수행하는 과정에서 다양한 심리적·물리적·화학적 유해요인에 노출된다. 화재의 연소과정에서 발생하는 화학물질들, 화재의 열, 적외선, 소음과 같은 물리적 요인, 직무상의 스트레스나 교대근무로부터 오는 정신적·육체적 스트레스, 결핵이나 간염과 같은 생물학적 유해요인이 있다.

소방관은 사이렌, 엔진, 소방호스, 펌프 등에서 나는 소음에 노출된다. 소방차의 사이렌은 출동 시에는 통행인과 운전자들에게 소방차가 오고 있다는 것을 알리기 위해 소리를 증폭시켜야 한다.

물론 소음의 직업적인 노출기준인 90dB(A)(8시간 가중평균치)보다는 낮지만, 이 소음은 120dB(A) 이거나 그 이상에 달하기도 한다. '자동차안전기준에관한규칙' 제58조 1항 2호에는 사이렌 음의 크기가 자동차의 전방 30m의 위치에서 90dB(A) 이상 120dB(A) 이하일 것으로 규정하고 있다.

Reischl 등(1979)은 소방관이 가장 높은 소음에 노출되는 출동(Code-3 response) 간 소방차에 탑승한 소방관의 개인 소음노출을 평가하였는데 사이렌, 에어-혼(air-horn), 엔진 소리 등의 소음에 노출되는 출동기간 동안 소방관들은 104.2~114.5dB(A)의 소음에 노출되는 것으로 나타났다. 소방서 대기시간과 귀소시간 등 비교적 소음노출이 낮은 시간대는 지시 소음계를 이용하여 측정하였고 이를 평균 활동 경과시간을 곱하여 간접적으로 한 차례 근무시간인 24시간의 시간가중평균치를 계산하였는데, 트럭 조타수만 84.6dB(A)로 노출기준인 90dB(A) 미만이었고 나머지 소방관들은 모두 90dB(A)를 초과하는 것으로 나타났다.

〈표 1〉 미국 펜실베이니아 주 피츠버그 소방차의 차량 모델과 경고 여부에 따른
운전자와 탑승자의 노출 소음수준

	차량 모델	No. Tested	운전자(driver)		탑승자(passenger)	
			Warning On	Warning Off	Warning On	Warning Off
1986	Pierce Engine	7	99.8	88.1	104.0	100.5
1988	Pierce Rear Mount Truck	9	100.0	89.6	105.2	101.9
1988	Pierce Tiller Truck	3	101.8	91.3	105.9	100.7
1989	Pierce Lance Engine	1	96.2	89.2	89.8	85.7
1976	Seagrave Tiller Truck	1	105.9	89.4	119.4	101.0
1977	Seagrave Rear Mount Truck	1	108.2	91.1	109.2	99.2
1982	Seagrave Front Mount Truck	1	104.0	-	101.9	-
1978	Brockway Engine	4	106.1	87.9	103.4	82.7
1981~82	Grumman Engine	10	106.0	83.7	103.2	79.8
1973~74	Mack Engine	4	113.2	84.4	98.9	85.0
1984	Thibault Rear Mount Truck	4	99.4	85.9	102.1	93.2
1986	Dodge Wagons of Chevrolet Suburban	7	101.4	-	97.8	-

Reischl 등(1981)은 로스앤젤레스의 750명의 소방관의 청력을 측정하였는데 일반 인구집단에 비해 청력손실 정도가 높았고 연령이 높아질수록 그 정도가 심해졌다. 일반인구집단의 동일한 연령군의 대조군에 비해 특히 3kHz, 4kHz 및 6kHz에서 높은 청력역치를 보였다. Tubbs 등(1991)은 당시 8시간 동안만 데이터 로깅이 가능한 소음측정기의 한계를 딛고 측정기를 8시간마다 바꿔가면서 연속하여 24시간 소방관의 소음노출을 평가하였다. 이

연구에서 소방관의 소음노출 평균값은 62~82dB(A)로 나타났고 출동과정을 따로 평가한 결과에서는 Fire Engine 탑승자의 경우 88dB(A), Fire truck 탑승자는 84.7dB(A), 구급차 탑승자는 77.5dB(A)로 나타났다. 소음노출 수준이 노출기준인 90dB(A)를 초과하지는 않았지만 출동과정에서 1분간 평균 소음수준이 106dB(A)에 달하여 소음성 난청의 위험은 있는 것으로 나타났다. 이들 소방관에 대한 청력측정 결과에서도 영구적 청력손실이 진행되고 있었으며 근속연수가 오래된 소방관이 청력손실이 큰 것으로 나타났다.

이와 같이 대다수 소방관의 소음노출이 OSHA나 NIOSH의 기준을 초과하지는 않으나, 소방관에서의 청력손실은 일상적으로 보고되고 있다. 특히 고음역에서 관찰되어, 업무에 의한 것으로 여겨지고 있다. 소방관은 높은 소음의 노출로 인해 일반인구집단에 비해 난청의 높은 발생률을 보이고 있었다. 연령보정에 의해 비교한 결과에서 청력저하 현상을 보이고 있으며, 3,000Hz에서 6,000Hz의 고음역 영역에서 진행되는 양상의 청력저하를 보이고 있었다. 젊은 소방관에서는 오히려 일반인구집단에 비해 청력역치가 낮게 나타나 근로자 건강효과를 보이나, 고령, 즉 장기간 근무한 소방관에서는 청력저하 양상이 더 크게 관찰된다(Kales 등, 2001). 장기간 청력보존 프로그램을 시행한 기관의 소방관과 일반인을 고음역 영역인 3,000Hz와 6,000Hz에서 청력역치를 비교하였을 때 유의한 차이가 관찰되지 않아 업무 중 소음노출에 의해 청력저하가 발생할 가능성을 지지해준다(Clark과 Bohl, 2005).

2. 철도 종사자의 청력

철도 기관사의 주 작업 환경이 되는 운전실의 소음수준은 일반 열차인 경우 82.7~89.2dB(A), 고속 열차인 경우 80dB(A) 정도인 것으로 보고되고 있다. 문경호 등(2000)은 무궁화호와 새마을호 열차의 실내 소음을 측정한 결과, 철도 차량 내부 소음이 객차인 경우 전동음이 주 소음원이지만 운전실이 있는 동력차 부분은 전동음 외에도 엔진 등 추진 장치 소음이 주 소음원이 된다고 하였다. 이를 고려할 때 주 엔진의 저부하 시에는 82.7dB(A), 고부하 시에는 89.2dB(A) 소음수준을 보인다고 하였다. 고속열차의 실내 소음 측정 결과는 일반 열차에 비하여 양호하게 나타났다. 박진규(2001)는 고속철도 차량에 관하여 주행 시의 객차의 실내 소음을 실험하였다. 차량의 맨 앞에 부착되어 있는 동력차의 경우 운전실의 소음이 300km/h로 달릴 때 개활지에서는 81.4dB(A), 터널 내에서는 84.4dB(A)이었고, 350km/h로 달릴 때 개활지에서는 84.3dB(A), 터널 내에서는 87dB(A)로 나타났다. 객실 내부 소음이 위치별로 67.7~76.7dB(A)인 것을 고려해볼 때 객실보다 운전실이 대략 10dB(A) 정도 높은 것으로 예측하였다. 배숙(1997)은 고속 열차의 객실 소음을 측정한 결과 평탄선 구간에서 평균 소음도 64~71dB(A)로 현재 철도 내부 규정인 72dB(A)를 만족시키는 것으로 나타났으나 방음벽, 방호벽 등의 구간을 통과 시에는 5~8dB(A) 정도 증가하고 분기부, 터널, 차량교행 등에서는 5~10dB(A) 정도 증가된다고 하였다. 실제로 2004년 고속철도 출범 이후 조사된 바로는 달리는 속도에 따라 운전실의 실내 소음이 개활지에서는 75.1~77.9dB(A), 터널 통과 시는 75.0~78.2dB(A)로 계측되었다(박춘수 외, 2004).

철도 차량 소음은 교통 밀도, 빈도, 속도, 차량 유형 및 레일 하부 구조물의 특성에 의해 결정된다. 직선 주로 시 구르는 소리(rolling noise), 교차점이나 접합 부위에서 부딪히는 소리(bumping noise), 곡선 주로 시 소음(curving noise) 등의 차량 운행 소음, 디젤엔진 소음, 차량 운행에 따른 공기 흐름의 교란으로 발생하는 공기역학적 소음, 기타 브레이크 소음, 교차로상의 경고 소음 및 역내 소음 등이 있다. 이와 같은 소음 중 차량의 속도는 소음의 크기와 관련이 있는데, 50km/h의 속도에서는 엔진 소음이 주 소음원으로 영향을 미치며, 50~300km/h의 속도에서는 차량 운행 시의 소음(rolling noise), 300km/h의 속도에서는 공기역학적 소음이 우세하게 더 영향을 미친다(Brons 등, 2003).

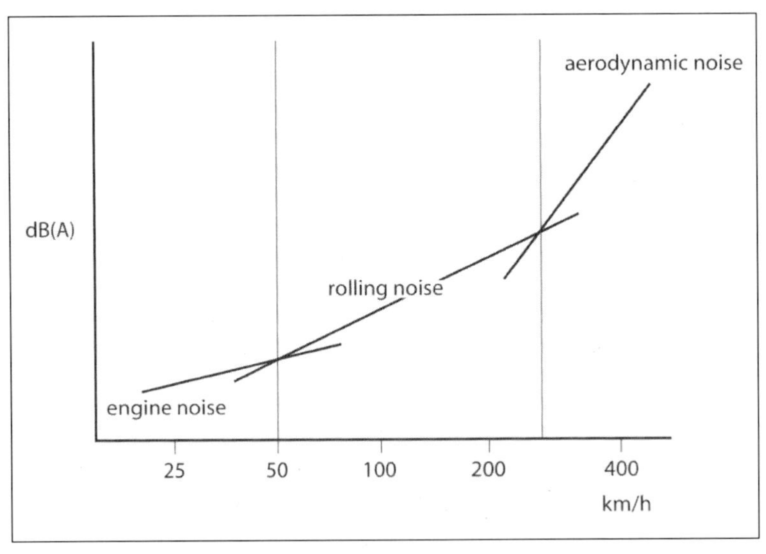

〈그림 1〉 열차의 속도에 따른 소음원 특성 및 소음 수준(Brons 등, 2003)

철도 차량의 소음에 대한 연구는 많은 편이나 철도 종사자의 청력에 대한 국내외 연구는 많지 않다. 국내의 연구로 류은영(2005)의 연구에 의하면 철도 기관사의 주파수별 운전 경력에 따른 청력 역치의 차이는 500~2,000Hz 이하의 저주파수대에서는 유의하게 나타나지 않은 반면 3,000Hz 이상 고주파수에서 운전 경력에 따른 청력 차이가 유의한 것으로 나타났다. 또 4,000Hz에서의 역치 상승은 운전 경력 10년 이상에서 나타나기 시작하였으며, 운전 경력의 증가에 따라 고주파수의 청력 손실 정도가 15년 이상에서 최고치를 보였다. 운전 경력에 따른 고주파수의 청력 손실 정도는 경도에서 중도의 난청을 보였다. 청력은 연령에 따라서도 고주파수에서 증가되었는데 연령이 운전 경력의 증가와 비례하여 나타나므로 어느 한 요인을 청력 손실의 원인으로 규정하기에는 어려움이 있어 국내 정상 성인 연구와 비교하였다. 같은 연령대의 비소음노출 환경에서 근무하는 일반인의 청력상태에 대한 선행 연구의 자료와 비교할 때, 1,000Hz에서는 비교 연령대와 1.9~3.9dB 정도 차이를 보였으나, 4,000Hz에서는 35~39세에서 7.5~8.6dB, 40~44세에서 10.5~11dB, 45~49세에서 12.4~13.4dB 정도 높은 역치를 보였다. 그러므로 철도 기관사의 청력 역치가 동일 연령대의 비소음노출군과 비교하여 저주파수와 고주파수 모두에서 청력 역치의 상승을 보임을 알 수 있는데 그 상승폭이 1,000Hz보다는 4,000Hz에서, 4,000Hz에서는 연령이 증가할수록 더 크게 나타났다. 특히 소음에 가장 영향을 받는 주파수인 4,000Hz에서 평균 10dB 이상 차이를 보이는 것으로 보아 철도 기관사의 청력손실의 주요인이 소음에 의한 것으로 추정하였다.

<표 2> 류은영의 연구와 정상 성인 연구와의 비교

단위: dBHL

연령(세)	1,000Hz			4,000Hz		
	본 연구	장봉기 외	이정학 외	본 연구	장봉기 외	이정학 외
35~39	10.2	8.2	8.3	17.1	9.6	8.6
40~44	11.0	8.7	8.4	22.6	11.6	12.1
45~49	13.0	9.1	10.3	27.4	14.0	15.0

외국의 연구로 브라질 상파울로 시의 624명의 교통 종사자(traffic operators, transport/traffic technicians, traffic wardens)에서 소음성 난청이 의심되는 자는 28.5%(95% CI, 25.05-32.27%)에 이르고, 성, 연령, 관할지역, 이전 소음노출력 등이 영향을 미치는 요인이었다. 소음노출

수준에 따른 청력은 3, 4, 6kHz에서 두 집단 간에 유의한 차이를 보였다(Barbosa 등, 2005).

<표 3> 노출 소음 크기에 따른 군별 3, 4, 6kHz의 평균 청력역치(Barbosa 등, 2005)

Work Assignment	Right Ear			Left Ear		
	3kHz mean (SE)	4kHz mean (SE)	6kHz mean (SE)	3kHz mean (SE)	4kHz mean (SE)	6kHz mean (SE)
Group A: Areas with low noise levels	8.36 (0.40)	12.39 (0.46)	18.53 (0.52)	9.11 (0.47)	13.33 (0.55)	19.75 (0.61)
Group B: Areas with high noise levels	12.20 (0.89)	17.23 (1.08)	22.48 (1.17)	13.03 (0.82)	18.14 (1.05)	24.30 (1.10)

3. 경찰 종사자의 청력

경찰의 난청은 주로 총기 사용과 관련되어 발생하는 사례로 보고되고 있다. 권총(.40 pistol)의 경우 113.1dB(C), 회전식 연발권총(.38 revolver)은 116.8dB(C)의 peak level, 4,120과 4,580Hz에 상응하는 진폭과 17.9±0.3 Barks의 Praat를 보이는데, 30명 중 26명(86.7%)에서 4,000Hz에서 청력손실이 더 크게 나타났다(Guida 등, 2011). 이와 같은 사격 소음은 실험을 통해서도 순음청력검사(pure-tone audiometry: PTA)보다도 더 민감한 일과성음 유발이음향방사(transient-evoked otoacoustic emission: TEOAE)에서 일시적 역치변동을 뚜렷하게 보여주고 있으며, 충격음의 음향에너지의 주요 주파수역에 대응하는 소음수준(peak sound pressure와 maximum sound pressure level)과 유의한 관련성이 있었다. 귀 덮개를 하고 사격을 한 경우에는 PTA와 TEOAE에서 유의한 역치변동을 보이지 않아 청력보호구의 착용이 권고된다(Pawlaczyk-Luszczynska 등, 2004). 그러나 귀마개와 귀 덮개의 이중 청력보호구를 착용하고 정기적인 사격을 하는 경찰에 대해 10년 후의 장기적인 청력조사에서 500~4,000Hz의 유의한 청력변화를 보였으나, 4,000~6,000Hz는 좌측 귀에서만 건강대조군에 비해 유의한 차이를 보였다. 그리고 전정유발근전위(vestibular evoked myogenic potential: VEMP)에서 75%의 연구 대상 경찰에서 이상소견(absent VEMPs 7 and delayed VEMPs 2)을 보였다. 따라서 사격과 같은 충격음의 노출은 이중 청력보호구의 착용으로도 청력을 보호하지 못함을 알 수 있다(Wu와 Young, 2009).

또한 교통경찰은 도로교통 소음으로 인한 난청 위험에 노출되어 있다. 쿠알라룸푸르의 대부분의 도로교통 소음은 75~85dB(A)를 보이고, 108.2dB(A)의 최대소음(maximun sound

level)을 보였다. 어떤 차량은 133dB(A)에 이르기도 하였다(Thomas 등, 2007). Ingle 등(2005)
은 인도의 Jalgaon 시에서 10~12시간 근무하는 도로교통 경찰 50명에 대한 소음노출 수준
과 청력 영향에 대한 연구 결과에서 1) 자가 설문 평가에서 42명(84%)이 청력 이상을 호소
하고, 2) 평균 노출소음은 87.9dB(A)(최소 79.9dB(A), 최대 95.4dB(A)), 도로교통 소음의 8시
간 개인 소음노출량은 228.7%(96~998.3%)이었으며, 3) 평균청력이 다수에서 25dB을 초과
(저주파 평균청력(250, 500, 1,000Hz)에선 80%, 중주파 평균청력(1, 2, 3, 4kHz)에선 70%, 고
주파 평균청력(3, 4, 6, 8kHz)에선 46%가 25dB을 초과)하였다.

소음측정 시간 중 78.5%에서 70~85dB(A) 수준을 보였으며, 10.7%에서 85~95dB(A) 수
준이었으며, 50~120dB(A) 범위의 환경 소음에 노출되었다.

〈표 4〉 도로교통 경찰의 환경 소음노출 수준(Ingle 등, 2005)

Parameters	Maximum	Minimum	Average	S. D.
Leq	95.4	79.9	87.9	±5.07
MaxL	124.4	102	114.04	±6.9
MaxP	144.1	129.3	133.51	±4.58
L_{10}	95.9	84	90.93	±3.43
L_{50}	89.3	71.9	81.42	±4.79
L_{90}	83.8	56.8	72.04	±7.19
8h% dose	998.3	96	228.73	±321.89

〈표 5〉 도로교통 경찰의 평균 청력역치에 따른 청력장애 정도(Ingle 등, 2005)

Presence and degree of hearing impairment	Threshold average(dBHL)		
	Binaural low frequency(%)	Binaural mid-frequency(%)	Binaural high frequency(%)
No impairment 25dBHL	20	30	54
Impairment >25dBHL	80	70	46
>25-≤35	58	52	26
>35-≤50	20	18	12
>50dBHL	2	-	8

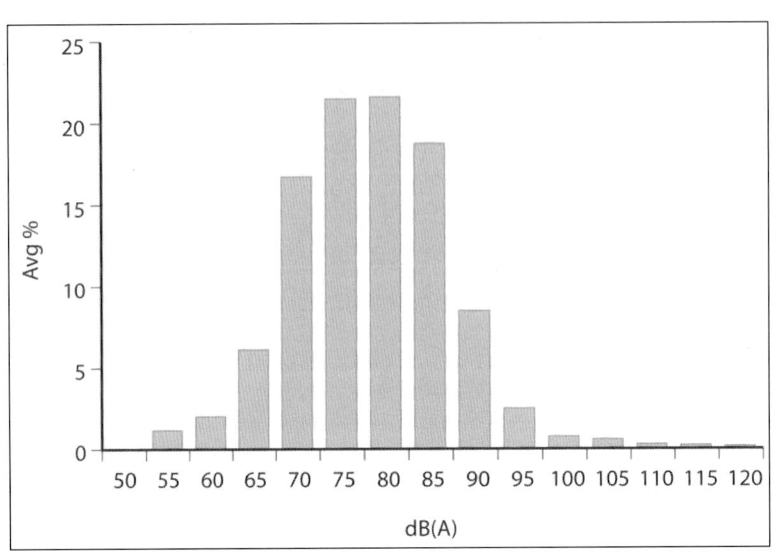

〈그림 2〉 도로교통 경찰의 노출 소음수준(Ingle 등, 2005)

Lesage 등(2009)의 프랑스 경찰 887명과 일반 공무원 805명의 청력을 비교한 연구에서 청력에 영향을 미칠 만한 교란변수를 조정한 후에도 경찰은 일반 시공무원에 비해 4,000Hz의 청력손실이 1.4배(95% CI, 1.1-1.9) 높게 나타났으며, 모터사이클 경찰은 3배 (95% CI, 1.4-6.3) 높게 나타났다. 방글라데시 다카 시의 도로 경찰에 대한 연구(Sharif 등, 2009)에서는 연구대상자 100명 중 23명이 이명을 호소하고, 24명은 경도-중도의 4~6kHz 의 고음역의 감각신경성 난청을 보였다.

제24장 특수 종사자의 청력영향 － 군인

1. 군인의 청력과 난청

군 복무 시 사격 및 포격훈련에 의한 소음노출력이 청력에 미치는 영향은 외국에서 수많은 연구가 수행되었다. 군에서 주요 청각학적 문제로 급성 음향외상(Ylikoski, 1989; Savolainen과 Lehtomaki, 1997; Temmel 등, 1999)과 폭발로 인한 고막천공 등의 중이 및 내이손상(Phillips와 Zajtchuk, 1989)에 대한 보고를 들 수 있다. 특히 급성 음향외상은 젊은 신병에서 주요한 문제이다. 급성 음향외상은 군에서 사격 등의 강력한 충격음으로 내이에 기계적인 손상이나 대사장애에 기인하다. 사격 등 충격소음에 기인한 와우 손상으로 음향외상성 난청이 많으며, 발병빈도는 10만 명당 156명이었다(Labarere 등, 2000). 신병과 31세 이하의 군인에서 빈도가 더 높았으며, 음향외상 난청 발생 시 57%는 청력보호구를 착용하고 있었다.

총소리는 강력한 충격음으로 작용한다. 단발 사격의 음압은 무기 종류에 따라 165～190dB에 달한다(Salmivalli, 1979). 정명현 등(1985)의 보고에 의하면 M-16 소총 가격음의 소음 수준은, 15.10m의 거리에서는 140dB, 11.10m의 거리에서는 145dB, 7.15m의 거리에서는 150dB, 그리고 4.2m의 거리에서는 155dB이었고, 박기현 등(1984)에 의하면 야포는 180dB, M-16 소총은 170dB 정도의 소음을 유발하는 것으로 나타나 충격소음의 최고허용치인 140dB을 초과하고 있다.

고소음에 노출된 군인이 제한적으로 소음에 노출된 군인보다 더 큰 청력손실을 보임을 보고하고 있으며(Henselman 등, 1995), 음향외상의 발생이 화기 거리와 밀접한 관련이 있음을 보여주고 있어(Savolainen과 Lehtomaki, 1997) 군인의 청력손실이 충격소음의 노출 수준과 용량-반응관계에 있음을 보여주고 있다.

급성 음향외상 발생 시 노출되는 사격·폭발음의 노출 수, 원인인 화기로부터 상해 측 귀까지의 거리 및 청력보호구의 착용 등에 초점을 맞춘 Savolainen과 Lehtomaki(1997)의 전향적 연구에서는 87%가 전투훈련 기간 동안 발생하고, 41%가 단발의 발포 또는 폭발 충격음에 기인하며, 92%가 2m 이내의 거리에서 발생하고, 14%가 청력보호구를 착용한 상태에서도 발생-그러나 1/3이 착용상태가 불량했거나 안전수칙을 무시하여 충분하게 보호되지 않음-하였음을 보고하고 있다. Ylikoski(1989)의 군 복무 시 사격으로 인해 급성 음향외상을 경험한 361명의 핀란드 신병에 대한 연구 결과에서는 대부분 청력보호구를 착용하지 않고 개인용 화기(hand-held weapon)로 사격 시 발생(50%)하고, 25%가 대전차 화기(antitank guns), 12%가 대포, 10%는 폭발에 의하였다. 22명(6%)에서 고막천공을 동반하였으며, 6kHz에서 가장 큰 청력손실을 보이며 그다음 8kHz, 4kHz의 순으로 진행하였다. 청력손실 유형으로 편평형(flat type)이 20%, 점강형(rising type; low-tone loss)은 약 5%이었다. Temmel 등(1999)의 연구에서는 급성 음향외상의 75% 이상이 2kHz 이상의 고음역 청력손실을 보이고, 청력손실 정도는 화기의 종류, 발포 수와 청력보호구의 착용과는 독립적으로 영향을 미쳤다.

급성 음향외상뿐만이 아니라 일반 인구집단에 비해 군인들은 충격소음에 상시 노출됨으로써 높은 청력손실을 보인다. 포격 시의 충격음에 노출되는 평균 18년 된 직업군인은 총 218,000회 사격소음에 노출되는데, 소음노출 정도는 주 40시간 85dB(A)의 소음에 지속적으로 노출되는 것으로 환산하면 61년간 노출과 동일하다고 한다(Ylikoski, 1994). 싱가포르의 경우 군인의 26.5%에서 청력 이상을 보이고 그중 포병이 가장 높은 유병률을 나타내고, 보통 6,000Hz에서 가장 큰 역치손실을 보인다(Paul 등, 1979). 이스라엘에서 4개월간의 군사훈련 전후의 청각학적 검사결과에서도 60%만이 정상 청력을 보였을 뿐, 33.7%에서 6~8kHz 고음역에서의 청력손실, 3%에서 2~5kHz의 소음성 난청 소견을 보이고 있다(Gold 등, 1989). 스웨덴의 38,294명의 평균 245일간의 기본 군사훈련을 수행한 스웨덴 38,294명을 대상으로 한 고음역의 청력장애 연구에서는 29%에서 고음역에서 주된 청력손실, 5%에서 일측성의 고음역 청력손실, 0.5%에서 증상을 호소하는 수준의 장애를 야기하였으며, 12명(0.03%)에서는 스웨덴 산재보험의 10% 청력장애 기준을 충족하고 있었다(Klockhoff 등, 1986). 39명의 건강한 징집병에 대해 입대 시와 1년 후의 제대 시에 청각학적 검사를 시행하여 비교한 결과, 제대 시에 우측 귀의 2~8kHz에서 통계적으로 유의하게

5dB의 역치가 증가되었으며, 좌측 귀는 250, 2,000 및 8,000Hz에서 5dB이 증가되어 이와 같은 청력손실이 사격훈련에 의한 것으로 판단하였다(Kiukaanniemi 등, 1992). 보병, 포병, 기갑 군인들에 대한 전향적인 연구에서 진입시점과 3년 후의 청각검사 결과, 비록 평균청력에서 정상을 보이지만 6kHz에서 notch를 보였으며, 보병의 좌측 귀의 경우 11%에서 25dB 이상의 경중도 청력손실을 보이고 소구경의 무기 사용과 일치하였다(Pelausa 등, 1995). 미국 해군 및 해병대 병적에 올라 있는 군인 68,632명의 청력도 남자에서는 OSHA의 연령보정 된 청력수준보다 악화되어 있는 것으로 보고하고 있다(Bohnker 등, 2002).

군인의 경우, 보통 우측 귀에 비해 좌측 귀의 청력역치가 높다. <표 1>은 견착식 M16 사격 전후의 주파수별 청력역치이다. 이는 <그림 1>처럼 오른손잡이의 사격자가 M16으로 우측 어깨에 걸치고 사격 시 소음원으로부터 좌측 귀가 가깝기 때문에 좌측 귀에 더 영향을 미치게 된다. 이와 같은 견착식 사격 시의 고개를 돌린 상태에서 'head shadow'로 인한 우측 귀의 청력영향은 1,000Hz 이하 역은 무시해도 좋으나 2,000Hz 이상 역에서는 좌측 귀에 비해 25~30dB 정도 감쇄된다. 반면에 권총 사격 시에는 표적을 정면으로 곧바로 보기 때문에(양이가 동일한 위치에 놓이기 때문에) 양이에 미치는 청력역치의 차이가 크지 않다.

〈표 1〉 사격 전후의 주파수별 청력 역치(ASA 1954 Reference Threshold)(Keim, 1970)

주파수(Hz)	우측 귀						좌측 귀					
	500	1,000	2,000	3,000	4,000	6,000	500	1,000	2,000	3,000	4,000	6,000
사격 전	0	-5	0	-5	5	0	0	5	0	0	5	5
사격 후	5	10	10	15	10	20	15	15	25	35	35	60

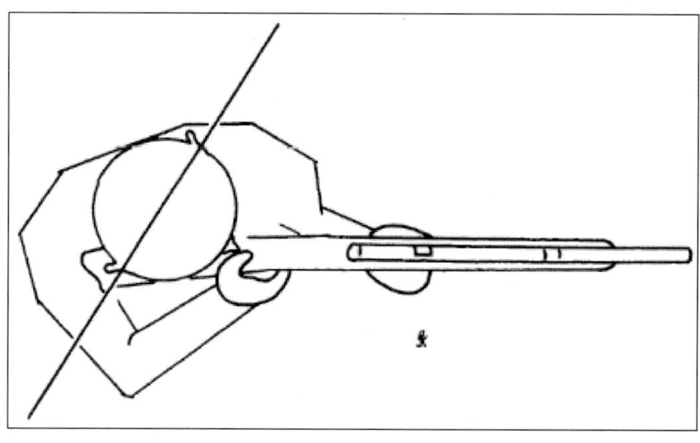

〈그림 1〉 견착식 사격 시의 양이(Keim, 1970)

기타 사격, 포격 등의 화기를 다루는 보병, 포병 등의 군인 이외에도 항공 관련 근무자도 청력이 큰 영향을 받는 것으로 보고되고 있다. Chen 등(1992)의 연구에서는 항공 관련 근무자(유지보수, 소방, 경찰, 지상요원 등)의 고음역의 청력손실이 41.9%에 이르고, 특히 지속적으로 항공기 소음에 노출되는 유지보수요원의 청력손실은 65.2%, 소방대원은 55.0%이었다. 또한 청신경유발전위검사상 중추전도시간 지연이 관찰되어 이러한 고음의 항공기 소음이 말초 코티기관과 중추의 청신경로에 손상을 주고 있음을 확인하고 있다. Owen(1996)의 군용기 관련 근무자에 대한 연구에서는 ISO의 동일 연령의 남성 청력치보다 초과된 역치의 변화를 보이고 주요인으로 비행기간, 승무원의 나이, 비행시간이 청력역치에 영향을 미치는 것으로 나타났다.

우리나라에서도 계원철 등(1955)이 공군 조종사와 정비사에서, 오희철 등(1981)이 해군 및 함상 근무자들에서 각각 소음으로 인한 청력장해를 보고한 바 있다. 이선철(1965)은 L-19 육군 경비행기 조종사의 28.3%, 공수부대 요원의 35.2%, 육군 장성의 63.7%가 소음성 청력장해를 나타냈음을 보고하였고, 박기현 등(1984)은 항공장교의 36.9%가 소음성 청력장애를 보이며, 31.2%가 전형적인 C-5 dip 현상을 보였다고 보고하였다.

이와 같이 군 경력과 관련한 청력손실의 특성을 문헌(Salmivalli, 1979; Ylikoski, 1989; Savolainen과 Lehtomaki, 1997; Ylikoski와 Ylikoski, 1994; Paul 등, 1979; Gold 등, 1989; Klockhoff 등, 1986; Pelausa 등, 1995)을 통해 정리해보면, 음향외상성 난청, 초기의 고음역(특히 6-8kHz)의 청력손실, 좌우 청력의 불일치, 와우와 중추청신경로에 영향을 미친 감각신경성 난청, 평균 청력역치 평가에 따르면 초기의 경도 난청을 보이고, 군 병과와 밀접하게 관련이 있으며, 청력보호구는 난청 예방에 큰 영향을 미치지 못함을 알 수 있다.

산업장의 직업적인 위해 요인뿐만 아니라 군에서의 충격 소음노출이 청력장애에 중요한 역할을 한다. 군 복무 시 소음노출에 따른 청력장해 관련 연구는 다수 있으나 일정기간의 군 복무 후 직업적으로 소음에 노출되는 경우에서 청력에 부가적으로 어떤 영향을 미치는지에 대한 연구는 전무하다고 볼 수 있다. 다만 군필군과 군미필군의 청력손실의 차이를 보거나(김헌 등, 1991) 또는 군인의 청력역치 상태를 조사함으로써 군에서의 충격 소음에 의한 영향을 추정할 뿐이었다(박기현 등, 1984; 오희철 등, 1981; 이수진, 1999). 그러나 군 복무 후 사업장에 취업함으로써 이후 노출되는 소음에 의한 청력의 영향, 소음성 난청의 진단 및 관리에서 군 소음노출에 따른 청력영향이 큰 영향을 미친다는 점에서 이 분야의 연구는 소홀히 할 수 없다고 판단된다. 특히 우리나라의 경우는 군 복무 시 노출되는 포격 및 사격 등의 충격소음에 대한 노출 대책이 극히 미미한 상황에 있다. 이 때문에 군 복무 시의 소음노출이 실제 작업장에서의 소음성 난청 발생에 큰 영향을 미치고 있음에도 불구하고 이에 대해 어떠한 판단기준도 없을뿐더러 산업장 채용에서 불이익과 근로자 관리에서 혼선을 빚고 있다고 할 수 있다.

김규상과 정호근(2003)의 연구는 과거 군 복무 기간 동안 사격 및 포격 등의 소음에 노출 경력이 현재 소음노출 근로자에게 어떠한 청각학적 영향을 미치며, 어느 정도 소음성 난청의 발생과 관련이 있는지를 규명하고 있다.

이 연구는 이러한 청력에 영향을 미칠 수 있는 사격, 포격 등의 충격음과 항공기 소음에 상시 노출될 수 있는 군 경력을 확인하여 현재 사업장에서의 소음노출력에 더불어 청력에 어떤 영향을 미치는지 살펴보고 있다. 이 연구에서는 소음 부서 근로자와 비소음 부서 근로자 모두 군 충격 소음노출 근로자군이 각 500~8,000Hz 주파수별 청력역치 및 평균 청력손실이 크며, 특히 2,000~8,000Hz에서 크게 역치 차이가 나타났다. 4,000 및 8,000Hz에서는 사업체에서의 소음노출여부와 관계없이 군에서의 충격소음노출이 10dB 이상의 역치 증가를 가져왔다. Kiukaanniemi 등(1992)의 2~8kHz에서 5dB의 역치 증가보다 크게 나타난 것은 더 장기간의 군 복무기간을 고려할 수 있으며, 군 소음노출군이 일반 군인이 아니라 충격소음에 상시 노출될 수 있는 특정 병과와 군인만을 대상으로 포함하였기 때문으로 사료된다. 이는 충격 소음의 최대치, 노출 수 및 청력보호구의 착용을 고려한 L_{si}(exposure to shooting impulse) 지표를 개발해 전문적인 벌목작업자의 노출 충격소음의 청력에 대한 영향에 적용한 Pekkarinen 등(1993)의 연구에 의하면 청력역치는 연령 및 소음노출을 고려하더라도 L_{si}에 영향을 받고, 연령, 소음, 혈압, 콜레스테롤, 흡연 등에 대한 적절한 짝짓기 후, 고 L_{si}군이 저 L_{si}군에 비해 4kHz 청력에서 9dB 손실과 8kHz에서 10dB 손실의 차이를 나타낸 보고를 통해서 일반 군 경력만이 아닌 충격소음의 노출 정도가 고음영역에서 더 큰 영향을 미친다는 것을 추정할 수 있다. 그러나 고음영역에서뿐만 아니라 어음영역인 500~2,000Hz에서도 군 소음노출에 따른 영향은 커서, 난청의 정도에 따른 ISO 분류 평가에서 우측 귀의 경우, 소음 부서의 군 충격 소음노출군(I 군)이 40%에서 비정상 청력을 보인 반면에 현 사업장에서 소음노출군(II 군)만의 경우는 29.2%, 비소음 부서의 군 충격 소음노출군(III 군)은 20%, 비소음노출군(IV 군)은 8.6%이었다. 현재 우리나라 소음성 난청 유소견자 기준을 적용한 감각신경성 난청으로서 소음성 난청은 우측 귀에서 소음 부서의 군 충격 소음노출군이 25.7%에 이른 반면에 다른 군은 각각 11.3%,

6.7% 및 0.6%이었다. 정상 평균 청력역치이나 C-5 dip를 보인 근로자도 각각 20.0%, 20.3%, 23.3%, 10.4%를 보여 소음(군 또는 사업장에서 소음) 노출 여부와 밀접한 관련성을 나타내고 있다. 이와 같이 군에서 상시적으로 충격소음에 노출되는 군 경력은 사업장에서의 소음노출에 부가적으로 청력에 큰 영향을 미치고 있으며, 특히 일반적인 소음성 난청의 특성을 강화하는 경향을 보인다는 점에서 주의를 요한다. 또한 비소음 부서의 군 충격 소음 노출군이 비소음노출군에 비해 청력역치, 난청 장애 정도에서 차이가 있어 비소음 부서의 근로자라 하더라도 군 소음노출에 따른 청각학적 영향은 지속된다고 할 수 있다. 그리고 이 연구에서 청각도상의 전음성 난청과 객관적인 고막운동성 계측 검사를 통해서 단정적으로 밝히지는 못했지만 소음 부서의 군 소음노출자에서 전음성 난청 및 고막 천공형의 형태를 가진 근로자가 더 많은 비율로 분포하고 있어 이에 대한 추후 연구가 필요함을 시사하고 있다.

이와 같이 소음에 의한 난청을 판단하는 데 과거 및 현 사업체에서의 소음노출만이 아니라 군 복무 시의 소음노출이 아주 중요하게 영향을 미침을 추정할 수 있다. 실제 우리나라 소음성 난청 유소견자 기준을 적용하여 소음성 난청 여부에 영향을 미치는 요인을 살펴본 결과, 사업체에서의 소음노출 여부 다음으로 군에서 소음노출이 소음성 난청의 발생에 우측 귀에서는 4.5배, 좌측 귀에서는 2.66배 영향을 미쳤다(<표 2>).

우리나라는 일반적으로 사업체에 근무하기 전에 젊은 나이에 의무적으로 장기간 군 복무를 해야 하고, 그중 대다수가 제한적으로 사격 훈련에 참여하지만, 포병, 기갑 등 특정 병과와 공군 및 해병 군인은 상시적으로 충격소음에 노출된다고 볼 수 있다. 이때 노출되는 소음수준은 최대소음으로는 말할 것도 없으며, 평균 소음수준으로도 상당히 높음을 여러 연구 보고를 통해서 알 수 있다.

군에서 소음노출원은 매우 다양하며, 귀마개, 귀 덮개 및 헬멧 등의 청력보호구를 제외하고는 안전한 소음노출 수준으로 저감하기가 매우 어렵다는 점이 있다. 그리고 청력보호구도 불편하고, 대화의 어려움과 헤드기어(철모 등)와 양립하기 어려움 때문에 대중적이지 못하며, 청력보호구의 소음 감쇠치가 실험실 측정치보다 적어 실제적인 사용에서의 보호 정도가 크지 못하다고 한다. 그러나 소음원으로부터 5m 이상의 거리에서는 귀마개와 귀 덮개의 동시착용이 음향외상의 예방을 위해서는 안전하다고 추정하고 있으며 또한 폭발로부터 직접적인 중이 및 내이의 보호를 할 수 있는 방법이다.

<표 2> 소음성 난청 발생의 결정 요인(김규상과 정호근, 2003)

	B	SE	*P* value	OR	95% CI
우측 귀					
연령(년)	.098	.029	.001	1.103	1.043-1.167
흡연	-.023	.439	.959	.978	.413-2.313
음주	.082	.464	.860	1.085	.437-2.695
근무기간(년)	.085	.026	.001	1.088	1.034-1.146
청력보호구	.224	.444	.613	1.251	.524-2.986
과거 이질환력[†]	.798	.467	.087	2.221	.890-5.543
군 소음노출력[#]	1.504	.484	.002	4.500	1.743-11.616
현 작업장 소음노출[*]	2.064	.705	.003	7.877	1.980-31.337
Intercept[a]	-10.196	1.689	.000		
좌측 귀					
연령(년)	.107	.025	.000	1.113	1.060-1.168
흡연	.517	.419	.218	1.676	.737-3.813
음주	.176	.429	.681	1.193	.515-2.764
근무기간(년)	.077	.024	.001	1.080	1.030-1.132
청력보호구	-.645	.416	.121	.525	.232-1.185
과거 이질환력[†]	.003	.464	.995	1.003	.404-2.490
군 소음노출력[#]	.977	.447	.029	2.655	1.105-6.383
현 작업장 소음노출[*]	1.633	.512	.001	5.121	1.877-13.971
Intercept[a]	-9.594	1.423	.000		

SE=standard error, CI=confidence interval
*: 현 작업장 소음노출력(0: 아니오, 1: 예)
#: 군 소음노출력(0: 아니오, 1: 예)
†: 과거 이질환력(0: 아니오, 1: 예)
[a] Intercept values represent the proportion of NIHL when all independent variables equal zero.

군에서의 청력보호구는 소총(assault rifle(RK762)) 사격 시 peak level(Lc_{peak},dB)로 좌측 귀의 청력보호구 바깥쪽의 소음이 156dB이나 안쪽의 소음은 Peltor H61이 132dB, Bilsom Marksman이 130dB, Ear Ultra 9,000이 134dB로 22~26dB의 감쇄효과를 갖는다. 반면에 30~60분간의 전쟁 훈련 시(combat exercises) 조교의 소음노출은 귀마개(Bilsom, Elacin) 바깥의 평균 소음(L_{Aeq})으로 95~97dB(Attack/Defence 시), 116dB(Shooting 시)이었으나 안쪽은 각각 82~85dB과 104dB로 10~15dB의 감쇄효과를 보였다. 전차나 전투기 조종사의 경우에서는 업무 수행 중의 의사소통 때문에 노출 소음(Combat vehicle 94~106dB, Jet fighter 96~100dB)에 대

한 실제적인 감쇄치는 5~8dB(L_Aeq)밖에 미치지 못하고 있다(Paakkonen과 Lehtomaki, 2005). 따라서 전장 군인의 가장 좋은 청력보호는 소음환경에서 의사소통이 가능한 능동형 소음 제어 귀 덮개(active noise cancellation ear muff)로 군에서 전 작업시간 동안 착용하여야 한다.

소음노출에 대한 회피는 영구적인 청력장애를 예방하는 데 중요함을 새삼 말할 필요는 없을 것이나 군 입대 전과 주기적으로 청력에 대한 적절한 검사는 청력손실의 예방과 청력장애의 발견에 아주 중요한 역할을 한다. 더불어 소음성 난청에 대해 사후적이나 장해자에 대한 치료와 재활 및 보상체계도 적절하게 구축되어야 할 것이다. 군에서의 소음노출은 군 기간 동안만의 문제가 아닌 이후 사업장에서 소음노출 근로자에 대한 청력 관리 측면에서 문제를 제기할 수 있다는 점에서 소음에 의한 산업청각학적 영향에 대한 조기진단, 치료, 보상 및 예방을 위해서 외연을 넓혀 군에서의 소음노출 문제까지 연계하여 다루어야 함을 시사하고 있다.

2. 군인의 이명

이명은 외부의 음원으로부터의 자극 없이 소리를 느끼는 상태, 혹은 신체 내부에서 들리는 원하지 않는 청각적 자극으로 이명은 난청, 현기증과 더불어 중요한 청각 증상의 하나이다. 이명의 빈도는 미국 성인의 32%가 이명을 호소, 이 중 20%, 즉 성인 인구의 약 6%가 심한 이명으로 고생하고 있으며, 영국 성인 인구의 35~45%가 이명을 호소하고, 8%는 수면방해, 0.5%는 일상생활에 지장(Coles, 1984)을 받는다. 소음노출 근로자의 6.6%에서 이명을 호소(Chung 등, 1984)하고, 소음성 난청으로 보상을 청구한 자 중 49.8%(Mcshane 등, 1988)가 이명을 호소한다. 소음성 난청 장해 보상자 중 58%에서 이명, 19%에서는 이명이 주요 증상이다(Alberti, 1987). 이명에 대한 역학조사 결과도 소음이 이명의 주요한 한 원인으로 보고하고 있으며, 연구자에 따라 대략 20~40%(20.7%, Hazell; 28%, Axelsson; 42%, Palmer)로 추정 보고하고 있다(Kowalska와 Sulkowski, 2001).

일반적으로 군인에서 청력손실과 함께 이명을 많이 경험함을 보고하였으며, 사격 음 등의 강력한 소음에 의하여 난청 이외에도 전정기능의 장해도 유발될 수 있다고 보고하였다(Ylikoski 등, 1988; Ylikoski와 Ylikoski, 1994). 군인은 일측 방향의 소음노출 때문에 청력손실은 양이가 불균형하나, 이명은 대체로 양측성을 보인다. 급성 음향외상의 결과로 대부분 청력손실과 함께 이명을 동반하였으며, 6.2%만이 이명만을 호소하였다. 이명은 청력손실과 더불어 급성 음향외상의 중요한 증상으로서 보고하고 있다(Temmel 등, 1999). Ylikoski와 Ylikoski(1994)도 청력손실과 함께 이명을 거론하고 있는데, 32%에서 이명을 경험하고, 17%는 계속 이명이 있으며, 이명은 청력손실이 심한 자에서 특히 대부분 나타났다. 군인 집단에서 이명의 빈도와 지속성은 특히 경도 난청에서보다 중도, 심도 난청에서 더 교차비가 크게 나타났다(Collee 등, 2011).

청력손실과 함께 이명은 소음에 노출되는 근로자의 주요 청각학적 문제이다. 소음 부서의 군 충격 소음노출군의 이명 유병률은 46.2%에 이른 반면에 소음노출군만의 경우는 22.7%로 유의한 차이를 보였으나, 현 작업 소음 비노출군에서는 각각 8.0%, 7.9%로 군 소음노출여부에 따른 차이를 보이지 않았다(<표 3>)(김규상과 정호근, 2003). 또 이명과 관련하여 과거 이질환 병력, 현 직종의 소음노출 여부와 더불어 과거 군 복무 시 충격음의 노출여부가 주요한 결정 요인이었음을 볼 때 군 경력이 사업장에서의 소음노출에 따른 청력역치와 이명 영향을 강화하는 방향으로 작용함을 알 수 있다(<표 4>)(김규상과 정호근, 2002).

〈표 3〉 과거 군 소음노출력과 현 직장에서의 소음노출력에 따른 이명(김규상과 정호근, 2003)

| | | | | | | frequency(%) |
	Total	Group I	Group II	Group III	Group IV	P value[*]
Tinnitus						.000
Yes	47(19.1)	12(46.2)	27(22.7)	2(8.0)	6(7.9)	
No	199(80.9)	14(53.8)	92(77.3)	23(92.0)	70(92.1)	

* Group I: Military and working noise exposure group, II : Only working noise exposure group,
III : Only military noise exposure group, IV: No noise exposure group

〈표 4〉 이명 발생에 영향을 미치는 요인(김규상과 정호근, 2002)

	B	SE	P value	OR	95% CI
연령(세)	-.009	.023	.689	.991	.947-1.036
흡연	-.207	.390	.596	.813	.379-1.746
음주	-.400	.421	.343	.670	.294-1.531
근무기간(년)	.046	.027	.086	1.047	.994-1.103
청력보호구	.008	.396	.983	1.009	.462-2.202
과거 이질환력[†]	1.082	.395	.006	2.951	1.360-6.404
군 소음노출력[#]	.809	.407	.047	2.247	1.012-4.987
현 작업장 소음노출[*]	1.496	.466	.001	4.464	1.791-11.132
Intercept[a]	-2.680	1.049	.011		

SE=standard error, 95% CI=95% confidence interval
*: 현 작업장 소음노출(0: 아니오, 1: 예)
#: 군 소음노출력(0: 아니오, 1: 예)
†: 과거 이질환력(0: 아니오, 1: 예)
[a] Intercept values represent the proportion of tinnitus when all independent variables equal zero.

제25장 특수 종사자의 청력영향 - 음악가

1. 들어가며

우리나라 국악기에 의한 소음성 난청에 대한 판례를 소개하면서 본 글을 시작하고자한다. 우리나라의 악기들 중 꽹과리에 대한 민원은 익히 잘 알려져 있다. 연수에 참여한공무원이 사물놀이 교육을 받은 후 난청을 얻었다면 공무상 질병에 해당한다는 법원 판단이 나왔다. 서울행정법원 행정2단독은 공무원 김 모 씨가 "사물놀이 실습 중 꽹과리를치다 난청이 발생했으므로 공무상 질병으로 인정해달라"며 공무원연금관리공단을 상대로 낸 소송에서 원고 승소 판결했다고 밝혔다. 재판부는 판결문에서 "사물놀이 직후 원고에게 난청 증상인 이명 현상이 발생했고, 사물놀이 외에는 난청 원인이 없었다는 점 등을고려할 때 공무를 수행하는 과정에서 질병을 얻은 사실이 인정된다"고 밝혔다. 재판부는"밀폐된 공간에서 발병 사유인 110dB 이상의 소음이 발생할 수 있다"고 덧붙였다. 김 씨는 공직자 혁신교육 과정 중 하나인 사물놀이 교육을 받은 후 이명 현상이 발생, 병원에서 난청 진단을 받고 공무상 요양 승인 신청을 했으나 공무원연금관리공단이 이를 거부하자 소송을 냈다.[5]

베토벤만큼 음악뿐 아니라 보청기에 대한 관심과 기술 발전, 그리고 난청에 대한 관심을 불러일으킨 사람도 없을 것이다. 난청의 어려움 속에서도 위대한 작품을 만들어낸 베

---

5) 머니투데이 2005-11-08 06:01.

토벤을 칭송하면서도 많은 음악가들은 자신이 난청을 겪고 있음을 드러낼 수 없는 처지에 있다.

우리는 청력손실이 산업현장이나 건설현장 그리고 공항 등 매우 큰 소음에 오랜 기간 동안 노출되어 발생한다는 것을 잘 알고 있다. 그러나 우리가 즐겨 듣는 음악을 연주하는 사람들이 그러한 고통을 겪고 있다는 것은 잘 알지 못한다. 클래식 음악가, 록(Rock) 혹은 팝(Pop) 음악인들의 30% 정도는 음악(직업)으로 인한 청력손실(music-induced hearing loss: MIHL)을 겪고 있다. 하드 록(hard-rock) 그룹의 기타리스트, 드럼 연주자, 오케스트라의 피콜로(piccolo flute)와 바이올린 연주자 등이 그러하다. 이들은 매일 4~8시간 정도의 연습이나 연주를 통해 음악을 듣게 되어 청각 손상의 위험에 노출된다. 음악가들이 그들의 직업으로 인하여 청력손실을 얻게 된다는 사실은 그리 놀랄 만한 일은 아니다. 수십 명에서 100여 명이 내뿜는 음향 속에서 생활하는 연주자들에게 난청은 흔히 발견할 수 있다. 일반인들이 생각하기에는 음량이 큰 금관악기와 타악기 연주자들에게 난청이 가장 심할 것 같지만, 실제 통계에 따르면 난청이 가장 흔한 연주자는 피콜로(작은 플루트) 연주자였다. 고음에서 찌르는 듯한 날카로운 소리를 내는데다, 연주 중 관(管)이 연주자의 귀에 매우 가깝기 때문이다. 오케스트라 연주회의 음압은 112dB 정도이며 록 밴드의 경우 130dB 정도로 오히려 산업현장에서의 위험 노출보다 더 높을 때도 있기 때문이다. 어떤 연구에서는 록 뮤직에 매일 3.75~30분 정도 노출된 경우 위험하다고 보고하였다. 우리가 잘 알고 있는 팝 스타 필 콜린스, 에릭 클랩튼, 스팅 등 많은 록 스타들도 청력손실로 인한 고통을 겪었다.

음악이 청각기관에 미치는 영향은 심리적인 요소를 제외한다면 물리적으로는 다른 소리와 같다고 할 수 있다. 특히 음악이 직업일 경우에는 많은 양의 음향학적 에너지에 노출될 수밖에 없으며, 다른 어떠한 직업보다도 청각기관의 사용을 필요로 할 뿐 아니라 정확한 청취마저 필요로 하는 만큼 음악가와 난청은 매우 밀접한 관계에 있다고 할 수 있다. 이 글에서는 여러 논문들로부터 음악가들에 있어서 소음의 정도와 음악가의 청력 정도, 그리고 직업적 특징을 알아보고 적절한 청력보존 방법에 대해 생각해 보고자 한다. 여기에서 '소음'이나 '소음에 대한 노출'과 같은 표현은 '직업적 음향'이라든가 '직업 음향에 대한 노출'과 같은 의미로 쓴다. 흔히 음악은 '소음'으로 분류되지 않지만, 여기에서는 소리에 대한 직업적인 노출로 취급하여 '소음'이라 표현한다.

2. 음악가의 난청

직업적 청력손실은 고강도의 소음이 있는 작업장뿐 아니라 음악에 노출되어 감각신경성 난청[6]으로도 나타난다. 심포니 오케스트라, 팝 오케스트라, 록 밴드, 개인용 스테레오 헤드폰 등은 음압의 강도를 높여 영구적인 청력손실을 유발하기에 충분한 것으로 잘 알려져 있다. 전자악기로부터 강한 소음에 노출된 록 음악가와 록 음악 콘서트에 참석한 청중들의 청력손실에 대한 관심도 높아지고 있다. 이어폰을 통하여 매우 높은 볼륨으로 음악을 듣는 사람들도 동일한 문제에 노출된다.

연주자들은 직업상 청각이 중요하다. 일반적인 의사소통의 간단한 이해보다 더 잘 들어야 한다. 언어의 이해에서 요구되는 것 이상, 넓은 범위의 주파수 음을 정확하게 들을 수 있어야 한다. 경도의 피치 왜곡(pitch distortion)은 곡을 연주하거나 노래하는 것을 불가능하게 할 수 있다. 고주파수 역치[7] 손실은 높은 음역의 대규모 연주를 지휘할 수 없게 만들며, 바이올린 연주자에게는 공연에 심각한 지장을 초래할 수 있다. 즉, 청각손실로부터 보호되어야 하는 것은 음악가로서 대단히 중요하다. 따라서 음악 연주 환경에서 청각을 중요시하고 소음으로부터 보호되어야 한다. 그러나 음악 연주자들의 청각연구를 고찰해보면 음악은 청각손실을 유발하는 것이 명백한 증거로 나타나고 있다.

록 음악가는 드럼과 심벌즈 혹은 뮤지션의 뒤에 스피커가 위치할 경우 스피커의 바로 옆쪽과 가까운 귀의 청각손실이 약간 더 크게 나타난다. 록 음악가들과 록 콘서트에 자주 참석하는 관중들에서도 청력손실이 발견되었으며, 매우 높은 볼륨에서 음악을 듣는 사람들에게서 유사한 문제를 발견하게 된다. 록 음악의 특징인 고강도의 음으로 인한 청력손실은 놀라운 것이 아니다. 자신들의 청력에 의존하여 생계를 꾸리는 전문 록 음악가들과 연관지어 생각할 때 이와 같은 상황을 막을 방법을 심각하게 고려하여야 한다.

클래식 음악가들 중에 직업적 청력손실의 문제는 불분명하지만 동일하게 중요하다. 일반 대중과 비교하여 전문 오케스트라 단원들 중에 고주파수 청각손실이 증가하는 증거를 발견하는 다양한 보고가 있다. 일반 대중과 비교할 때 오케스트라 연주가들 중 감각신경

---

6) 청각경로에서 손상된 부위가 내이와 청신경 또는 그 이상의 중추신경계의 이상으로 나타난 난청을 감각신경성 난청이라고 하며, 청력 검사상 비정상적인 기도 및 골도청력을 가지며 기도-골도 차이가 없다. 감각신경성 난청으로서 소음성 난청은 순음청력검사에서 기도에서 고음역의 역치손실과 기도와 골도 청력의 차이가 없는 동일한 역치손실을 보인다.

7) 주파수별 순음의 자극 후 피검자가 약 50% 정도 반응하는 가장 약한 소리를 역치(청력역치, hearing threshold)라 하며, 청력역치는 dBHL로 표시한다.

성 고도 난청자[8])가 증가하고 있는 것으로 보고되고 있다. 오케스트라 내부의 소리 크기는 83dB(A)와 112dB(A) 사이로 측정된다. 오케스트라와 연주 홀의 규모는 오케스트라 개인 연주자들의 위치 때문에 중요한 요인이 된다. 금관악기 앞쪽 자리의 연주자는 특히 문제점이 드러나고 있다. 개별적 고전 악기들은 연주자들이 생각하는 것보다 더 많은 소음에 노출되고 있다. 음악가들은 하루에 4~8시간 정도의 연습 또는 연주를 하고 있기 때문에 그와 같은 노출 수위는 심각할 수 있다. 합창단의 경우에도 소음의 정도가 높은 편이나 그들의 청력에 미치는 영향에 관하여는 아직 연구가 미흡하며, 가수들도 이러한 위험을 잘 알고 있으며 그들도 소음에 노출될 가능성이 언제나 있기 때문에 이를 피하거나 청력 보호구를 사용하고 있다.

가. 연주 음압 노출 수준과 청력 영향

음악가의 악기와 연주 음압 노출 수준과 청력 또는 난청에 대한 연구를 정리하면 다음과 같다.

1) 30명의 피아니스트의 청력 연구(Arnold와 Miskolczy-Fodor, 1960)

음압은 평균 85dB이었으며, 소음성 난청자는 발견되지 않았다. 이 연구에서 피아니스트는 60~80대의 연령이었으며 사실상 그들의 청력은 같은 나이의 정상인들보다 훨씬 좋게 나타났다. 청력손실은 대부분이 현악기 연주자들에게서 나타났는데 11명 중 10명이 왼쪽 귀에 편향된 감각신경계의 손상이 있었다.

2) 35명의 대형 악단 연주자들과 30명의 방송국 연주자들의 청력에 관한 연구(Berghoff, 1968)

현악기 연주자들은 나이가 더 많았고 35년 정도 연주하였다. 그들은 대략 하루 5시간을 연주했으며, 청력손실은 40~60세 사이의 음악가들에게서 8,000Hz에서 10,000Hz 사이에서 나타났다. 8명의 연주자들은 4,000Hz에서 청력손실을 보이고 있었고, 양쪽 귀 사이의 역치 차이는 발견하지 못했지만 드럼이나 트럼펫 또는 바순 옆에 앉은 연주자들에게서 공통적으로 감각신경성 난청이 나타났다.

---

8) 청력역치가 71~90dBHL로 아주 가까이서(30cm 이내) 매우 큰 소리를 쳐야 듣고 말의 분별이 곤란한 정도.

3) 심포니 오케스트라 연구(Lebo와 Oliphant, 1968)

심포니 오케스트라의 주파수대는 500~4,000Hz에 걸쳐 주로 분포되어 있으나 록 음악에서는 250Hz와 500Hz 사이가 주요 주파수대역이었다. 큰 소리의 악절을 연주하는 동안의 오케스트라의 음압은 약 90dB(A)이며, 록 음악은 110dB(A) 이상이었다. 대부분 연주시간 내내 저음에서 95dB보다 크게 연주되는데 이런 수치는 오케스트라에서는 나타나지 않는 수치이다. 이 측정은 연주자에게서 가까운 거리가 아닌 관중석에서 이루어졌으며, 이 측정은 연주자나 첫 번째 줄의 관중보다 원거리 청중이 소음에 노출됨을 암시하고 있다.

4) 록 음악가들의 소음성 난청에 대한 연구(Rintelmann과 Borus, 1968)

무대로부터 5~60피트 정도의 다양한 거리에서 음압을 측정하였다. 6개의 다른 그룹을 4개의 위치에서 측정한 결과 평균 음압은 105dB이었으며, 음향분석에서 음향의 잔상은 중저음에서 매우 평이하게 나타났으나 2,000Hz 이상에서 점차적으로 감소한 것으로 나타났다. 42개 고등학교와 대학교 록 연주자들에게서는 그들 중 단 5%만 청력 손상이 있는 것으로 조사되었다. 저자는 실험대상 그룹이 2.9년 동안 일주일에 평균 11.4시간 동안 105dB에 노출되었다고 평가하였다.

5) 록 연주자의 연구(Jerger와 Jerger, 1970)

공연 전과 공연 후 1시간 이내에 9명 중 8명에게서 2,000~8,000Hz 사이에서 한 주파수에서 적어도 15dB보다 큰 역치의 일시적 변화가 있었다.

6) 하드록 연주자의 일시적 청력손실(Reddell과 Lebo, 1972)

43명의 하드록 연주자의 리허설 전후의 일시적 청력손실을 보여주고 있으며, 특히 청력보호구의 착용여부에 따라 청력에 미치는 영향을 보여주고 있다(<그림 1, 2>).

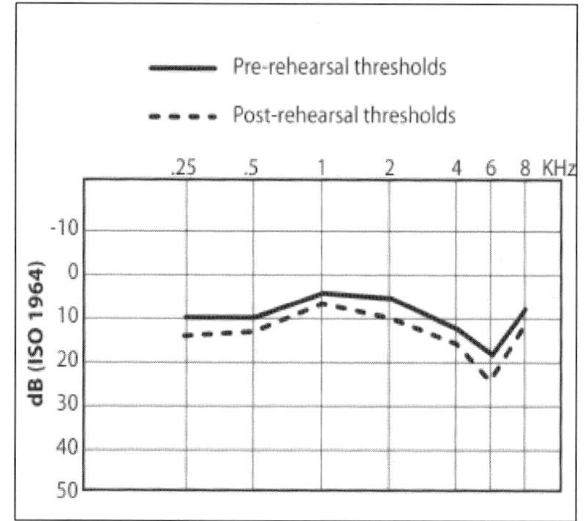

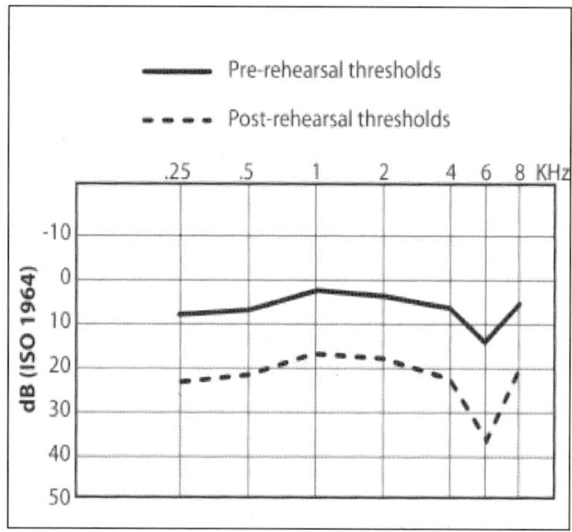

〈그림 1〉 청력보호구(earmolds) 착용에 따른 하드록 리허설 전후의 일시적 역치손실(Reddell과 Lebo, 1972)

〈그림 2〉 청력보호구를 착용하지 않은 상태에서 하드록 리허설 전후의 일시적 역치손실(Reddell과 Lebo, 1972)

7) 오케스트라 단원의 청력 연구(Jahoto와 Hellomann, 1972)

춤곡을 연주하는 63개의 오케스트라 단원 중 3분의 1이 청력 손상이 있었으며, 이 중 13%가 소음성 난청으로서 편측성의 고주파수 난청을 보였다.

8) 오케스트라 연주자들의 청력 연구(Siroky 등, 1976)

현악 연주자 중 7.3%, 관악기 연주자 중 20%, 관현악 연주자 중 28%에서 청력손실이 나타났다. 오케스트라 연주자들은 85~108dB(A) 사이의 음에 매일 노출되며 51명 중 5명만이 정상 청력을 가지고 있었으며 그 나머지는 편측 청력 손상을 가지고 있었다.

9) 팝 뮤지션의 청력 연구(Axelsson과 Lindgren, 1978, 1978, 1981)

팝 뮤지션은 청력손실 정의에 따라 다르지만 감각신경성 청력손실은 13~30%[9]에 달하며, 청력손실은 경미하나 청력손실을 보이는 주파수 범위는 3~8kHz이었으며, 노출 음압 수준에 비해 청력손실의 발생률은 낮게 나타났다.

---

9) 3, 4, 6 및 8kHz 평균역치 20dBHL 이상은 13%.

10) 오케스트라 단원의 청력 연구(Johnson 등, 1985, 1986)

오케스트라 단원의 0.25~20kHz 주파수역의 청력은 다루는 악기와 연주 위치에 따라 유의한 차이를 보이지 않았다. 또 매우 엄격한 정상 청력기준에 의한 정상군보다는 나쁘지만 다른 정상군(비음악가)과 비교해서는 비슷한 청력을 보였다.

11) 덴마크의 심포니 오케스트라 단원의 청력연구(Ostri 등, 1989)

덴마크의 심포니 오케스트라 단원의 청력은 비교군(ISO 7029)에 비해 높았으며 20dBHL의 정상 청력기준을 적용하면 58%의 음악가에서 청력장애를 나타내고 있었으며, 50%의 남성과 13%의 여성에서 직업적 소음에 의한 전형적인 고음역의 청력손실을 갖는 청각도를 보였다. 바이올리니스트는 고음역에서 좌측 귀의 청력손실이 더 뚜렷하였다.

12) 15~23세의 60명의 음악청취에 따른 청력손상 연구(West와 Evans, 1990)

앰프를 사용한 음악 청취로 청력손상이 나타나고 있었다. 그들은 4,000 혹은 6,000Hz에서 역치 변화가 있기 전에 초기 소음성 난청이 나타나고 있었다.

13) 관악기의 소음 수준 연구(McBride 등, 1992)

트럼펫과 피콜로 연주자의 소음 수준이 각각 평균치보다 높은 160%와 124%를 보이지만, 연령과 성을 짝지은 관악기-현악기 연주자 간 청력은 유의한 차이를 보이지 않았다.

14) 록 콘서트 소음노출로 인한 영향(Yassi 등, 1993)

록 콘서트의 98~101dB(A)의 소음에 2시간 반 노출되어 10~20dB의 일시적 역치손실과 연구 참여자의 과반 이상에서 이명을 보고하였다(<표 1>).

〈표 1〉록 콘서트의 98~101dB(A)의 소음에 2시간 반 노출되어 나타난
일시적 역치손실과 증상(Yassi 등, 1993)

ASSESSMENTS	GROUP A	GROUP B	GROUP C
NOISE EXPOSURE			
Actual exposure time (±5%)	150 min	150 min	150 min
Exposure (LEQ 2.5-H dBA)	98.29	99.6	101.3
Dose	223.9%	290.9%	410.1%
Peak dBA	139.5	133.9	121.1
AUDIOMETRY	Mean time lapse = 15.7 min (N = 9)	Mean time lapse = 12.8 min (N = 4)	Mean time lapse = 10.5 min (N = 8*)
No. with TTS at 4000 Hz	6 (66%)	3 (75%)	8 (100%)
Mean TTS	9 dB	12dB	71 dB
Adjusted TTS †	10.9 dB	9.8dB	20.9 dB
No. with TTS ≥20 dB (either ear)	1	1	6
QUESTIONNAIRE			
No. with perceived hearing loss	0	4	4
No. with TTS who did not Perceive hearling loss	6	0	4
No. with thinnitus after exposure	4	3	6

* One of the initial nine subjects was eliminated because she covered her ears with her hands for part of exposure time.
† Mean TTS adjusted for individual lapsed time between exposure and testing.

15) 합창단의 합창(choir singing)에 의한 청력손실(Steurer 등, 1998)

음악가의 청력영향에 대한 연구보고는 많지만 합창단의 합창(choir singing)에 의한 청력손실 보고는 거의 없다. 합창의 최대음압은 110dB을 초과하고, 주 음향에너지의 음역은 100Hz 이상이지만 1kHz 또는 500Hz 이하 대역이다. 일반적인 소음성 난청과는 달리 고음역이 아닌 저음역이 영향을 받으며 소음원으로서 합창에 의해 250Hz의 역치변동이 나타나고, 125Hz와 일부 250Hz의 청력손실은 내림프액의 압력 증가로 추정하였다.

16) 핀란드 국립오페라극장의 노출 소음 수준에 대한 연구(Laitinen 등, 2003)

지휘자, 댄서와 더블 베이스 연주자는 노출기준인 85dB(A) 이하이지만 합창단원은 92~94dB(A), 타악기 연주자는 95dB(A), 플루트/피콜로 연주자는 95dB(A), 금관악기 연주자는 92~94dB(A), 그 외 다른 단원은 83~89dB(A)이었다.

17) 오페라의 오케스트라 박스 내 연주자들의 소음노출에 대한 연구[10](Lee 등, 2004)

트럼펫, 트롬본, 호른 등의 금관악기(brass instrument) 연주자가 제일 높은 음압수준(95.3~

---

10) 나비부인(Madame Butterfly)의 공연과 리허설 때 측정.

89.2dB(A))을 보이고 있으며, 다음이 플루트, 오보에 등과 같은 목관악기(92.1~81.1dB(A))이며 그 뒤로 현악기(90.7~83.0dB(A))가 있다. 재미있는 것은 지휘자의 소음노출이 가장 낮다는 것인데(83.3dB(A)) 연주자들보다 높은 위치에 있으며 금관악기나 목관악기로부터 가장 멀리 떨어져 있기 때문이다. 연습과 공연을 포함하여 연 300시간 정도 연주하기 때문에 연평균 소음노출 수준은 8dB 정도 낮다(<그림 3>, <표 2>).

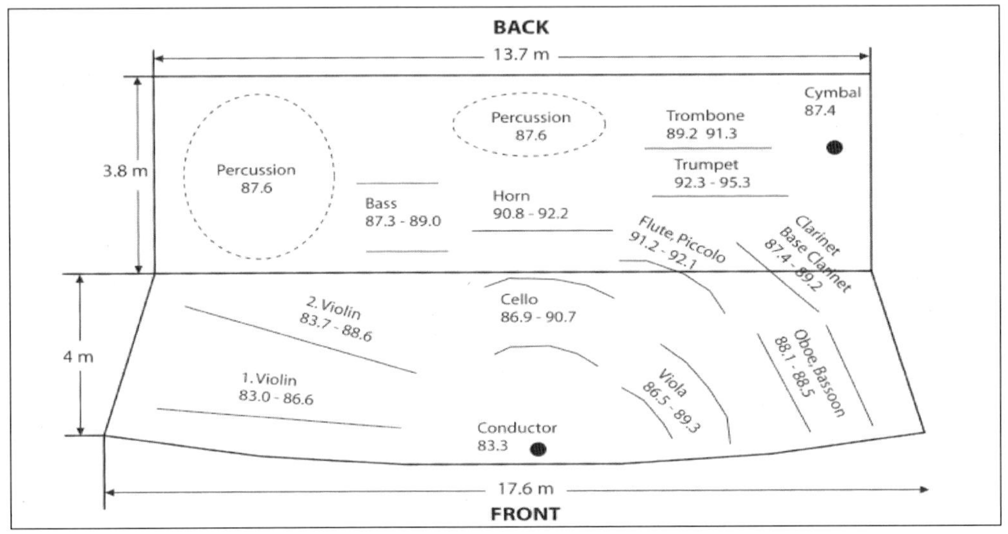

〈그림 3〉 나비부인(Madame Butterfly) 공연 시 악기 위치에 따른 음압수준(Lee 등, 2005)

〈표 2〉 악기에 따른 평균 소음수준과 연 노출 수준(Lee 등, 2005)

Instrument	Average L_{eq} (dBA)	L_{ex} (dBA)
Violin 1	83.9	75.7
Violin 2	90.0	81.8
Viola	87.3	79.1
Cello	86.4	78.2
Double Bass	86.3	78.1
Trumpet	92.7	84.5
Trombone	90.3	82.1
Horn	90.9	82.7
Piccolo/Flute	90.0	81.8
Clarinet/Bass Clarinet	87.8	79.6
Oboe/Bassoon	86.9	78.7
Percussion	85.2	77.0
Conductor	82.4	74.2
All instruments	88.1	79.9

18) 팝·록 음악가의 청력보호구 착용에 대한 연구(Schmuziger 등, 2006)

청력보호구 착용이 청력에 미치는 영향이 뚜렷함을 보고하고 있다.

19) 심포니 오케스트라의 청력 연구(Morais 등, 2007)

심포니 오케스트라의 음압은 법적 기준을 초과하며, 4kHz 청력손실은 연령에 따른 예측치보다 2배 관찰되며, 바이올린과 비올라 연주자는 좌측 귀가 우측보다 더 좋지 않은 청력역치 결과를 나타내었다.

나. 소음노출 수준과 비교한 음악가의 청력손실

이처럼 록 음악과 클래식 음악에 대한 많은 연구들은 소리 수준과 소음노출은 소음의 최소한계라 하는 85dB 수준을 넘어서고 있어서 음악가들이 청력손실의 위험에 처해 있음을 지적하고 있다. 그런가 하면 음악가들의 청력을 조사한 일부 연구들은 소리에 노출되지 않은 일반인들과 크게 차이가 없음을 주장하고 있다. 이에 대해 Lee 등(2005)은 이러한 연구들이 소음노출 수준에 대한 결과를 하루 8시간 작업하면서 주 5일 40년 근속한 경우의 결과와 비교하기 때문이라고 한다.

트리니다드 토바고에서 기름통을 악기로 사용하다가 개조되면서 새롭게 개발된 steelpan이라는 악기에 대한 연구(Juman, 2004)에서 연주자들의 소음노출 수준과 steelpan band 연주자들의 청력손실과의 관계를 밝히고 있다. 트리니다드 토바고에서는 1월 초에 축제기간이 시작되어 그 절정에서 steelband 경연대회가 열린다. 이 대회는 전국 최고의 steelband라는 영예를 얻기 위해 수많은 팀들이 경쟁을 하는데, 이 행사를 준비하기 위해 연주자들은 3개월에 걸쳐 매일 6~8시간의 연습시간을 갖는다. 이 대회 이외에도 steelband는 오케스트라의 형태로 연중 내내 공연이 이루어진다. 연주자 위치에 따라 10dB 이상의 차이가 있지만 어느 위치에서 어느 악기를 담당하든지 90dB 기준을 넘어서고 있다. 전체적으로 97.9dB(A)에서부터 110.7dB(A)에까지 이르고 있다. 청력은 10년 이하에서 난청자가 없었으나, 10~20년 경력이 되면 경도 난청자가 생기기 시작하고 20년 이상의 경력이 되면 경도와 중도는 많으며 심도의 난청도 발생하는 것으로 나타나고 있다. 그러나 소음노출 수준에 비해 청력의 손실은 낮게 나타나고 있으며, 그 정도에 있어서도 생각보다는 경미한 수준(20년 이상 연주자들 중에서 고주파에서 경도난청이 42%이며 정상이 25%였다)이라고 볼 수 있다. 현재의 소음노출 정도를 OSHA 기준인 8시간 90dB(A)와 비교해보면,

연습량을 최대 8시간씩 밴드 중심의 소음수준인 100 dB(A)에 노출된다면 1일 노출량은 400%에 해당되는 것이지만 3개월의 연습량은 1년 노출량에 비하면 1/4 수준(100%)이라 할 수 있다. 그렇다면 위의 경미한 수준의 청력손실은 정상적이라 할 수 있다. 그런데 Lee 등(2005)에서도 본 바와 같이 1년 노출 시간 3개월은 과소평가되었음에 틀림없다. 트리니다드 토바고에서의 steelband의 인기도를 고려하면 1년 연주시간을 현재의 500시간(8시간*1/4*250일)에서 1,000시간(6개월)으로 늘려 잡아도 무리가 없을 것 같다. 이 경우 100 dB(A)의 1,000시간이면 200%의 노출량이라 할 수 있다. 그렇다면 연주자의 청력손실은 오히려 이상할 정도로 낮은 수준이라 할 수 있다.

Toppilla 등(2011)은 헬싱키의 63명 오케스트라 연주가의 청력손실 위험을 ISO 1999 예측치와 비교하여 살펴본 결과, 거의 대부분 90dB(A) 이상 노출되어(<표 3>), 일부는 좌측의 청력역치가 높으나 양측성의 역치손실을 보이고 있었으며, 소음성 난청이나 노인성 난청처럼 고음역의 역치손실을 보이고, 특히 6kHz에서 가장 큰 역치를 보였다(<그림 4>). 노출 소음의 수준에 따른 연령을 보정한 상태에서 좌측 4kHz을 제외하고($p < 0.07$) 1~6kHz의 청력역치가 고소음군(Lex>100)에서 유의하게 높게 나타났다. Z-scoring을 이용하여 소음 비노출 인구집단과 비교한 음악가의 청력손실치는 3, 6kHz를 제외하고 예측치에 대응하였으나, 6kHz는 예측치보다 높게 나타났다(<그림 5>). 그리고 동일 소음의 노출 근로자 집단과 비교한 음악가의 청력손실치는 6kHz를 제외하고 2, 3, 4kHz 예측 손실치보다 작았다(<그림 6>).

〈표 3〉 오케스트라 연주가의 악기별 주간 노출 소음(Toppilla 등, 2011)

Orchestra	Instrument	$L_{eq,\ orc}$	T_{orc}	$L_{eq,\ own}$	T_{own}	$L_{eq,w}$
KS	Alto saxophone	95.9	30			95
KS	Baritone saxophone	93.6	30			92
KS	Baritone horn	96.2	30			95
KS	Bass clarinet	91.6	30			90
KS	Flute-piccolo	91.5	30			90
KS	Clarinet	92.4	30			91
KS	French horn	91.9	20	93.3	10	91
KS	Percussion Instruments	92.4	20	90.5	10	91
KS	Trombone	92.3	30			91
KS	Saxophone	95.4	30			94
KS	Conductor	95.4	30			94
KS	Conductor	82.5	30			81
KS	Trumpet	96.1	20	96.6	10	95
RSO	Viola	87	23	90.9	10	88
RSO	Bassoon	89.4	23	94	10	91
RSO	Flute	86.7	23	97.5	10	92
RSO	Clarinet	93.4	23	94.5	10	93
RSO	Contra bassoon	87.2	23	78.3	10	85
RSO	French horn	92	33			91
RSO	Oboe	87.9	33			87
RSO	Cello	90	33			89
RSO	Trumpet	92.05	33			91
RSO	Violin	86.4	23	85.7	10	85
TS	Viola	84.7	19	84.6	10	83
TS	Bassoon	87	29			91
TS	Flute-piccolo	92.8	29			91
TS	Clarinet-piccoloclarinet	89	19	93	10	89
TS	Double bass	83.1	29			82
TS	French horn	91.55	29			90
TS	Percussion instruments	88.5	19	95.2	10	91
TS	Oboe-cor anglais	86.3	29			85
TS	Cello	83.9	19	87	10	84
TS	Trumpet	91.8	19	95.4	10	92
TS	Violin	86.1	19	88	10	86

$L_{eq,\ orc}$ is the mean weekly exposure during group rehrearsals and performances. T_{orc} is the time spent in this activity. $L_{eq,\ own}$ is the exposure during personal rehearsals, and $L_{eq,\ w}$ is the total weekly exposure

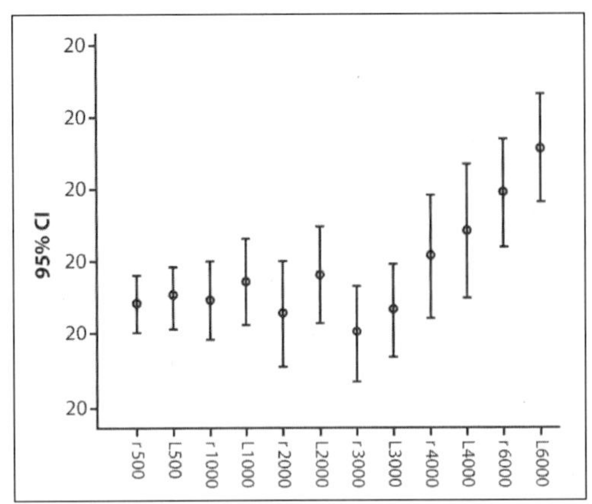

〈그림 4〉 주파수별 좌·우측의 청력역치
손실치(Toppilla 등, 2011)

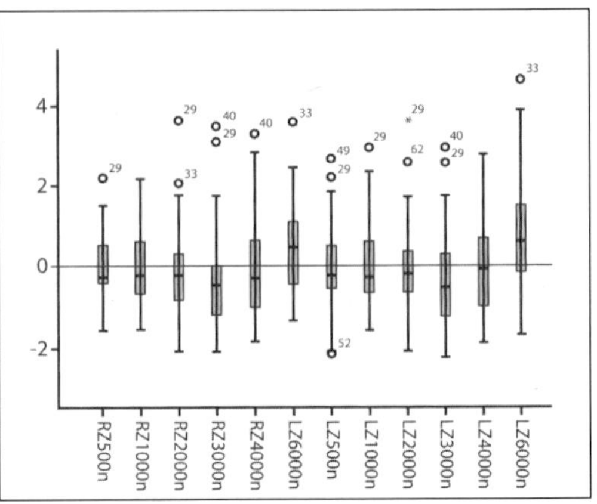

〈그림 5〉 비노출 인구집단과 비교한 음악가의
청력손실치(Toppilla 등, 2011)

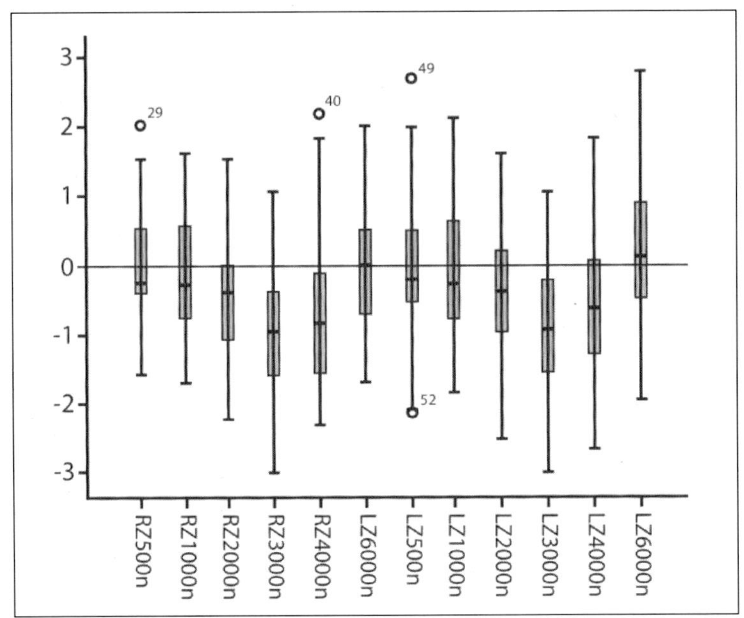

〈그림 6〉 동일 생애 노출 인구집단과 비교한 음악가의 청력손실치(Toppilla 등, 2011)

음악과 관련된 연주자들의 청력손실에 대한 연구를 보면 위의 결과가 반드시 예외라고
할 수만은 없다. 오케스트라 연주자 혹은 재즈, 록 음악 연주자들에 대한 조사에서도 노출
소음 수준은 청중들의 청력마저 위협할 정도로 심각하다고 하지만 연주자들의 청력검사
에서는 정상인이나 음악 경력의 시작 이전과 크게 다르지 않다는 보고도 많이 있다.
Kahari(2004)의 클래식 음악 연주자들을 대상으로 한 조사에서도 소음노출이 16년이 되었음에도 불구하고 청력의 악화는 나타나지 않았다. 그리고 클래식 음악과 록, 재즈 음악 연주를 대상으로 한 연구에서 전반적으로 청력이 잘 보존된 것으로 드러났다. 이러한 불일치에 대해 Kahari 등(2004)은 "록·재즈 연주자들은 노동자들에 비해 상황을 더 잘 통제하고, 스트레스를 적게 받으며, 더 정열적으로 생활하는 것으로 보고되었다"고 설명한다. 만약 연주자들의 심리적 요소가 물리적 소음 상황노출 상황을 극복할 수 있을 정도라면 이에 대한 체계적인 연구가 이루어져야 할 것이다.

3. 연주자에 있어서 소음 통제

소음 통제는 흔히 소음의 발생원에 대한 대응과 그 소음의 전달경로에 대한 조치, 그리고 소음으로부터 청취자의 격리라는 세 가지 차원에서 이루어지지만 연주자들의 경우는 이들 세 가지 중 어느 것도 적극적 대응이 어려운 상황이라 할 수 있다. 악기는 더 분명하고 맑은 소리를 내도록 해야 하고, 더 좋은 음악을 만들기 위해 연주자는 악기와 최대한 가까이 있어야 하며, 전달과정에 있어서는 본인뿐 아니라 청중들에게도 최대한 그대로 혹은 증폭이 이루어지기를 기대한다. 연주자가 피해야 할 소리라면 다른 연주자들의 연주음이라 할 수 있다. 이에 대한 조치들로는 다음을 들 수 있다.

첫째는 오케스트라의 뒷줄 연주자들의 자리를 올린다면 앞에 앉은 연주자에게 최소한의 피해를 입히고 청중에게 바로 전달될 수 있을 것이다. 문제는 그러한 공간이 있는가 하는 것이다. 둘째는 차단막을 설치하는 것인데 뒤에 앉은 연주자로부터 자신을 보호하기 위한 것이나 문제는 반사음을 최소화해야 하고 뒷사람의 시야를 가리지 말아야 하며 수십 명이 앉는 오케스트라 단원들의 자리들 사이에 그럴 만한 공간이 있는가 하는 것이다. 다행히 최근에 호주에서 비반사 차단막의 물질이 개발되었다(Lee 등. 2005). 뮤직 스탠드와 같은 모양이나 윗부분을 차단과 흡수를 동시에 할 수 있는 물질로 구성하여 평균 8~10dB의 소음감소 효과가 있으며 뒷사람에 대한 반사도 거의 없다고 한다. 세 번째로는 연주자에 대한 조절로서, 피하지 못할 경우가 아니라면 연습 중의 적절한 휴식 시간을 갖는 것이 위험을 저감하는 방법이 될 것이다. 네 번째로는 '음악용 청력보호구(귀마개)'의 사용을 권하는 것이다. 그 귀마개는 수평형 주파수 반응이 가능해야 하는데 음악소리의 변화를 최소화해야 하기 때문이며, 그러면서도 음악소리를 과하게 약화시켜서도 안 되기 때문이다.

이처럼 오케스트라 연주자들의 문제를 해결하기 위하여 다양한 시도-소리가 큰 관현악기 앞에 투명한 유리벽의 설치, 오케스트라 대형의 변화(부서 간의 높이 또는 자리 로테이션, 연주자 간의 간격 및 높이의 변화 등), 청력 보호구 사용, 기타 방법 등가 이루어지고 있으나 이러한 방법들이 충분히 효율성은 입증되지 못했으며 공연에 지장을 초래하기도 한다.

청력보존을 위해서는 이러한 장비들의 사용과 적절한 휴식을 위해 단원들에 대한 교육을 실시하여 자신들의 소음노출 상황을 인식하도록 하고 장비와 휴식의 필요성을 설득시켜 나가는 작업이 필요할 것이다.

4. 나가며

결론적으로 오케스트라 연주자들과 팝 음악가들에게서 소음성 난청의 증거들이 나타나고 있으며 이들은 큰 음악소리에 노출되고 있다는 것이다. 그러나 대부분 음악가들의 경우 대화 인지능력에 장애를 줄 만큼의 심각한 난청이 아니라는 것이다.

음악가의 노출 음압과 소음성 난청과 관련하여 정리하면, 산업장의 소음과 음악가의 음압 노출 수준은 질적·양적으로 다르지만 청력에 영향을 미치는 85dB(A) 이상의 노출 수준을 보이며, 음악가에서도 록 음악, 클래식 음악 및 합창 등 음악가의 직무 영역과 또 취급하는 관악·현악·타악기 등 악기에 따라 노출 수준은 차이가 있다. 음악가의 종사기간, 연주시간(연습시간 포함) 및 연주악기의 노출 소음수준에 따른 청력 예측치보다는 더 좋은 청력역치를 보이나 정상 인구집단 또는 대조군보다는 높은 청력역치와 난청 유병률을 보인다. 경도·중도의 감각신경성 난청으로 고음역의 청력손실을 보이는 소음성 난청의 소견을 보이나 연주 악기에 따라 일측성의 비대칭적인 청력(바이올린과 비올라 연주자의 경우 좌측 청력이 더 좋지 않음)을 보이고 또는 저음역의 청력저하(합창단원의 경우)가 나타날 수 있다.

음악가의 청력손실은 미묘한 법적 분쟁을 야기한다. 원래의 근로자 보상법은 생활력의 상실을 가져다주는 기능장애 정도의 산업재해의 경우에만 보상이 되어왔던 것이었다. 그러나 음악가의 경우 다른 사람들보다 전 주파수 영역대에서 더 뛰어난 청력을 가지고 있어야 하므로 청력손실은 악기 연주에 치명적일 수 있다. 따라서 근로자 보상법의 취지하에서 음악가의 청력손실에 대한 법적 보상이 새롭게 만들어져야 한다.

음악은 분명 소음이 아니지만 난청 예방과 음악가로서 중요한 청력보존 차원에서 본다면 연주자에 대한 보호가 시급하다고 할 수 있다. 그리고 아울러 음악도 소음의 일종이 될 수 있고 청력에 악영향을 미칠 수 있음을 연주자들 스스로가 인식하고 인정할 필요가 있다고 하겠다.

이는 다만 음악가의 난청뿐 아니라 가라오케, 뮤직 클럽 종사자 및 디스크자키(disc jockeys) 등 음악 관련 종사자와 헤드폰으로 카세트 청취를 하거나 이어폰으로 MP3를 청취하는 학생, 그리고 심지어 록 콘서트 또는 팝 콘서트에 단 1회 노출되어 나타난 청력손실 등 우리 주변 에 음악과 관련한 사례가 많아 주의를 요한다.

제26장 특수 종사자의 청력영향 — 용접공과 도장공

    산업기술의 발달에 따라 금속공작의 필수도구인 용접작업은 기술의 진일보를 거듭하여 많은 분야의 산업, 특히 선박, 자동차, 항공기, 철도, 건축, 화학, 전기 등의 공업에서 널리 이용되고 있으며 이와 더불어 용접공의 수적 증가도 동반되어 산업사회의 중요한 직종이 되고 있다. 이러한 용접공들의 수적 추계에 관한 보고서는 미국 60만 명, 유럽 50만 명, 일본 45만 명, 구소련에 200만 명의 전일작업(full time) 용접공이 있으며, 여기에 30%의 정시제 작업(part time) 용접공이 추가 종사하는 것으로 추정하고 있다. 대부분의 공업화된 국가에서는 용접공이 전 근로자의 0.5~2.0%로 집계되고 있어 이를 우리나라 전체 근로자들에 동일 비율로 추산하면, 수만 명의 용접공이 각종 산업에 종사하고 있음을 짐작할 수 있어 이들에 대한 건강관리에 더욱 관심을 기울어야 할 것이다.

    용접작업은 크게 용융용접과 비용융용접으로 구분되며, 열원의 종류 및 용접방식에 따라 용융용접에는 아크용접, Eletro Slag 용접, 전자흠용접, 레이저용접, 가스용접 등이 있고 비용융용접에는 저항용접, 압력용접, 납땜 등이 있다. 일반적으로 널리 사용되고 있는 것은 피복재를 도포한 용접봉을 전극으로 모 재료와의 전기아크열로 용융시키는 피복아크용접과 가스를 아크 주위에 흐르게 하여 용착금속을 보호하게 하는 가스아크용접이다.

    작업형태에 따른 용접봉, 용제, 보호가스의 종류에 따라 발생되는 용접흄과 가스 및 물리적 인자의 조성은 다양하다. 용접흄은 대개 산화철이 주종을 이루고 있으며, 이 외에도 납, 망간, 니켈, 구리, 아연, 알루미늄, 규산염, 티타늄 등이 함유되어 있고, 가스상 물질에는 일산화탄소, 질소산화물, 오존 등이 있다. 물리적 인자로는 전자파, 진동, 온열, 자외선,

적외선, 가시광선 등을 들 수 있다. 이러한 유해인자의 노출로 인한 산업보건 관리상 문제가 되는 것은 강렬한 광선에 의한 안장애, 비산에 의한 화상, 화재, 폭발, 전기충격 등의 재해성 질환뿐만 아니라 일산화탄소, 질소산화물, 오존 등의 가스와 용접 시에 발생하는 분진, 흄의 흡입으로 인한 금속열, 용접공폐증, 폐기종, 천식, 만성기관지염 등의 급만성 호흡기질환과 모재, 용접봉, 피용접물의 피막 도료의 성분에 따른 유기용제 중독과 납, 크롬, 카드뮴, 망간 등의 중금속 중독 등이 있으며, 최근에는 암 발생의 위험도 높은 것으로 보고되고 있다.

실제 조선업종 근로자에서는 취부(shipfitting), 사상(grinding) 등 소음에 노출되는 근로자뿐만 아니라 용접작업으로 인한 소음 수준도 용접의 종류, 방법에 따라 다르지만 소음관리 수준을 초과한다. 김규상 등(2002)의 연구에서 조선업의 공정 또는 직종별 소음노출 수준(시간가중평균음압수준)을 보면, 사상 94.9dB(A), 취부 90.5dB(A), 절단 87.3dB(A), 용접 86.4dB(A)로 도장을 제외하면 85dB(A)를 초과하고, 시료 수에서 약 2/3가 85dB(A)를 초과하고 있었다(<그림 1>). 2008년 상하반기 50,037개 사업장의 소음 작업환경측정 자료를 분석한 결과, 선박건조수리업의 8시간 90dB(A)의 노출기준 초과율은 23.7%, 평균 노출 수준은 88.82dB(A), 1/4~3/4 분위수값인 25%~75% 범위값은 87.20~90.72dB(A)이었다(김규상 등, 2010). 이는 김준연 등(1986)의 제조업 산업장의 소음 작업환경 실태에 관한 조사 연구에서 12개 업종 가운데 평균 소음수준이 가장 높은 선박건조 및 수선업의 95.6dB(A)보다 낮은 수준으로 이전 연구자들의 성적에 비하면 소음 수준이 감소되어 그간 소음 공정에 대한 관리개선, 사용기계의 대치, 방음벽 설치 등의 방법으로 부단히 소음 환경을 개선해왔으나 여전히 높은 소음 수준을 유지하고 있다고 볼 수 있다.

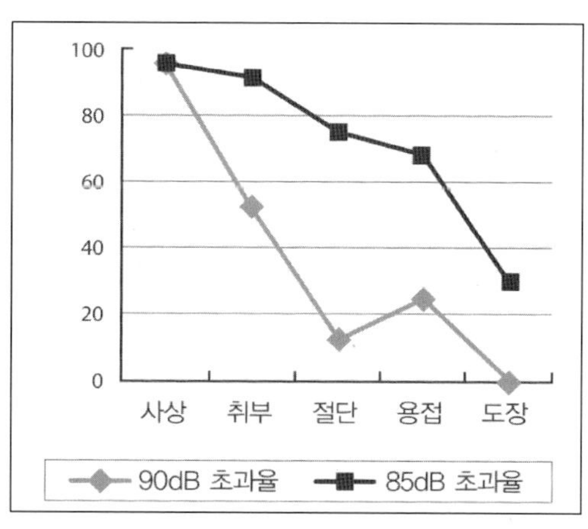

〈그림 1〉 조선업체 직종별 소음노출 초과율

　조선업에서 용접작업자의 소음노출 수준은 85dB(A)을 약간 상회하지만, 용접작업의 용접종류와 방법에 따라 소음수준은 매우 다르다(<표 1>).

〈표 1〉 용접작업의 종류에 따른 소음노출 수준(Bartlett, 1987)

용접 종류	방법	소음 수준
Gas Welding	size 3 nozzle: 5mm steel plate	84dB(A)
	size 4 nozzle: 5mm steel plate	92dB(A)
	size 5 nozzle: 5mm steel plate	97dB(A)
	size 6 nozzle: 5mm steel plate	103dB(A)
Stick(shielded metal arc) welding	150A; AC; Ti VIIIs rod electrode; core diameter 4mm	86dB(A)
	180A; AC; Ti VIIIs rod electrode; core diameter 4mm	84dB(A)
	slag chipping on plate	105dB(A)
	110A, core diameter 3.25mm, pipe, including slag chipping	92dB(A)
	200A, core diameter 4mm, fillet weld, including slag chipping	96dB(A)
MIG	mixed gas shield; 300A; wire diameter 1.2mm; spray arc, steel	97dB(A)
	CO2 shield; 100A; wire diameter 0.8mm; short arc	91~95dB(A)
	pulsed arc(100Hz); 200/300 A; wire diameter 1.6mm; aluminium	95dB(A)
	200A; wire diameter 1.6mm; aluminium	102dB(A)
	100A; rod diameter 2.4mm; DC	65dB(A)
	60A; rod diameter 2.4mm; AC	74dB(A)
Flame cutting	acetylene; nozzle 10~25mm; pipe; 6mm wall thickness	88dB(A)
	propane, 10mm plate	95dB(A)
Plasma cutting	100A; 10mm steel plate	98dB(A)
	copper sheet	100dB(A)
	aluminium sheet	up to 100dB(A)
	thick workpiece	up to 100dB(A)
Arc air gauging		103dB(A)
Gringing, manual grinding		105dB(A)
Dressing, needle hammer		103dB(A)

　이처럼 조선업의 소음 수준은 사상, 취부, 절단, 용접 및 도장의 순으로 타 연구자들의 성적과 마찬가지로 철을 주로 취급하는 공정과 무겁고 시끄러운 소리를 발생하는 기계가동작업 공정 등에서 주로 소음 수준이 노출기준을 초과하고 있었다. 그리고 조선업 각 공정 중 높은 소음 수준에 노출되는 사상 및 취부 외에 용접과 도장 업무 또는 직종의 근로자들은 노출기준인 90dB(A) 미만 수준이지만 청력에 영향을 미치는 80dB(A) 이상의 소음에 노출되고 부가적으로 청력에 영향을 미치는 직업성 이독성 물질인 각종의 중금속과 유기용제에 노출되어 소음성 난청의 형태와 유사한 감각신경성 난청 발생 위험으로 작용

할 수 있다.

조선업체는 용단·용접, 사상·연마, 도장, 조립(취부) 등 매우 다종다양한 직종의 작업자가 소음, 유기용제, 중금속 등 각종 유해환경에 노출되어 직업병 발생 및 기타 건강장해에 대한 위험성이 매우 크다. Weclawik 등(1983)의 1968~1979년 동안 717명의 폴란드 조선업체 직업병자에 대한 역학적 연구 결과를 보면, 용접공에서 45.9%의 진폐(용접공폐증), 연마 작업자의 78.5%의 직업성 난청, 도장공에서 44.6%의 피부질환 등 전형적으로 직종 관련 노출 유해요인과 직업병의 관련성을 보이고 있으며, 40세 이상에서 그 이하의 연령에서보다 6.5배 직업병 유병률을 보여 연령, 노출기간의 직업병 발생의 직접적인 영향을 보여주고 있다.

조선업에서의 소음노출은 타 업종과 달리 조선업의 특성상 충격소음과 진동 등의 복합적 노출이 지속적인 소음노출에 더불어 영향을 미친다. 이와 관련된 연구로 소음노출 수준이 비슷한 조선업 근로자와 산림요원 간의 충격소음 및 소음과 진동의 동시 노출 중 감각신경성 난청의 발생에 영향을 미치는 요인을 살펴본 Starck 등(1988)의 연구가 있다. 충격소음의 노출빈도가 높은 조선업 근로자에서 감각신경성 난청이 많았는데 이는 동일한 에너지양(수준)에서는 충격소음이 더 청력에 영향이 크다고 한다. 실제 소음노출량, 혈압, 흡연, 군 경력, 이과적 병력 등 개인적 위험요인을 보정한 상태에서 산림 목재절단 작업자보다 조선업 근로자에서 3배 정도 큰 충격 소음으로 이질환에 3배 이상 이환되어 있음을 보고하고 있다(Pekkarinen과 Starck, 1990). 그리고 또 동물실험에서 소음과 함께 진동 노출은 소음 단독으로 노출 시보다 10dB의 일시적 역치변동을 야기하였으며(Hamernik 등, 1981), 사람에서는 1~4kHz에서 5dB 정도의 청력역치를 증가시켰다(Yokoyama 등, 1974).

이러한 소음성 난청 외에 조선업의 경우 외이를 통한 고막 등의 직접적인 손상으로 초래되는 외상성 난청의 문제가 있다. 과거 이과적 병력에 있어서는 직종 간의 유의한 차이는 없었으나 용접 작업자에서는 특히 고막 손상의 과거병력이 10명으로 가장 많았다. 이는 고막운동성 계측 검사의 분류에 따르면 용접과 취부 작업자에서 B형(고막천공형)이 타 직종에 비해 높게 나타났다는 점으로 확인되었다. 용접 작업자의 경우 0.5~2kHz에서의 청력역치가 고소음노출 작업자인 취부·사상 작업자보다 더 높게 나타난 점은 용접 작업자에서의 소음노출 이외에 이러한 직접적인 외상성 난청의 위험으로 인한 영향을 고려해볼 수 있다. 실제 용접작업 중 용접불꽃의 화상으로 인한 고막 및 중이장애는 매우 드물지만 1953년 Beselin에 의해 보고된 이래 Griffin(1979), Stage와 Vinding(1986), Lukan 등(1991)

의 외국에서의 보고가 있으며 국내에서도 용접공에서 발생한 용접불꽃에 의한 고막천공 증례(김규상과 정태기, 1999)가 있다. 이는 거의 대부분 어떤 특정한 작업 자세에서 용해된 금속이 외이도를 통과하여 고막에 닿아 화상을 일으키며, 화상을 입은 조직은 열 응고에 의한 괴사와 조직 내 혈관의 손상에 기인한다. 또한 금속물질이 고막과 중이강에 이물질로 남아 있거나 또는 내이의 외상성 열성 파괴와 안면신경마비(Frenkiel과 Alberti, 1977; Panosian과 Dutcher, 1994)를 일으키기도 한다. 주로 제강, 고로, 주조, 압연 작업 시에 용해된 금속의 불꽃과 용접작업에 주로 기인한다. 용접공에서의 이 손상의 위험은 좁은 공간에서 머리 위로 작업을 하거나 다른 용접공과 인접하여 작업을 하는 경우에서 거의 대부분 발생한다.

조선업체 근로자의 직종에 따른 유해요인 노출은 특이적인 직종-직업성 질환의 관계를 갖지만, 또한 용접공과 도장공 등의 직종에서 노출되는 유해요인의 복합적 노출과 소음 이외 중금속과 유기용제 등 화학물질에 의한 직업성 난청의 가능성이 상존한다. 작업장에서의 산업화학물질에 노출되어 나타나는 청력손실은 논란이 있지만 다양하고 복합적이다. 청력손실을 가져올 수 있는 산업용 이독성 물질 중 중금속으로는 비소, 코발트, 납, 리튬, 수은, 망간 등과 화학물질로는 시안화합물, 벤젠, 아닐린 염료, 요오드, 일산화탄소, 이황화탄소, 톨루엔, 스타이렌, 디메틸 설폭사이드, 메틸수은, 사염화탄소 등이 있다. 조선업에서는 이와 같은 화학물질에 노출될 위험성이 큰 작업으로는 용접작업 시의 중금속과 도장작업 시의 유기용제가 있다. 또한 조선업의 특성상 소음에의 복합노출로 인해 용접공과 도장공에서의 화학물질과 소음의 상승작용으로 인한 청력손실의 가능성을 전혀 배제할 수 없을 것이다.

김규상 등(2002)의 연구에서도 취부, 사상의 고소음노출 작업자뿐만 아니라 용접, 도장 작업자에서 소음성 난청을 포함한 직업성 난청의 높은 위험을 보여주고 있다. 청력 측정 결과 우측 귀의 경우 정상역인 10dB 이하 67명(15.5%), 11~26dB 270명(62.5%)이었으며, 경도 난청인 27~40dB이 81명(18.8%), 중등도 난청인 41~55dB이 7명(1.6%), 중등고도 난청인 56~70dB이 5명(1.2%), 고도 난청인 71~90dB이 2명(0.5%), 농인 91dB 이상은 없었다. 직종별 청력역치는 우측 평균 청력역치로 취부 21.00dB, 용접 19.84dB, 도장 17.21dB, 사무관리직 15.48dB의 순이었으며, 용접 작업자에서 우측 귀가 정상역인 경우는 90명(72.0%), 취부 작업자는 80명(66.1%), 도장 작업자는 55명(84.6%), 사무관리직 근로자는 112명(92.6%)으로 취부>용접>도장>사무관리직 순으로 난청자가 많았다. 난청의 가장 큰 요인이 소음이지만 다른 화학물질 노출에 의한 영향을 시사하고 있다.

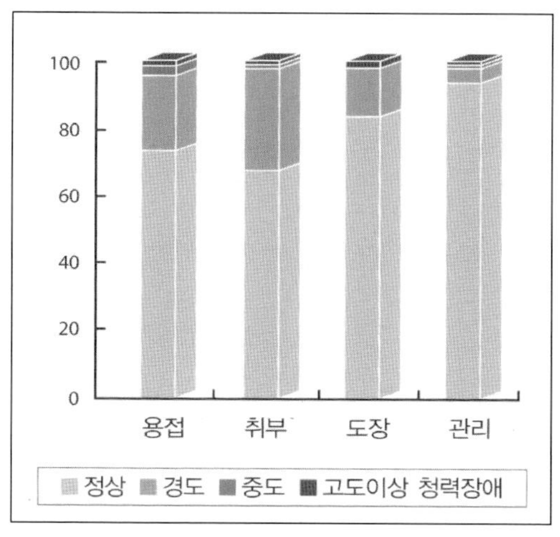
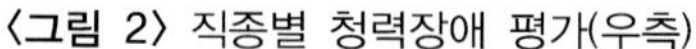

〈그림 2〉 직종별 청력장애 평가(우측)

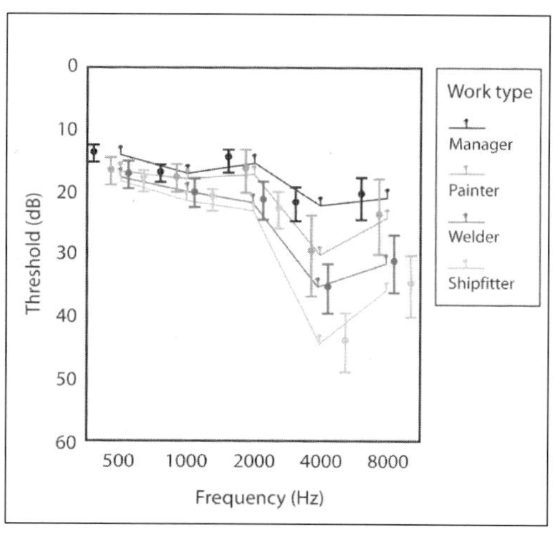

〈그림 3〉 직종별 청력역치(95% CI)(우측)

　도장작업은 용도와 도장방법에 따라 다르겠지만 지방족 및 방향족 탄화수소, 할로겐화 탄화수소, 케톤류, 알데히드류, 알코올류, 에테르류 등 유기용제에 노출된다.

　근로자를 대상으로 한 연구로 4명의 증례 보고를 통해 유기용제와 소음에 동시에 노출된 군에서 단순히 소음에 노출된 군에 비해 감각신경성 난청의 정도가 심하다고 보고하였다. Barregard와 Axelsson(1984)은 도장공의 난청 사례를 보고하였다. 사례 1은 48년 동안 주택 도장과 조선소 도장공으로 유기용제에 노출되었으며 20년 동안 근처에서 그라인딩과 정작업(chiseling)으로 소음에 노출되었다. 현저한 피로감과 건망증을 나타냈으며, 잠재적인 말초신경장애의 소견도 보였으며, 유기용제 노출에 의한 만성 정신신체장애를 앓는 것으로 생각되었다. 청각검사 결과 감각신경성 난청을 보였고 어음변별력은 심하게 손상되었다. 사례 2는 37년 동안 집과 조선소 도장공으로 통조림공장에서 6년, 그리고 조선소에서 5년 동안 소음 환경에 노출되었다. 유기용제에 의한 중추 또는 말초신경장애는 없었다. 청각검사 결과 현저한 감각신경성 난청을 보였고, AR(청각 반사)는 단지 250과 500Hz의 왼쪽 귀에서 반대 측(contralateral) 자극 음에 유발되었다. 오른쪽 귀에 손상된 어음변별력을 보였으며, ABR검사에서 왼쪽 귀에서 연장된 잠복기를 보였으며, 오른쪽에서는 반응이 없었다. 사례 3은 27년 동안 저-중도 유기용제 노출의 집 도장공으로, 1년 동안 조선소 도장공으로 현저하게 유기용제에 노출되었다. 유기용제 관련 신경손상은 가지고 있지 않았다. 청각검사 결과 감각신경성 난청을 보였고 어음변별력은 저하되어 있었다. 사례 4는 20년 동안 집 도장공으로 중등도의 유기용제에 노출되었다. 병기정비공으로 군 복무 기간 동안 소음에 노출되었다. 세 달 동안 하루에 두 번 5분간 제트비행기가 출발하는 근처에 거주하였다. 유기용제 관련 신경손상은 가지고 있지 않았다. 청각검사 결과 감각신경성 난청을 보였고 어음변별력은 중도로 감소되어 있었다. 이들 네 사례에서 청력손실은 소음 노출에 대해서 그리고 건설이나 조선소 환경에서 다른 작업자들과 비교하여 기대된 것보 다 아주 더 현저하였다. 이것은 유기용제와 소음 사이의 상호작용을 환기시킨다.

위에 기술된 4명의 도장공 중 3명은 조선소 도장공으로 도장작업 중 소음에 노출되었다. 조선소 도장공 30명에 대한 조사에서 소음과 용제 모두 노출된 도장공들이 소음에만 노출 되므로 기대되는 것보다 더 현저한 청력손실을 보이며, 그 양상은 전형적인 소음성 난청의 양상을 나타내었다(Barregard와 Axelsson, 1984). 김규상 등(2002)의 연구에서 화학물질에 의 한 청각학적 장애를 정량적으로 보지는 못했지만 노출에 따른 직종으로서 비록 80dB(A) 내 외의 소음에 노출되나 유기용제 등 화학물질에 노출되는 도장 작업자군이 비노출군보다 높은 청력장애율과 2~8kHz에서의 높은 청력손실률을 나타내고 있었으며, 4kHz에서 화 학물질 단독 또는 소음에 부가적인 청력 영향이 있음을 보여주고 있다. 이 연구에서처럼 조선업에서 취급되는 페인트, 희석제 및 경화제에 유기용제 성분으로 중추신경장애를 유 발할 수 있는 xylene 등 방향족 탄화수소가 많으며, 페인트에 함유된 안료에는 lead chromate 와 zinc potassium chromate가 주로 사용되고 있어 크롬과 납 등 중금속을 포함하고 있어 주 의를 요한다(신용철과 이광용, 1999).

이와 같이 화학물질에 의한 청력 영향을 간접적인 직종 특성으로 제시하였지만 외국에 서는 동물실험연구만이 아니라 최근에 화학물질에 노출된 인간에 대한 청각학적 영향을 밝혀내고 있다. 우리나라 신혜련 등(1997)의 연구에서도 톨루엔, 메틸에틸케톤, 메틸이소 부틸케톤 등 혼합 유기용제에 폭로된 비디오테이프 제조공장 근로자에 대한 청력검사 결 과 비노출군에 비해 기도 골도 청력 모두에서 평균청력역치가 더 높게 나타났음을 보고 하고 있다. 금속제품 제조업체 근로자를 대상으로 유기용제 노출이 직업적 청력손실에 미 치는 영향을 살펴본 이지호 등(2000)의 연구에서는 소음노출군과 소음, 유기용제 동시 노 출군을 비교한 결과 500~2,000Hz까지는 거의 차이가 없었고, 4,000Hz에서는 평균 2.6dB, 8,000Hz에서는 평균 3.1dB 정도로 유기용제와 소음에 동시 노출된 군에서 청력역치가 높 게 나타났다. 이는 유기용제에 의한 영향으로 추정되며 유기용제의 영향이 고음역에서 먼 저 시작된다는 보고와 일치하는 소견으로 보았다.

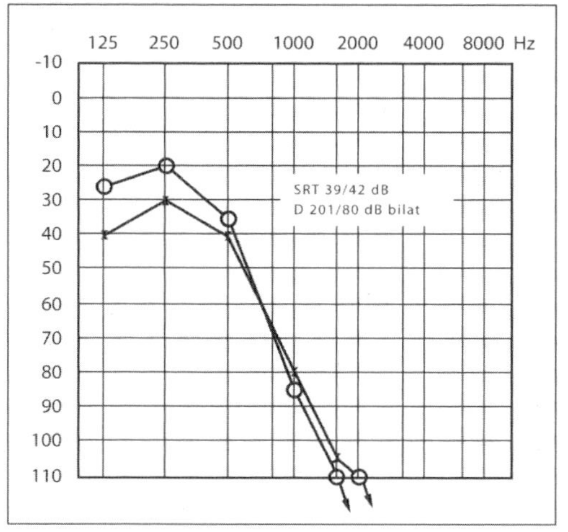

〈그림 4〉 사례 1(Barregard와 Axelsson, 1984)　　〈그림 5〉 사례 2(Barregard와 Axelsson, 1984)

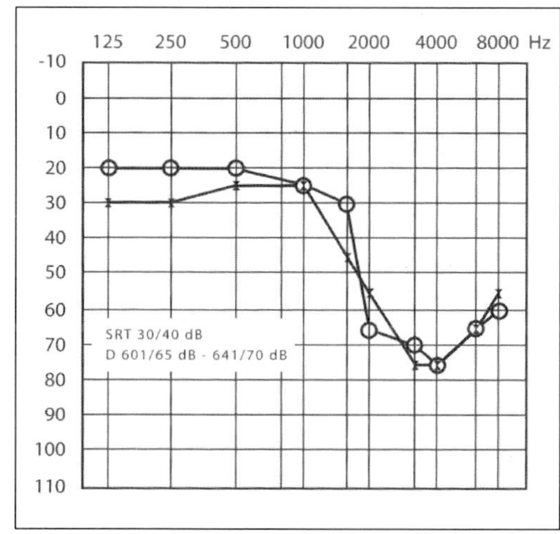
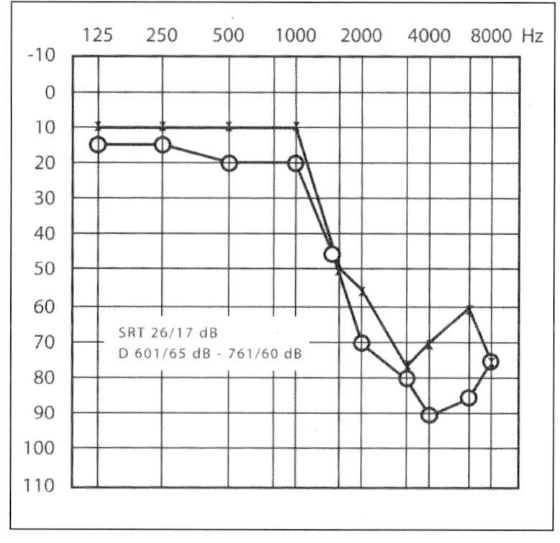

〈그림 6〉 사례 3(Barregard와 Axelsson, 1984)　　〈그림 7〉 사례 4(Barregard와 Axelsson, 1984)

유기용제의 이독성에 관한 논란에 대해 Morioka 등(1999, 2000)은 근로자를 대상으로 한 역학적 연구의 대부분에서 소음과 유기용제의 농도가 실험실적 연구에 비해 상대적으로 낮을 뿐만 아니라, 통상적인 순음청력검사기기를 이용하여 500Hz에서 8,000Hz까지 주파수별 청력역치를 측정하였으므로 유기용제의 이독성 영향이 나타나는 8,000Hz 이상의 고주파수 영역에 대한 영향을 충분히 반영하지 못했기 때문인 것으로 보고하면서 고주파수 영역의 청력손실을 검사하기 위해 청력상한치를 이용할 것을 제안하였다. 이에 이지호 등(2004)은 선박제조업 근로자를 대상으로 청력상한치를 이용한 복합유기용제의 이독성 연구에서 추정된 평균 청력상한치는 사무직이 13,882Hz, 현장지원자가 13,930Hz, 도장공이 13,322Hz로 사무직과 현장지원직에 비해 도장공에서 낮게 나타났으며, 통계학적으로 경계역의 유의성을 나타내었다(p=0.069).

대부분의 연구에서 단일 유기용제에 노출되는 경우보다 두 가지 이상 동시에 노출되었을 때 청력저하의 정도에 미치는 영향이 커지며, 서로 상가적 또는 상승적으로 작용하는 것으로 보고되고 있다.

유기용제가 청각기관과 청각전달경로에 영향을 미치는 이론적 가설은 다음과 같다. 첫째, 세포 내 항상성과 칼슘이온의 분포에 혼란을 초래하여 세포막 사이의 전위를 저하시키고, ADP 인산화를 방해함으로써 외유모세포를 위축시키게 된다. 이러한 변화는 와우의 기저부부터 침범되어 고음역의 청력손상을 초래한다. 둘째, 세포막인지질 대사에 영향을 주어 외유모세포와 섬모의 안정성을 저하시키고 세포막구조에 변화를 초래하거나 space of Nuel에 칼륨을 축적시키는데 주로 스타일렌에 의한 변화를 설명하는 기전이다. 셋째, GABA(gamma-amino benzoic acid)와 같은 신경전달물질과 길항작용으로 그 작용을 방해한다. 넷째, 신경미세섬유의 변화를 초래하여 응축시키고 신경 전달속도를 저하시킨다. 다섯째, 이황화탄소와 같은 물질에 의해 2차적으로 혈관 및 혈액순환에 지장을 초래한다(Bilski, 2003).

제27장 소음노출로 인한 업무 관련성이 높은 직업성 난청 사례

직업성 난청은 근로자가 노출되는 환경으로 인해 난청이 발생한 것으로 그 정도는 경도에서부터 심지어 전농까지 발생할 수 있고, 난청의 유형은 전음성, 감각신경성 그리고 혼합성 난청의 모든 형태가 가능하다. 직업성 난청의 경우에는 양측성으로 오는 것이 일반적이지만 편측성으로 올 수도 있다. 원인에 따라서는 소음성 난청이 가장 대표적이나 그 외 주로 중추신경 독성의 특성을 갖는 여러 산업화학물질에 의한 이독성 난청, 음향외상성 난청, 이상기압으로 인한 난청, 외상성 난청으로 분류할 수 있다. 그리고 노출 소음 수준, 발생시점과 관련하여 소음이 원인으로 추정되는 돌발성 난청을 들 수 있다. 돌발성 난청은 일반적인 정의대로 원인불명이나 과거 청력역치 수준, 작업 시의 소음노출 수준, 청력손실의 발현 시간, 청력손실 발생 시점에서의 진찰소견과 청각검사 결과 및 그 외 원인의 배제를 통해서 소음에 의한 것인지를 추정할 수 있을 것이다.

소음성 난청의 업무상 재해 인정기준은 연속 음으로 85dB(A) 이상의 소음에 노출되는 작업장에서 3년 이상 종사하거나 종사한 경력이 있는 근로자로서 한 귀의 청력손실이 6분법으로 40dBHL 이상이 되는 감각신경성 난청의 증상 또는 소견이 있을 것으로 정하고 있다. 근로복지공단의 실무적인 차원에서 요양신청 대상의 여부와 업무상 질병의 판단에서 1) 산업위생학적으로 소음노출의 위험성이 없다는 판단에서 배제된 경우로 가) 비소음 부서로 전출(작업전환)되어 장기간이 지나거나, 나) 작업환경측정 대상작업장인 강렬한 소음이 발생되는 옥내작업장에 해당되지 않아 작업환경측정을 전혀 하지 않거나, 다) 소음에 대한 작업환경측정이 이루어졌다 하더라도 연속 음으로 85dB(A) 이하인 경우에 일차적으로 업무상 질병으로서의 소음성 난청의 위험성을 낮게 보는 경우가 많다. 그리고 2) 산업의학적으로 소음성 난청의 인정기준에 미치지 못한 경우로 가) 소음에 노출되는 작업장에서 3년 이상 종사하지 못한 경우에서 발생한 소음성 난청, 나) 한 귀의 청력손실이 40dBHL 이상이 되는 감각신경성 난청으로서 순음청력검사 결과 기도 청력역치와 골도 청력역치 사이에 뚜렷한 차이가 없어야 하며, 청력장해가 저음역보다 고음역에서 큰 아주 전형적인 소음성 난청만을 대상으로 하여 비전형적인 소음성 난청인 경우의 업무상 질병으로서 관련성을 무시할 수 있다.

이 연구는 음향외상을 일으킬 정도의 강력한 충격음은 아니지만 소음이 원인으로 추정되는 돌발성 난청이나 소음으로 인한 감각신경성 난청과 중이질환이 병합된 혼합성 난청, 작업환경 측정이 되지 않거나 또는 85dB(A) 이하로 추정되는 사업장 근로자의 감각신경성 난청 등을 진단받아 업무 관련성 또는 소음노출과의 연관성에 대한 역학조사가 의뢰되어 조사한 사례이다.

이와 같은 비전형적인 소음으로 인한 난청을 고찰하고, 또한 주기적인 소음 작업환경 측정과 청력검사가 수행되지 않았더라도 업종·직종을 파악하고 노출 소음의 수준을 평가함으로써 난청의 업무 관련성을 판단할 수 있을 것이다.

1. 조사방법

사례는 안전보건공단 산업안전보건연구원에 최근 2010~2011년 기간 동안 근로복지공단으로부터 난청의 업무 관련성 평가를 위한 역학조사 사례로서 요양 및 장애보상을 신청하기 위한 검사 자료로부터 청력역치, 난청의 발생 양태와 난청의 정도 및 유형 등을 파악하고 필요한 경우 대학병원 이비인후과에 특진을 의뢰하여 진찰, 특수청각검사, 평형기능검사, 방사선검사, 임상화학적 검사 등을 시행하여 선행 이질환, 두경부 이상, 이독성 물질의 복용, 내이염 등의 비직업성 원인을 감별하였다. 사례는 개별 근로자의 과거 및 현 직업력, 군 경력, 과거 이질환력 및 기타 병력, 그리고 소음노출력을 조사하였다. 작업장의 지역소음 측정은 1.2m 높이에서 dB(A) 특성치의 평균소음과 최대치를 Brüel & Kjær사의 sound level meter(type 2260)로 측정하였으며, 개인 소음노출 평가는 동 작업자의 작업시간 동안 귀 위치에서 Larson Davis사의 noise dosimeter(spark 706)로 측정하였다.

난청의 발생 양태로서 소음으로 추정되는 급성 돌발성 난청과 장기간의 소음노출로 인한 영구적 난청으로서 감각신경성 난청, 개인의 과거 이질환력으로 인한 혼합성 난청으로 구분하고, 업종은 주요 소음노출 업종·직종으로서 건설업, 광업, 제조업, 운수업, 농수산 물가공업, 서비스업 등으로 구분하여 사례를 기술하였다.

2. 사례

사례 1

근로자 Y(남, 29세)는 2007년에 에어컨 컴프레서 부품 제조회사 D사업장에 입사하여 생산기술팀에서 근무하였다. 연삭기 설비 고장으로 2010년 8월 3일 오전 10시경 각종 공구를 이용하여 여러 번 분해 조립하는 과정에서 해머로 두드리는 작업을 하면서 강한 충격음에 노출되어 밤새 수리를 하였지만 고치지 못하였다. 다음 날 아침 6시에 퇴근하고, 4일 오후 1시부터 다시 작업을 하면서 오후 7시경 외부 설비 수리업자에게 문의하였으나 불가능하다는 통보를 받고 밤 8시에 다시 수리작업을 하였다. 5일 새벽 5시까지 여러 번 분해 조립하면서 해머와 망치질을 하며 아침 8시경에 수리를 완료하였다. 3일부터 매일 1시간 정도 강한 충격음에 노출되어 5일 정상 근무를 하였으나 두통과 멍한 느낌이 있었고, 7일 새벽 어지러운 증상과 심한 구토가 있어 H병원에 내원하여 '좌측 돌발성 난청, 이명, 어지러움증'을 진단받았다. 순음청력 검사상 평균역치(6분법)가 우측/좌측 4.2/31.7dBHL로 일측성 청력손실을 확인하였다.

연삭기 수리작업 시의 해머 사용을 재현하여 노출 소음을 측정하였다. 일상작업 시의 작업장 내 소음은 83.4dB(A)이었으며, 해머작업 시의 소음수준은 108.8dB(A)(Lmax 120.8dB(A), Lpeak 133.7dBSPL)이었다.

근로복지공단의 수진 자료상 2009년 청력검사에 이상 없음이 확인되었고, 그 외에 다른 병력은 없었다.

사례 2

근로자 S(남, 51세)는 레미콘 트럭 소유주의 1인 개인사업자로 W레미콘과 2007년부터 계약하여 시멘트 운송업에 종사하고 있었다. 2010년 3월 7일에 레미콘 트럭 믹스 안에서 믹스 벽면에 붙어 있는 폐시멘트를 제거하기 위해서 드릴(브레이커)과 망치를 이용하여 작업을 한 후에 밖으로 나오는 순간 현기증이 나고 귀에 소리가 났다. 동료들이 시간이

지나면 자연적으로 호전된다고 하여 당일 약국에서 약을 지어 먹고 현기증은 호전되었으나 이명과 난청은 지속되어 2010년 4월 21일 S이비인후과와 5월 7일 W이비인후과에서 돌발성 특발성 난청을 진단받고, 6월에 D병원에서 3회 순음청력검사에서 감각신경성 난청(우측 93.3dBHL, 좌측 35.8dBHL)을 진단받았다.

폐시멘트 제거 업무는 오래된 차량인 경우에는 1년에 1회 시행하고, 신차의 경우에는 3년에 1회 시행한다. 근로자 S는 2010년 3월에 처음으로 폐시멘트 제거 업무를 하였는데, 이 작업 시에 높은 소음에 노출되었으며 3월 7일 아침 9시부터 14시까지 5시간 동안 쉬지 않고 제거 업무를 하였다. 당시의 폐시멘트 제거 작업을 재현하여 소음을 측정한 결과, 일반 옥외 공간에서 드릴작동 시의 소음은 103.8dB(A)이었으나 믹스 안에서의 개인 소음노출 수준은 113.6dB(A)(Lmax 123.3dB(A), Lpeak 145.3dBSPL)로 더 높았다.

사례 3

근로자 L(여, 45세)은 2008년 10월 1일 H사업장 D지점에 계약직 계산원으로 입사하여 현재까지 계산원으로 일을 하고 있다. 2008년 10월 10일 강동구 H체육문화센터 실내체육관에서 개최된 한마음 체육대회에 참가한 후 귀의 충만감과 잘 안 들리는 증상을 느껴 다음 날 2008년 11월 11일 Y이비인후과에서 검사한 결과 돌발성 특발성 난청으로 진단받았다. 진단 후 고용량 스테로이드제를 복용하면서 재해 4일 후에 검사한 순음청력검사에서 6분법상 48.3/65.8dBHL(좌/우)의 청력손실이 있었다.

매장 내에서는 안내방송과 배경음악 정도의 소음에 노출되나 소음성 난청을 발생시킬 정도의 소음에는 노출되지 않았다. 체육행사를 진행한 D사업장에 방문하여 당시 사용한 것으로 추정된 스피커(사운드 브릿지 5125)의 소음을 측정하였다. 사운드 브릿지 5125 하나의 스피커는 1,200W 용량을 가지고 있고, 앰프 QSC 1709의 용량은 500W로 스피커 두 개를 사용 시 앰프의 최대 용량은 2,400W이었다. 스피커의 소음을 측정하기 위해 체육 행사 때 이용한 음악을 그대로 재현하기는 어려웠으나, 그와 비슷한 장르의 음악을 재생시키고 소음을 측정하였다. 스피커 음원으로부터 7m 거리에서 소음을 측정한 결과 평균음압은 97.7dB(A), 최고치(Lpeak)는 122.7dBSPL이었다. 체육 행사 최소 4시간 이상 동안 95dB(A) 이상인 평균 97dB(A)의 소음에 노출되었고 음원의 종류에 따라 달라질 수 있으나 간헐적으로 충격음 120dBSPL 이상의 최고음에 근로자가 노출되었다고 추정할 수 있었다.

근로자 L은 평소 건강하였으며, 재직 전인 2005년과 2008년 일반건강검진에서 청력은 정상 진단을 받았다. 고혈압, 당뇨 등 기저 질환도 없었다. 과거력상 이질환력, 약물 복용력(항생제 복용 등), 두부 외상 등의 특이 병력도 없었다.

사례 4

근로자 L(남, 65세)은 1996년부터 2009년 9월까지 약 15년간 공사현장에서 소음이 심한 할석작업(벽체, 바닥, 천정, 내장재 등 시멘트 콘크리트를 깨고 갈아내는 작업)을 하였다. 2010년 5월 양측의 감각신경성 난청을 받았다.

할석작업은 공사 현장에서 콘크리트 작업 후 벽체, 바닥, 천장, 내장재 등 변형된 곳을 핸드 브레이크(일명 '함마드릴' 또는 '뿌레카')나 그라인더로 깨고 갈아내는 작업이다. 할석작업 시 주로 사용하는 도구는 그라인더, 대형 핸드 브레이커, 소형 핸드 브레이커로 사용 비율은 대략 1:8:1 정도였다. 한 달 평균 25일 정도를 일했고, 아파트 하나 공사하는 데 보통 1년 정도 걸렸다. 다음 공사로 넘어가는 과정에서 보름이나 한 달 정도 쉴 때도 있었고 바로 연속해서 일을 하는 경우도 있었다.

소음은 그라인더가 제일 작았고, 소형 핸드 브레이커가 중간, 대형 핸드 브레이커가 가장 컸다. 실외 작업보다는 실내 작업이, 벽 공사보다는 바닥 공사가, '노미'(핸드브레이커의 끝부분)가 뾰족한 것보다 뭉툭한 것이 더 소음이 심했다. 주로 아파트 공사장에서 일하였기 때문에 실내 작업이 대부분이었다. 지하실 작업 시에는 여러 명이 같이 작업하였기 때문에 소음이 더 심하였고 먼지도 더 많이 날렸다고 한다. 대형 핸드 브레이커로 지하실 작업을 할 때 가장 큰 소음이 나게 된다. 가장 많이 사용되는 소형 핸드 브레이커의 할석 작업 시 개인 소음노출량은 100.3dB(A)(Lmax 104.8dB(A), Lpeak 125.4dBSPL)이었다.

사례 5

근로자 K(남, 66세)는 1989년부터 2010년 2월까지 약 20년간 공사현장에서 할석작업을 하였다. 4년 전부터 계단 오르기가 힘들고 기침, 가래 증상으로 2010년 4월 A중앙병원에서 진폐의증을 진단받았다. 또한 근로자는 12년 전부터 청력저하 증상이 있었지만 이통, 이명 등 다른 증상이 없어 병원에 가지 않다가 퇴사 후 약 3개월 뒤인 2010년 5월에 H대학병원 이비인후과에서 청력검사를 실시하여 3분법을 통한 평균순음역치 41.7/41.7dBHL, 뇌간유발반응검사 60/60dB, 단어인지도 80%/72%(좌/우)의 감각신경성 난청을 진단받고 7월 16일 장해보상 청구를 하였다.

사례 6

근로자 B는(남, 69세)은 1985년부터 2009년 12월 8일까지 약 25년간 공사현장에서 활석 작업을 하였다. 3~4년 전부터 시작된 호흡곤란, 기침, 가래 증상으로 2009년 12월 W병원에서 진폐증을 진단받고 요양 중이며, 2010년 5월에 H대학병원 이비인후과에서 청력 검사상 감각신경성 난청을 진단받아 2010년 7월 16일 장해보상 청구를 하였다.

사례 7

근로자 J(남, 60세)는 1984년부터 Y광업소에서 석재 채굴 일을 시작하였고, 2009년 11월 M산업에서 퇴사할 때까지 약 25년간 착암 업무를 하였다. 2006년부터 상대방과 대화할 때 어려움을 느꼈으나, 건강검진에서는 이상소견이 없었다. 그러나 2010년 건강진단 결과 양측에 소음청 난청의 의심소견이 있었으며, 2011년에는 청력검사 결과 우측 60dBHL, 좌측 53dBHL의 중등도의 양측 감각신경성 난청을 진단받았다.

근로자 J는 불로 돌을 자르는 버너작업과 발파를 위해 돌에 구멍을 뚫는 착암작업을 하였다. 버너작업을 하기 전에 사전 작업으로 스프레카 작업과 홀드릴 작업이 있다. 스프레카는 수평으로 암석에 구멍을 뚫는 작업을 말하며, 홀드릴은 수직으로 구멍을 뚫는 작업을 말한다. 이 두 작업은 기계가 자동으로 하지만 항상 근로자가 기계 옆에서 조작을 한다. 스프레카 작업과 홀드릴 작업은 월 평균 50%를 하였고 소음은 버너작업에 비해 상대적으로 작지만 큰 소음이 발생한다. 이 두 작업이 끝나야 버너 작업을 시행하는데, 보통 야간에 주로 시행하고 한 달 평균 하루나 이틀 정도 수행하였다. 버너 작업은 암석 이동을 위한 공간 확보를 위해 시행하며 채굴업 분야의 전문가만이 할 수 있다. 귀마개를 착용하였음에도 불구하고 버너작업 시에는 1km 내에서는 상대방과 대화를 못할 정도로 시끄러웠으며 착암작업은 평균 2~3시간/일 수행하였으며 TY-24(10kg)를 이용해 작업하였다. 큰 소음과 분진이 발생하며, 월 평균 절반 정도를 작업하였다. 근로자 J는 스프레카·홀드릴 작업, 착암작업을 반반씩 수행하였으며, 간헐적으로 버너작업을 하였다.

착암작업 시의 소음노출량은 평균 115.7dB(A)(Lmax 125.2dB(A), Lpeak(max) 135.1dBSPL)이었다.

사례 8

근로자 K(남, 57세)는 1987~1991년 4년간을 제외하고 19세부터 2008년까지 여러 광산에서 채탄 및 착암작업을 하였다. 2005년부터 건강진단에서 양측의 감각신경성 난청 의심소견을 보였으나, 어떠한 조치를 취하지 않고 일을 지속하였고, 그 이후 2008년에 정년 퇴사를 하였다. 퇴사 후 2010년에 난청이 심해져 주위 사람들과 대화도 어려워 A이비인후과에서 검사를 받은 결과 우측 59.2dBHL, 좌측 51.7dBHL의 양측 감각신경성 난청의 평균 역치를 보였다.

광산 일은 발파, 한마, 착암, 채광, 운반으로 이루어져 있으며 현재에는 굴진작업이 필요하지 않아, 발파, 한마, 착암 업무가 행해지지 않고, 채광과 운반이 주 업무이다. 이 업무 중에서 발파 작업을 제외하면 착암 작업에서 가장 큰 소음이 발생하며 주요 소음원은 도요착암기이다. 현재는 채광 작업 시에 제거하거나 뚫어야 할 암석이 있을 때, 이 도요착암기를 이용하게 되며 그 시간은 하루에 20분 정도이다. 하지만, 과거에는 굴진 작업이 있었고, 이때에는 착암 작업과 채광, 운반 작업이 동시에 이루어졌다. 광산업이 호황일 때는 주 1~3회의 착암작업으로 110dB(A) 이상의 소음에 6시간 노출되었다고 추정할 수 있었다. 착암작업 시 노출소음은 117.7dB(A)(Lmax 121.2dB(A), Lpeak(max) 139.9dBSPL)이었다.

사례 9

근로자 C(남, 68세)는 1961년(22세) 군에 입대해서 31개월 동안 포병 주특기로 105mm 포 및 155mm 포의 조수 역할을 수행하였다. 제대 후 농사일을 하다 1968년부터 강원도 삼척탄좌에서 7~8년 정도 주로 채탄작업을 수행하고 퇴사한 후 문구점을 10년 이상 운영하였다. 그 후 1989년 3월 D특수주물에 입사하여 3년간 그라인더 작업, 1992년부터 4년간 자동차와 트랙터 부속품을 생산하는 K주물에서 연마, 커팅 작업, 1996년부터 3년간 J공업사에서 탈사작업을 하였으나 특수건강진단은 한 번도 받은 적은 없었다. J공업사 퇴사 후 주로 보도블록작업, 나뭇가지 치기, 거리청소 등 공공근로사업 일을 하였으며, 2002년 5월 D정공에 입사하여 현재까지 약 6년 2개월 동안 주물을 통해 만들어진 제품의 주물 주입구 부분을 커팅기로 잘라내는 작업과 간혹 금형 틀 작업도 하였다. D정공은 수도배관부 제조업으로 스테인리스 강제 용접식 플랜지를 생산하는 제조회사다.

근로자 C는 2008년 7월 8일 사업장 내에서 제품을 절단하는 작업을 하던 중 탈진 현상과 가슴 아래쪽으로 심한 통증이 느껴져 작업을 하지 못하여 K병원에서 진료를 받은 후 대구C병원으로 옮겨 검사한 결과 '진폐증 및 청력감소' 진단을 받았다. 또한 이때 청력 검사상 우측 79.2dBHL, 좌측 45.0dBHL의 역치를 보였고 고령 및 장기간의 소음노출이 난청을 유발하였으리라 사료된다는 소견이었다. G대학병원 이비인후과에 특진을 의뢰하여 청력검사를 한 결과 순음청력검사에서 우측 평균역치 80dBHL, 4kHz 85dBHL, 좌측 평균역치 40dBHL, 4kHz 70dBHL이었으며, 어음청력검사에서는 우측 어음청취역치가 80dBHL, 단어인지도는 40%, 좌측 어음청취역치는 50dBHL, 단어인지도는 72%이었다. 뇌간유발반응검사에서는 양측 모두 90dB에서 V파가 반응하였으며, 변조이음향방사검사에서는 양측 모두 음성반응을 보여 감각신경성 난청에 합당한 소견을 보였다.

현재 귀가 잘 들리지 않은 지가 오래됐는데 언제부터인지는 모른다고 하였다. 특히, 오른쪽 귀가 더 안 좋은데 원인은 잘 모르나 어린 시절 중이염을 앓은 적이 있지만 그때는 잘 들렸다고 한다.

사례 10

근로자 A(남, 51세)는 1976년부터 현재까지 30여 년간 원단 제직기 조작원으로 기계수리 및 생산업무를 담당하였다. 2010년 4월 30일 최종 사업장인 B사업장을 퇴사하였다. 1~2년 전부터 TV 소리를 크게 하여 듣고, 말소리를 크게 하는 증상이 심해졌지만 의학적 진단이나 치료를 받지 않고 지내오다 2010년 2월 Y사업체에 입사하기 위하여 실시한 신체검사 과정에서 좌·우측 각각 41.7dBHL의 감각신경성 난청을 진단받았다.

B사업장은 원단을 생산하는 사업체로 근로자 수는 원단 제직기 조작원 6명이었다. 약 100평 정도의 한 공간에 총 14대의 원단 제직기가 있었다. 이전 근무 사업장인 Y텍스타일 또한 원단을 생산하는 사업체로 근로자 수는 12명, 원단 제직기는 총 24대가 있었다. B사업장의 소음 측정 결과 92.8dB(A)(Lmax 99.1dB(A), Lpeak 112.2dBSPL), Y사업체 또한 소음은 95.3dB(A)(Lmax 96.0dB(A), Lpeak 113.3dBSPL)로 소음노출기준을 초과하였다. 동 사업장의 기계들은 규칙적이고 반복적이기 때문에 소음의 강도는 일정했다. 또한 기계의 특성상 쉬지 않고 돌아가기 때문에 소음의 노출 특성 또한 연속적이다. 그러나 본 근로자는 소음 특수건강진단 대상자이나 현재까지 소음 특수건강진단은 전혀 받지 않았다.

사례 11

근로자 H(남, 67세)는 K자동차에 2003년 5월에 현장 공장장으로 입사하여 작업하던 중, 2004년 1월 말 군대차량이 입고되어 동료 근로자가 해머로 두드려 펴는 작업을 작업지시하다 강한 충격 소음에 노출된 후 이통과 이명, 그리고 난청 증상이 발생하고, 2004년 11월부터 대화의 어려움과 작업지시와 관련한 의사소통 장애로 2005년 3월 10일 퇴사하게 되었다. 이후 2005년 3월부터 2006년 11월까지 서울 소재 P이비인후과에서 약 10회에 걸쳐 치료를 받았으며, 우측에 중이염이 있다는 사실도 알게 되었다.

근로자 H는 1940년생으로 21세 때인 1961년 S공업고등학교를 졸업하고 바로 H모터스 견습공으로 입사하여 2005년 퇴직하기까지 여러 정비사와 공업사에서 차량 정비 및 수리 업무를 하였다. 2005년 작업환경 측정 결과 소음은 판금작업에서 83.4~87.6dB(A)(전회 측정 결과는 85.4~86.5dB(A))로 노출기준은 초과하고 있지 않다. 그러나 동 부서 근로자는 소음 특수건강진단 대상자이나 현재까지 소음 특수건강진단은 전혀 실시되지 않았다. 본 연구원의 자동차 정비 및 수리 작업에 대한 측정 결과도 연속 음에 대한 시간가중(8시간) 노출은 85dB(A) 전후로 평가되었으나, 충격음에 대한 시험 측정 결과에서는 99.7dB(A)(Lmax 115.2dB(A), Lpeak 133dBSPL)로 측정되었다.

과거력상 청력에 영향을 줄 수 있는 질병력에 대한 정보는 없으나, 퇴직 직후에 우측 귀의 고막천공, 유착 및 이루 소견과 청각학적 검사(순음청력검사와 뇌간유발반응검사)상 만성 상고실 유양동성 화농성 중이염과 전음성 및 감각신경성 난청을 진단(임상적 추정)받았다.

사례 12

근로자 K(남, 59세)는 1985년에 B지방철도청 객화차사무소에 입사하여 1992년 3월부터 차륜삭정기의 기계취급자로 일했다. 타 부서 전출 약 1년간을 제외한 기간 외에 18년간 동일한 작업을 수행하였다. 차륜 삭정기는 기관차, 객차, 화차 등 철도궤도를 운행하는 각종 차량의 차륜을 가공하는 대형 기계로 작동하는 차륜의 회전소음과 바이트 접촉으로 인한 작업 소음이 발생한다. 2007년 10월 어지러움을 동반한 난청이 발생하였고 치료를 꾸준히 받았으나 호전되지 않았다.

차량사업소의 주요 업무는 철도동력차와 설비에 대한 유지 보수업무이다. 하루 평균 검수량은 디젤전기기관차 일상 검수 38량, 정기 검수 1.46량이고, 전기기관차는 2일에 검수 4.22량, 정기 검수 0.93량을 수행하고 있다. 근로자 K의 근무 시 주요 소음원은 차륜 삭정작업이다. 삭정작업은 기차 바퀴가 선로에서 벗어나지 않도록 바퀴를 일정 두께로 유지해야 하는데, 그 두께를 유지하기 위해 차륜 삭정기로 바퀴를 깎는 작업이다.

기관차의 경우에 바퀴의 크기가 지름이 약 1m이고, 객차와 화차의 경우에는 약 90cm이다. 또한 차륜 작업 시에 바퀴의 회전 속도는 1,800또는 3,600rpm인데, 바퀴의 크기가 클수록 회전 속도가 클수록 차륜 삭정 작업 시의 소음은 커진다. 자체 소음 측정 결과 기관차의 경우 90dB(A), 객차와 화차의 경우는 86dB(A) 정도로 보고하여 그 차이를 확인할 수 있다. 차륜삭정작업 시 소음노출 수준은 94.6dB(A)(Lmax 96.5dB(A), Lpeak 109.2dBSPL)이었다.

사례 13

근로자 L(남, 48세)은 1997년 S농산에 입사한 이후 2005년 10월까지 약 7년 10개월간, 그리고 2006년 6월 1일부터 2007년 7월 31일까지 14개월간 D수산식료품 제조업체에서 냉동기계조작 업무에 종사하였다.

D사업체에 입사하기 전부터 주변 사람들로부터 말을 잘 알아듣지 못한다는 말을 들었다. 이명과 난청 증상이 D사업체에서 근무하면서 점차 심해졌으며, 2007년 6월 22일 이비인후과에서 최초로 난청 진단을 받았다. 2010년 D대학병원 이비인후과에서 순음청력검사 결과 왼쪽에 비해 오른쪽의 전음성 장애가 좀 더 우세한 혼합성 난청소견을 보이고 있었다. 어음역치검사에서 30~40dBHL의 역치를 보이고, 단어인지도는 75dBHL에서 92~96% 수준을 나타내었고, 뇌간유발반응검사에서 왼쪽 60dB, 오른쪽 50dB 수준의 역치를, 변조이음향방사검사에서는 오른쪽에 비해 왼쪽에서 DP-amplitude가 감소하였다.

소음 유발원은 냉동기로 60마력 한 쌍(120마력)으로 총 6기, 60마력 1기, 20마력 1기, 10마력 1기가 있다. 기계실에 있는 냉각기의 총 마력 수는 810마력이다. 60마력 냉각기 1기를 작동시킨 상태의 노출 소음수준은 78.5dB(A)(Lmax 80.4dB(A), Lpeak 94.0dBSPL)이었다. 냉각기의 가동량에 따라 최소 80dB(A)의 수준부터 최고 95dB(A)의 평균 소음에 노출되었으며, 전체 냉각기가 모두 가동되는 시기에는 기계의 과부하 등에 의해 100dB(A)를 상회하는 소음에 노출되었을 것으로 추정되었다.

진료 사실에 대해 신청인은 기억을 못 한다고 하지만, 건강보험 수진자료에 2005년 8월 30일 화농성 중이염으로 진료를 받은 적이 있었다.

사례 14

근로자 H(남, 60세)는 1979년 8월부터 2009년 12월까지 약 30년간을 J농협 미곡처리장에서 근무하였다. 평상시 사무업무 외에 상차, 기계직 보조 업무를 수행하나, 수매 철(10월에서 11월)에는 도정기계 및 건조기계 등을 조작하는 업무를 담당한다. 2009년 3월경부터 귀가 잘 들리지 않는 증상이 발생하였고, 2010년 6월 K대학교병원 이비인후과에서 81.6/53.3(좌/우)dBHL, 뇌간유발반응검사상 우측 60dB, 좌측 무반응 소견을 보이는 감각신경성 난청을 진단받았다.

보통 기계직은 작업시간의 90% 정도를 공장 안에서 근무하며 공장 밖이나 사무실 근무는 10% 정도이다. 반면에 사무직은 공장 안 근무가 70% 정도이고, 공장 밖이나 사무실 근무가 30% 정도이다. 공장은 크게 건조공정 공장과 가공공정 공장 두 개의 건물로 되어 있다. 건조공정에는 건조기 3대와 냉각기 6대, 저장 탱크가 있다. 소음 측정 결과 건조공장 87.8dB(A), 가공공장 89.5dB(A)이었다.

2009년 7월 좌측 귀의 급성 화농성 중이염을 치료받은 병력 외에 약물복용과 두부 외상 등의 특이 병력은 없었다.

사례 15

근로자 K(남, 56세)는 2002년 8월부터 2010년 7월 31까지 중소기업 유통센터의 기계실 주임으로 일을 하다 퇴사 후 P이비인후과에서 감각신경성 난청 진단으로 2010년 8월에 청각장애 5급을 판정받고 8년간 기계실 소음노출로 인한 것인지의 여부에 대한 역학조사가 의뢰되었다.

2002년 입사 시부터 근로자는 건물 기계실에서 냉난방 온도 관리 및 시설물(냉각기, 냉각기 펌프)관리를 위하여 수시로 기계실 출입을 하며 냉각기 등 장비를 점검 및 정비를 하였다. 업무 특성상 계절마다 냉동기를 가동하는 시간과 가동 냉동기 개수가 다르다. 심야시간(밤 10시~8시)에 빙축열 냉동기로 제빙을 하고 낮에는 일반 냉동기를 사용하여 냉방을 한다. 최대 3대의 냉동기 가동이 있을 때도 있지만 대부분 2대가 작동한다. 일반 냉각기(터보냉동기)가 빙축열 냉각기보다 소음이 심하다. 하루 근무시간에 평균 11번 정도 기계실에 출입을 하고 정기 출입 시에는 15분/1회 정도의 시간이 소요된다. 건물의 냉각기 가동은 4월 초순부터 시작하여 현재에는 측정이 불가능한 상황이다. 근로자가 근무하는 기계 설비 현황을 바탕으로 관련 문헌을 통해 소음노출 수준을 추정하였다.

근로자는 계절에 따라 소음노출 정도가 다르다. 4~5월경의 최소 소음노출을 추정하면 펌프 1대와 일반 냉각기 1대가 작동하는 기계실에 하루 2.8시간 동안(11회 출입×15분) 간헐적으로 95.3dB(A)(냉각기)과 78.1dB(A)(펌프)에 폐쇄된 기계실에 노출되었을 것이라 여겨진다. 최대로 노출되는 7~8월에는 8시간 동안 기계실에서 근무하는 경우가 많은데 터보냉각기 2대와 빙축열 냉각기 1대, 펌프 3대가 동시에 가동될 때 최소 100dB(A) 이상의 소음에 노출되었을 것으로 추정된다.

〈표 1〉 환례의 청력역치와 난청 유형

	청력역치(kHz), dBHL(좌/우)						평균역치, dBHL (좌/우)		난청우세 부위	난청유형
	0.25	0.5	1	2	4	8	3분법	6분법		
사례 1	10/0	0/0	5/10	55/0	70/5	85/10	20/3.3	31.7/4.2	편측성	감각신경성(좌)
사례 2	15/90	15/90	35/95	35/95	60/90	70/85	28.3/93.3	35.8/93.3	편측성	감각신경성
사례 3	35/60	40/60	50/65	50/65	50/75	45/80	46.7/63.3	48.3/65.8	양측성	감각신경성
사례 4	45/35	45/45	40/45	40/60	50/80	70/90	41.7/50.0	42.5/55.8	양측성	감각신경성
사례 5	20/15	25/25	40/40	60/60	70/65	60/55	41.7/41.7	49.2/48.3	양측성	감각신경성
사례 6	30/25	35/35	50/50	65/55	70/75	75/85	50.0/46.7	55.8/53.3	양측성	감각신경성
사례 7	35/30	20/25	45/55	65/70	80/85	95/80	43.3/50.0	53.3/60.0	양측성	감각신경성
사례 8	35/40	35/45	40/50	55/45	85/60	90/65	43.3/46.7	51.7/49.2	양측성	감각신경성
사례 9	45/80	40/80	35/75	45/80	70/85	85/95	40.0/78.3	45.0/79.2	편측성	감각신경성
사례 10		5/10	15/15	60/60	95/90	100/100	26.7/28.3	41.7/41.7	양측성	감각신경성
사례 11	35/80	50/95	50/95	70/80	80/85	80/95	56.7/90.0	61.7/88.3	편측성	감각신경성(좌)/혼합성(우)
사례 12	25/60	20/50	20/60	25/40	30/70	55/90	21.7/50.0	23.3/53.3	편측성	감각신경성
사례 13	45/45	45/50	55/60	60/65	75/80	75/70	53.3/58.3	58.3/63.3	양측성	감각신경성(좌)/혼합성(우)
사례 14	35/15	40/25	65/55	115/70	120/60	110/100	73.3/50.0	86.7/55.8	편측성	혼합성(좌)/감각신경성(우)
사례 15	60/45	55/40	60/55	65/65	70/65	75/75	60.0/53.3	62.5/57.5	양측성	감각신경성

〈표 2〉 환례의 직업과 소음노출 특성

	성별	연령	업종	근무기간	과거병력	군경력	8시간 평균소음	작업 시 소음노출 수준	최대소음노출
사례 1	남	29세	제조업	3년	-	-		108.8dBA	134dBSPL
사례 2	남	51세	건설장비운영	3년	-	-		113.6dBA	145dBSPL
사례 3	여	45세	서비스업	2년	-	-		97.7dBA	123dBSPL
사례 4	남	65세	건설업	15년	-	-		100.3dBA	125dBSPL
사례 5	남	66세	건설업	20년	-	-		100.3dBA	125dBSPL
사례 6	남	69세	건설업	25년	-	-		100.3dBA	125dBSPL
사례 7	남	60세	석재채굴업	25년	-	-	100~105dBA	115.7dBA	135dBSPL
사례 8	남	57세	광업	33년	-	-	100~105dBA	117.7dBA	140dBSPL
사례 9	남	68세	광업 등		+	+			
사례 10	남	51세	직물업	33년	-	-	90~95dBA	95.3dBA	113dBSPL
사례 11	남	67세	자동차수리업	45년	+	-	85~90dBA	99.7dBA	133dBSPL
사례 12	남	59세	운수업	18년	-	-	85~90dBA	94.6dBA	109dBSPL
사례 13	남	48세	수산식료품제조업	9년	+	-	85~90dBA		
사례 14	남	60세	농산물가공업	30년	+	-	85~90dBA		
사례 15	남	56세	서비스업	10년	-	-	90~95dBA		

3. 고찰 및 결론

사례 1, 2, 3은 난청을 주 증상으로 이명과 현훈이 발생하여 돌발성 난청을 진단받았다. 사례 1은 좌측 경도난청, 사례 2는 우측 전농으로 각각 일측성의 난청이 발생하고, 사례 3은 양측성으로 중등도/중등고도의 청력손실이 발생하였다. 3명 모두 급작스러운 청력손실이 있은 다음 날 또는 수일 후에 치료를 받아왔으나 청력손실 이후 3개월, 9개월 또는 1년 후의 추적관찰에서 청력회복이 관찰되지 않았으며 청력의 변화가 거의 없었다.

상기 세 명의 근로자가 현재 호소하는 증상(난청 및 이명)과 진단받은 돌발성 난청은 청력 검사상 중이검사에서 중이의 이상이 없고, 기도와 골도의 청력손실이 있는 감각신경성 난청이었다. 과거력상 청력에 영향을 줄 수 있는 병력이 없으며, 일반건강검진에서 청력 검사상 정상이었다. 그리고 평상시의 작업환경과는 다른 특정 업무 수행 중에 강한 충격 소음에 노출되었으며, 소음에 대한 작업환경측정 결과와 업무의 특성상 평균소음노출수준이 90dB(A)를 초과하며, 최고음압이 120dB(A) 이상의 소음에 수 시간 노출된 이후 수분에서 수 시간 내에 증상이 발생되었다. 따라서 소음에 의한 돌발성 난청의 발생 가능성을 충분히 추정할 수 있어 업무상 질병으로서 소음성 난청의 가능성이 높다고 판단된다.

돌발성 난청은 수 시간 내지 수일 이내에 발생하는 원인 불명의 감각신경성 난청으로 Jaffe(1967)는 특별한 원인 없이 24~48시간에 걸쳐서 빠르게 진행하는 경우라고 하였고, Willson 등(1980)에 의하면 3일 이내에 적어도 세 개 이상의 연속 주파수에서 30dBHL 이상의 청력손실이 있는 감각신경성 난청이라 하였고, Byl(1978)은 과거에 이질환이 없던 사람에게 12시간 이내 갑자기 발생한 난청이라고 정의하였으며, Anderson과 Meyerhoff(1983)는 즉석에서 발생하거나 수 시간 내지 수일에 걸쳐 발생하는 청력감소라 하였다.

현재까지 보고된 돌발성 난청의 가능한 원인으로는 바이러스 감염설이 가장 유력시되고 있으나, 그 외 혈관 및 대사장애 혹은 알레르기 등 여러 가지 요인에 의한 내이의 혈관 및 순환장애 등으로 추정되고 있으나 아직 확실한 원인이 밝혀지지 않고 있다. 논란은 있으나 자주 거론되는 심혈관계 위험요인으로 고혈압, 과지방혈증, 흡연, 과혈당증, 과뇨산혈증 및 비만 등이 있으며(Friedrich, 1985), 또는 고혈압, 갑상선질환 등의 과거 병력, 식이, 육체적 피로 및 정신적 스트레스 등이 있으나, 한편으로는 흡연, 음주 및 환경 소음은 유의한 관련성은 없는 것으로 보고되고 있다(Nakashima 등, 1997).

소음으로 인한 청력 손실은 지속적인 소음의 노출로 인해 서서히 진행되는 소음성 난청과 매우 강력한 음에 순간적으로 노출되어 나타나는 급성 음향 외상에 의해 돌발적으로 나타난 청력손실로 나눌 수 있다. 소음에 의한 돌발성 난청으로는 Kawata와 Suga(1967)가 단일한 강력한 소음에 노출된 일정 시간 후 급작스럽게 발생한 농형 청력손실을 최초로 보고하였다. 대부분 일측성으로 발생하며 청력손실의 형태는 U자형 또는 수평 형태였다. 직업적인 감각신경성 돌발성 난청의 발생 원인으로는 잠수부 또는 비행사의 압력상해 및 음향외상을 보고하고 있으며, 이는 대부분 난원창 및 정원창 막의 누공 형성과 관련되고 있다(Lyons 등, 1978; Pullen 등, 1979). Lenarz와 Gzow(1983)는 청각검사 중 하나인 등골근반사에서 500, 1,000, 2,000, 4,000Hz에서 125dBHL의 순음에 의한 검사 후 바로 돌발성 난청이 발생한 두 사례를 보고하였는데, 중이강 또는 난원창 및 정원창 막구조물의 파괴는 관찰되지는 않았으며, 기존에 와우의 미소순환장해에 더불어 음향충격이 돌발성 난청의 유발원인으로 작용하지 않았나 추정하였다. 그래서 등골근반사검사에서의 자극강도를 105dBHL로 제한할 것을 주장하였다.

음향외상성 난청의 발생기전은 강력한 소음의 노출로 인한 내이의 손상(특히 기저막 파열, 개막 파열, 유모세포의 손상 등의 코티기관의 손상)으로 돌발적으로 또는 일시적으로 감각신경성 난청을 초래한다. 청력손실의 형태는 소음성 난청의 형태와 비슷한 고음역 손실(high-frequency dip)을 보인다. 폭발음에 노출된 경우에는 고막손상이나 이소골연쇄의 손상을 일으켜 전음성 난청 혹은 혼합성 난청을 초래할 수 있다. 그러나 충격음이나 폭발음과 같은 높은 소음 수준에 갑자기 노출되어 발생하는 음향외상성 난청과 달리 평소 소음에 계속적으로 노출되었으나 어느 순간 노출 소음의 강도가 증가되든지 소음노출하의 체위변화에 의해서 야기되는 돌발적인 청력손실이 있을 수 있다. 즉, 소음성 난청이 발생하는 정도의 소음수준에서도 돌발적으로 난청이 발생할 수 있다. 일반적인 돌발성 난청은 주로 기상 시에 발생하고, 소음으로 인한 돌발성 난청은 소음 작업 중에 발생하는 발생 시점의 차이로 구분하나, 발생 시점의 차이는 근거가 부족하다.

사례 1, 2, 3의 돌발성 난청 사례와는 달리 건설업종의 활석작업자의 사례 4, 5, 6, 노천 석재 채굴 작업의 사례 7과 채굴 광업 종사자의 사례 8, 광업 및 주물작업자의 사례 9, 직물업의 사례 10, 차량정비 및 수리작업자의 사례 11, 차륜삭정 작업자의 사례 12, 수산식료품제조업 냉동기계조작, 미곡처리 기계조작, 기계실의 냉난방 시설관리 작업의 사례 13, 14, 15 등은 진행성의 소음에 의한 감각신경성 난청 사례이다. 그러나 이들 사업장은 사례 4~12의 경우 소음 작업환경 측정과 소음 특수건강진단 대상 사업장이지만 정기적으로 작업환경측정과 특수건강진단이 이루어지지 않았으며, 사례 12~15의 경우에는 작업자의 소음노출시간과 소음원의 특성에 따라 장기간의 작업 시에는 청력에 영향을 미칠 수 있는 수준의 소음에 노출되고 있다.

보통 건설 근로자는 위해한 수준의 소음에 노출되어 있다고 알려져 있다. 워싱턴 주 연구결과에 따르면 약 3분의 2의 건설 근로자가 85dB(A) 이상의 소음에 노출되어 있고, 약 3분의 1의 건설 근로자가 90dB(A) 이상의 소음에 노출되어 있다고 한다. 미국에서 두 개의 건설현장을 15개월 동안 측정한 결과 평균소음이 90.25dB(A)이었으며 워싱턴 주에서 건설업에 종사하는 목수와 비숙련공의 소음노출을 측정한 결과는 평균 소음 89.7dB(A)이었다. 113명의 건설 근로자로부터 측정한 338개의 소음 측정 샘플을 평가한 결과 평균 82.8dB(A) 노출을 보였다. 그중 40%는 85dB(A)를 넘었고 13%는 90dB(A)를 초과하였다. 최고의 소음 노출을 보였던 작업과 기구는 공기압으로 작동되는 공구와 중장비 기계였다(Neitzel 등, 1999). 캐나다의 건설업종의 소음 관련 연구에 의하면 주택건축의 평균소음노출 수준이 93.1dB(A)로 매우 높은 것으로 보고하고 있어(Sinclair와 Haflidson, 1995), 할석작업뿐만 아니라 주택건축 시 소음노출이 매우 높음을 알 수 있다. 스페인에서 건설 근로자 40명의 개인별 소음노출 정도를 측정한 결과 그중 67.5%가 평균 80dB(A) 이상의 소음에 노출되어 있었고, 50%는 평균 87dB(A) 이상의 소음에 노출 되어 있었다. 게다가 기계를 거의 사용하지 않는 근로자는 소음노출이 평균 85dB(A)를 넘지 않았으나 기계를 사용하는 건설 근로자는 평균 90dB(A) 이상의 소음에 노출되었다(Fernández et al., 2009). 건설업에서 매우 높은 소음 수준에 노출되는 대표적인 작업이 할석작업인 것으로 보고하고 있는데, 1980년 미국 건설업에서 52,626명의 할석 근로자가 이와 같은 소음에 노출되는 것으로 나타났다 (Poulos et al., 1980). 건설현장의 직무에 쓰이는 장비에 따라 소음의 발생을 측정한 자료를 보면 할석공이 많이 쓰는 소형의 손에 들고 쓰는 기기도 대형기기 못지않은 소음을 발생시킨다는 것을 알 수 있다. 특히 할석 작업에 쓰이는 공기압축식 해머(pneumatic hammer)는 평균 109dB(A) 정도의 소음을 발생시킨다(Kerr 등, 2002).

이러한 소음노출로 발생한 소음성 난청은 건설 근로자에게서 가장 흔한 질환 중 하나이다. 스웨덴의 코호트 연구결과에 따르면 38세에서 40세의 건설 근로자 중에 26%만이 정상 범위의 청력을 가지고 있다(Ringen과 Seegal, 1995). Kilburn 등(1992)의 연구에 따르면 철근공의 25%가 500Hz 주파수 청력에 문제가 있고, 60%는 8,000Hz 주파수에서 난청이 있다고 한다. 또한 소음성 난청이 있는 철근공은 평형감각에도 장애가 있는 경우가 많아 높은 곳에서 작업 시 위험할 수 있다. 대만에서 시행한 연구에 따르면 건설 근로자 중 38% 가 소음성 난청을 보이고 있고, 이 연구에서 조사한 직업군 중 가장 높은 비율이라고 한 다(Wu 등, 1998). Miyakita 등(1989)은 일본 건설 근로자의 16%, 약 410,000명이 소음성 난 청을 가지고 있다고 발표하였다. 독일의 노동조합은 소음성 난청이 건설 근로자에게 가장 흔한 질환이라 하였다(Arndt 등, 1996). 핀란드 연구에 따르면 건설 근로자 중 10,000명당 30명이 소음성 난청을 가지고 있다(Welch와 Rota, 1995). 미국 British Columbia 노동조합에 서 시행한 32,800명에 대한 청력 검사상 50%가 난청을 보였고, 22%는 중등도의 난청을 보였다(Schneider 등, 1995). 네덜란드 건설 근로자에 대한 소음성 난청 연구에서는 소음에 노출된 건설 근로자가 소음에 노출되지 않은 근로자, 일반인에 비해 특히 3,000~6,000Hz 영역에서 청력손실이 있다고 보고하였다. 네덜란드에서 2008년 건설 근로자의 소음성 난 청 유병률은 15.1%이었다(Leensen 등, 2011).

가장 높은 소음노출기준 초과율을 보인 업종은 광업이었으며, 제조업종에서는 제재업, 섬유제조업, 비금속광물제품제조업, 선박건조수리업, 금속재료품제조업이 20%를 초과하 고 있었다(김규상 등, 2010). 소음노출기준인 90dB(A)를 초과한 업종으로 가장 많은 업종 이 섬유제품제조업이었으며(노영만과 피영규, 2003), 섬유제조업의 소음노출 수준 평균값 은 92.7dB(A)이었다(김규상 등, 2010). 이종성 등(1977)의 연구에 의하면, 우리나라의 탄광 내 막장 소음 수준은 90~119dB(A)이었다. 석탄 광산에서 사용되는 기기별 노출 소음 수 준에 대한 연구에서 석탄 광산작업 모두 노출기준을 초과하며, 잔여소음 수준(residual noise level)조차 최소 80~82dB(A)에 이르고 있음을 보여주고 있다(Sharma 등, 1998). 탄광에 서의 소음성 난청에 대한 보고로는 600여 명의 광부를 대상으로 시행한 청력 검사상 41% 에서 경도 이상의 청력장애를 보인다고 보고하였으며(박동균 등, 1967), 탄광 근로자의 9.4%에서 소음성 난청이 발생한다고 하였다(박상용, 1967). 50세 전후 일반 남성의 9%가 청력손실을 겪는 것과 비교해, 같은 나이대의 광부 91%가 청력에 손상을 겪었다는 보고 서도 있다.

감각신경성 난청, 양측성, 초기 저음역(500, 1,000 및 2,000Hz)에서 보다 고음역(3,000, 4,000 및 6,000Hz, 특히 4,000Hz)에서 청력손실이 현저히 심하게 나타나는 전형적인 소음 성 난청은 사례 4, 5, 6, 7, 8, 10이다. 일측의 청력 손실의 편향성 난청은 소음이 원인으로 추정되는 돌발성 난청(사례 1, 2), 개인의 중이질환이 병합된 혼합성 난청(사례 11, 13, 14) 또는 강한 충격음이나 노출 소음원의 작업 위치 등 노출 소음의 특성(사례 9, 12)에 기인한 것으로 판단된다. 사례 9의 경우 지하 채탄작업과 주물공장의 커팅, 그라인딩 작업 등에서 매우 큰 소음에 노출되기 때문에 지금까지의 모든 작업이 청력 저하에 영향을 주었을 것으로 판단되며, 또한 포병으로 31개월 동안의 군 경력으로 부가적인 역치손실과 청력의 불일치에 영향을 미쳤을 것으로 보인다.

사례 13, 14, 15의 냉동기, 도정기, 건조기 등의 기계조작 업무 종사자에서의 소음노출은 압축기(compressor)에 의해 발생하는데, 다른 설비에 비해 출력이 크므로 기계실의 최대의 소음원인 경우가 많다. 압축기는 1m 앞에서 85~95dB(A)의 소음을 발생시킨다(송한수, 2002). 압축기의 마력 수에 따라 소음 강도가 증가하며 1마력 이하의 냉장고는 귀뚜라미 소리 정도이지만, 1,000마력 냉동기의 경우 제트기 엔진 소리 정도에 이른다. 전완호 등의 연구에 의하면, 터보냉각기의 가장 큰 문제점의 하나가 100dB(A) 가까이 발생하는 소음이라고 하였듯이(전완호, 2000), 실제 측정을 하지는 못하였지만, 한 공간 안의 기계실에서 냉동기와 펌프가 가동되는 상황을 감안하면 최소 100dB(A) 이상의 소음에 노출되었을 것으로 추정된다.

사례 11, 13, 14는 개인의 이질환 병력에 의해 더 악화되어 나타난 일측 귀의 청력손실이 우세한 혼합성 난청과 다른 쪽의 감각신경성 난청 사례이다. 즉, 양측성의 감각신경성 난청이 아니고 또한 뚜렷한 전음성 난청(정확하게는 혼합성 난청임)으로서 중이염 소견을 보이는바, 업무상 질병으로서의 전형적인 소음성 난청으로는 판단되지 않는다. 그러나 충격음에 의한 노출 사고의 위험과 고소음에 의한 음향외상 또는 돌발성 난청의 가능성과 작업환경 측정 결과상 청력에 영향을 미칠 만한 소음에 장기간 노출되고 있어 감각신경성 난청으로서의 난청 장애 및 혼합성 난청이지만 양측이 비슷한 골도 청력역치를 보이고 있어 현재 청력역치에 대한 소음의 영향을 추정할 수 있다. 즉, 감각신경성 난청에서의 동일한 기도-골도 청력과 혼합성 난청의 골도 청력은 소음노출로 인한 영향으로 보는 것이 타당하고, 혼합성 난청에서의 더 높은 기도 청력손실은 비직업적인 중이염으로 인한 개인적인 요인이 부가되어 나타났다고 볼 수 있다. 역으로 좌·우측의 청력손실의 특성으로 보아 현재 난청 장애를 개인적인 요인만에 의한 청력장애라고 보기는 어렵다. 결론적으로 이 사례는 지속적인 소음노출 결과로 인한 전형적인 소음성 난청 장애라기보다는 전음성 난청 장애에 소음으로 인한 감각신경성 난청이 병합된 양측성의 혼합성 난청으로 판단된다. 다만, 이 사례의 경우 '소음이 발생되는 장소에서 3년 이상 종사하고 있거나 종사한 경력이 있는 근로자에게 한 귀의 청력손실이 40dBHL을 초과하는 감각신경성 난청의 증상 또는 소견이 나타나는 경우에는 이를 업무상 질병으로 본다'는 현재의 소음성 난청 업무상 질병 인정기준과 귀의 장해 등급상의 기도 청력손실치를 적용할 수 없을 것이나, 소음으로 인한 청력장애에 전음성 난청으로서의 만성중이염의 병합 또는 악화로 인한 직업성 난청으로 사료된다. 따라서 직업적 요인인 소음으로 인한 장애 정도의 판단은 내이의 영향을 보여주는 양측 골도 청력역치로 산정하여야 할 것이다.

이 연구 사례는 청력에 영향을 미칠 만한 소음에 노출되었음에도 불구하고 옥외작업, 소규모 영세사업장에서 작업하거나 또는 강한 충격음에 노출되었더라도 노출시간의 제한 등으로 소음에 대한 작업환경측정 평가가 수행되지 않았었다. 이 사례들은 음향외상을 일으킬 정도의 강력한 충격음은 아니지만 소음이 원인으로 추정되는 돌발성 난청, 소음으로 인한 감각신경성 난청과 중이질환이 병합된 혼합성 난청, 작업환경 측정이 되지 않거나 또는 85dB(A) 이하로 추정되는 사업장 근로자의 감각신경성 난청 등으로 업무 관련성 또는 소음노출과의 연관성에 대한 역학조사가 의뢰된 사례이다. 작업 시 노출된 소음 수준을 알지 못한 경우가 대부분이며, 또 소음 특수건강진단을 통한 주기적인 청력검사가 이루어지지 않은 채 현재 시점에서의 청력검사가 거의 유일하여 판단의 어려움이 있다. 그러나 해당 작업 시 아주 높은 소음수준을 보이고 있었으며 증상 발현의 소음노출과의 연관성을 보여주고 있다.

노출 소음(연속 음으로 85dB(A) 이상의 소음), 종사기간(3년 이상), 난청 유형(감각신경성 난청), 제외 난청 질환(돌발성 난청) 등의 소음성 난청 업무상 재해 인정기준의 엄격한 적용에 따라 위와 같은 사례의 비전형적인 난청은 업무상 질병으로서 불인정될 가능성이 많다. 따라서 근로자의 과거병력, 노출 소음과 소음으로 인한 청력장애의 특성 등 제반 사항을 고려하여 업무상 질병으로서 판단할 수 있는 소음성 난청의 업무상 재해 인정기준 적용의 검토가 필요할 것으로 사료된다.

PART 06
청력보존 프로그램과 청능재활

제28장 청력보존 프로그램의 평가

　　산업장에서의 청력보존 프로그램(Hearing Conservation Program: HCP)은 작업장에서 과다한 소음에 노출되는 근로자들에게서 발생할 수 있는 소음성 난청을 예방하기 위하여 수행하는 프로그램이다. 1983년부터 미국 산업안전보건청(Occupational Safety and Health Administration: OSHA)은 일일 8시간 평균 90dB(A)를 넘을 때는 소음제어를 실시하고, 85dB(A)를 넘을 때는 청력보존 프로그램을 실시하도록 하고 있다. 청력보존 프로그램은 소음 측정, 공학적 소음제어와 행정적 관리, 청력보호구 착용, 청력검사 및 의학적 판정, 보건교육 및 훈련, 기록보관 및 프로그램 효과 평가 등 7개의 구성요소로 되어 있다. 소음측정은 과노출되는 근로자와 과노출에 기여하는 기계, 즉 소음 발생원을 파악하기 위해 필요하며, 공학적 대책은 장기간 소음노출과 관련한 가장 근본적인 대책이라고 볼 수 있다. 소음 문제는 발생원, 경로, 수용자(근로자)와 같은 세 가지 요소에 의해 구분되며, 발생원을 조절하는 것이 가장 만족스러운 방법이다. 청력보호구 착용은 소음성 난청을 예방하는 또 다른 중요한 방법이다. 청력검사 자체는 실제적으로 근로자를 보호하지는 못하지만 청력보존 프로그램이 효과적으로 진행 중인지를 알려주는 유일한 방법이다. 근로자가 청력보존 프로그램을 제대로 교육받고 잘 이해한다면 이 프로그램의 성공률은 매우 클 것이다. 그리고 이 프로그램의 마지막 요소로서 기록보관을 들 수 있는데, 프로그램이 성공적인 기능을 하는 데 결정적이다.

　　이 프로그램이 성공적으로 수행되기 위하여 필요한 첫 번째 조건은 사업주의 협력을 얻는 데 있으며, 두 번째는 소음노출 근로자의 지지를 얻는 데 있다. 또한 사업주, 산업보건의, 산업보건 간호사와 산업위생사를 포함하는 보건관리자 및 청력검사자, 이비인후과 전문의 등이 참여하는 팀의 유기적인 협조에 달려 있다. 다만 사업주가 지켜야 할 최소한의 기준으로서의 청력보존 프로그램만으로는 직업성 난청을 효율적으로 예방할 수 없다. 여기에는 부적절한 의사소통과 협조(청력보존 프로그램에 관여하는 사람들과 현장 근로자들 간), 청력보존 프로그램상의 결정들에 부적절한 또는 잘못된 정보의 적용, 보호구의 부적절한 선택과 보호구 사용자들의 훈련 실패, 청력보존 프로그램을 제공하는 제도에 대한 과신, 근로자들을 교육시키고 고무시킬 수 있는 청력검사 도구의 사용 실패, 청력보존 프로그램의 효율성을 조사하기 위한 청력검사 자료 사용의 실패 등의 여러 오류가 있다.

우리나라의 청력보존 프로그램은 산업안전보건법 제24조 제1항 2호의 규정에 의거 사업주에게 소음에 의한 건강장해를 예방하기 위한 필요한 조치 의무를 부과하고 있는데, 제42조에 따른 소음의 작업환경 측정 결과 소음수준이 90dB을 초과하는 사업장과 소음으로 인하여 근로자에게 건강장해가 발생한 사업장에 대한 청력보존 프로그램 시행을 산업안전보건기준에 관한 규칙 제517조에서 정하고 있다.

1. 우리나라의 청력보존 프로그램

우리나라는 '산업안전보건기준에 관한 규칙' 제4장 소음 및 진동에 의한 건강장해의 예방에서 소음노출 평가, 노출기준 초과에 따른 공학적 대책, 청력보호구의 지급 및 착용, 소음의 유해성과 예방에 관한 교육, 정기적 청력검사, 기록·관리 등이 포함된 소음성 난청을 예방 관리하기 위한 종합적인 계획으로서 청력보존 프로그램 시행을 규정하고 있다.

이 규칙에서 '소음작업'은 1일 8시간 작업을 기준으로 85dB 이상의 소음이 발생하는 작업을 말하며, '강렬한 소음작업'은 90dB 이상의 소음이 1일 8시간 이상 발생되는 작업, 95dB 이상의 소음이 1일 4시간 이상 발생되는 작업, 100dB 이상의 소음이 1일 2시간 이상 발생되는 작업, 105dB 이상의 소음이 1일 1시간 이상 발생되는 작업, 110dB 이상의 소음이 1일 30분 이상 발생되는 작업, 115dB 이상의 소음이 1일 15분 이상 발생되는 작업으로 규정하고 있고, '충격소음작업'은 소음이 1초 이상의 간격으로 발생하는 작업으로서 120dB을 초과하는 소음이 1일 1만 회 이상 발생되는 작업, 130dB을 초과하는 소음이 1일 1천 회 이상 발생되는 작업, 140dB을 초과하는 소음이 1일 1백 회 이상 발생되는 작업으로 정하고 있다. 사업주는 강렬한 소음작업 또는 충격소음작업 장소에 대하여는 기계·기구 등의 대체, 시설의 밀폐·흡음 또는 격리 등 소음감소를 위한 조치를 하여야 하며(제513조), 소음작업, 강렬한 소음작업 또는 충격소음 작업자에게 1) 해당 작업장소의 소음수준, 2) 인체에 미치는 영향 및 증상, 3) 보호구의 선정 및 착용방법, 4) 그 밖에 소음건강장해 방지에 필요한 사항을 알려야 하며(제514조), 소음으로 인하여 건강장해자가 발생하였거나 발생할 우려가 있는 경우에는 소음성 난청 발생 원인조사, 청력손실 감소 및 재발방지 대책 마련, 작업전환 조치 등을 하여야 한다(제515조). 건강장해자는 산재보상보험법에 의한 업무상 질병 인정자로, 우려가 있는 경우는 근로자 건강진단 결과 질병 유소견자(D_1)가 발생한 경우로 해석한다. 사업주는 근로자에게 개인 전용의 청력보호구를 지급·착용토록 하고, 근로자는 지급된 보호구를 사업주의 지시에 따라 착용하여야 한다(제516조).

현재 청력보존 프로그램과 관련한 산업안전보건공단의 지침은 청력보존 프로그램의 수립·시행 지침(KOSHA GUIDE, H-61-2012), 청력보존 프로그램의 시행을 위한 청력평가 지침(KOSHA GUIDE, H-55-2012), 청력보존 프로그램의 효과 평가지침(KOSHA GUIDE, H-7-2012), 청력평가와 관련한 청력검사는 순음청력 검사에 관한 지침(KOSHA GUIDE, H-56-2012)으로 마련되어 있다.

2. 청력보존 프로그램의 수립·시행 지침

청력보존 프로그램의 기본 내용은 1) 소음성 난청의 예방과 청력보호를 위한 교육의 제공, 2) 작업장 소음 수준의 정기적인 측정과 평가, 3) 소음을 제어하기 위한 공학적인 관리와 소음노출을 줄이기 위한 작업관리, 4) 청력보호구의 제공과 착용지도, 5) 소음작업 근로자에 대한 배치 시 및 정기적 청력검사·평가와 사후관리, 6) 청력보존 프로그램의 수립·시행의 문서 및 기록·관리, 7) 청력보존 프로그램의 수립·시행 결과에 대한 정기적인 평가와 보완으로 구성된다(<그림 1>).

소음의 유해성 등에 관한 근로자 교육에는 1) 소음의 유해성과 인체에 미치는 영향, 2) 소음 측정과 평가, 소음의 초과 정도 및 소음노출 저감방법, 3) 청력보호구의 착용 목적, 장단점, 형태별 차음효과, 보호구 선정·착용방법 및 주의사항, 4) 청력검사의 목적, 방법, 결과의 이해와 사후관리, 5) 현재 시행되고 있는 당해 사업장의 청력보존 프로그램의 내용 및 향후 대책, 6) 소음성 난청의 예방과 청력보호를 위하여 근로자가 취하여야 할 조치 등의 내용을 포함한다.

　소음측정 및 노출 평가의 목적은 1) 청력보존 프로그램에 포함시켜야 되는 대상 근로자의 확인, 2) 소음이 발생하는지 여부 확인, 3) 공학적인 개선대책 수립, 4) 소음감소 방안의 우선순위 결정, 5) 공학적 개선대책의 효과 평가에 있으며, 지역 소음 측정 결과에 따라 소음지도를 작성하거나 소음 수준에 따라 소음관리 구역을 설정하고 표시한다. 소음 수준은 85dB(A) 미만(녹색 지역), 85~90dB(A)(황색 지역), 90~100dB(A)(주황색 지역), 100dB(A) 이상(적색 지역) 등으로 구분한다.

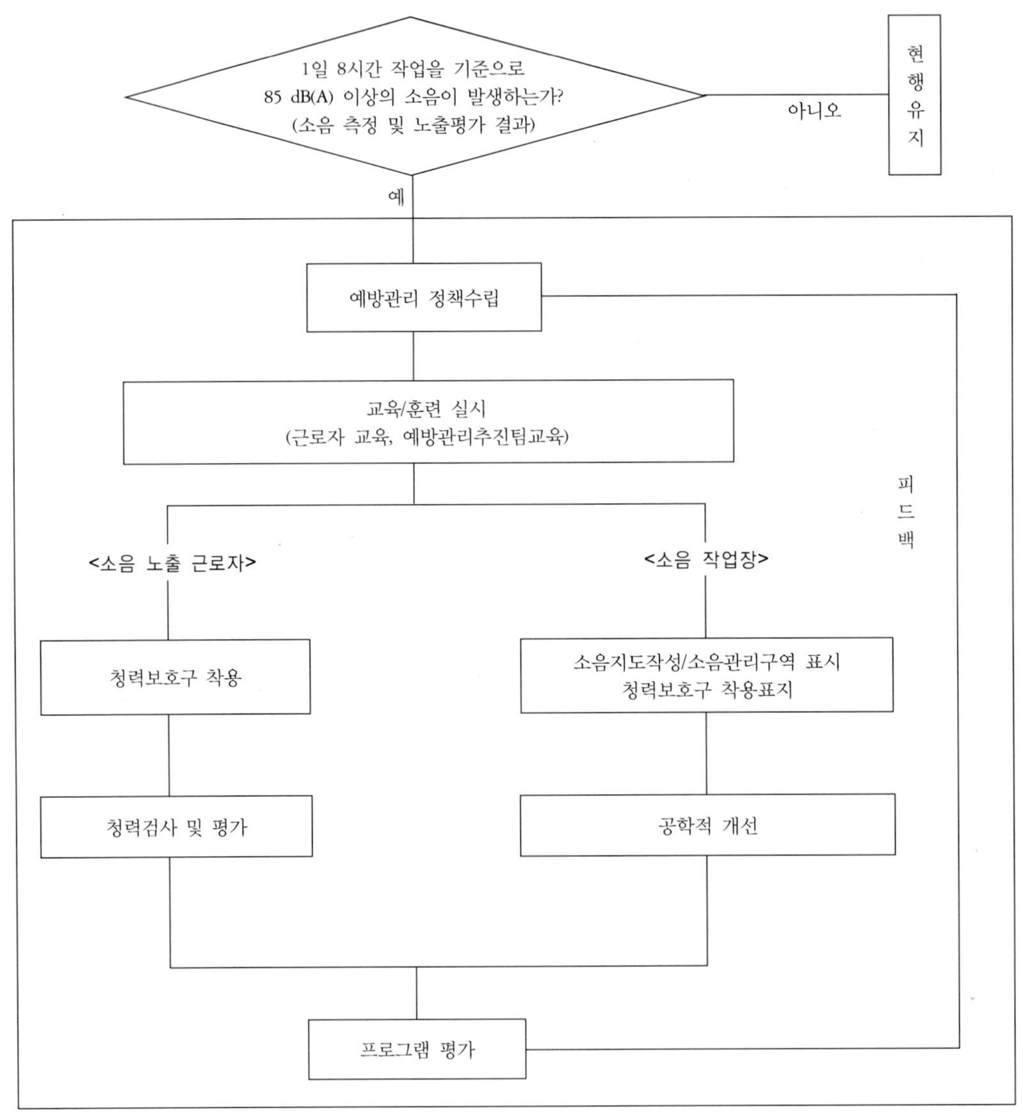

〈그림 1〉 청력보존 프로그램의 틀

소음노출기준을 초과할 가능성이 있는 경우에는 시설·설비, 작업방법 등을 점검한 후 개선하고, 소음노출기준을 초과한 경우에는 시설·설비, 작업방법 등에 대한 개선대책을 수립하여 시행하고, 기계·기구 등의 대체, 시설의 밀폐, 흡음 또는 격리 등 공학적 대책을 적용한다. 공장의 설계, 시공단계 및 도입 시설 장비의 설치 시 저소음 공정, 저소음 장비, 저소음의 자재를 사용한다. 기존의 작업소음에 대해서는 소음원의 수정, 소음 전파 경로의 수정 및 소음노출 근로자에 대한 공학적 대책을 시행한다. 소음원의 수정 방법으로는 저소음 기계로의 교체를 통한 저소음화 및 마모된 부품의 교체 등 발생원인의 제거, 방음장치로서 방음실·방음 스크린·소음기·흡음 덕트의 활용, 방진고무·스프링·제진재 활용을 통한 방진·제진, 공장 자동화 및 배치 변경 등의 운전방법의 개선을 적용한다. 소음 전파 경로의 수정 방법으로는 배치 변경을 통한 거리 감쇄효과, 차폐물·방음벽의 차폐효과, 실내흡음처리를 통한 흡음 대책, 음원의 방향조정의 지향성 대책을 적용한다. 그리고 소음노출 근로자에 대한 공학적 대책으로는 방음감시실(control room)을 통한 차음방법을 적용한다. 공학적 대책을 적용하기 곤란한 경우 근로자 노출시간의 저감, 순환근무의 실시 또는 개인 청력보호구의 착용 등 작업 관리적 대책을 시행한다.

사업주는 소음작업 근로자에 대해 다양한 청력보호구를 제공하여 선택하도록 하고, 당해 근로자는 반드시 청력보호구를 착용한다. 소음측정 평가 결과 노출기준을 초과하는 작업장에는 청력보호구 착용에 관한 안전·보건표지를 설치하거나 부착한다. 청력보호구의 선택과 착용 및 효과에 대한 유의사항은 다음과 같다. 1) 여러 가지 청력보호구를 제공한 후 편안하고 착용하기 쉬운 청력보호구를 선택하여 착용하도록 지도하는 것이 청력보호구의 착용 순응도와 효과를 높일 수 있는 방법이다. 2) 청력보호구의 실제 차음효과는 제조회사에서 제시하는 수치보다는 작을 수 있다. 3) 소음작업장에서 작업하는 동안 청력보호구를 지속적으로 착용하지 않으면 소음감소 효과가 떨어지므로 작업 시 계속 착용하여야 한다.

3. 청력보존 프로그램의 시행을 위한 청력평가 지침

청력보존 프로그램을 시행하여야 하는 사업장, 즉 소음의 작업환경측정 결과 소음 수준이 90dB(A)를 초과하는 사업장이나 소음으로 인하여 근로자에게 건강장해(소음성 난청 유소견자)가 발생한 사업장에서 소음작업을 하는 근로자는 매년 청력검사를 한다.

청력검사는 법 제43조, 시행규칙 제98조 제2호 가목과 제100조 제4항에 따른 시행규칙 별표 13의 소음 유해인자에 대한 검사항목, 노동부고시 제2008-101호(근로자건강진단 실시기준) 및 KOSHA Code H-13-2006(순음청력검사지침)을 적용한다.

절대적인 청력역치 기준의 평가와 더불어 이미 청력이 손실된 근로자보다는 직업적으로 손실이 진행되고 있는 근로자를 우선적으로 보호하고 직업병의 예방을 효과적으로 수행하기 위하여 동일 사업장에서 근무하고 있는 근로자의 연령을 고려한 상대적인 역치변동, 즉 연령보정 표준역치변동을 적용 및 평가하여 관리한다.

표준역치변동을 적용하기 위해서는 90dB(A) 이상의 소음작업자에 대한 배치 전 건강진단의 기초 청력과 정기적인 청력검사에서 시행규칙 제100조 제4항의 규정에 의해 제1차 검사항목으로 2,000, 3,000 및 4,000Hz의 기도청력검사를 시행하며, 근로자의 노출 정도, 병력 등을 고려하여 필요하다고 인정하면 제2차 검사항목의 일부 또는 전부에 대하여 제1차 검사항목을 검사하는 때에 추가한다. 연령보정은 <표 1>을 참고하여 결정한다. 20세 미만 혹은 60세 이상의 근로자에 대해서는 각각 20세와 59세의 연령 보정표상의 연령보정치를 적용한다. 기초 청력보다 이후 정기적인 청력검사 결과가 좋을 때는 그 청력역치를 기준 청력으로 취하여 현재의 청력역치와 비교하여 표준역치 변동량을 구한 다음, 연령 변화에 의한 청력손실량을 뺀 값이 연령보정을 고려한 표준역치 변동값이다. 연령을 보정한 상태에서 2,000, 3,000 및 4,000Hz의 기도청력의 평균 표준역치 변동이 10dB 이상인 소음 작업자에 대해서는 소음성 난청을 예방하기 위한 적절한 건강관리를 한다.

소음성 난청 유소견자나 유의한 표준역치변동이 있는 근로자에 대해서는 적극적인 관리 조치를 한다. 청력보호구를 사용하고 있지 않는 근로자에게 적정한 청력보호구를 지급하고, 그 사용과 관리에 대해 교육 훈련시키며 사용하게 한다. 이미 청력보호구를 사용하고 있는 근로자에게는 청력보호구 사용에 관한 재훈련 및 필요할 경우 더 큰 차음력을 가지는 청력보호구를 제공한다. 표준역치 변동이 있는 근로자에 대해서는 청력보호구를 착용한 상태의 소음노출량을 85dB 이하의 8시간 시간가중평균치까지 감음시킨다. 추가 검사가 필요한 경우, 산업의학적인 청력평가나 이비인후과 검사를 실시한다. 작업과 무관한 청각장애라면 사업주는 해당 근로자에게 이비인후과 검사, 치료 및 재활 필요가 있음을 통보한다.

〈표 1〉 한국 성인의 남녀 연령별 표준역치 변동 적용을 위한 연령 보정표

주파수	1,000Hz		2,000Hz		3,000Hz		4,000Hz		6,000Hz	
성별	남(dB)	여(dB)	남(dB)	여(dB)	남(dB)	여(dB)	남(dB)	여(dB)	남(dB)	여(dB)
연령										
≤20세	6	3	4	1	4	0	2	-1	3	2
21세	6	3	4	2	5	0	3	-1	4	3
22세	6	3	4	2	5	0	3	0	5	3
23세	6	4	5	2	5	1	4	0	5	4
24세	7	4	5	3	6	1	4	1	6	4
25세	7	4	5	3	6	2	5	1	6	5
26세	7	5	5	3	6	2	5	2	7	6
27세	7	5	5	3	7	3	6	2	7	6
28세	7	5	6	4	7	3	6	3	8	7
29세	8	5	6	4	7	3	7	3	9	7
30세	8	6	6	4	7	4	7	3	9	8
31세	8	6	6	5	8	4	8	4	10	8
32세	8	6	6	5	8	5	8	4	10	9
33세	8	7	6	5	8	5	9	5	11	9
34세	8	7	7	6	9	5	9	5	12	10
35세	9	7	7	6	9	6	10	6	12	10
36세	9	8	7	6	9	6	10	6	13	11
37세	9	8	7	7	10	7	10	7	13	11
38세	9	8	7	7	10	7	11	7	13	12
39세	9	8	7	7	10	8	11	7	14	13
40세	9	9	8	8	11	8	12	8	15	13
41세	10	9	8	8	11	8	12	8	16	14
42세	10	9	8	8	11	9	13	9	16	14
43세	10	10	8	9	11	9	13	9	17	15
44세	10	10	8	9	12	10	14	10	17	15
45세	10	10	9	9	12	10	14	10	18	16
46세	10	11	9	10	12	11	15	11	18	16
47세	11	11	9	10	13	11	15	11	19	17
48세	11	11	9	10	13	11	16	12	20	17
49세	11	11	9	10	13	12	16	12	20	18
50세	11	12	9	11	14	12	17	12	21	18
51세	11	12	10	11	14	13	17	13	21	19
52세	11	12	10	12	14	13	18	13	22	20
53세	12	13	10	12	15	14	18	14	23	20
54세	12	13	10	12	15	14	19	14	23	21
55세	12	13	10	13	15	14	19	15	24	21
56세	12	14	11	13	16	15	20	15	24	22
57세	12	14	11	13	16	15	20	15	25	22
58세	12	14	11	13	16	16	21	16	25	23
≥59세	13	14	11	14	16	16	21	17	26	23

4. 청력보존 프로그램의 효과 평가 지침

'청력보존 프로그램의 평가'란 소음노출의 측정과 평가, 소음노출 저감을 위한 관리적 · 공학적 개선 대책, 청력보호구의 착용, 소음노출 근로자에 대한 보건교육 등 청력보존 프로그램의 시행으로 정기적인 청력검사를 통해 청력보존의 효과를 평가하는 것을 말한다.

청력보존 프로그램 평가는 청력보존 프로그램을 시행하여야 하는 사업장에서 청력보존 프로그램의 구성 내용과 수행의 적정성을 평가하는 질적 평가와 청력검사를 통해 청력보존의 효과를 평가하는 양적 평가로 구분한다. 청력보존의 효과 평가는 근로자 개인의 현재 청력과 기준청력의 비교나 주기적으로 측정된 청력의 비교를 통한 개인 평가와 사업장 전체 근로자의 청력을 일반인구집단 또는 사업장 내 대조군이나 소음으로 인한 청력역치 변동 국제표준과 비교하는 집단 평가로 구분한다.

청력보존 프로그램의 질적 평가는 1) 소음노출 평가방법 및 결과의 적정성, 2) 공학적 및 작업 관리적 대책수립의 적합성, 3) 작업특성에 따른 청력보호구의 선정, 사용 및 유지관리의 적정성, 4) 청력평가시스템의 적정성 여부, 5) 근로자에 대한 교육 · 훈련의 적정성 등 프로그램 수행결과에 대하여 적정성을 주기적으로 평가하고 필요 시 적절한 조치를 말한다. 각 항목 점검에서 부정적으로 평가된 부분은 교정 조치되어야 한다(<표 2>).

청력보존 프로그램의 정량 평가를 위한 적용 가능한 역치변동 기준으로 1) OSHA STS 기준: 기초 청력검사와 비교하여 추적검사 기간에 어느 한쪽 귀에서 2, 3, 4kHz의 평균 청력역치가 10dB 이상 변화가 있는 경우, 2) National Institute of Occupational Safety and Health(NIOSH, 1972) 기준: 기초 청력검사와 비교하여 추적검사 기간에 0.5, 1, 2, 3kHz의 주파수에서는 10dB 이상의 변화나 4, 6kHz에서는 15dB 이상의 변화가 있는 경우, 3) The American Academy of Otolaryngology-Head and Neck Surgery(AAO-HNS) 기준: 기초 청력검사와 비교하여 추적검사 기간에 0.5, 1, 2kHz의 주파수 평균값이 10dB 이상의 변화가 있거나, 3, 4, 6kHz의 주파수 평균값이 15dB 이상의 변화가 있는 경우, 4) OSHA STS twice 기준: 기초 청력검사와 비교하여 추적검사 기간에 2년 연속으로 같은 귀에서 2, 3, 4kHz의 주파수 평균값이 10dB 이상의 변화가 있는 경우, 5) 15dB once 기준: 기초 청력검사와 비교하여 추적검사 기간에 0.5, 1, 2, 3, 4, 6kHz의 어느 한 주파수에서라도 15dB 이상의 변화가 있는 경우, 6) 10dB average 3~4kHz 기준: 기초 청력검사와 비교하여 추적검사 기간에 3, 4kHz의 평균이 10dB 이상의 변화가 있는 경우, 7) 15dB twice 기준: 기초 청력검사와 비교하여 추적검사 기간에

32년 연속으로 같은 귀와 같은 주파수에서 0.5~6kHz 사이의 어느 한 주파수에서라도 15dB 이상의 변화가 있는 경우, 8) 15dB twice 1~4kHz 기준: 기초 청력검사와 비교하여 추적검사 기간에 2년 연속으로 같은 귀와 같은 주파수에서 1, 2, 3, 4kHz 사이의 어느 한 주파수에서라도 15dB 이상의 변화가 있는 경우로 구분할 수 있다(<표 3>).

〈표 2〉 청력보존 프로그램 평가 점검표

단계	점검 내용	적정	부적정
교육 / 훈련	① 적어도 1년에 1회 교육/훈련을 실시합니까?		
	② 적격의(자격을 갖춘) 강사로부터 교육/훈련이 제공됩니까?		
	③ 각각의 교육/훈련 프로그램이 성공적으로 평가받고 있습니까?		
	④ 주기적으로 교육 내용을 수정합니까?		
	⑤ 관리자와 감독자가 직접적으로 참여하고 있습니까?		
	⑥ 포스터, 규정, 보도자료, 사보 형태로 첨부자료를 활용합니까?		
	⑦ 보호구 착용 또는 청력역치 변화의 문제를 가진 근로자에 대해 개인적인 상담 조언을 실시합니까?		
근로자참여	① 하급직에게 청력보호구의 사용과 관리상 필요한 지식이 제공됩니까?		
	② 감독자는 적합한 장소에서 청력보호구를 착용하고 있습니까?		
	③ 근로자가 청력보호구 착용 또는 청력검사의 어려움이 있을 시에 감독자가 조언/상담을 하고 있습니까?		
	④ 근로자가 청력보호구의 착용을 재차 거부했을 시에 강요할 만한 조치/지침이 있습니까?		
소음측정	① 필요한 소음 조사를 수행하고 있습니까?		
	② 소음 조사의 목적을 명확히 말하고 있습니까? 소음노출 근로자에게 노출과 청력장애의 위험성이 고지되고 있습니까?		
	③ 정기적으로 감독자와 다른 책임자에게 소음 조사 결과를 전달합니까?		
	④ 근로자의 소음노출 결과를 건강/의료기록에 기입합니까?		
	⑤ 소음지도(noise map)가 있다면 관리자에 의해 활용되고 있습니까?		
	⑥ 새로운 장비의 도입 시 소음 측정 결과를 고려합니까? 시설을 수정/변경합니까? 근로자들을 재배치합니까?		
	⑦ 소음노출을 저감하는 작업장소, 시설, 또는 공정상의 변화가 있었습니까? 이후 소음 측정을 하였습니까?		
	⑧ 유의하게 소음노출의 변화가 있을 시, 청력보존 프로그램의 대상(또는 제외) 근로자를 포함하는 적절한 수단이 있습니까?		
청력측정	① 적절하게 훈련된 자격을 갖춘 청력검사자가 있습니까?		
	② 청력검사자가 정확한 청력검사를 수행하고, 효과적으로 지시/조사하고, 자료를 적정하게 보관하고 있습니까?		
	③ 자료는 완전합니까?		
	④ 추적관찰 서류가 첨부되어 있습니까?		
	⑤ 청력역치 수준이 검사 간 적합하게 일관성이 있습니까? 그렇지 않다면, 불일치의 이유가 있습니까?		
	⑥ 매년 시행하는 청력검사 결과로 기준역치와 비교하여 표준역치변동의 여부를 확인하고 있습니까?		
	⑦ 표준역치변동의 연 유병률은 얼마입니까? 문제 지점은 정확히 지적되고 교정합니까?		
	⑧ 근로자 개인 또는 집단에서 청각학적 경향악화)을 확인합니까?		
	⑨ 자료는 청력검사기의 적절한 보정 결과를 나타내고 있습니까?		
	⑩ 청력검사실은 정확한 청력검사를 수행할 만큼 낮은 배경음 수준을 보이고 있습니까?		
	⑪ 근로자뿐 아니라 관리자와 감독자에게 청력검사 결과가 알려집니까?		
	⑫ 표준역치변동 대상 근로자에게 적어도 21일 이내에 서면으로 고지하고 있습니까?		
공학적 · 관리적 소음 조절	① 소음의 공학적 대책을 가장 우선적으로 고려하고 있습니까?		
	② 다양한 공학적 대책 사항의 선택에 있어 비용-효과를 제출하였습니까?		
	③ 소음의 공학적 대책과 관련한 계획을 평가하였습니까? 다양한 공학적 대책 방법에 대해 전문가의 조언을 구하였습니까?		
	④ 이와 같은 작업을 사업장 내의 자원 또는 외부의 전문가에 의해 수행하고 있습니까?		
	⑤ 소음의 공학적 대책의 운영과 유지에 대해 근로자와 감독자에게 조언/상담을 하였습니까?		
	⑥ 소음의 공학적 대책 사업을 적시에 완성을 확보하기 위해 감시하고 있습니까?		
	⑦ 행정적인 관리 대책에 의한 가능성이 평가되고 있습니까?		
청력보호구	① 85dB(A) 이상 소음노출 근로자에게 청력보호구가 사용되도록 하고 있습니까?		
	② 근로자가 선택할 수 있게끔 다양한 청력보호구가 주어지고 있습니까?		
	③ 근로자가 청력보호구가 주의를 기울여서 편하게 착용하기 위해 훈련합니까?		
	④ 채용 시만이 아니라 연 1회 이상 교육/훈련을 합니까?		
	⑤ 보호구의 착용 또는 결함에 대해 정기적으로 점검하고 필요하다면 즉시 교환하여 줍니까?		
	⑥ 근로자가 청력보호구를 마음대로 쓸 수 있다면, 교환도 즉시 할 수 있습니까?		
	⑦ 적절한 산업위생학적 조건에 대해 알고 있습니까?		
	⑧ 청력보호구 사용과 관련한 귀의 자극증상 또는 염증이 발현된 적이 있습니까? 의학적 원인으로 보후구의 착용이 가능하지 않은 근로자는 없었습니까? 이러한 문제가 있는 경우 즉시 의학적 처치를 합니까?		
	⑨ 현재의 청력보호구로 인한 문제를 경험하는 경우 다른 형태의 청력보호구를 고려합니까?		
	⑩ 소음성 난청 근로자는 집중적인 조언/상담을 받습니까?		

〈표 3〉 역치변동 기준에 따른 적용 청력검사 주파수와 변동량

역치이동 기준	변화량	Frequency(Hz)						적용 주파수	
		500	1,000	2,000	3,000	4,000	6,000		
OSHA STS	+10dB			X	X	X		평균역치	추적검사기간
NIOSH(1972)	+10dB	X	X	X	X			어느 한 주파수	추적검사기간
				또는					
	+15dB					X	X		
AAO-HNS	+10dB	X	X	X				평균역치	추적검사기간
				또는					
	+15dB				X	X	X		
OSHA STS twice	+10dB			X	X	X		평균역치	추적검사기간 2년 연속 (동일 귀)
15dB once	+15dB	X	X	X	X	X	X	어느 한 주파수	추적검사기간
10dB average 3~4kHz	+10dB				X	X		평균역치	추적검사기간
15dB twice	+15dB	X	X	X	X	X	X	어느 한 주파수	추적검사기간 2년 연속 (동일 귀, 동일 주파수)
15dB twice 1~4kHz	+15dB		X	X	X	X		어느 한 주파수	추적검사기간 2년 연속 (동일 귀, 동일 주파수)

청력보존 프로그램 대상의 집단평가를 위한 지표로는 $\%B_b$, $\%W_b$, $\%B_b/W_{b,d}B/yr$, $\%W_s$, $\%BW_s$가 있다. $\%B_b$는 청력보존 프로그램의 청력검사 대상 전체 근로자 중 기준청력과 비교한 청력역치가 0.5kHz에서부터 6kHz까지의 순음청력검사의 어느 주파수에서든 청력역치가 15dB 이상 좋아진 비율을 말한다. $\%W_b$는 청력보존 프로그램의 청력검사 대상 전체 근로자 중 기준청력과 비교한 청력역치가 0.5kHz에서부터 6kHz까지의 순음청력검사의 어느 주파수에서든 청력역치가 15dB 이상 나빠진 비율을 말한다. $\%B_b/W_b$는 $\%W_b$에 대한 $\%B_b$의 비를 말한다. dB/yr은 연간 청력역치의 변동량을 말한다. $\%W_s$는 청력보존 프로그램의 청력검사 대상 전체 근로자 중 연속적인 청력검사에서 0.5kHz에서부터 6kHz까지 어느 주파수에서든 청력역치가 15dB 이상 나빠진 비율을 말한다. $\%BW_s$는 청력보존 프로그램의 청력검사 대상 전체 근로자 중 연속적인 청력검사에서 0.5kHz에서부터 6kHz까지 어느 주파수에서든 청력역치가 15dB 이상 좋아지거나 또는 나빠진 비율을 말한다.

청력보존 프로그램의 정량 평가로 개인평가와 집단평가가 있는데, 개인평가로는 성별과 연령에 따른 청력의 비교, 소음노출 수준과 기간에 따른 청력과 역치변동의 비교, 역치변동 평가가 있다. 성과 연령에 따른 주파수별 청력역치와 평균청력을 소음에 노출되지

않은 건강한 일반인구집단의 청력에 대한 우리나라 또는 국제적인 기준이나 표준치(ISO 또는 ANSI)와 비교한다(<표 4~8>). 소음노출 수준과 기간에 따른 청력과 역치변동의 비교는 소음노출 수준(85, 90, 95, 100dB(A))과 노출기간(10, 20, 30, 40년)에 따른 주파수별 청력 역치변동량을 국제적인 기준이나 표준치(ISO 또는 ANSI)와 비교한다(<표 9>). 특정 시점에서의 청력을 주파수별(500, 1,000, 2,000, 3,000, 4,000, 6,000Hz) 집단 특성에 따라 비교하거나 또는 특정 주파수(4,000Hz)의 청력을 소음노출기간과 연령의 증가에 따른 청력역치의 변화 추이를 비교한다. 역치변동 평가는 현재의 절대적인 청력역치로 평가하지 않고, 과거 입사 시점 또는 배치 시 기초 청력 역치나 지난 과거의 청력 역치와 비교하여 주파수별로 증가 또는 감소한 역치의 변동량을 평가한다. 상기 적용가능한 역치변동 기준 중 청력보존 프로그램의 시행을 위한 청력평가지침(H-52-2008)에서는 OSHA STS 기준을 적용한다. 연령을 보정한 상태에서 2,000, 3,000 및 4,000Hz의 기도청력의 평균 표준역치 변동이 10dB 이상인 소음 작업자에 대해서 소음성 난청을 예방하기 위한 적절한 건강관리를 하도록 한다.

청력보존 프로그램의 집단에 대한 정량 평가는 대상 집단의 기준청력과의 비교 평가, 대상 집단의 연속적인 청력의 비교 평가, 연령보정을 적용한 역치변동 평가가 있다. 대상 집단의 기준청력과의 비교 평가로서 기준청력과의 비교는 현재 시점에서의 청력을 현재 근무하는 사업장의 소음작업장에 최초 배치된 시점의 기준청력, 즉 기초 청력과 비교하는 것으로 주파수별 청력역치가 좋아지거나 나빠지는지 여부와 나빠진 정도를 평가한다. 청력검사의 초기 3~4차까지의 청력역치가 오히려 좋게 나타나는 학습효과를 보이는 경우가 있다. 특히, 고음역에서 청력이 나쁜 경우 학습효과가 나타날 수 있다. 초기의 학습효과를 고려한 기준청력과의 비교평가는 %B_b/W_b와 고음(4,000Hz)에서의 역치변동량(dB/yr)을 이용하여 청력보존 프로그램의 효과를 평가한다. 기준청력과의 청력역치의 비교를 통한 청력보존의 효과 평가는 남녀 각각 성별로 %B_b/W_b와 역치변동량을 적용하여 적합(Acceptable), 경계(Marginal), 부적합(Unacceptable)으로 구분하여 평가한다(<표 10>). 대상 집단의 연속적인 청력의 비교 평가는 현재 청력역치를 바로 이전 청력역치 또는 과거 청력역치와 그 이전 과거 청력역치, 즉 매년 청력을 측정한다면 올해 청력역치와 작년 청력역치 또는 2년 전 청력역치와 3년 전 청력역치를 비교 평가하는 것으로 주파수별 청력역치가 좋아지거나 나빠지는지 여부와 나빠진 정도를 평가한다. 연속적인 청력역치의 비교를 통한 청력보존 프로그램의 효과는 %W_s와 %BW_s의 적용을 통해 적합, 경계, 부적합으로 구분하여 평가한다(<표 11>). 연령보정을 적용한 역치변동 평가는 연령 보정한 상태에서 청력의 표준역치 변동이 10dB 이상인 근로자가 전체 모집단에서 2.5% 이내이어야 한다. 최근 고용된 젊은 근로자군에는 적용하지 않는다.

〈표 4〉 정상 건청인의 연령에 따른 기도 청력역치(ISO 1999 standard, 1990)

연령 (년)	Frequency in Herz							
	250	500	1,000	2,000	3,000	4,000	6,000	8,000
남성								
25	0	0	0	0	1	1	1	1
30	0	1	1	1	2	2	3	3
35	1	1	1	2	3	5	5	6
40	1	2	2	3	6	8	9	10
45	2	3	3	5	8	12	13	16
50	3	4	4	7	12	16	18	23
55	4	5	5	10	16	22	25	30
60	5	6	7	12	20	28	32	39
65	7	9	9	15	25	35	40	49
70	8	9	11	19	31	43	49	59
75	10	11	13	23	37	52	59	71
여성								
25	0	0	0	0	0	0	1	1
30	0	1	1	1	1	1	2	2
35	1	1	1	2	2	3	3	4
40	1	2	2	3	4	4	6	7
45	2	3	3	4	5	7	9	11
50	3	4	4	6	6	9	12	15
55	4	5	5	8	10	12	16	21
60	5	6	7	10	13	16	21	26
65	7	8	8	13	17	20	27	33
70	8	9	10	16	20	24	32	41

〈표 5〉 건청 남녀 성인의 주파수별 청력역치(ANSI S3.44-1996, Annex A)

성	Freq. (Hz)	30세			40세			50세			60세		
		0.9*	0.5	0.1	0.9	0.5	0.1	0.9	0.5	0.1	0.9	0.5	0.1
남성	500	-6	1	9	-5	2	11	-4	4	14	-3	6	18
	1,000	-6	1	9	-5	2	11	-4	4	14	-2	7	19
	2,000	-7	1	11	-6	3	15	-4	7	21	-1	12	29
	3,000	-7	2	13	-5	6	19	-2	12	29	3	20	42
	4,000	-7	2	14	-4	8	23	0	16	37	7	28	55
	6,000	-8	3	16	-5	9	26	0	18	41	8	32	62
여성	500	-6	1	9	-5	2	11	-4	4	14	-3	6	18
	1,000	-6	1	9	-5	2	11	-4	4	14	-2	7	19
	2,000	-6	1	10	-5	3	13	-3	6	18	-1	11	25
	3,000	-7	1	11	-5	4	15	-3	8	21	0	13	30
	4,000	-7	1	12	-6	4	17	-3	9	25	1	16	35
	6,000	-8	2	14	-6	6	21	-2	12	31	2	21	45

* 0.9 fractile(tough ears–90% of ears are worse than this)
0.5 fractile(typical ears–50% are worse, 50% are better)
0.1 fractile(tender ears–only 10% are worse than this)

〈표 6〉 우리나라 남녀 건청 성인의 5세 간격의 청력역치

성	부위	연령	주파수						
			500Hz	1,000Hz	2,000Hz	3,000Hz	4,000Hz	6,000Hz	8,000Hz
여성	왼쪽 귀	20~24	8.2±4.9	5.3±4.8	3.5±5.5	1.7±5.1	2.2±6.1	5.3±6.3	3.7±6.7
		25~29	9.5±5.4	5.2±4.8	4.8±5.7	1.5±6.7	2.8±6.2	6.7±7.4	4.5±8.3
		30~34	10.3±5.7	6.6±4.9	6.1±6.0	4.1±6.4	4.9±6.7	8.6±7.9	6.1±8.4
		35~39	11.6±6.1	7.6±5.3	6.9±6.1	6.3±6.0	5.8±6.4	10.4±8.2	8.8±7.7
		40~44	11.8±6.8	9.9±6.5	8.2±7.3	8.6±7.2	8.6±7.8	12.7±8.9	11.4±9.5
		45~49	14.3±7.2	11.0±6.0	9.2±6.2	10.5±6.8	11.1±7.9	15.2±9.8	13.9±10.0
		50~54	14.3±6.3	12.3±6.0	12.1±7.6	13.3±8.4	11.5±10.0	19.5±10.7	19.3±12.9
		55~59	15.8±6.8	13.7±6.1	14.1±8.4	16.5±8.5	18.7±10.2	22.7±12.3	25.5±14.6
	오른쪽 귀	20~24	8.2±4.7	4.2±4.5	2.4±4.7	2.4±5.4	1.4±5.6	5.6±6.0	3.2±6.6
		25~29	9.1±5.0	4.8±4.8	4.1±5.4	2.7±6.1	3.0±6.5	7.0±7.7	4.1±8.0
		30~34	9.1±5.9	6.1±5.4	5.3±6.2	3.3±6.5	3.4±7.1	7.5±7.9	5.7±8.2
		35~39	10.6±6.1	6.6±5.2	5.4±6.2	5.4±7.3	4.8±6.5	9.2±7.7	7.2±8.4
		40~44	11.0±6.7	8.9±6.8	7.2±7.2	7.8±7.7	7.2±7.3	11.5±9.5	11.0±9.8
		45~49	13.7±7.6	11.4±6.9	8.8±6.8	10.2±7.0	9.9±8.1	16.6±10.7	14.5±10.8
		50~54	14.1±6.8	12.5±6.3	12.3±6.8	13.2±7.8	15.0±9.1	20.8±10.4	21.7±13.1
		55~59	15.2±7.0	14.3±6.8	14.3±7.8	16.6±8.6	16.8±10.3	24.2±12.3	27.2±15.4
남성	왼쪽 귀	20~24	9.4±5.0	8.1±4.6	6.6±5.8	6.5±5.8	7.3±6.9	6.2±7.8	5.3±8.2
		25~29	9.5±5.4	6.8±4.7	4.9±5.7	5.8±6.2	6.8±7.2	8.4±8.0	7.5±8.8
		30~34	10.1±5.7	7.0±4.8	6.0±5.8	4.5±6.1	7.4±7.5	8.0±9.7	6.1±8.5
		35~39	11.9±5.6	8.4±5.3	7.1±6.7	6.8±5.4	9.0±6.8	10.2±8.3	8.7±9.5
		40~44	11.1±6.3	8.1±5.2	6.1±6.2	8.6±7.1	13.1±8.5	14.6±10.6	12.7±10.8
		45~49	12.6±6.9	10.2±6.3	8.6±7.3	10.3±7.8	15.4±10.1	17.9±10.1	16.9±12.0
		50~54	13.8±7.2	11.1±6.3	11.2±7.2	16.4±8.9	20.8±10.9	24.3±11.6	24.5±14.5
		55~59	15.7±6.8	14.3±6.9	14.8±8.6	21.4±10.6	27.2±12.4	27.8±13.3	29.0±14.7
	오른쪽 귀	20~24	8.8±5.1	7.9±5.1	6.9±6.0	7.1±6.3	6.9±7.8	7.7±7.0	7.2±7.8
		25~29	9.4±5.2	7.0±5.4	5.2±6.1	6.5±5.7	6.6±7.7	9.2±7.9	7.7±9.0
		30~34	10.0±5.6	7.1±4.8	4.7±5.8	5.6±6.6	5.4±7.9	8.2±8.7	5.3±8.6
		35~39	11.1±5.8	8.2±5.1	6.7±6.2	5.4±5.7	8.1±7.8	9.6±9.0	8.0±9.2
		40~44	11.1±6.5	8.6±5.7	6.2±6.0	9.0±7.9	11.1±9.4	14.2±10.2	13.0±11.1
		45~49	12.4±7.7	10.4±5.9	8.1±7.0	10.9±7.5	14.6±9.4	18.2±11.2	17.5±11.9
		50~54	13.4±7.2	11.5±5.9	10.0±6.9	14.6±8.6	18.9±9.6	24.6±11.4	24.9±13.9
		55~59	16.2±7.0	13.8±6.9	13.4±8.1	18.9±10.0	23.3±11.8	26.7±12.6	28.1±15.1

〈표 7〉 미국 OSHA 자료와의 비교(남성)

주파수 연령	1,000Hz			2,000Hz			3,000Hz			4,000Hz			6,000Hz		
	가	나	다	가	나	다	가	나	다	가	나	다	가	나	다
20세 이하	7	4.2	5.9	4	3.2	4.0	3	2.0	4.3	3	2.0	2.2	6	4.8	3.4
21세	7	4.8	6.1	4	2.8	4.2	4	1.1	4.6	3	1.4	2.7	6	7.2	4.0
22세	7	4.4	6.3	4	2.6	4.4	4	3.0	4.9	4	1.3	3.2	6	4.0	4.5
23세	7	6.1	6.4	5	4.1	4.6	4	4.1	5.2	4	3.2	3.6	7	6.3	5.1
24세	7	4.2	6.6	5	2.1	4.8	4	0.6	5.5	4	1.2	4.1	7	4.6	5.7
25세	8	3.8	6.8	5	2.8	4.9	4	0.4	5.9	4	1.0	4.6	7	4.1	6.3
26세	8	5.2	6.9	5	4.0	5.1	5	0.2	6.2	4	2.6	5.1	8	6.8	6.9
27세	8	4.3	7.1	5	4.3	5.3	5	.9	6.5	5	3.1	5.6	8	8.6	7.4
28세	8	5.0	7.3	5	4.0	5.5	5	-0.3	6.8	5	1.5	6.1	8	6.2	8.0
29세	8	6.8	7.5	5	7.2	5.7	5	6.2	7.1	5	6.3	6.6	8	8.5	8.6
30세	8	6.4	7.6	6	4.6	5.8	5	2.6	7.4	5	3.1	7.0	9	5.5	9.2
31세	8	5.3	7.8	6	4.8	6.0	6	2.1	7.7	5	3.1	7.5	9	8.5	9.7
32세	9	5.8	8.0	6	6.6	6.2	6	5.1	8.0	6	5.0	8.0	10	8.0	10.3
33세	9	7.4	8.1	6	6.9	6.4	6	5.8	8.3	6	5.0	8.5	10	9.2	10.9
34세	9	7.0	8.3	6	5.8	6.6	6	2.8	8.6	6	4.79	9.0	10	9.3	11.5
35세	9	7.3	8.5	6	6.1	6.7	7	3.4	9.0	7	5.2	9.5	11	11.0	12.1
36세	9	6.9	8.6	7	5.6	6.9	7	5.5	9.3	7	4.9	10.0	11	9.4	12.6
37세	9	5.9	8.8	7	6.4	7.1	7	6.3	9.6	7	5.2	10.4	12	8.8	13.2
38세	10	6.5	9.0	7	4.9	7.3	7	4.9	9.9	7	5.8	10.9	12	8.3	13.4
39세	10	9.0	9.2	7	7.5	7.5	8	8.8	10.2	8	5.5	11.4	12	11.7	14.4
40세	10	8.1	9.3	7	6.5	7.6	8	7.3	10.5	8	7.1	11.9	13	11.1	15.0
41세	10	9.6	9.5	8	8.8	7.8	8	9.1	10.8	8	7.4	12.4	13	10.7	15.5
42세	10	8.4	9.7	8	5.8	8.0	9	5.8	11.1	9	6.1	12.9	13	12.8	16.1
43세	11	10.5	9.8	8	9.0	8.2	9	10.5	11.4	9	9.6	13.4	14	13.5	16.7
44세	11	10.6	10.0	8	8.5	8.4	9	9.0	11.7	9	9.4	13.9	14	12.8	17.3
45세	11	10.3	10.2	8	7.9	8.5	10	8.5	12.1	10	8.2	14.3	15	14.3	17.8
46세	11	10.5	10.4	9	7.1	8.7	10	8.9	12.4	10	10.6	14.8	15	15.2	18.4
47세	11	14.7	10.5	9	11.1	8.9	10	11.8	12.7	11	10.9	15.3	16	16.8	19
48세	12	10.9	10.7	9	9.2	9.1	11	11.0	13.0	11	11.1	15.6	16	17.8	19.6
49세	12	10.4	10.9	9	9.6	9.3	11	11.4	13.3	11	11.4	16.3	16	15.2	20.2
50세	12	13.4	11.0	10	11.6	9.4	11	10.1	13.6	12	10.6	16.8	17	18.8	20.7
51세	12	12.1	11.2	10	13.2	9.6	12	14.2	13.9	12	15.4	17.3	17	20.4	21.3
52세	12	12.4	11.4	10	12.4	9.8	12	13.7	14.2	13	15.6	17.7	18	20.3	21.9
53세	12	12.0	11.6	10	11.0	10.0	13	13.4	14.5	13	16.5	18.2	18	20.6	22.5
54세	13	12.2	11.7	11	12.9	10.2	13	15.2	14.8	14	18.1	18.7	19	20.7	23.0
55세	13	15.2	11.9	11	15.3	10.3	14	16.4	15.2	14	17.1	19.2	19	22.2	23.6
56세	13	13.8	12.1	11	13.2	10.5	14	15.4	15.5	15	15.4	19.7	20	22.6	24.2
57세	13	13.6	12.2	11	13.8	10.7	15	16.5	15.8	15	17.5	20.2	20	25.1	24.8
58세	14	13.3	12.4	12	13.8	10.9	15	14.8	16.1	16	17.5	20.7	21	22.8	25.4
59세	14	13.8	12.6	12	15.7	11.1	16	19.1	16.4	16	21.0	21.1	21	25.3	25.9

가. 미국 OSHA 자료
나. 우리나라 성인 남녀의 조사 자료
다. 성별, 주파수별 연령에 따른 회귀방정식에 의한 보정치

〈표 8〉 미국 OSHA 자료와의 비교(여성)

주파수	1,000Hz			2,000Hz			3,000Hz			4,000Hz			6,000Hz		
연령	가	나	다	가	나	다	가	나	다	가	나	다	가	나	다
20세 이하	5	8.7	2.7	3	7.0	1.2	4	6.3	-0.5	5	7.4	-1.2	8	6.3	2.2
21세	5	8.7	3.0	3	7.0	1.5	4	7.6	-0.1	5	6.2	-0.7	8	5.9	2.7
22세	5	6.5	3.3	3	5.8	1.8	4	5.6	0.4	5	6.2	-0.3	8	6.5	3.3
23세	5	9.0	3.6	3	7.6	2.1	4	8.0	0.8	6	8.8	0.2	9	7,4	3.8
24세	5	7.2	3.9	3	6.3	2.5	5	6.5	1.2	6	6.9	0.6	9	8.8	4.4
25세	5	7.9	4.2	3	6.3	2.8	5	6.5	1.6	7	8.1	1.1	10	10	4.9
26세	5	5.6	4.5	4	5.6	3.1	5	5.5	2.0	7	5.6	1.5	10	8.7	5.5
27세	5	7.4	4.8	4	4.7	3.4	6	5.9	2.5	7	7.1	2.0	11	8.5	6.0
28세	6	6.4	5.1	4	2.8	3.8	6	7.1	2.9	8	7.3	2.5	11	8.1	6.5
29세	6	7.3	5.4	4	5.6	4.1	6	5.1	3.3	8	5.7	2.9	12	8.7	7.1
30세	6	7.1	5.7	4	4.5	4.4	6	5.6	3.7	9	5.9	3.4	12	9.0	7.6
31세	6	6.8	6.0	4	5.3	4.7	7	4.1	4.2	9	6.3	3.8	13	7.6	8.2
32세	6	6.8	6.3	5	6.3	5.0	7	4.6	4.6	10	5.8	4.3	14	7.4	8.7
33세	6	6.8	6.6	5	5.0	5.4	7	4.9	5.0	10	7.1	4.7	14	7.2	9.2
34세	6	7.5	6.9	5	5.7	5.7	8	7.3	5.4	11	6.8	5.2	15	9.0	9.8
35세	7	7.8	7.2	5	6.3	6.0	8	2.4	5.8	11	7.1	5.6	15	8.6	10.3
36세	7	8.4	7.5	5	6.6	6.3	9	7.7	6.3	12	9.1	6.1	16	8.5	10.9
37세	7	8.2	7.8	6	7.4	6.7	9	7.3	6.7	12	9.7	6.5	17	10.2	11.4
38세	7	8.6	8.1	6	7.4	7.0	9	9.0	7.1	13	8.5	7.0	17	11.0	11.9
39세	7	8.5	8.4	6	7.1	7.3	10	5.8	7.5	14	8.8	7.4	18	11.2	12.5
40세	7	7.8	8.7	6	4.5	7.6	10	6.7	8.0	14	10.9	7.9	19	15.2	13.0
41세	7	7.9	9.0	6	6.7	8.0	10	9.9	8.4	14	12.0	8.3	20	12.1	13.6
42세	8	9.4	9.3	6	6.9	8.3	11	9.5	8.8	16	12.3	8.8	20	13.1	14.4
43세	8	7.0	9.6	7	5.8	8.6	12	7.4	9.2	16	12.3	9.2	21	25.2	14.6
44세	8	9.7	9.9	7	7.2	8.9	12	10.0	9.7	17	12.8	9.7	22	16.1	15.2
45세	8	9.3	10.2	7	6.8	9.2	13	9.2	10.1	18	12.5	10.1	23	17.0	15.7
46세	8	10.5	10.5	8	8.2	9.6	13	9.1	10.5	19	14.8	10.6	24	16.9	16.3
47세	8	10.3	10.8	8	7.6	9.9	14	8.4	10.9	19	13.4	11.0	24	17.1	16.8
48세	9	10.2	11.1	8	8.4	10.2	14	12.5	11.3	20	17.0	11.5	25	18.8	17.4
49세	9	11.3	11.4	9	11.1	10.5	15	13.6	11.8	21	17.7	11.9	26	20.5	17.9
50세	9	11.2	11.7	9	12.0	10.9	16	17.3	12.2	22	20.1	12.4	27	25.3	18.4
51세	9	11.4	12.0	9	10.2	11.2	16	14.2	12.6	23	17.8	12.8	28	21.9	19.0
52세	9	12.4	12.3	10	10.9	11.5	17	15.8	13.0	24	19.4	13.3	29	25.4	19.5
53세	9	11.4	12.6	10	11.3	11.8	18	18.5	13.5	25	24.6	13.7	30	27.2	20.1
54세	10	10.3	12.9	10	8.8	12.2	18	12.1	13.9	26	17.7	14.2	31	22.7	20.6
55세	10	14.5	13.2	11	14.4	12.5	19	18.4	14.3	27	23.9	14.7	32	27.3	21.1
56세	10	13.0	13.5	11	13.8	12.8	20	19.2	14.7	28	22.6	15.1	34	21.3	21.7
57세	10	13.6	13.8	11	12.2	13.1	21	18.1	15.2	29	22.2	15.6	35	23.3	22.2
58세	10	13.7	14.1	12	13.4	13.4	22	20.5	15.6	31	27.7	16.0	36	31.2	22.8
59세	11	15.1	14.4	12	16.1	13.8	22	24.6	16.0	32	29.8	16.5	37	33.0	23.3

가. 미국 OSHA 자료
나. 우리나라 성인 남녀의 조사 자료
다. 성별. 주파수별 연령에 따른 회귀방정식에 의한 보정치

<표 9> 소음노출(노출 수준과 노출기간)에 따른 주파수별 청력역치 변동량(ANSI S3.33-1996)

LA8hn (dB(A))	Freq. (Hz)	노출기간											
		10년			20년			30년			40년		
		0.9*	0.5	0.1	0.9	0.5	0.1	0.9	0.5	0.1	0.9	0.5	0.1
85	500	0	0	0	0	0	0	0	0	0	0	0	0
	1,000	0	0	0	0	0	0	0	0	0	0	0	0
	2,000	0	1	1	1	1	2	1	1	2	1	2	2
	3,000	2	3	5	3	4	6	3	4	7	3	5	7
	4,000	3	5	7	4	6	8	5	6	9	5	7	9
	6,000	1	3	4	2	3	5	2	3	6	2	4	6
90	500	0	0	0	0	0	0	0	0	0	0	0	0
	1,000	0	0	0	0	0	0	0	0	0	0	0	0
	2,000	0	2	6	2	4	8	3	5	9	4	6	10
	3,000	4	8	13	7	10	16	8	11	18	9	12	19
	4,000	7	11	15	9	13	18	10	14	19	11	15	20
	6,000	3	7	12	4	8	14	5	9	15	6	10	15
95	500	0	0	1	0	0	1	0	1	1	0	1	1
	1,000	1	2	4	2	3	5	2	3	5	2	3	6
	2,000	0	5	13	5	9	17	7	12	20	9	14	22
	3,000	8	16	25	13	19	31	16	22	34	18	23	37
	4,000	13	20	27	16	23	32	18	25	34	19	26	36
	6,000	5	14	23	8	16	26	10	18	28	12	19	29
100	500	2	4	8	3	5	9	4	6	11	5	7	11
	1,000	3	6	12	6	9	15	7	10	17	8	11	19
	2,000	0	8	23	8	16	31	13	21	35	16	24	39
	3,000	13	26	41	21	32	51	26	35	56	29	38	60
	4,000	20	31	42	25	36	49	28	39	53	30	41	56
	6,000	9	23	37	14	27	42	17	29	46	19	30	48

* 0.9 fractile(tough ears–90% of ears are worse than this)
0.5 fractile(typical ears–50% are worse, 50% are better)
0.1 fractile(tender ears–only 10% are worse than this)

<표 10> 청력역치의 기준청력과의 비교 평가를 통한 청력보존 프로그램의 평가

청력보존 프로그램 평가(HCP rating)	남성		여성	
	△HL	%Bb/Wb	△HL	%Bb/Wb
적합(Acceptable)	<-0.18	>1.25	<-0.15	>1.25
경계(Marginal)	≥-0.18, ≤4.2	≥-1.25, ≤0.75	≥-0.15, ≤5.1	≥-1.25, ≤0.75
부적합(Unacceptable)	>4.2	>0.75	>5.1	>0.75

<〈표 11〉 청력역치의 연속적인 측정 자료의 비교 평가를 통한 청력보존 프로그램의 평가

청력보존 프로그램 평가	Sequential Comparisons of First Tests(1~2, 2~3, or 3~4)	Sequential Comparisons of Any Later Tests(4~5, 5~6, or Higher)	
	%Ws	%Ws	%BWs
적합	<20	<17	<26
경계	20~30	17~27	26~40
부적합	>30	>27	>40

청력보존 프로그램의 평가는 1) 기준 청력 또는 연속적인 청력의 비교를 통한 청력보존 프로그램의 효과 확인, 2) 초기의 연속된 청력 평가에서의 학습효과 확인, 3) 소음노출 여부와 수준 또는 작업장의 특성(공장, 부서 등)에 따른 청력보존 프로그램의 효과 평가, 4) 청력보호구 유형에 따른 청력보존 프로그램의 효과 평가, 5) 청력검사(청력검사기관 또는 청력검사자)의 신뢰도 평가, 6) 관리적·공학적 개선에 따른 청력보존 프로그램의 효과를 평가하는 데 적용할 수 있다. 위에 기술한 학습효과, 청력보호구의 효과, 청력검사의 신뢰도, 청력보존 프로그램의 개입 효과 등을 평가하는데, 청력보존 프로그램의 평가 대상 집단의 기준청력 또는 연속적인 청력역치의 비교를 통해 적용할 수 있다.

그러나 청력보존 프로그램의 양적 평가를 적용하는 데 다음과 같은 제한점이 있다.

1) 현행 소음 특수건강진단은 매년 시행하지 않고 2년 주기로 시행한다. 다만, 청력보존 프로그램을 수립 시행하여야 하는 소음 수준이 90dB 노출기준을 초과한 사업장의 경우에는 주기단축 조건에 의하여 매년 소음 특수건강진단을 시행한다.

2) 소음 특수건강진단에서 1차 검사에서 2,000, 3,000, 4,000Hz 순음청력검사만을 실시한다. 다만, 1차 검사에서 이상 시에만 500, 1,000, 2,000, 3,000, 4,000, 6,000Hz 청력검사를 실시하고 있다.

3) 소음 특수건강진단에서 시행되는 1차 검사가 2차 검사의 선별검사로서 정성적인 검사이며 또한 검진기관 원외(사업장)에서 수행되어 정량검사로서 검사의 정확성과 신뢰성에 문제가 있다.

4) 비소음 근로자에 대한 청력검사는 1,000Hz 역치검사로만 청력 이상 여부를 판단하고 있다.

5. 청력보존 프로그램의 운영 효과와 연령을 고려한 상대적인 역치변동 평가의 필요성

김규상 등(2005)의 소음노출 수준과 특성에 따른 청력 영향과 예측치 연구에서 중소규모 조선업체와 소음에 노출되더라도 청력보호구의 착용 등 청력보존프로그램을 운영하는 D금속제품 제조업체 사이의 청력 예측치의 차이는 일반적인 소음노출 인구집단의 최대-최소 청력 예측치로 추정되었다. 즉, 소음에 노출되는 집단이라 하더라도 적정한 소음관리(청력보존 프로그램의 운영)에 따른 청력의 차이, 변화량과 소음에 의한 청력역치의 특성이 다르게 나타남을 뚜렷이 보여주고 있다. 따라서 조선업체와 D금속제품 제조업체 두 연구대상 집단의 특성은 오히려 소음이 청력에 미치는 영향과 방향 등에서 대척점의 잣대로 작용한다고 볼 수 있다. 또 이와 같은 노출 소음 요인만이 아니라 현재의 청력역치에 미치는 연령효과 및 기저(기초)청력 문제가 공존한다. 일반인구집단에 비해 소음노출 인구집단(D금속제품 제조업체와 조선업체)은 평균청력역치보다 4,000Hz의 청력역치에서 연령의 효과가 더 컸으나, 평균청력역치에서는 조선업체 근로자 집단에서 다른 두 집단보다 더 크게 나타났다. 소음노출기간은 조선업체의 경우에서는 독립적으로 가산적인 반면에 D금속제품 제조업체에서는 영향이 미미하게 나타나거나 오히려 학습효과로 인한 청력역치 하강을 보이고, 또 소음노출 정도도 그 영향이 작고 유의하지 않아 청력보존 프로그램의 효과로 판단되었다.

이 연구에서 일반인구집단 및 소음노출 근로자에 대한 연령대별로 주파수별 역치와 평균역치의 차이에서 통계적인 유의성을 가지며, 연령이 청력역치에 미치는 영향이 소음노출 기간 및 소음노출 수준과 더불어 크다는 점에서 청력에 대한 건강관리 관점에서 연령에 대한 고려가 있어야 함을 주지시키고 있다. 그리고 더불어 현재 청력이 이러한 요인만이 아니라 여러 사회적·환경적 요인에 의한 기저청력에 의해서 절대적으로 영향을 받을 수 있다는 점에서 연령과 무관하게 청력평가와 산업의학적 관리가 현재의 절대적 역치기준으로 실시되는 것은 수정되어야 할 것이다. 즉, 기저청력과 연령에 따른 청력의 변화를 측정하는 상대적 역치변동 평가방법의 도입을 모색할 필요성이 있다.

제29장 소음성 난청의 청능재활

이 글은 가족, 지역사회, 직업 및 다양한 사회생활을 주도하는 17~60세의 성인 계층의 난청으로 인한 청능재활을 다루고자 한다. 물론 난청은 노년층에서 흔하게 발생하지만 40~50대에 증가한다. Clarity와 비영리 Ear Foundation의 40~59세의 미국 437명 성인에 대한 조사에서 거의 과반인 49%에서 듣기에 어려움을 느끼며, 조사 대상의 1/3이 청력검사를 받았으며, 1/6인 15% 정도가 의학적으로 난청 진단을 받았다(Prince Market Research, 2006). 이 연령대의 여성보다 남성에서 난청 위험은 높게 나타났다. 48~59세의 성인 연령의 인구집단에 대한 경시적인 연구에서 남성은 19%, 여성은 7% 난청 유병률을 나타내었다. 그러나 젊은 성인에서도 MP3, iPODs 등 강력한 음향에 노출될 수 있는 여가활동 등에 의한 난청 위험이 있으며, 직업을 갖는 초기 17~25세의 1985~2004년에 16%에서 고음역의 감각신경성 청력손실(high-frequency sensorineural hearing loss)을 보였으며, 20%에서 소음성 난청의 특징인 4,000Hz에서 청력손실을 보이는(C-5 dip) noise notch를 보였다(<그림 1>).

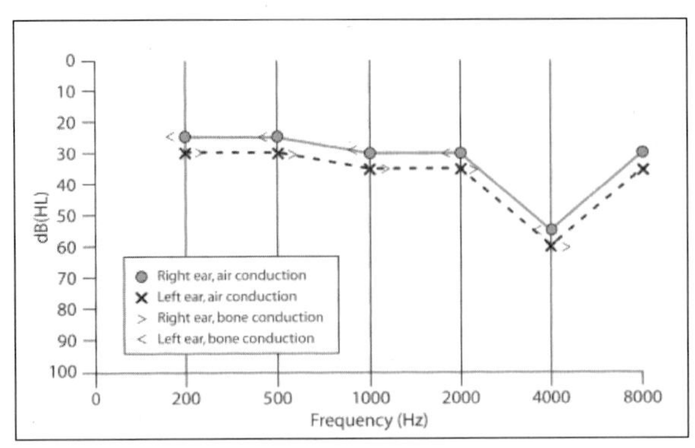

〈그림 1〉 소음성 난청의 청각도(audiogram)

　　대부분 성인의 청력은 연령 증가에 따라 청력 손실이 진행하며, 경도 또는 중등도의 난청 소견을 보이며, 저음역보다 중·고음역에서의 역치손실이 크게 나타난다. <그림 2>는 15~50세, 51~60세 사이의 500, 1,000, 2,000, 4,000Hz의 평균역치(더 좋지 않은 귀)이다 (호주. Wilson 등, 1999; 영국. Davis, 1989). 51~60세군의 성인은 중도 난청률이 10.7%, 12.2%를 보인 반면에 15~50세군은 0.8%, 2.5%를 보여, 51~60세군이 경도, 중도, 심도 난청 비율이 높게 나타났다(<그림 2>).

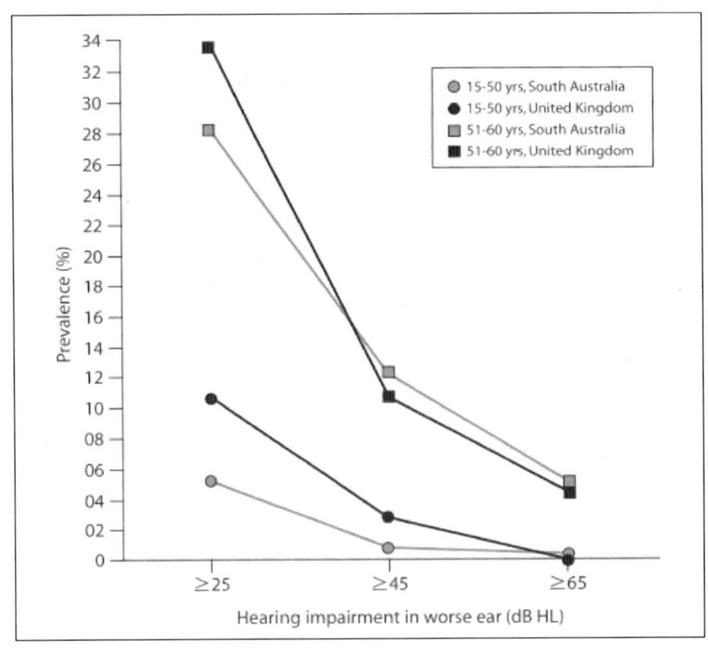

〈그림 2〉 15~50세/51~60세군의 청력장애 유병률 분포

1. 난청자 청능재활 시 일반적 고려 사항

가. 연령대(life stage)와 생애 요인

난청 성인에 대한 청능재활 시 환자의 연령대(life stage), 생애 요인(life factor), 사회경제적 상태(socioeconomic status), 인종, 성, 가정과 사회 및 직장에서의 청력관련 의사소통 장애 등 모든 요인을 고려하여야 한다(<그림 3>). 삶에서의 각 연령대가 갖는 의미는 다르며 이때의 난청의 영향도 다르게 해석될 수 있다. 20대의 젊은 연령은 다른 사람과 친밀한 관계를 발전시키고, 자기 자신을 위한 재정적 책임을 받아들이고, 자기 생의 미래 비전과 꿈을 추구하는 시기이다. 이때의 난청은 이와 같은 꿈과 비전을 재평가할 수밖에 없으며, 배우자를 찾는 데 자신감을 상실하는 경험을 겪는다. 50대의 경우는 직장인으로서 청소년기의 자녀 양육, 안정된 지위, 여가활동을 위한 가용시간을 추구하는 시간이나 난청은 이 때 조기 퇴직, 나이를 먹는 것에 대한 두려움, 여가활동을 남들처럼 할 수 없어 움츠러들수 있다. 이처럼 55세는 육체적·인지적·사회적으로 25세 성인과는 다르다.

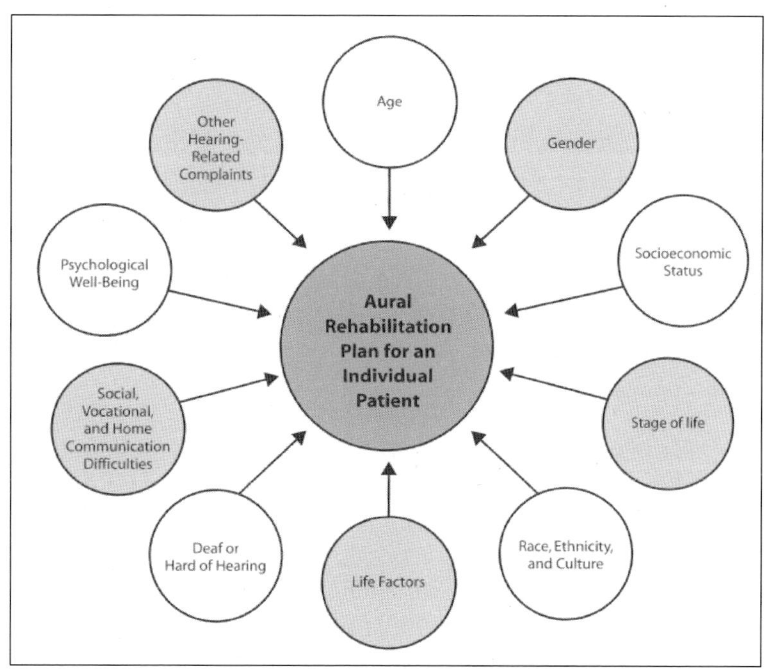

〈그림 3〉 난청 청능재활 시 고려할 사항

우리 생애에서 자기 자신, 가정, 직장(직업·작업), 여가활동, 지역사회 등의 현장에서 역할을 수행하며 삶을 산다. 사회는 이상적인 시민, 장애에 대한 시선, 장애에 대한 정부 정책, 사회적 책임과 권리, 적용가능한 기술과 서비스, 중재모델 등의 질문에 대한 답으로서 개인에게 도움을 미칠 수 있다.

나. 사회경제적 상태

환자의 연령대와 생애 요인 외에 사회경제적 상태가 난청에 의한 영향과 청능재활 계획에 영향을 미칠 수 있다. 사회경제적 상태는 수입, 직업, 학력, 주거 형태에 따라 분류(최상, 상, 중고, 중하, 하, 최하)할 수 있다. 연 2만 달러 이하의 수입과 저학력군은 5만 달러 이상의 수입과 고학력군에 비해 높은 난청률을 보였다(National Council on Aging, 1999). 재정적 상태는 양이 보청기를 구입할 수 있는 기회를 제공하고, 학력은 귀와 난청 질환에 대한 배경지식과 그로 인한 문제를 어떻게 해결하는지에 도움을 주며, 고용상의 지위 또한 주중의 청능재활을 수행하는 데 결정적이다.

다. 인종, 민족 및 문화

인종, 민족 및 문화 등도 보건학적 의미를 갖는 변수이다. 인종은 생물학적 요인, 지리적 태생, 문화, 경제적·정치적 및 법적 요소의 집합이다. 그럼에도 불구하고 경제적 상태가 이와 같은 인종과 밀접한 관련을 갖는다(Hayward 등, 2000). 미국의 경우, 아프리카계 미국인, 라틴아메리카계, 미국 원주민은 수입, 학력, 경제적 부 및 직업에서 백인계 미국인보다 낮았다. 사회경제적 상태는 난청 관리뿐 아니라 그로 인해 파생하는 다른 결과에도 영향을 미쳤다. 소수자(인종 등)는 경제적으로 매우 어려우며 부적절한 의료관리하에 놓여 있다. 또한 의료 혜택을 받을 수 없는 직업이나 비정규직 또는 실직 상태에 있는 경우가 많다. 난청자라 하더라도 아프리카계 또는 라틴아메리카계 미국인은 백인에 비해 보청기를 덜 착용하고 있다(Bazargan 등, 2001; Lee 등, 1996).

라. 성

성별도 청능재활 프로그램의 내용 구성에 영향을 미친다. 전통적인 가족제도 내에서는 성인 여성의 난청은 자녀 양육 능력에 영향을 미칠 수 있어 자존감에 큰 상처를 남길 수 있다. 반면에 남성은 자녀의 재정적 기여 손실에 더 걱정을 하며, 동료들의 눈에 덜 남자

답고 덜 강인하게 보이는 것으로 믿는 것처럼 보인다. 청능재활과 관련하여 성 영향에 대해서 많은 연구가 이루어져 있지 않지만, 중·장년기 성인에서 난청자는 청력역치의 차이에 대한 교정 이후에도 여성에 비해 남성은 낮은 어음인지능력을 보인다(Dubno 등, 1997; Wiley 등, 1998). 중·장년의 여성은 남성에 비해 비구어(nonverbal) 보상 전략에 더 의존적이고, 일상 사회생활의 소통에서 중요한 역할을 한다(Garstecki와 Erler, 1999). 여성은 불쾌감(annoyance), 화남, 짜증과 같은 부정적 감각과 일상 소통 중의 스트레스에 대한 경험을 더 잘 표출하고, 가족과 친구들에 대한 부정적 반응에 더 민감하다. 관련 연구에서 이처럼 여성은 남성에 비해 난청에 대한 일반적으로 인지된 특성을 보고하고 있으며, 소통 장애를 줄이고자 하는 노력을 더 적극적으로 수행한다. 여성의 연령은 청능재활에 영향을 미치는데, 35~45세의 젊은 연령은 75~85세의 고연령군보다 난청과 보청기의 사용을 더 부정적으로 본다(Erler과 Garstecki, 2002). 그 이유로는 자녀 보육, 작업·직업, 효과적인 소통에 난청이 큰 장애로서 괴롭히기 때문이다. 다른 이유로는 고령의 여성은 난청을 보이거나 보청기를 사용하는 친인척이나 동료를 많이 접하고, 젊은 여성보다 그들에게 그리 낯설지 않기 때문이다.

마. 정신 심리적 요인

성인의 난청은 건청인 상대에 비해 고립감으로 더 상처받을 수 있으며, 곤혹, 수치심, 사회적 정체성에 대한 불확실성을 포함한 감정적 곤경과 자존감의 감퇴를 경험한다. 즉, 그들은 사회적으로 정서적으로 고립감을 느낄 수 있다. 청능재활은 이러한 난청자의 정신 심리적 안녕 상태를 고려하여 정신 심리적 지지와 상담이 수행되어야 한다.

바. 가정, 사회 및 직장 생활요인

청능재활에서 고려하여야 할 요소로서 난청과 관련한 가정, 사회 및 직장에서 보내는 시간이다. 아래 <그림 4>는 미국 남녀의 일 중 생활 소요시간이다. 41~60세 458명의 미국인 인터뷰를 통한 Prince Market Research(2006)의 수행한 조사에 의하면, 가정, 사회 및 직장에서의 난청 장애를 아래와 같이 보고하고 있다. 가정과 사회생활과 관련하여, 인터뷰 대상의 2/3가 TV 시청에 약간의 어려움을 호소하고 있었다. 직장과 직업과 관련하여, 심도 난청의 67%, 중도 난청의 42%를 포함하여 조사 대상의 1/4이 작업에 의한 청력손실을 보고하고 있다. 어느 정도 또는 꽤 많이 직업/작업에 의해 영향을 받은 난청자는 전화

받기에 64%, 동료작업자와의 의사소통에 61%로 가장 많은 어려움을 호소하고 있었다.

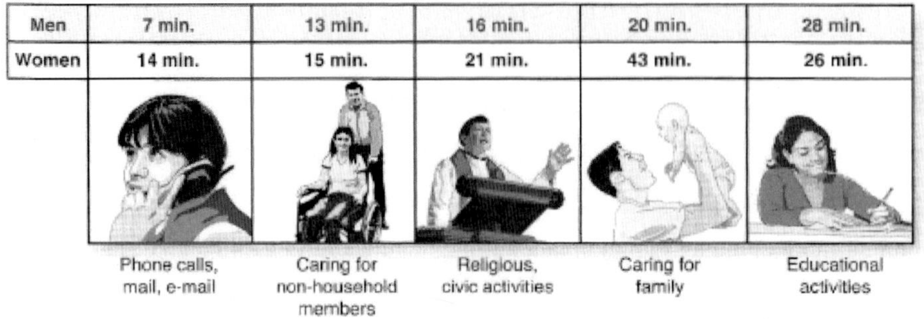

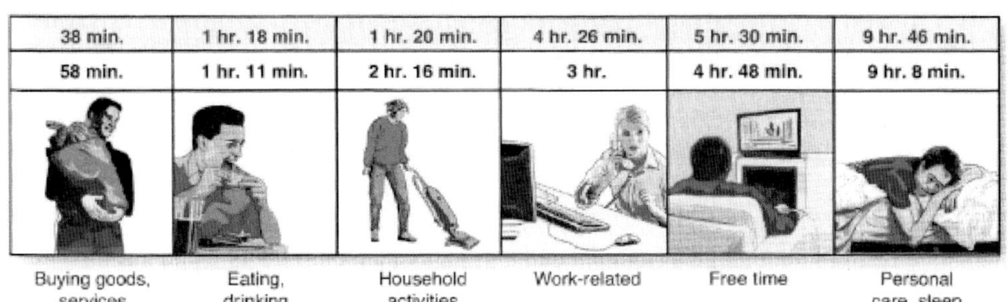

〈그림 4〉 미국 남녀 성인의 일상생활 소요시간(Dykman, 2006)

사. 난청 관련 증상

난청과 관련하여 경험하는 대표적인 장애로 이명을 들 수 있다. 이명자가 정상 청력을 보일 수 있지만 이명을 호소하는 환자의 70~80%에서 유의할 만한 난청 장애를 보인다(Vernon과 Miekle, 2000). 이명은 성인 인구집단의 10~15%로 추정되고, 유병률은 연령이 증가함에 따라 높게 나타난다(Hoffman과 Reed, 2004). <표 1>은 Oregon 이명 클리닉의 2,369명 환자의 이명의 원인을 분류한 표이다. 40%는 원인 불명이고, 그 외 소음, 두경부 손상, 두경부 질환, 기타 질병, 약물, 스트레스 및 수술에 기인하고 있다(Henry 등, 2005).

〈표 1〉 이명의 원인(Henry 등, 2005)

Category of associated condition	Cause	%(As single cause)	Total % as single cause	Total % as one of multiple causes
Noise related			18%	22%
	Long-duration noise	10%		
	Explosion	5%		
	Brief intense noise	3%		
Head and neck trauma			8%	17%
	Head injury	4%		
	Whiplash/cervical trauma	3%		
	Concussion	<1%		
	Skull fracture	<1%		
Head and neck illness			8%	10%
	Ear infection, inflammation	3%		
	Cold, sinus infection	3%		
	Other ear problems	2%		
	Sudden hearing loss	<1%		
	Allergies, hay fever	<1%		
Other medical conditions			7%	13%
	Other illnesses	2%		
	Drugs, medication	2%		
	Stress	<1%		
	Surgery	<1%		
	Possible temporomandibular syndrome	<1%		
	Barotrauma	<1%		

2. 난청자 청능재활 시 고려할 청각적 요인

가. 청력손실 정도

일반적으로 청력이 저하될수록 보청기의 필요성은 증가한다. 경도 난청인 경우에는 난청인의 성향에 따라 부분적으로 보청기가 필요하지만, 보청기를 통해서 얻을 수 있는 이점은 그리 크지 않다. 중·고도 난청의 경우에는 보청기가 항상 필요하며 만족도도 높은 편이다. 80dBHL 이상의 고·심도 난청인 경우에도 보청기가 항상 필요하지만 그 만족감은 중·고도 난청에 비해 훨씬 떨어진다. 청력손실의 정도 외에 난청이 발생한 시기도 보청기 선택에 있어 중요하다. 돌발성 난청으로 인해 갑자기 청력손실이 발생한 경우에는 보청기에 적응하기가 비교적 쉬울 수 있지만, 선천성 난청이나 몇십 년 동안 청력손실이 진행된 경우에는 어려움이 많다.

나. 청력손실 형태

효과적인 보청기 적합방식은 청력손실 양상에 따라 다르다. 일반적으로 저주파와 고주파 간의 청력손실 정도에 있어 차이가 나지 않는 수평형 보청기가 가장 이상적이나, 대부분의 난청인은 고주파로 갈수록 청력이 점진적으로 나빠지는 경사형이나 급경사형으로 감각신경성 난청에서 가장 흔한 노인성 난청과 소음성 난청이 주로 해당된다. 이때 저주파의 증폭을 억제하면서 고주파에서 효과적으로 증폭하여야 한다.

다. 청력손실 종류

보청기의 착용 효과를 예측할 수 있는 중요한 정보가 청력손실의 종류이다. 청력손실의 종류는 전음성 난청, 감각신경성 난청, 혼합성 난청, 중추청각처리장애로 구분할 수 있다. 전음성 난청은 대부분 소리의 크기에 대한 손실의 문제를 나타내고 있지만 어음인지도는 떨어지지 않아 보청기의 증폭을 통해서 비교적 쉽게 극복할 수 있다. 그러나 그 외 난청은 적절한 보청기를 선택하기가 비교적 까다로운데, 소음성 난청과 노화가 중복된 경우에는 1~2개월의 보청기 착용시도기간을 거친 다음, 어음인지능력을 고려하여 최종 결정하는 것이 바람직하다.

라. 역동범위

역동범위(dynamic range)는 불쾌수준과 청력역치 사이의 범위를 말한다. 감각신경성 난청의 경우 청력역치가 높아지면서 불쾌수준이 변하지 않거나 오히려 낮아진다. 또한 와우의 누가현상, 즉 음량증가의 비정상적 지각으로 역동범위가 좁아지기 때문에 보청기를 선택하기가 어렵다. 역동범위가 45dB 이상이면 보청기를 착용하기가 용이한 편이며, 25~45dB이면 보통이고, 25dB 이하이면 보청기 착용이 어렵다.

마. 어음인지능력

어음인지능력이 높을수록 보청기 착용효과와 선택한 보청기에 대한 신뢰도가 향상된다. 그러나 어음인지도는 검사환경에 영향을 많이 받기 때문에 착용효과를 정확히 예측하기 어렵고, 보청기의 명료도도 말소리나 소음에 크게 영향을 받는 한계성이 있다. 일반적으로 1음절 단어목록을 이용하였을 때, 90% 이상이면 올바른 증폭을 통해 최상의 효과를 기대할 수 있으며, 70~90% 범위면 약간의 어려움을 느끼지만 양호한 편이다. 50~70% 범위는 보청기 착용의 만족도가 크지 않을 수 있고, 50% 미만에서는 보청기를 착용하더라도 청각적 단서만으로는 의사소통이 곤란하므로 시각적 단서, 즉 독화나 몸짓 언어가 동반되어야만 의사소통이 좀 더 원활해진다.

3. 청능재활

가. 평가

보청기 착용을 위해서 난청인의 배경정보를 확인하기 위한 상담, 귓속의 관찰과 다양한 보청기평가 결과를 토대로 보청기 착용대상자를 선정한다. 이때 청각적 요인뿐만 아니라 신체적·심리 사회적 요인도 고려하여야 한다.

체계적인 설문지와 상담을 통해서 난청인의 배경정보를 파악한다. 이때 청각적 요인뿐만 아니라 신체의 상태, 연령, 직업, 방문동기 등 비청각적 요인도 포함한다. 청력손실이 발생한 시기와 이를 알게 된 동기, 자신이 생각하는 청력손실의 정도, 의사의 진료를 받았는지, 중이염 등의 수술 여부, 난청 때문에 의사소통 또는 사회생활에 불편함을 느끼고 있는지, 그리고 이로 인해서 심리적으로 얼마나 위축되어 있는지 등을 자세히 확인하여 기록하여 둔다.

청능재활 대상자를 선정할 때는 소음성 난청도 다른 청각장애 유형(전음성 난청, 혼합성 난청, 노인성 난청 등)과 마찬가지로 청각학적 요인뿐만 아니라 비청각학적 요인도 중시해야 한다. 이러한 비청각학적 요인은 심리 사회적 측면을 강조하는데, 첫째 청력의 요구 정도를 고려할 수 있다. 예를 들면 왕성한 사회활동을 하는 사람과 은퇴한 사람은 동일한 청력손실을 가지고 있다고 해도 청력의 요구 정도는 다를 것이다. 둘째, 증폭의 필요 정도인데 이는 조용한 사무실에서 많은 대화를 나누어야 할 환경에 있는 사람은 증폭기기가 더욱 필요할 것이며, 소음이 많고 대화의 필요성은 크지 않은 환경에서 근무하는 사람은 증폭의 필요성이 더 적을 것이다. 마지막으로 동기인데, 증폭이 필요하다고 느끼고 적극적으로 보청기를 착용할 의사가 있는 사람에게서 성공률이 더 증가되므로 동기요인을 무시할 수 없다. 특히 소음노출 경험이 있는 노인성 난청인의 경우 동기요인이 더욱 중요시되는데, 이는 본인이 필요하다고 느끼기 전에 가족들의 권유로 증폭기를 착용할 때는 오히려 증폭기에 대한 거부감만 높일 수도 있기 때문이다(이정학, 1996).

따라서 청능재활 대상자를 선정할 때는 순음청력역치, 어음이해도 및 누가현상(recruitment: 소리 강도의 비정상적인 인지)에 대한 검사와 심리 사회적 요인을 고려한 청각장애지수를 측정할 수 있는 표준화된 설문지 등을 이용하면 판단 시 도움이 된다. 또한 어음이해도와 청각장애지수 등은 보청기 착용 및 청능치료 후 재검사를 시행함으로써 청능재활 효과를 평가할 때도 유용하게 사용할 수 있다.

표 2는 보청기 평가법의 종류와 목적을 정리한 것이다.

<표 2> 보청기 평가법의 종류와 목적(이정학과 이경원, 2005)

구분		종류	목적
주관적 평가	음량지각 평가	음량증가(순음, 협대역소음, 어음) 검사	• 보청기 사용 이득, 최대이득과 최대출력의 결정 • 청력손실의 정도, 형태, 유형파악
		쾌적수준(순음, 협대역소음, 어음) 측정	• 보청기 사용 이득과 최대이득의 결정
		불쾌수준(순음, 협대역소음, 어음) 측정	• 보청기 최대출력의 결정
		청력역치(순음, 협대역소음, 어음) 측정	• 청력손실의 정도, 형태, 유형 파악 • 보청기 사용 이득, 최대이득과 최대출력의 추정
	어음인지 평가	단어재인도	• 보청기 착용효과의 예측과 확인
		문장이해도	• 보청기 착용효과의 확인
		소음하 어음인지도	• 보청기 착용효과의 확인
	설문지 평가	청각장애지수	• 보청기 착용효과의 예측과 확인
		심리사회적응지수	• 보청기 착용효과의 예측과 확인
객관적 평가	이미턴스 측정	음향반사역치 측정	• 보청기 최대출력의 추정
		고막운동성계측	• 청력손실의 유형 확인
	이음향반사 측정		• 청력손실의 선별, 유형
	청성유발전위반응 측정		• 청력손실의 정도, 유형, 보청기 사용 이득의 추정

나. 청능재활 프로그램

보청기 사용의 동기를 높이고, 현실적인 기대를 충족시키기 위한 순차적인 과정을 10단계 계층모델로 기술하면 다음과 같다.

교육단계(Education)로 성공적인 보청기 사용을 위해서 환자는 본인의 청력손실의 정도를 명확히 이해하여야 하고(1), 청력손실이 의학적으로 가역적으로 돌아올 수 없다는 것을 깨달아야 한다. 더불어 의사소통 문제를 관리하는 데 선택권을 이해할 필요가 있으며, 보청기의 유용성과 한계를 이해하여야 한다(2). 교환가치 측면(Value change)에서 보청기를 노화의 표지로서 필연적으로 따르는 것으로 보지 말고(3), 이상적으로 보청기는 의사소통

장애를 줄이고 그들 삶의 당면한 문제에 의미 있게 작용한다(4). 태도변화 측면(Attitude change)에서 청능사는 환자에게 적절한 보청기 유형과 선호 유형(5), 그리고 보청기의 구입과 관련한 금전적·비금전적 비용에 대해 논의한다(6). 실행 측면(Action)에서 청능사는 청력 평가 및 보청기 적합 등을 수행하고(7), 적정한 보청기의 구입을 권한다(8). 그리고 마지막(Establishment of use pattern)으로 청력보청기의 구입만으로 청능재활 과정은 끝나지 않고 보청기 착용시도기간을 갖고(9), 환자의 유형에 따라 보청기 사용의 성공을 확실하게 보장할 수 있는 지속적인 프로그램의 적용이 필요하다(10).

보청기를 사용하는 난청자의 70% 정도가 만족을 보이고, 4명 중 3명에서 매일 4시간 이상 착용하며, 착용하지 않는 이유로 착용불편감, 다루기가 어렵다는 점, 배경소음하에서의 청취 문제, 기대되는 효과에 비해 낮은 만족도 등을 들고 있다. 보청기와 관련하여 가장 중요한 문제로서 제기하는 것을 순서대로 보면, a) 어느 정도 거리에서 소음하의 어음인지, b) 발화자의 어음인지, c) 소음하의 어음인지, d) 어느 정도 거리에서 조용한 곳에서 어음인지, e) 일반적인 어음인지를 제기하고 있다.

청능재활 프로그램은 보통 보청기 착용 직후 시작하여 일주일에 1회씩 30~60분 정도의 교육 및 훈련을 약 10주간 시행한다. 내용은 상담, 자신감 훈련, 의사소통 기능강화, 극복전략 등으로 구성된다(Hodgson, 1986; Jerome & McCarthy, 1987; Ronald & Michael, 1989).

첫째, 상담은 설문지를 사용하여 음향·심리·사회적 측면에서의 장애를 평가한 후, 난청자 본인과 가족을 대상으로 난청에 대한 이해(audiogram의 설명과 들을 수 있는 소리와 없는 소리에 대한 충분한 이해 등)를 향상시키고, 청력손실과 증폭기의 필요성을 수용하도록 한다. 그리고 증폭기의 역할, 장점과 한계성을 설명하고, 의사소통의 결렬로 발생하는 일상의 불편함을 이해하고 극복하도록 하며, 스트레스를 대처하고 극복하도록 도와준다.

둘째, 자신감훈련(assertiveness training)은 청력손실의 문제를 먼저 인식하고, 대화에 참여할 권리를 찾고, 의사소통이 어려운 상황을 미리 연습하여 문제를 줄이고 실추된 자신감을 북돋움으로써 당당한 태도를 갖도록 하는 것이다. 청력손실로 인한 의사소통의 결렬로 나타나는 행동으로 당당한 태도, 공격적인 태도, 포기하거나 위축되는 태도의 세 가지 양상을 나타낸다. 당당한 태도는 상대방의 의견과 권리를 중시하는 동시에 정중하게 자신의 권익을 옹호하는 방법으로 청력손실로 인한 장애를 극복하게 해준다.

셋째, 의사소통기능강화는 청능훈련(auditory training)과 독화(speech reading)로 이루어진다. 청능훈련은 분석적 접근법(음소와 단어수준)과 종합적 접근법(문장과 문단수준), 주어진 상황에서 추측하기, 소음의 인내한계성 높이기, 전화사용법 익히기, 소음 환경에 적응하기 등을 중점적으로 다루며, 독화는 lip reading, facial expression, gesture/posture/movement 등을 포함한다.

넷째, 청력손실의 극복전략은 환자의 문제상황이 평가를 통해 분석되면 실제상황에서의 해결방안을 제시한다. 여기서는 의사소통의 문제성은 화자와 청자의 양면기능이므로 난청자 주변의 가장 빈번한 대화 상대자(가족이나 친구)를 참여케 한다. 예측전략(anticipatory strategy, 대화 전에 출현할 어휘, 예상 질문, 어려운 상황에 대비하여 준비하고 연습), 조정전략(corrective strategy, 대화 도중에 불편한 환경을 조정하거나 화자의 부적절한 발화 행동을 수정할 수 있도록 부드럽고 정중하게 요구), 교정전략(repair strategy, 중요한 말을 놓친 후에 화자에게 repeat, rephrase, elaborate, simplify, keyword, confirm 등을 하는 방법) 등 세 가지 훈련방법을 많이 사용한다.

다섯째, Tracking은 양감각(시각+청각) 사용에서 청각만 사용하거나, 불편한 상황(소음, 전화기, 부적절한 언어습관의 화자 등)을 조작하거나 실재환경(시끄러운 거리, 울리는 교회, 복잡한 백화점 등)에서 적응할 수 있도록 실질적인 연습을 포함한다.

마지막 단계는 언어평가와 설문지를 재시행함으로써 진전상황을 확인한다. 10주 프로그램이 끝나면 졸업하거나, 개인교육을 연장하거나, 집단교육을 실시하여 청능치료의 효과를 최대화하도록 한다.

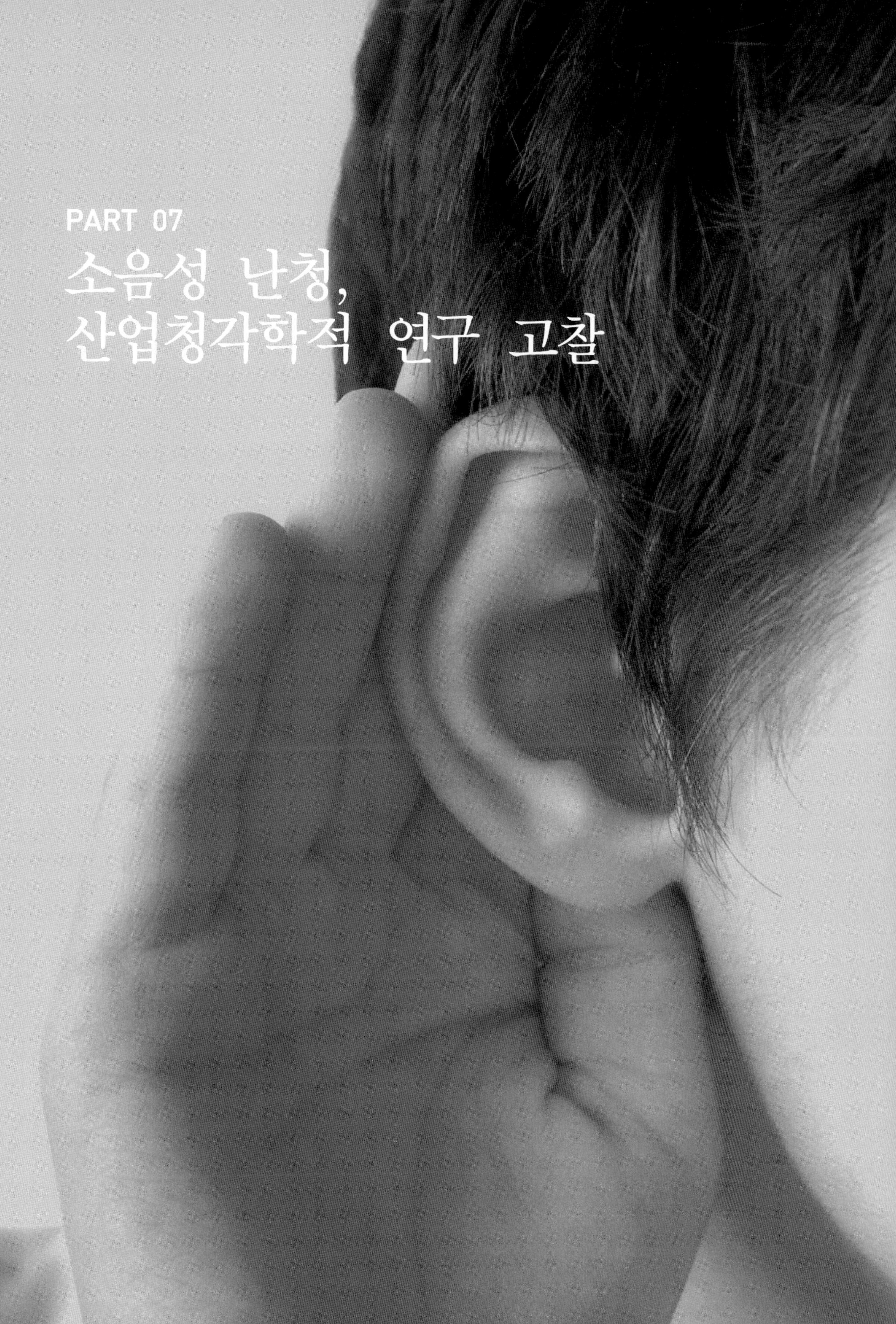

PART 07
소음성 난청,
산업청각학적 연구 고찰

제30장 소음성 난청에 대한 주요 논점

소음성 난청의 특성에 대하여 미국산업의학회(American College of Occupational Medicine: ACOM)에서 기술한 것을 보면 첫째, 항상 내이의 모세포에 작용하는 감각신경성 난청이다. 둘째, 거의 항상 양측성이다. 청력 검사상 소견도 일반적으로 비슷하게 양측성이다. 셋째, 농(profound hearing loss)을 일으키지 않는다. 일반적으로 청력의 저음한계는 약 40dBHL이며, 고음한계는 약 75dBHL이다. 넷째, 소음노출이 중단되었을 때 소음노출의 결과로 인한 청력손실이 진행하지 않는다. 다섯째, 과거의 소음성 난청으로 인해 소음노출에 더 민감하게 반응하지 않는다. 청력 역치가 증가할수록 청력손실의 속도는 감소한다. 여섯째, 초기 저음역(500, 1,000 및 2,000Hz)에서 보다 고음역(3,000, 4,000 및 6,000Hz, 특히 4,000Hz)에서 청력손실이 현저히 심하게 나타난다(초기에는 8,000Hz의 청력손실이 없어 노인성 난청과 감별할 수 있다). 일곱째, 지속적인 소음노출 시 고음역에서의 청력손실이 보통 10~15년에 최고치에 이른다. 여덟째, 지속적인 소음(continuous noise) 노출이 단속적인 소음(interrupted noise) 노출보다 더 큰 장해를 초래하는데, 단속적인 소음노출은 휴식기간 동안 회복되기 때문이다.

이러한 소음성 난청의 특성에 대한 최신 지견을 통해 주요 논점을 중심으로 전반적인 검토를 하고자 한다.

1. 소음만이 직업성 난청의 위험 요인인가?

  직업병이란 어떠한 특정한 직업을 가짐으로 해서 노출될 수 있는 유해요인에 의해 발생하는 질병을 말한다. 따라서 근로자는 산업장에서 노출되는 여러 유해요인으로 인한 직업성 난청의 문제에 직면할 수 있다. 직업성 난청은 근로자가 노출되는 환경으로 인해 난청이 발생한 것으로 그 정도는 경도에서부터 심지어 전농까지 발생할 수 있고, 난청의 유형은 전음성, 감음성 그리고 혼합성 난청의 모든 형태가 가능하다. 직업성 전음성 난청으로 두부의 외상, 폭발, 날카로운 물체나 금속조각 또는 불꽃(metal spark)으로 인한 고막천공을 들 수 있으며, 감각신경성 난청으로 지속적인 소음노출로 인한 소음성 난청, 외상 또는 압력손상 등으로 인한 내이, 정원창막의 파열 및 외임파누공, 음향외상, 이독성 물질로 인한 난청을 들 수 있다. 직업성 난청의 경우에는 양측성으로 오는 것이 일반적이지만 일측성으로 올 수도 있다.

  원인에 따라서는 소음성 난청이 가장 대표적이나 그 외 주로 중추신경독성의 특성을 갖는 여러 산업화학물질에 의한 이독성 난청, 음향외상성 난청, 이상기압(압력손상)으로 인한 난청, 외상성 난청, 진동으로 인한 난청으로 분류할 수 있다. 그리고 노출 소음수준, 발생시점과 관련하여 소음이 원인으로 추정되는 돌발성 난청을 들 수 있다. 청력손실을 가져올 수 있는 산업용 이독성 물질로는 비소, 코발트, 납, 리튬, 메틸수은, 카드뮴, 망간 등의 중금속과 시안화합물, 벤젠, 일산화탄소, 이황화탄소, 노말헥산, 트리클로로에틸렌, 자일렌, 톨루엔, 스타일렌, 사염화탄소 등의 화학물질이 있다.

2. C-5 dip은 소음성 난청만의 특성인가?

  C-5는 여러 주파수에 대해 (순음)청력검사를 시행하였을 때 4,000Hz 대역을 지칭하며, dip 또는 notch는 극히 국한된 주파수대에서 청력손실이 크고 다른 주파수대는 수평형을 보이는 경우를 말한다. 따라서 일반적으로 C-5 dip은 4,000Hz 대역에서 청력이 떨어지는 현상으로 소음성 난청의 초기 소견으로서 중요하게 다루고 있다. 소음에 대한 C-5 dip은 첫째, 외이도의 해부생리학적 영향에 의해 광대역 소음을 집중시키고, 둘째, 외이도/중이의 공명 주파수 효과에 의한 고음의 효과적인 전달 ─ 외이도가 작을수록 보다 고음의 notch 형성 ─ 과, 셋째, 저음에 대한 등골근 반사기전에 의해 소음성 난청의 특성인 noise notch가 나타난다.

그러나 C-5 dip은 소음성 난청의 주요한 특성이나 소음성 난청만의 고유한 특성은 아니다.

　돌발성의 양측 감각신경성 난청의 원인으로서 뇌막염에 의한 심도의 비가역적인 양측성의 농이랄지, 성홍열(<그림 1>), 장티푸스, 홍역이나 결핵 등에 의한 전신 감염성 질환에서도 돌발적인 양측성의 감각신경성 난청을 야기하기도 한다. 또 이러한 바이러스성 감염에 의한 내이염은 4,000Hz dip 등의 다양한 청각학적 특성을 보이는 일시적 또는 영구적 감각신경성 난청을 유발한다. 두부외상에 의한 와우골절은 심도 또는 농을 유발한다. 좌상에 의해 내이에 경미한 상해를 입힌 경우에도 4,000Hz dip을 보이며, 이때 소음성 난청에 의한 측두부의 병태와 비슷하며, 실험적인 측두부 상해에 의해서도 이를 관찰할 수 있다. 다음으로 약물 또는 화학물질에 의한 이독성 난청에서도 양측성의 감각신경성 난청으로서의 특징과 고음역에서의 청력손실의 경향을 보여주고 있다. 말라리아 치료제인 키니네, 관절염 치료제인 acetylsalicylic acid 등의 복용으로 인해 내이 신경독성으로 와우 기저부의 외유모세포에 영향을 미치고 뒤이어 내유모 세포에도 영향을 끼친다. 따라서 청력의 변화는 처음에 고음역의 감각신경성 난청 장해로 나타나게 된다. 이 외에도 유전적인 감각신경성 난청이나 청신경 종양(<그림 2>), 원인불명의 돌발성 난청, 그리고 다발성 경화증 등의 다양한 원인으로 인한 C-5 dip을 보이는 감각신경성 난청을 들 수 있다.

　따라서 4,000Hz dip은 그 자체로 소음성 난청의 충분한 증거가 되지 못한다고 볼 수 있다. 이에 소음성 난청의 진단은 청각도상의 특성과 더불어 청력손실을 야기할 만한 소음강도의 노출력이 반드시 고려되고 다른 원인을 시사하는 병력이 없어야 한다.

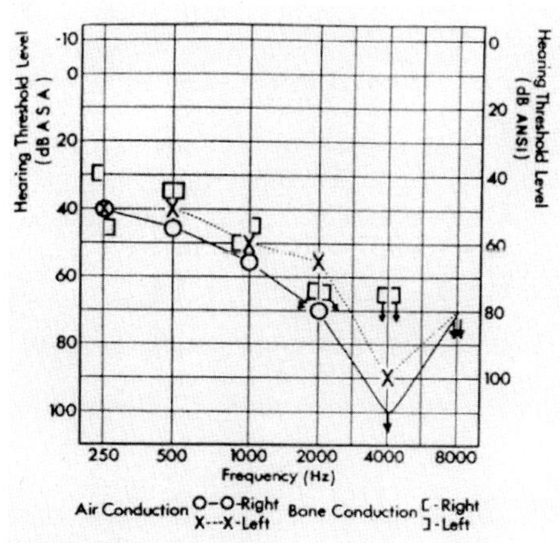

〈그림 1〉 성홍열에 의한 중도의 감각신경성 난청(Sataloff와 Sataloff, 1993)

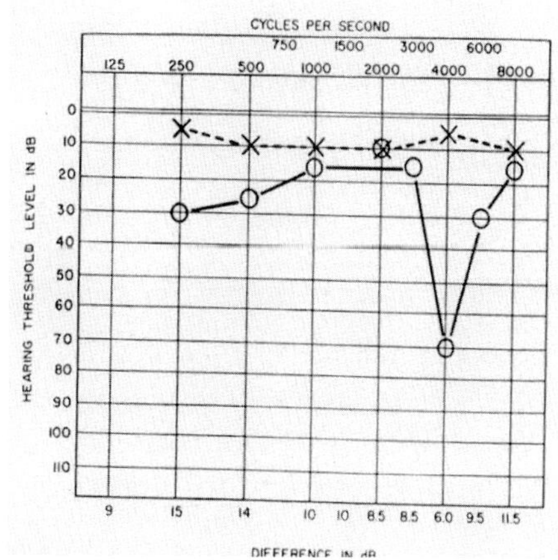

〈그림 2〉 청신경 종양에 의한 난청(Sataloff와 Sataloff, 1993)

3. 소음에 의한 소음성 난청에서 C-5 dip만이 아닌 다른 주파수역의 역치 손실은 소음원의 특성에 따라 특징적으로 나타날 수 없는가?

C-5 dip은 소음성 난청의 가장 흔히 보는 특성이지만 또한 소음에 의한 청력손실의 초기 소견만으로 나타나지 않는다. 발전소나 제분소의 강한 저음의 소음노출근로자에서 1,000~2,000Hz의 어음역(speech frequency)에서 가장 큰 청력손실의 영향을 미치거나(<그림 3>), 충격음의 노출 시에는 4,000Hz에서보다 더 높은 주파수역인 6,000Hz 또는 8,000Hz에서의 역치손실이 크게 나타나는 경우가 있다. 이는 청력손실의 정도와 유형이 여러 다양한 노출 특성, 즉 소음의 강도와 스펙트럼 구성 특성, 소음노출 시간에 있어서의 돌발성(suddenness), 소음의 간헐성 또는 지속성, 소음에 대한 개인적 감수성 등에 영향을 받는다. 또 폭죽, 소총, 화기 등의 음향외상에 의한 경우는 일시적이고 며칠 지속되나 정상으로 환원되지만 영구적으로 지속되는 경우가 있다. 이 경우에 있어서는 어음역에서 청력이 70dB를 초과할 수 있다.

충격음은 다른 주파수보다 6,000Hz에 더 큰 영향을 미치는 반면에 연속적인 지속음 또는 특정 주파수음은 그 영향이 매우 다르다. 단일 주파수의 소음이 최대로 영향을 미치는 대역은 그 주파수의 반 옥타브 높은 주파수대역이다. 즉, 1,000Hz의 소음은 1,500Hz의 청력에 영향을 미친다. 제한된 주파수대역 에너지를 갖는 소음의 영향과 관련하여 300~600Hz의 소음은 1,000Hz의 청력에 영향을 미치고, 600~1,200Hz의 소음은 1,500Hz, 1,200~2,400Hz의 소음은 3,000Hz, 2.4~4.8kHz의 소음은 4~6kHz의 청력에 영향을 미침을 보고하고 있다.

노출 소음의 특성과 이로 인한 청력손실을 보고한 연구는 다음과 같다. 연령과 소음노출기간은 동일하면서 전혀 다른 노출 조건을 갖는 집단, 즉 101.8dB(A)의 연속 음에 노출되는 면방직공과 100.4dB(A)의 충격음에 노출되는 단조공에 대한 Sulkowski의 연구에서 동일 음향 에너지양에도 불구하고 연속 음 노출군보다 충격음에 의한 청력손실이 더 크고, 연속 음 노출집단의 전형적인 4,000Hz 역치손실(4,000Hz notch)과 달리 6,000Hz에서 최대의 청력손실을 보였다. 연속 음과 충격음에 복합적으로 노출되는 전기제조업체 근로자에 대한 McBride와 Williams의 연구에 의하면, 소음성 난청의 소음노출 유형(연속 음과 충격음)과 설문에 의한 소음노출 정보(파쇄, 화기, 폭발 등)에 따른 주파수역의 청력손실(notch)이 특징적이지 않았다. 4%만이 4,000Hz의 청력손실이 특징적이었으며 많은 수(31%)에서 6,000Hz의 청력손실이 특징적이었다. 135dB의 최대치를 보이는 낙하단조 작업자의 청력에서는 거의 대부분 6,000Hz에 국한하여 최대 청력손실을 보였으며 4,000Hz에서의 청력손실은 드물었다. 이는 충격음에 노출되는 군 경력과 관련한 청력손실에서도 급성 음향외상성 난청 외에 초기의 고음역(특히 6~8kHz) 청력손실의 특성을 보인다. 따라서 소음성 난청을 진단하는 데 비록 4,000Hz에서의 청력손실이 잘 알려지고 주요한 임상적 표지라 하더라도 정확한 소음노출력과 함께 6,000Hz notch 또한 제한적인 중요성을 갖는다고 볼 수 있다. 이러한 특성은 아주 강력한 충격음만이 아닌 90dB(A) 이하의 소음노출 환경에서도 나타나고 있다. Duca 등은 87.2dB(A)의 소음노출 환경하에 4년 이하 노출된 요업 근로자에서 6,000Hz의 유의한 청력손실과 초기의 6,000Hz 청력손실이 이후 수반되는 4,000Hz 청력손실과 유의하게 상관이 있다고 보고하고 있다. 이러한 청각학적 특성은 소음의 강도만이 아닌 주파수 등 물리학적 특성과 관련하여 언급한 연구결과도 있다. 동종의 금속가공업에서 충격음과 연속 음에 동시 노출되는데 중고음역(high and medium high frequencies; 3.15~6.3kHz)에서 높은 음압을 보이는 공장 근로자에서 6,000Hz의 청력손실이 난청 사례의 45.9%인 반면에 음압은 비슷하나 중저파수(medium-low frequencies) 특성 소음에 노출되는 다른 공장 근로자에서는 6,000Hz의 청력손실이 28%이었다.

따라서 소음성 난청의 특성으로 dip이 4,000Hz만이 아닌 3,000Hz에서 6,000Hz의 어느 역에서든지 보이는 high-frequency dip으로 대체되어야 한다고 제안하고 있다.

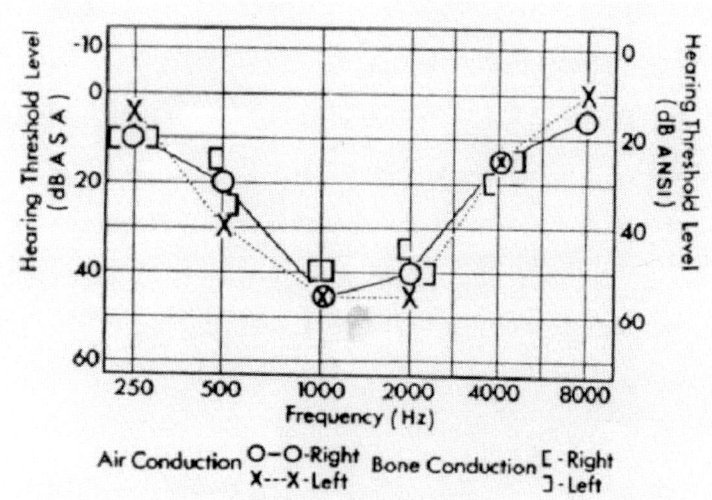

〈그림 3〉 소음성 난청(Bilateral middle-frequency dip을 보임, 48세 제분업
종사 근로자)(Sataloff와 Sataloff, 1993)

4. A-B Gap이 없는 기도·골도 청력손실은 감각신경성 난청만의 특성인가?

소음성 난청은 전형적인 감각신경성 난청이다. 감각신경성 난청을 일반적으로 청각학적 검사상 A-B Gap이 없는 기도·골도 청력손실로 정의한다. 그러나 더 구체적인 특징으로 1) 장기간의 양측성의 난청이 있는 경우, 환자의 목소리는 정상인보다 더 크고 자극적이다. 2) 이명이 있는 경우 고음의 쉿 하는 소리 또는 벨 울리는 소리의 특성(high-pitched hissing or ringing)을 갖는다. 3) 기도역치의 감소, 4) 골도역치의 기도역치와 비슷하게 감소, 즉 기도·골도 차이가 없다(air-bone gap=0). 5) 어음역에서 장해에 따른 어음변별력이 감소하고, 고음역만이 영향을 받는 경우라도 어느 정도 어음 변별력의 영향을 받는다. 6) 조용한 곳에서보다 소음 환경에서 어음을 이해하는 데 더 어려움을 느낀다. 7) 어음변별력이 감소한 경우, 어음의 강도가 커졌을 때 환자는 그만큼 또는 약간 어음을 변별한다. 8) 청각피로검사(tone decay test)상 대부분 이상을 보이지 않는다. 9) 누가현상(recruitment)은 일반적으로 없다(감각성 난청에서는 나타남). 10) 음차검사 시 환자의 후방 양 귀 사이에서 진동시켰을 때 양 귀의 듣는 차이는 없다. 11) 청각검사 결과는 보통 급추형의 청각도를 나타낸다. 12) 이학적 진찰소견(otologic finding)상 정상. 13) Bekesy 검사에서 단속 자극 음과 지속 자극 음 사이에 차이점은 거의 없다. 14) 원래는 감각성 난청이나 감각신경성 난청으로 진행하였다면 신경성 난청의 특징인 경도의 누가현상과 복청(diplacusis)을 갖는다. 15) 예외는 있지만 치료에 따른 회복과 예후는 좋지 않다.

일반적으로 순수한 전음성 난청은 내이 또는 청신경로상의 장해가 없어 골도는 정상이거나 거의 정상이다. 순수한 전음성 난청에서 감각신경 기전이 정상임에도 특히 고음역에서 경도의 골도역치의 증가를 보이는 경우가 있다. 이경화증의 경우, 전음성 난청 장애를 일으키는 중이질환이지만 등골의 고정으로 순음청력 검사상 2,000Hz에서 골도가 함몰되어 나타나는 carhart notch를 보이고 병변의 진행에 따라 정원창을 침범하여 감각신경성 난청을 동반하기도 한다.

중두개와(middle cranial fossa) 골절의 두부외상에 따른 중이강 내 혈액이 찬 혈고실(hemotympanum)의 경우에 감각신경로 장해를 받지 않았다면, 전음성의 역치손실은 대체로 전주파수역으로 약 40dB에 이르고 가끔 고음역에서 역치손실이 더 크다. 또한 흥미롭게도 골도역치도 high-frequency drop를 보인다(<그림 4>). 이로써 감각신경성 난청이 발생한 것으로 잘못된 판단을 할 수 있다. 혈액이 흡수된 이후에 기도 골도 모두 정상으로 환원됨을 통해 알 수 있다. 또 전음성 난청으로서 고실경화증이나 만성중이염의 경우에 초기의 전음성 난청이 오래 지속되어 감각신경성 난청으로 진행할 수 있다.

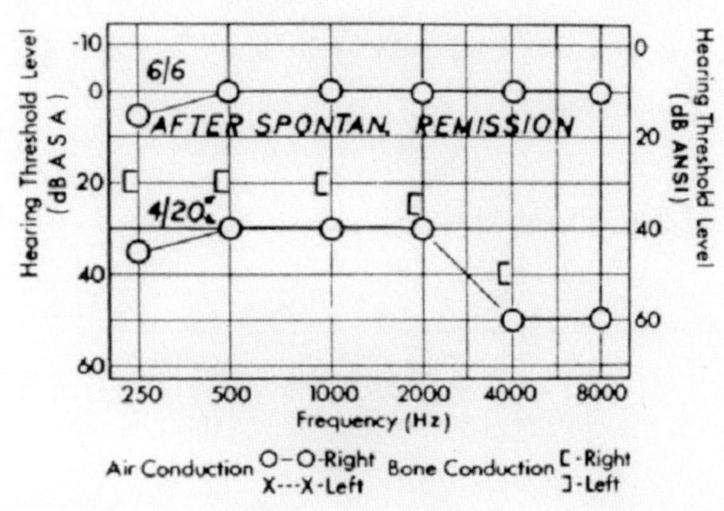

〈그림 4〉 외상성 혈고실(High frquency drop, Sataloff와 Sataloff, 1993)

만성 중이염은 중이 구조물들의 파괴로 인해 기도청력 역치가 증가되어 전음성 난청을 일으키는 경우가 대부분인데 고막의 천공만으로는 보통 20~30dB 정도의 기도청력 역치의 상승이 있다. 그 이상 역치 손실을 보이는 경우는 이소골 연쇄의 이상, 즉 파괴나 고정에 의한 이소골 운동성의 저하를 의심할 수 있다. 만성 중이염이 있을 때 골도청력의 역치가 증가하는 경우가 있는데, 임상적으로 이것은 중이염의 이환 기간이나 중이점막의 상태, 진주종의 유무 그리고 이소골의 손상 정도에 따라 정도의 차이가 있다고 할 수 있다. 즉, 이환 기간이 늘어남에 따라 골도청력 역치가 증가하고 진주종이 존재할 때도 영향을 미치게 된다. 이소골의 손상 정도도 중이 내의 염증이 오래 지속되었음을 의미하는 지표로서 내이로의 영향을 반영하므로 골도청력 역치 증가에 변수로서 작용한다. 골도청력 역치 증가의 주된 기전은 정원창 막이 와우 손상을 유발하는 세균 독소들의 통로 역할을 하기 때문으로 생각하고 있는데, 즉 정원창 막의 반투막성이 외임파액과 내임파액의 생화학적 변화를 일으킬 수 있는 독성 물질들의 통로를 제공하여 코르티 기관에 점진적인 파괴를 일으키기 때문이다. 그러나 지속적인 중이강의 염증은 중이 점막의 미세구조를 변화시켜 정원창막의 비후 등을 초래하고 이로 인해 내이로의 독성물질의 확산이 차단되는 효과가 있으므로 다른 요인들도 관여할 것으로 생각되는데, 그 외에 관여할 가능성이 있는 요인으로는 만성 염증에 의한 혈류 역학적 변화, 정원창막 두께의 증가로 인한 중이강에 서 외임파로의 산소확산 장애에 따른 손상, 나선인대와 기저막의 질량 효과와 강직 인자 등이 있다. 조사에 따라 차이가 있지만 만성 중이염은 10~30dB의 골도청력 역치의 상승 을 유발할 수 있는데 고음역에서 더 심하다. 그러나 병변 측과 반대 측을 비교할 때 병변 측이 반대 측에 비해 10dB 이하의 증가를 보이는 것이 보통이다.

5. 소음성 난청은 직업성 난청인가?

연속 음으로 85dB(A) 이상의 소음에 노출되는 작업장에서 3년 이상 종사하거나 종사한 경력이 있는 근로자로서 한 귀의 청력손실이 40dB 이상이 되는 감각신경성 난청으로서 소음성 난청은 직업성 난청으로서 업무상 질병으로 인정하고 있다. 그렇다면 모든 소음성 난청은 직업성 난청인가?

이와 같은 전형적인 기준에 맞지 않는 소음성 난청으로서 직업성 난청도 있지만 소음 에 노출되어 나타난 전형적인 소음성 난청도 직업성 난청으로 볼 수 없는 경우가 있을 수 있다.

이러한 비직업적 소음성 난청으로서 사회성 난청(socioacusis)을 들 수 있다. 이와 같은 요 인으로 공장 소음이나 소음이 심한 건설현장에서 일하는 사람뿐만 아니라 자동차·전철· 고속철·항공기의 운행소음, TV 소리·휴대용 카세트·워크맨·MP3·휴대폰 등의 음악 과 생활 소음, 군대의 총소리 등으로 인한 청력장애를 호소하는 사람이 늘고 있다.

대표적으로 최근 1960년대 이후로 음악과 난청과의 연관성에 대한 연구가 많이 보고되 고 있다. 대체로 록큰롤과 소음성 난청과의 관련성은 확실한 반면에 고전음악과의 연관성 은 논란이 있다. 이는 연주 동안의 음압 차이에 기인한다고 보인다. 심포니 오케스트라는 약 90dB(A)인 반면에 록큰롤 밴드는 110dB(A)를 초과한다. 음악 연주자들의 난청 장애는 일반적으로 동일 연령군보다 높은 비율로 고주파역의 역치손실이 큰 감각신경성 난청을 보이며, 또 비대칭적인 청력장애를 더 많이 호소한다. 그리고 연주자만이 아니라 음악 청 취 습관, 특히 청취 볼륨은 일시적 난청을 야기하는 주요인이다.

우리나라의 사격장 소음 또는 군용비행장의 전투기 이착륙 소음으로 인한 지역주민의 난청 영향을 보면, 공항주변 1km에 위치하는 지역주민 168명의 노출군과 비소음노출지역

113명의 대조군에 대한 연구에서 난청 유병률은 4분법상 노출군에서 22.7%, 대조군에서 1%로 두 군 간에 유의한 청력손실의 차이를 보이고, 경기도 수원시의 군용비행장의 전투기 이착륙 소음이 인근 지역주민의 청력을 저하시키고, 혈압을 상승시키며 부정적인 정서 반응을 일으키는 영향을 미치고 있음을 암시하는 연구 결과라든지, 공군 사격장 소음에 노출된 지역주민에서 이통, 난청, 이명, 이충만감, 소화불량, 불안 등을 포함한 전신적 증상의 호소율이 유의하게 높고, 고혈압과 난청 유병률이 비노출군에 비해 유의하게 높게 나타나서 소음에 의한 건강장애를 받고 있을 가능성을 시사하는 연구, 과다한 환경 소음이 지속적으로 발생하고 있는 지역의 역학조사에서는 소음노출군과 대조군의 청각도 간에 의미 있는 차이를 보였으며, 소음성 난청에서 잘 나타나는 3, 4kHz 주파수의 청력역치 변화가 더욱 뚜렷하였다.

또 일반 환경 소음의 영향으로 인한 뚜렷한 청력장애를 보고하는 연구도 요즘에는 많이 있다. 예를 들면, 10~12시간 근무하는 도로교통 순경에서 평균청력이 다수에서 25dBHL을 초과(저주파 평균청력(250, 500, 1,000Hz)에선 80%, 중주파 평균청력(1, 2, 3, 4kHz)에선 70%, 고주파 평균청력(3, 4, 6, 8kHz)에선 46%가 25dBHL을 초과)하였으며, 평균 노출소음은 87.9dB(A)(최소 79.9dB(A), 최대 87.9dB(A))이었다.

그리고 직접적으로 노출되지는 않으나 산모의 소음노출로 인한 태아의 소음성 난청의 영향 연구도 있다. Lalande 등은 저음 특성이 강한 85~95dB의 소음에 노출된 산모 태아의 출생 이후 아동기에 4,000Hz의 청력손실의 위험이 약 3배를 초과함을 보고하였다. 미국 질병예방통제센터는 2002년 미국 어린이 100명 중 12명이 소음성 난청에 시달리고 있다는 보고를 내놓았다. 세계보건기구 또한 전 세계에서 1억 2천만 명 이상이 소음에 의한 여러 가지 질병을 앓고 있다고 보고하였다.

6. 소음성 난청은 양측성의 감각신경성 난청으로만 한정할 수 있는가?

소음성 난청은 감각신경성 난청으로서 중이에 뚜렷한 병변이 있는 경우를 제외하고 있어 소음에 의한 난청이 진행하여 소음노출 전후의 중이질환과 병합되어 나타날 수 있는 혼합성 난청을 배제하고 있다. 그러나 노출 유해요인에 의해 이환된 의학적으로 인정되는 질환만 아니라 기초 질환 또는 기존 질병이 있는 근로자의 경우 그 질환 또는 질병이 자연발생적으로 나타난 증상이 아닌 악화 진행되어 나타났다면, 이를 직업성 질환으로서 업무상 질병의 범주에 포함시켜야 한다.

혼합성 난청은 전음성과 감각신경성 장애가 공존하는 것을 말한다. 일례로 이경화증(otosclerosis)과 같은 전음성 난청으로부터 출발하여 후에 감각신경성 청력장애가 잇달아 나타난 경우라든지 또는 노인성 난청과 같은 감각신경성 청력장애가 있는 자에서 중이염과 같은 전음성 난청이 발생한 경우에 혼합성 난청의 청력장애 유형을 보인다. 그리고 심한 두부 외상의 경우에서는 내이와 중이장해로 인해 전음성 및 감각신경성 청력장애가 동시에 나타날 수 있다. 혼합성 난청은 다음과 같은 특성을 갖는다. 1) 골전도의 감소 및 감각신경성 청력손실과 관련된 외이도 또는 중이의 병리적 소견, 2) 어느 정도의 골전도의 감소는 보이지만 유의할 만한 기도-골도 차이(air-bone gap)를 보이는 정상적인 이과적 소견, 3) 어음 강도의 증가에 따라 향상된 어음명료도를 보이나 경도의 어음명료도의 감소를 보임, 4) 환측 귀로 편위된 음차검사 결과를 보이는 전음성 청력장애가 우세한 편측성의 청력장애를 보인다. 이 경우에서는 대개 기도-골도 차이를 보인다.

그렇다면 혼합성 난청의 경우 병력과 과거력상 주요인이 전음성 난청인지 또는 감각신경성 난청인지 여부와 지속적인 소음노출로 인한 감각신경성 난청으로서 소음성 난청의 여부를 판단하여야 할 것이다. 즉, 근로자의 과거병력, 기초 청력, 노출 소음과 소음으로 인한 청력장애의 특성 등 제반사항을 고려하여 혼합성 난청의 경우도 업무상 질병인 직업성 난청으로서의 소음성 난청 여부를 결정할 수 있을 것이다.

또 소음성 난청은 일반적인 작업장의 지속적인 소음노출로 양측성의 청력손실을 보인다고 보고되고 있다. 그러나 음향외상 등의 일측성 강한 소음노출 이외에도 산업장의 근로자의 청력이 OSHA 기준을 적용한 경우 80%에서 일측성의 역치이동을 보이는데, 이는 초기의 양 귀의 기준청력의 차이에 기인하며 청력손실의 누적효과는 양 귀가 비슷하였다. 또 청력손실의 진행 정도에 따라 2kHz에서 비대칭적이거나, 정상 인구집단에서 노인성 난청의 문제보다 소음에 의한 영향 때문에 청력역치 수준에 따라 4kHz에서 유의하게 양측 귀의 청력 차이가 나타난다. 보통 좌측 귀의 청력손실이 더 크게 나타난다.

결론적으로 소음성 난청에서 양측 귀의 청력 차이는 소음에 대한 양 귀의 감수성-일반적으로 좌측이 우측에 비해 일시적 난청의 영향이 더 유의하게 나타남, 또는 병력 및 과거력 등의 요인으로 인한 소음노출 전 과거 비대칭적 기초 청력으로 인한 양측의 역치 차이를 보인다.

7. 골도청력이 기도청력보다 높게 나타날 수는 없는가?

골도에 의한 청력은 기도에 의한 청력보다 높은 경우는 생기지 않는다고 한다. 그러나 골도전도 역치가 몇 가지 이유 때문에 기도전도 역치보다 약간 높을 수도 있다. 그 이유 가운데 일부는 귀의 이상적인 상태에 의해서 야기된 관성 골도전도와 막고막 골도전도의 유형의 변화에서 일어날 수 있다.

그리고 검사상 골도검사는 외이도를 폐쇄하지 않고 검사가 이루어지기 때문에 검사실의 배경소음이 기도 검사에는 적합하나 골도검사를 하기에는 문제가 되는 경우, 골도검사에서 배경소음의 영향으로 참 역치보다 높게 나타날 수 있으며 정상 또는 경도의 감각신경성 난청의 경우에 기도보다 골도역치가 높게 나타날 수 있다. 또 청력검사기의 기도·골도 신호음의 음향보정이 정확치 않거나 골도 청력검사 시에 바른 방법으로 수행되지 못한 경우-골 진동자의 위치, 헤드밴드의 장력 정도, 접촉면의 방해물 및 역치의 이해 부족 등-의 기술적 문제로 인해 이와 같은 문제가 일어날 수 있다.

그러나 이와 같은 기술적인 문제가 없다 하더라도 실제 5~10dB 정도의 음의 기도·골도 차이(negative air-bone gap)를 보일 수 있다. 따라서 15dB를 초과하는 기도·골도 차이를 보이는 경우에 한해 정상적인 청력측정에 의한 변이가 아닌 다른 이유가 있을 것이며, 이에 대해 조사와 검토가 있어야 할 것이다.

8. 소음성 난청의 어음인지의 특성과 재활(청력보조기구의 사용)의 어려움은 어디에서 기인하는가?

소음성 난청과 같은 감각신경성 난청의 일반적인 특징이 어음을 이해하는 개인의 능력에 큰 영향을 미친다. 듣기에 어려움이 있는 사람은 상대방이 더 크게 말할 것을 요구하지만 크게 말하여도 잘 이해하지 못한다. 큰 소리는 변별을 더 어렵게 만들 수 있으며, 이런 개인에게 왜곡은 말소리 변별에서 가장 큰 어려움의 원인이 되는 요소이다. 심한 청력 손실에서 또 다른 중요한 장애는 소리가 나는 곳의 방향을 알지 못한다. 한쪽이 다른 쪽에 비해 현저히 나쁠 때 이 어려움은 특히 더 심해진다. 심도 난청자들은 자신이 말한 것을 들을 수 없기 때문에 목소리가 커지고 큰 소리를 내게 된다. 난청자는 외관상으로 드러나지 않아 모르는 사람은 불완전한 이해력을 가진 사람으로 생각할 수 있다. 화자와 청자 사이에 경직된 관계가 형성되고 그 결과 난청자는 자주 사회적인 접촉의 한계를 느끼게 되며 종종 좌절감, 불안정, 공격성 등으로 나타난다. 난청자는 대화의 풍미를 느끼지 못하게 되어 결국 난청자가 건청 세계로부터 마음을 닫게 한다.

소음성 난청으로서 고음역에서의 초기 장해는 조용한 방에서 어음 변별력이 85% 이상으로 좋은 편이다. 변별 점수가 현저히 낮다면 직업성 난청 이외에 다른 원인을 의심하여야 한다. 난청이 일으킬 수 있는 성격의 변화와 의사소통장애는 말과 듣기의 관계를 생각해보는 것이 필수적이다. 말은 모음과 자음으로 구성되며, 모음은 1,500Hz 이하의 저주파수에 해당되고 자음은 1,500Hz 이상의 주파수에 해당한다. 또 모음은 보다 강하고, 자음은 보다 약하다(<그림 5>). 따라서 모음은 발화에 힘을 실어주지만 자체로 의미가 없으며 자음이 모음에 산재되어 단어로서 뜻을 갖는다. 즉, 모음은 누군가 무엇을 말하지만, 자음은 청자에게 화자가 말하는 바를 이해하고 변별하게 한다. 즉, 특정 말소리나 음소를 완벽하게 듣지 못하는 것은 순음에 대한 민감도(pure-tone sensitivity)에 의한 말 인지의 영향만은 아니고, 음소의 다른 주파수 구성 때문이기도 하다. 모음은 저음 범위에서 많은 에너지를 자음은 고주파 범위에서 많은 에너지는 갖는다. 특정 청력손실형태는 각 귀가 틀린 음소를 듣도록 인지되는 스펙트럼 에너지의 부분으로 나타난다.

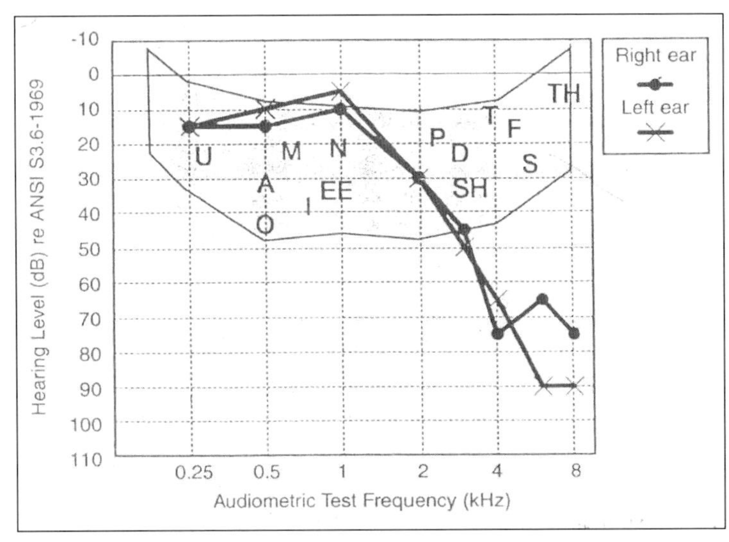

〈그림 5〉 보통 대화 말 수준을 나타내는 청각도

저음역은 거의 정상이나 고음역의 청력손실이 특징적인 소음성 난청의 경우 모음은 거의 정상적으로 듣게 되나 자음의 변별 또는 듣는 데 어려움이 있다. 목소리를 높이면 음의 크기가 비정상적으로 크게 느껴지는 누가현상이 발생한다. 이와 같은 경우에는 큰 소리로 말하기보다는 화자가 좀 더 명확히 발음하고 자음을 구별하여 말하는 것이 중요하다.

일반적으로 정상이나 전음성 난청의 경우 역치상 어음강도를 높여주면 최대명료도가 100% 정도에 이르나, 감각신경성 난청은 최대명료도가 낮아지며, 특히 청신경 종양과 같은 후미로성 난청은 최대명료도가 더욱 낮아지며 최대명료도 이상의 어음강도에서는 이보다 낮아진다(Roll-over phenomenon). 최소 가청역치로부터 소리를 점점 높여가며 가장 쾌적하게 들을 수 있는 강도를 쾌적역치(most comfortable level: MCL)라 하고, 쾌적역치에서 음을 점점 크게 하면 더욱 소리가 커져서 불쾌감을 느끼게 되는 크기에 도달하게 되는데 이를 불쾌역치(uncomfortable loudness level: UCL)라 한다. 정상적인 귀에 가장 듣기 좋은 정도의 음압은 60dBSPL 정도이고 120dBSPL 정도가 불쾌역치 수준이 된다. 감각신경성 난청의 경우는 쾌적역치와 불쾌역치의 간격(역동범위, dynamic range)이 좁아서 보청기의 선택이 어렵다. 즉, 단순한 손실에 대한 강도 증가가 난청 환자들이 어음을 더 잘 들도록 충족시켜 주지 않는다. 주파수별 난청의 정도에 따른 연구에서 3,000Hz 이상의 고주파대역에서 55dBHL 이상의 난청을 가진 환자들에서 그 주파수대역에서 필요한 청력손실에 대한 보상을 해준다 하더라도 어음을 이해하는 데 아무런 향상이 없었음을 보고하고 있다. 저주파수대역의 청력손실이 특징적인 전음성 난청과 달리 와우의 한 특정한 부분에 손상이 있는 감각신경성 난청은 그 부분의 어음 정보를 아무리 높은 강도에서 자극하더라도 뇌까지 적절하게 전달되지 않게 된다.

또 지속적인 소음의 노출은 보청기나 인공와우와 같은 청력보조기구를 사용하는 난청인들에게 더욱 치명적이다. 소음이 자극 음보다 상대적으로 높아질수록 자극 어음을 이해하는 능력이 떨어지기 때문이다.

9. 소음성 난청은 치료가 불가능한가? 그리고 예방은 가능한가?

일반적으로 소음성 난청은 감각신경성 난청으로 치료가 가능하지 않은 질환으로 알려져 왔다. 그러나 최근에는 여러 치료 방법과 재활을 통해 청력손실이 호전되거나 그 결과 의사소통의 질을 높이고 있다. 특히 요즈음 내이 치료의 가장 중요한 목적의 하나가 와우 기능의 약물학적 예방에 있다.

동물실험에서 Ca^{++} antagonist로서 diltiazem의 소음성 난청에 대한 효과, 고압산소 치료, 선택적인 glutamate antagonist MK 801의 소음과 저산소증에 대한 와우 기능의 예방 효과—그러나 고음에서는 반대로 그 자체로 이독성을 보였음—를 보고하였다. 또 R-phenylisopropyladenosine(R-PIA)은 항산화효소 활성도를 증가시키는 데 효과적이어, 소음노출 후의 외유모세포의 회복 과정에 관여하는 것을 시사하였다.

그리고 인간에 대한 실험에서는 총기의 음향외상에 대한 cerebral gangliosides와 더불어 bupivacaine chlorhydrate(0.5%)의 피하주입 치료방법의 효과, 비타민 B12(cyanocobalamine)의 일시적 난청의 실험 예방효과-실제 이명과 소음성 난청자에서 정상자에 비해 B12 결핍증을 통계적으로 유의하게 더 많이 보임-를 보고하고 있다. 또 항산화제(antioxidant), 예를 들어 N-L-acetylcysteine(NAC)은 산화작용으로 인한 손상으로부터 내이 보호 효과가 있어 음향외상으로 인한 와우를 보호하고, Glutathione(GSH) 또한 중요한 항산화제로서 세포손상을 제한하므로 예방적 치료목적 효과를 갖고 있다. malonedialdehyde와 glutathione peroxidase의 free radical form과 antioxidant form에 대한 분석 결과 free oxygen radicals이 소음성 난청에 주요한 역할을 한다. 이 외에도 90% 산소 흡입의 일시적 난청의 감소 효과라든지 마그네슘 경구 제제의 소음성 난청에 대한 예방효과와 관련한 연구보고가 많다. 아직 확실히 규명되거나 정립되지 않았으며 또 실용화되지 않았으나 이처럼 소음성 난청에 대한 여러 치료 방법과 예방적 치료 목적의 약물 투여가 시도되고 있다.

10. 90dB(A) 이상의 소음노출이 소음성 난청을 유발하는 기준으로 합당한가?

우리나라의 소음노출기준은 연속 음으로는 8시간 노출기준으로 90dB(A)이다. 소음성 난청의 발생 요인으로서 노출 소음의 강도가 가장 중요하나 또한 노출기간과 연령 등의 여러 요인이 복합적으로 작용한다. 노출 소음의 강도와 관련되어서는 일반적으로 80dB 이하에서는 소음성 난청을 유발하지 않는다고 한다. 평균 80dB(A)에 40년간 노출되었을 때 평균청력이 25dB 이상의 소음성 난청의 발생의 위험률을 추정하면 ISO는 0%, EPA는 5%, NIOSH는 3%를 추정하고 있으며, 85dB(A)에 노출되는 경우에는 ISO 10%, EPA, 12%, NIOSH는 15% 정도의 평균 25dB 이상의 소음성 난청 유병률을, 90dB(A)에 노출되는 경우에 있어서는 ISO 21%, EPA 22%, NIOSH 29%를 추정하고 있다. 또 25dB 이상의 청력손실을 보이는 군의 소음노출 정도에 따른 소음성 난청을 소음에 기인하는 비율과 소음 이외의 요인에 기인하는 비율로 구분하여 보았을 때, 80dB(A)에 노출되는 경우는 24%에서, 85dB(A)는 32%, 90dB(A)는 42%, 95dB(A)는 52%, 100dB(A)는 64%, 105dB(A)는 78%,

110dB(A)는 88%, 115dB(A)는 94%에서 평균 25dBHL을 초과하여 나타나므로 80dB(A) 이하의 노출로 인한 난청 비율인 24%를 소음 이외의 요인으로 산정하고 각 소음노출 정도에 따른 소음성 난청률에서 빼고 산출한 값인 80dB(A)에서 0%, 85dB(A)에서 8%, 90dB(A)에서 18%, 95dB(A)에서 28%, 100dB(A)에서 40%, 105dB(A)에서 54%, 110dB(A)에서 64%, 115dB(A)에서 70%의 비율을 순수하게 소음에 기인한 소음성 난청 발생률로 산출하고 있다.

우리나라는 연속 음의 경우 90dB(A)의 노출기준과 5dB의 교환율을, 충격음의 경우에는 최대음압수준을 140dB(A)로 정하고 있다. 그러나 이 기준은 국제적인 권고 기준이나 여러 나라의 소음노출기준과 비교하여 보면 아주 높게 정하고 있음을 알 수 있다.

NIOSH는 소음의 동일에너지 법칙을 적용하여 그 소음 형태가 연속 음이든, 충격음이든 모든 소음노출에 대한 권고기준으로 85dB(A)를 적용할 것을 제시하고 있다. 그러나 충격음에 대해서는 측정 평가로서 최대치와 에너지 평가방법 등 두 가지 방법이 제시되고 있으며 이에 따른 노출기준으로 프랑스는 A 보정 최대치로 135dB, 영국은 C 보정치로 140dB, 유럽은 노출 수에 상관없이 140dBSPL, ACGIH는 C 보정 최대치로 140dB을 초과해서 노출되지 않도록 권고하고 있다.

실제 85dB(A) 이하의 소음 수준에서 5년 정도의 노출기간에도 이미 상당히 진행된 소음성 난청의 양상을 보인 연구 보고가 있다. 또 일시적 난청을 발생하지 않는다면 영구적 청력장애도 발생하지 않다고 볼 때, 24시간의 소음노출로 인한 일시적 난청의 발생과 회복을 75~80dB(A)에서도 4,000Hz에서 청력손실이 민감하게 관찰되고 예측할 수 있는 연구 보고도 있다.

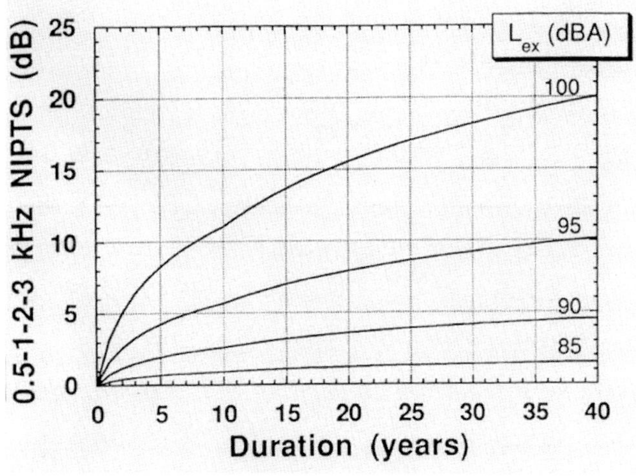

〈그림 6〉 소음노출 수준, 기간에 따른(0.5-1-2-3kHz)
평균청력역치변동

제31장 우리나라의 산업청각학적 연구 고찰

감각성 난청의 제일 원인으로 소음을 들 수 있다. 현대 산업화된 사회에서 소음으로부터 벗어나기는 힘들다. 소음이 현대사회에서 중요한 문제로 대두됨에 따라 소음노출로 인한 건강위해로부터의 보호와 소음 저감을 위한 대책이 중요하다고 볼 수 있다. 산업장의 소음은 여러 작업 공정에서 필연적으로 발생하여 소음성 난청의 원인으로 작용한다. 이러한 소음에 의한 청력장애를 예방하기 위한 체계적인 활동이 청력보존 프로그램이다. 산업장의 소음은 소음성 난청뿐만 아니라 재해의 발생이나 작업능률의 저하 등 직접적인 각종 피해를 야기한다. 그리고 이러한 청각장애 이외에도 심혈관계 질환과 고혈압의 발생에 영향을 미치고, 심한 소음 수준은 급격한 스트레스와 정신장애를 유발시키는 요인으로 작용하고, 수행행동 능력장애, 수면장애, 대화방해 등 건강과 일상생활에 영향을 준다. 이와 같은 소음으로 인한 청력장애로 신체적·정서적·행동학적·사회적 기능에 영향을 미친다.

우리나라의 경우 소음성 난청은 1991년 이후 특수건강진단에 의해 발견되는 직업성 질환 유소견자 중 가장 많은 비율을 차지하고 있다. 그리고 또한 피검자의 10% 이상이 요관찰자(C)로 판정을 받고 있다(김규상 등, 1999). 1998년 소음성 난청 유소견자(D_1)는 849명(43.5%), 업무상 질병으로서 난청은 232명(18.0%)을 차지하고 있다(노동부, 1999). 1999년 제조업체를 대상으로 한 작업환경 실제조사에서도 전체 조사 대상 사업장 52,070개소 중 53.3%에서 소음발생 작업공정을 보유하고 근로자 수로는 12.1%가 해당 공정에 근무하고 있는 것으로 나타났다(한국산업안전공단, 1999). 업종별 평균소음수준이 연구자별로 차이를 보이며 우리나라 산업장의 업종별 소음 공정의 전 주파수역 음압수준은 과거에 비해 소음 환경이 개선되고 있음을 보여주나 대부분의 제조업종에서 비교적 90dB(A)을 초과하거나 허용기준에 근접하고 있음을 보여주고 있다. 작업환경 중 소음은 1995~2000년 최근의 작업환경측정 결과에서도 소음의 노출기준 초과율이 1995년의 39.7%에서 2001년의 25.4%로 감소추세에 있으나 유해인자 중 가장 높은 초과율을 보이고 있다. 2001년 작업환경측정에서 대상 사업장(26,347개소) 중 소음측정 사업장이 98.7%(22,412개소)로 대부분 사업장 근로자가 소음에 노출되고 있음에도 불구하고 소음기준 초과율이 25.4%(5,702개소)로 작업환경관리가 제대로 이루어지지 않고 있다(분진 초과율 4.0%, 유기용제 초과율 1.9% 등).

우리나라의 경우 소음성 난청은 1991년 이후 특수건강진단에 의해 발견되는 직업성 질환 유소견자 중 가장 많은 비율을 차지하고 있다. 소음성 난청은 1991년 3,990건을 최고로 1998년에는 849건으로 감소하였으나 그 후 다시 증가하여 2001년에는 1,330건, 2002년에 2,000건으로 증가하고 있다. 전체 직업병 유소견자 중에서 소음성 난청이 차지하고 있는 비율은 55%~60%로 전체의 절반 이상을 차지하다 2001년에 68.7%, 2002년에 82.1%까지 급증하고 있다(노동부, 2004). 산업재해보상보험법에 의해 직업성 사고에 의한 상해나 업무상 질병에 대해 요양과 보상을 하고 있는데 소음성 난청에 의한 직업병자는 매년 200~300건으로 10~20%에 이르고 있다. 그러나 소음노출 근로자의 연구 대상자의 성별, 업종, 청력장애 평가 적용기준(주파수, 역치평가방법-가중치 및 난청 최저기준역치)에 따라 다르지만 소음성 난청의 규모는 공식적인 자료보다 더 크고 심각한 것으로 사료된다.

이와 같이 소음성 난청 유소견자가 또한 매년 증가추세에 있어 소음성 난청 예방을 위한 추가적인 규제가 필요한 실정으로 청력보존프로그램의 도입 필요성이 요구되었다. 또한 앞으로 공장자동화, 대형화 및 고속화로 인해 작업장의 소음이 더 높아질 것으로 미루어본다면 이 소음성 난청에 대한 효과적이고도 지속적인 대책이 마련되지 않는 한 소음성 난청은 계속해서 우리나라에서 가장 심각한 직업병 문제로 지속될 것이다. 또한 소음성 난청은 규모만이 아니라 예방할 수 있다는 관리 측면 때문에 산업보건 분야에서 중요한 위치를 차지하고 있는 질환이다.

우리나라에서는 소음노출 근로자에 대한 소음 측정, 평가 및 건강관리를 위한 특수건강진단을 실시하고 있으나 개별적이라고 볼 수 있다. 그러나 2004년부터 90dB(A) 이상의 소음노출 사업장은 청력보존 프로그램을 마련하도록 하고 있다. 따라서 소음노출로부터 건강보호를 위한 사전 예방과 지속적인 사후관리를 위한 소음성 난청의 진단, 치료 및 재활 등의 근로자 건강관리와 소음의 측정, 평가 및 저감을 위한 사업장 보건관리 측면에 여러 전문가, 즉 음향학, 산업공학, 건축공학, 산업위생학, 안전공학, 산업의학, 이과학 및 청각학 분야의 세심한 협조가 필요하게 되었다.

산업청각학은 소음, 소음의 건강영향, 소음성 난청의 발생기전과 특성, 소음성 난청의 진단과 장해보상을 중심으로 소음성 난청을 예방하기 위한 청력보존 프로그램의 주요 구성

내용인 소음측정 평가, 청력보호구, 공학적 관리, 청력평가를 다루고 있다. 그러나 산업장에서의 유해요인 노출에 의한 건강영향은 소음에 의한 청각학적 영향·비청각학적 영향에만 한정하지 않는다. 난청 장애도 소음 이외에 진동, 기압 등의 물리적 요인, 중금속·유기용제 등 중추신경독성물질 등의 화학적 요인과 외상 등 사고에 의한 직업성 난청이 있다.

산업청각학은 이렇게 소음으로 인한 난청, 소음성 난청의 진단을 위한 청각학적 검사, 평가 및 관리, 작업 환경상의 소음노출의 측정 및 평가, 노출 소음의 저감을 위한 개인적 보호구와 공학적 대책, 소음성 난청의 보상, 그리고 소음성 난청의 예방을 위한 제반 행정적 관리 대책 및 제도를 중심으로 발전해왔다. 따라서 산업청각학은 산업장에서 소음에 노출되는 근로자의 청력보존 프로그램의 토대가 되었다. 그러나 소음만이 아니라 근로자가 작업 환경상 노출되는 제반 위해 위험 환경으로부터 기인하는 청각학적 장애도 산업청각학에서 다룰 수 있을 것이다(<표 1>).

〈표 1〉 산업청각학의 개요

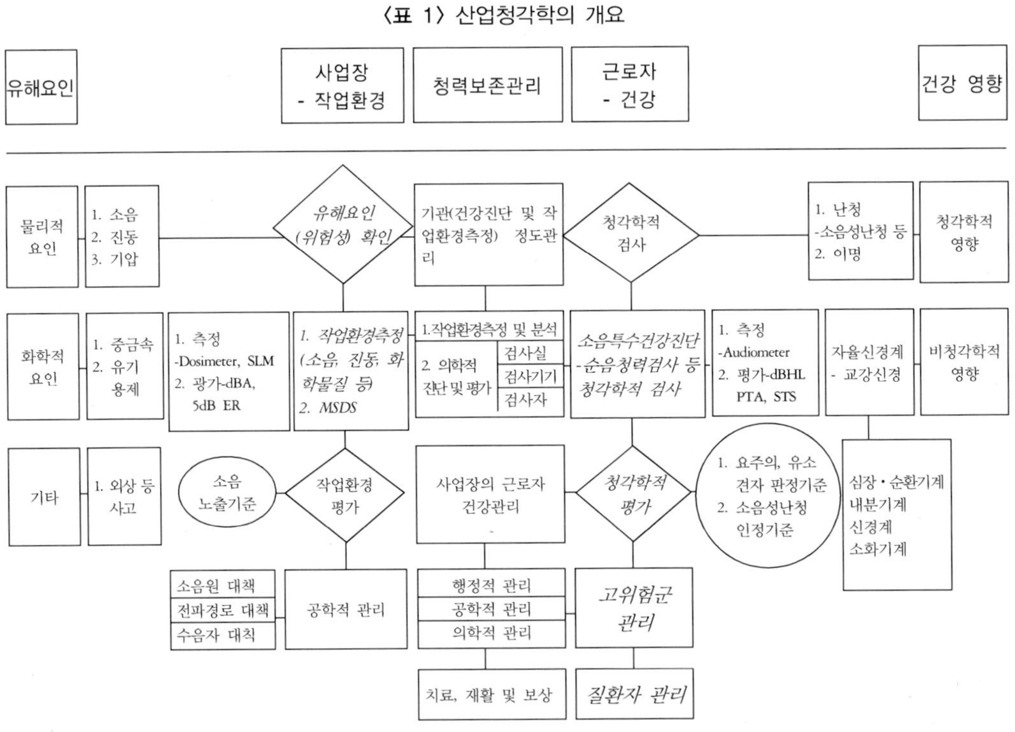

이 글은 소음 등 유해요인에 의한 근로자의 청각학적 영향에 대한 최근의 산업청각학적 연구 동향과 주요 쟁점을 다뤄 사업장의 여러 유해요인에 노출되는 근로자, 산업체 현장에서 근로자의 건강관리 및 산업재해를 예방하고자 일선에서 보건관리를 위해 힘쓰는

보건관리자와 산업의학적 진단 및 평가를 수행하는 산업보건의의 청각학적 장해의 이해를 돕고자 한다. 산업청각학 분야의 우리나라 연구 동향을 살펴보면, 주로 사업체 역학조사 또는 근로자 건강진단 자료를 통한 소음성 난청 유병률 조사, 소음관련 근로자 건강진단 제도 및 기준 등에 관한 연구, 소음노출 근로자의 청력에 영향을 미치는 요인에 관련된 연구, 소음에 의한 비이질환 영향 연구(특히 소음노출과 혈압과의 관련성), 소음 이외의 유해요인에 의한 청력 영향 연구, 청력검사에 영향을 미치는 요인 등에 대한 연구, 소음에 대한 근로자의 의식 및 사후관리조치 등에 관한 연구 등으로 구분할 수 있다.

1. 소음성 난청의 유병률

실제 소음성 난청은 우리나라 직업병 유소견자 중 가장 많이 발생하고 있는 직업성 질환이다. 1991년 3,990건을 최고로 1999년에는 1,056건으로 감소하고 있으나 전체 직업병 유소견자 중에서 소음성 난청이 차지하고 있는 비율은 55%~60%로 전체의 절반 이상을 차지하고 있다. 산업재해보상보험법에 의해 직업성 사고에 의한 상해나 업무상 질병에 대해 요양과 보상을 하고 있는데 소음성 난청에 의한 직업병자는 매년 10~20%에 이르고 있다(<표 2>).

〈표 2〉 소음성 난청 유소견자(D1) 및 소음성 난청 직업병자 수 추세

연도	전체 유소견자 수	소음성 난청 유소견자 수	비율(%)	전체 직업병 요양승인자	소음성 난청 직업병자 수	비율(%)
1991	7,187	3,990	55.5	1,537	178	11.6
1992	5,937	3,345	56.3	1,328	311	23.4
1993	4,327	2,421	56.0	1,413	257	18.2
1994	3,084	1,746	56.6	918	212	23.1
1995	3,224	1,943	60.3	1,120	159	14.2
1996	2,884	1,736	60.2	1,529	163	10.7
1997	2,428	1,389	57.2	1,424	284	19.9
1998	1,928	849	44.0	1,288	232	18.0
1999	1,780	1,056	59.3	1,897	204	10.8
2000	2,191	1,368	69.3	2,937	231	10.2
2001	1,919	1,330	69.3	4,396	287	6.5
2002	2,419	2,000	82.7	4,190	219	5.2
2003	2,736	2,235	81.7	7,740	314	4.1
2004	2,634	2,202	83.6	7,895	266	3.4
2005	2,380	2,074	87.1	6,400	302	4.7
2006	4,028	3,726	92.5	10,235	272	2.7
2007	4,825	4,483	92.9	11,472	237	2.1
2008	4,276	3,902	91.4	9,734	220	2.3
2009	5,085	4,772	93.8	8,721	205	2.4
2010				7,803	266	3.4

자료: 노동부의 근로자건강진단 실시결과 연보자료. 노동부 및 한국산업안전보건공단의 산재(직업병) 통계자료

다만 2000년 이후 업무상 질병자 중 근골격계질환이 증가하고 2006년부터 사고성 요통이 업무상 질병의 작업관련성 근골격계질환에 포함되면서부터 소음성 난청의 분율이 감소하고 있다. 그러나 여러 소음노출 근로자의 연구 대상자의 성별, 업종, 청력장애 평가 적용기준(주파수, 역치평가방법-가중치 및 난청 최저기준역치)에 따라 다르지만 소음성 난청의 규모는 공식적인 자료보다 더 크고 심각한 것으로 사료된다(<표 3>).

<표 3> 소음노출 근로자의 소음성 난청 유병률

연구자	연구 대상	적용 기준	빈도(%)
윤종섭 등(1966)	광산 근로자 4,259명	4kHz 40dB 이상	6.85%
길병도와 이승환(1970)	영등포지구의 75개 제조업 소음 노출 근로자 306명	4kHz 40dB 이상	34.6%(남 30.7%, 여 42.6%)
박경희와 맹광호(1971)	전국의 8개 업종 17개 사업장 근로자 360명	초기손실지수(Early Loss Index)에 의한 소음성 청력손실률	난청률 평균 약 40%, 광업 약 80%
박영수(1977)	전북지역 90dB(A) 이상의 소음부서 근로자 754명	청력손실기준: 4kHz에서 ASPV(Age-Specific Presbycusis Value)를 제하고 40dB 이하인 자	5년 이하 근로자: 15.9%, 5~9년: 26.9%, 10년 이상: 38.2%
문영한(1977)	경인지역 90dB(A) 이상의 소음노출 근로자 1970명	6분법과 ELI 적용	6분법-31dB 이상: 우이 8%, 좌이 10% ELI적용: 우이 29%, 좌이 31%
김준연 등(1982)	부산지역 내 고무, 섬유, 제강업종의 12개 산업장의 90dB(A) 이상 작업장에 근무하는 근로자 2,963명	6분법	21dB 이상: 5.43%, 31dB 이상: 2.53%, 41dB 이상: 0.80%
이종태(1988)	부산지역 9개 제조업종 84개 산업장 근로자 3,104명	6분법상 41dB 이상의 청력손실	전체: 2.9% 선박건조 및 수선업, 자동차제조업: 5.2%
조영채 등(1988)	충청남북도 6개 업종 1,474명	4kHz 45dB 이상	8.1%
이채언 등(1988)	9개 업종 84개 제조업 근로자 3,104명	1차 검사 시 4kHz 50dB 이상	7.3%
		2차 청력검사 결과 6분법에 의한 평균청력손실치가 41dB 이상	2.9%
이용환(1989)	4kHz에서 50dB 이상의 청력손실을 나타낸 울산지역 공장 근로자 3년간 추적조사	6분법상 41dB 이상의 청력손실	1986년, 전체 근로자의 0.4%; 1987년, 0.8%; 1989년, 1.5%로 증가
김성천(1991)	1개 자동차 제조업 사업장 근로자 6,027명 중 1차 검진 시 4kHz에서 40dB 이상의 청력손실을 가진 116명	4분법과 6분법에 의한 청력손실치가 25dB 초과	109명(94%)-전체 근로자 6,027명에 대한 난청 유병률은 1.81%
임현술 등(1992)	철강공장 근로자	1985년 기준 적용	2.2%

2. 소음성 난청 판정기준에 관한 연구

소음성 난청의 진단과 관리는 근로자 건강진단을 통해 주로 이루어지고 있다. 소음 특수건강진단은 1) 직업력 및 폭로력 조사, 2) 과거병력 조사, 3) 자각증상 조사, 4) 임상진찰, 5) 혈액학적 검사, 요검사 및 간기능검사 등의 임상검사 외에 순음기도 청력검사(양쪽 귀에서 1,000, 4,000Hz)가 필수항목검사로 포함되어 있다. 선택검사는 필수항목의 순음기도 청력검사 중 1,000Hz에서 30dB 또는 4,000Hz에서 40dB 이상의 청력손실을 보이는 경우에 순음청력검사(양측 귀의 기도 및 골도; 500, 1,000, 2,000, 3,000, 4,000, 6,000Hz 순음검사)와 중이검사(팀파노메트리 검사)를 한다. 건강진단 결과 1) 기도 순음어음 청력 검사상 4,000Hz의 고음영역에서 50dB 이상의 청력손실이 인정되고, 삼분법(500(a), 1,000(b), 2,000(c))에 대한 청력손실 정도로서 (a+b+c)/3 평균 30dB 이상의 청력손실이 있고, 2) 직업력상 소음노출에 의한 것으로 추정되는 경우 소음성 난청 유소견자(D_1)로 판정하도록 하고 있다. 건강진단 결과 업무수행 적합여부를 평가하고, 건강상담, 보호구 착용, 추적검사, 근무 중 치료, 근로시간 단축, 작업전환, 근로금지 및 제한, 직업병 확진의뢰 안내 등의 사후조치를 받는다.

이와 같은 현재의 소음성 난청 유소견자 판정기준은 그동안 수차례 개정되어 왔었다. 1985년의 기준은 4분법에 의한 40dB 이상의 평균청력손실이었으나, 1989년에 '3,000Hz 이상의 고주파 음에서 50dB 이상의 청력손실이 있거나 4분법에 의해 40dB 이상의 청력손실'로 개정되었다. 소음성 난청의 초기 고음역의 청력손실 근로자에 대한 예방적인 관리 목적에도 불구하고, 4,000Hz에서 50dB의 청력손실이 있으면 회화음역의 청력손실과는 관계없이 대부분 직업병 유소견자(D_1)로 분류되는 문제 때문에 1) 노동부는 관리기준에 문제가 있어 불필요하게 많은 근로자가 선별되는 것이 아닌가 하는 의구심을 갖게 되었고, 2) 유소견자인 근로자는 D_1 판정이 곧 보상이라고 오해해서 보상은 이루어지지 않고 오히려 작업장에서 불이익을 당하는 데 대한 불만을 표시하게 되었으며, 3) 사업주는 D_1 판정으로 인해 직업병 발생 사업장으로 인식되어 노동부로부터 각종 제재를 받게 됨으로써 근로자에게 무형 유형의 압력을 가하게 되었으며, 4) 이러한 문제로 인해 많은 건강진단 기관이 4분법에 의한 40dB 이상의 청력손실만을 유소견자로 판정하는 경향이 있어 이 기준은 1994년에 재개정되어 현재에 이르고 있으며, 2000년에 소음성 난청의 요관찰자(C_1) (판정기준: 1) 청력손실이 있고, 2) 직업력상 소음노출에 의한 것으로 추정되며, 3) D_1에 해당되지 않고 관찰이 필요한 경우)가 산업의학적 평가 대상으로 추가되었다(<표 4>).

〈표 4〉 소음성 난청 유소견자(D1) 기준의 변천

연도	D₁ 기준 내용
1985	500, 1,000, 2,000 및 4,000Hz에서의 청력역치의 합을 4로 나눈 4분법에 의하여 40dB 이상의 손실
1989	3,000Hz 이상의 고주파 음에서 50dB 이상의 청력손실이 있거나 4분법에 의해 40dB 이상의 청력손실
1994	소음에 노출되는 근로자로서 기타의 질환을 배제한 후, 순음어음 청력 검사상 4,000Hz의 고음영역에서 50dB 이상의 청력손실이 인정되고 500(a), 1,000(b), 2,000Hz(c)에 대한 청력손실 정도를 측정하여 (a+b+c)/3 산식에 의하여 산술한 순음어음영역 평균청력손실이 30dB 이상

*2000년 소음성 난청 요관찰자 (C₁) 기준 마련

<표 5>는 소음성 난청 건강관리 기준에 관한 연구로서 적용기준에 따른 유소견자의 변화, 보상기준과의 일치율, 문제점 및 제언을 연구자별로 정리한 것이다. 1989년 소음성 난청 유소견자 판정기준으로 280명의 D₁ 중 4분법에 의해서만 판정받은 경우는 1명(문영한 등, 1991)이거나, 4분법만을 적용 시 10명에서 1989년 기준을 적용 시에 D₁이 150명으로 15배 증가를 보여(김지용 등, 1993) 적용기준과 실제 소음성 난청 유소견자 수에서 큰 차이를 보이고 있다. 실제 소음성 난청 요관찰자(C) 중에서도 1994년 기점의 구기준/신기준의 D₁이 48.2%/5.5%에 이르고 있었다. 또한 1994년 현행기준은 보상기준과 중등도의 일치율을 보이고(성주헌 등, 1996), 산재보상 대상자가 직업병 유소견자의 47%를 차지하거나(남궁원자와 정치경, 1994), 유소견자로 판정된 자 중 약 84.6%는 소음에 의한 감각신경성 난청이 인정되고 기타 직력, 폭로 소음의 크기 등 다른 조건이 충족된다면 보상받을 수 있을 것으로 분석된(안연순 등, 1999) 반면에 실제 직업병자는 유소견자의 10% 미만인 실정이다. 이처럼 소음성 난청의 진단 평가와 관련되어 소음성 난청 유소견자의 관리방향과 목표, 적용기준, 보상기준과의 차이 등에서 논란이 지속되었다.

특히 1989년 기준에서 '3,000Hz 이상의 고주파 음에서 50dB 이상의 청력손실이 있거나'의 소음성 난청의 초기 청력손실에 대한 예방적 기준으로서 D₁ 판정기준은, 건강진단기관이 4분법에 의한 40dB 이상의 청력손실만을 유소견자로 판정하는 경향 때문에 유명무실하게 되어 1994년에 소음성 난청의 판정기준에 대한 합리적 기준을 제시하여 D₁ 대상의 명확한 건강관리 목표 설정과 판정기준의 차별화를 꾀하고 그 후 2000년에는 소음성 난청 요관찰자(C₁) 기준을 마련함으로써 예방적인 조기진단과 사후조치의 효율성을 기하는 방향으로 접근이 이루어졌다. 그러나 특수건강진단 기관의 소음 특수건강진단 결과 유소견자(D₁, D₂) 판정의 부적정성(과소평가)은 아직도 문제시되고 있다(김규상 등, 2001; 김규상, 2004).

앞으로 소음성 난청의 판정기준에 따른 적정한 평가를 위한 지침의 제시와 더불어 C_1 과 D_1 대상의 명확한 건강관리 목표 설정과 판정기준의 차별화를 통해 예방적인 조기진 단과 사후조치의 효율성을 기하는 방향으로의 접근이 필요하다 할 것이다. 조기발견을 위한 4kHz 청력 이상자에 대한 조기발견과 관리방법 제고, 연령을 고려한 기준 설정과 기저 청력치를 반영한 역치이동 모니터링, 유소견자 판정을 위한 검사와 보상을 위한 검사의 일원화 등에 대해 의견을 수렴하고 검토하여야 할 것이다.

〈표 5〉 소음성 난청 건강관리 기준에 관한 연구

	문영한 등 (1991)	김지용 등 (1993)	남궁원자와 정치경(1994)	성주헌 등 (1996)	안연순 등 (1999)	김규상 등 (1999)
연구 대상	1990년 54개 회사의 소음정밀검사 대상의 707명	1992년 P시 K철강업체 청력 검사상 2차 건강 진단대상자 선별기준에 따른 205명 중 소음에 의한 난청자 184명	1991년 일부지역의 144개 회사 소음부서 근로자 3,288명 중 2차 검사 실시자 122명 중 소음성 난청으로 판정된 100명	1992~1993년 9개 기관에서 소음성 난청 특수검진 대상자로서 2차 정밀검사를 실시한 4,661명	1996년 소음성 난청 유소견자로 판정된 1,727명 중 58개 기관의 개인 건강진단 결과표가 확보된 1,048명	1994년 73개 특수건강진단에서 소음성 난청 요관찰자(C)로 진단받은 16,388개 사업장 근로자 38,058명 중 기도청력손실치가 조사된 37,131명
적용 기준	1989년 기준, 4분법과 6분법	4kHz 청력역치와 4분법 평균청력손실치	4kHz 50dB(I), 4분법 40dB(II), 6분법 31dB(III), 6분법 40dB(IV), 3분법 40dB 이상(V)	1994년 기점의 구기준/현행기준 보상기준 3kHz가 추가된 미국 CHABA, AAO 방식 적용	3분법과 6분법	1994년 기점의 구기준/신기준 4분법 40dB, 3분법 40dB, 6분법 40dB, 4kHz 50dB 이상
결과	4분법에 의해서만 판정받은 경우는 전체 D_1 280명 중 1명	① 4분법만을 적용 시 10명 -> 1989년 기준 적용 시 150명(D_1)으로 15배 증가 ② 이 중 6분법상 평균청력손실치 41dB 이상인 자는 3명 ③ 연령에 의한 청력감퇴를 고려하여 ELI법을 적용할 때 1989년 기준은 과대평가; 45세 이상군의 소음성 난청 비율은 84.0%이나 ELI법을 적용할 때 26.7%로 감소	산재보상 대상자는 직업병 유소견자의 47%	① 1994년 현행기준은 보상기준과 중등도의 일치율, CHABA 기준과는 좋은 일치율 최근 권고되는 AAO기준과는 낮은 수준의 일치율을 보임 ② 구기준과 실제 판정결과가 가장 낮은 일치율을 보임 ③ TTS 보정 결과 현행기준으로 D_1이 13% 감소	유소견자로 판정된 자 중 약 84.6%는 소음에 의한 감각신경성 난청이 인정되고 기타 직력, 폭로소음의 크기 등 다른 조건이 충족된다면 보상받을 수 있을 것으로 분석	C 대상자 중 구 기준의 D_1이 48.2%, 현 기준으로는 5.5%, 4분법 4.2%, 3분법 1.3%, 6분법 2.8%, 4kHz 50dB 이상 35.4%의 청력장애를 보이며, 일측 귀만을 적용할 경우는 이 비율이 더 높아짐
제언	소음성 난청의 조기발견에 의미를 둔다면 4kHz에서의 50dB 이상자를 소음성 난청자로 관리	① 연령을 고려한 기준 설정 ② 4kHz 청력역치에 영향을 주는 요소로서 일시적 난청과 노인성 난청 문제의 배제	① 채용 시 검진을 법적 기준치보다 채용 이후에 진행되는 난청을 관리하기 위한 기초자료로 사용 ② 1차 검사 결과 9.9%에서 4kHz 50dB 이상을 보여 직업병 유소견자로 판정조치하기보다는 직업병인정기준이 아닌 관리방법 제고 ③ 2차 검사 판정 시 6분법을 병행사용하여 산재보상기준으로 이용	기저청력치에 대한 자료관리와 TTS 포함한 역치이동 모니터링의 정착	① 실제 직업병자는 유소견자의 10% 미만으로 유소견자 판정을 위한 검사와 보상을 위한 검사의 일원화 검토 ② 소음성 난청 통계자료 수집방향에 대한 제언	① C1과 C2의 도입의 필요성 ② 소음성 난청 진단의 적정성 확립 ③ 소음성 난청 요관찰자에 대한 관리로 방향전환

3. 소음에 의한 청각학적 영향

가. 소음이 내이 유모세포에 미치는 영향

소음성 난청은 감각 세포의 손상이며 청력손실의 원인이 되는 코티기관의 총체적인 파괴이다. 소음에 의한 내이의 조직학적 소견을 보면, 와우의 기저부의 청각세포와 청신경의 광범위한 퇴행성 변화로 청력의 저하를 보이는 감음성 난청에 속한다. 가장 분명한 손상은 내이의 음수용기인 코티기관(organ of Corti; 청신경종말기관)의 외유모세포(outer hair cell) 윤모(stereocilia; 소리 에너지를 전기화학에너지로 전환)에 발생하는 것으로 음성학적으로 발생된 힘을 왜곡 또는 차단하게 된다. 이 신경 수용기에 도달하는 자극이 너무 강력하면, 두 가지 현상이 나타난다. 첫째는 소음에 노출되어 일시적으로 신경의 전도성이 저하되는 신경세포의 가역적인 피로현상이고, 둘째는 코티씨기관 내의 신경 수용기의 비가역적인 파괴현상이다.

소음이 내이 유모세포에 미치는 영향을 보기 위한 동물실험연구로서는 5편의 연구가 있다(<표 6>). 각종 소음(110~115dBSPL 강도의 4kHz 순음, 1kHz 순음, 백색잡음 및 jazz 음악)이 내이 유모세포에 미치는 영향을 본 김영명 등(1976)의 연구 결과, 1, 4kHz 순음노출군이 백색잡음과 jazz 음악노출군보다 유모세포 손상의 정도가 심하였으며, 4kHz 순음노출군에서 기저회전과 제2 회전에서 세포의 손상이 심하고, 1kHz 순음노출군에서는 제2 및 제3 회전에서 유모세포의 손상이 심하였다. 장기적인 소음노출이 내이유모세포에 미치는 영향에 관한 전자현미경적 소견을 살펴 본 연구에서는, 90dB의 소음노출은 주로 기저회전의 외유모세포에서 손상을 받으며 첨단회전으로 갈수록 병변이 경미하였으며 내유모세포의 손상은 발견할 수 없었으며, 전자현미경 소견에 있어서 사립체의 변성 및 증식과 소포체의 확장이 주로 관찰되었다(양오규 등, 1980). 충격소음이 내이 청각기관에 미치는 영향에 관한 실험적 연구에서는 ① 충격 소음의 강도가 높아짐에 따라 유모세포의 손상범위가 넓어지고, 와우각 기저방향으로 손상부위가 더 많이 확대되고, ② 내유모세포의 손상부위와 외유모세포의 손상부위는 일치하였으나 외유모세포에 비해서 손상 정도가 경하였으며, ③ 외유모세포의 손상부위는 충격 소음의 주파수역에 해당하는 부위와 이보다 1~2옥타브 높은 부위에서 관찰되었으며, ④ 2차 형식의 곡선회귀방정식으로 산출한 충격 소음에 대한 조직학적 수상한계강도는 141dBSPL이었다(정명현 등, 1985). 각종 소음이 내이 Corti기관에 미치는 영향에 관한 형태학적 및 청각학적 연구에서는 소음의 주파수가 낮을수록, 노출강도가 높을수록 기계적 장애에 의한 손상을 보이며, 청각뇌간유발반응과 내이의 외유모세포 손상은 높은 상관관계(상관계수, 0.83~0.86)를 보였으며, 충격소음에 의한 기존의 수상한계는 소음의 A-duration과 주파수 분포에 따라 보완되어야 할 필요가 있었다(김희남 등, 1991).

<표 6> 소음이 내이 유모세포에 미치는 영향

연구자	연구 대상	연구 목적	연구 결과
김영명 등 (1976)	동물실험- 몰못트에 4kHz 순음, 1kHz 순음, 백색잡음 및 jazz 음악을 110~115dBSPL의 강도로 무반향실에서 4시간 노출	각종 소음이 내이 유모세포에 미치는 영향	① 1, 4kHz 순음노출군이 백색잡음과 jazz 음악노출군보다 유모세포 손상의 정도가 심함 ② 4kHz 순음노출군에서 기저회전과 제2 회전에서 세포의 손상이 심하고, 1kHz 순음노출군에서는 제2 및 제3 회전에서 유모세포의 손상이 심함
양오규 등 (1980)	동물실험-정상대조군 4마리와 90dB 소음노출군 4마리	장기적인 소음노출이 내이 유모세포의 병변에 미치는 영향	① 90dB의 소음노출은 주로 기저회전의 외유모세포에서 손상을 받으며 첨단회전으로 갈수록 병변이 경미하였으며 내유모세포의 손상은 발견할 수 없었음 ② 전자현미경 소견에 있어서는 사립체의 변성 및 증식과 소포체의 확장이 주로 관찰됨
정명현 등 (1985)	동물실험-총기의 충격 소음을 한국산 잡종 고양이에 강도를 달리해서 노출	충격소음이 내이 유모세포의 형태학적 변화에 미치는 영향	① 충격소음의 강도가 높아짐에 따라 유모세포의 손상범위가 넓어지고, 와우각 기저방향으로 손상부위가 더 많이 확대 ② 내유모세포의 손상부위와 외유모세포의 손상부위는 일치하였으나 외유모세포에 비해서 손상 정도가 경함 ③ 외유모세포의 손상부위는 충격 소음의 주파수역에 해당하는 부위와 이보다 1~2옥타브 높은 부위에서 관찰 ④ 2차 형식의 곡선회귀방정식으로 산출한 충격 소음에 대한 조직학적 수상한계강도는 141dBSPL
김희남 등 (1991)	동물실험-총기 소음, 협대역 소음 및 infrasound를 고양이와 chinchilla에 노출	소음 종류에 따른 청각기관 특히 Corti 기관에 손상을 초래하는 기전-형태학적 변화와 청각학적 변화	① 소음의 주파수가 낮을수록, 노출강도가 높을수록 기계적 장애에 의한 손상 ② 청각뇌간유발반응과 내이의 외유모세포 손상은 높은 상관관계(상관계수, 0.83~0.86) ③ 충격 소음에 의한 기존의 수상한계는 소음의 A-duration과 주파수 분포에 따라 보완 필요
장기홍 등 (1998)	동물실험-소음노출(4kHz에서 peak energy를 보이는 협대역 소음을 120dB 음압수준의 강도로 2시간 자극) 후 3, 7, 14, 21, 28일이 경과한 흰쥐 2마리씩 총 10마리의 실험군과 비소음노출 흰쥐 2마리의 정상 대조군	소음폭로 후 기간에 따른 난청의 정도와 와우변화의 상관관계	① 소음노출 후 3일째 청력역치는 60.3dB, 21일째에 청력회복이 시작되어 28일째 32.5dB로 고정됨 ② 와우 외유모세포의 변화로는 기저회전부 유모세포의 간헐적인 소실 및 stereocilia의 융합이었으며 소음노출 후 시간경과에 따른 유모세포의 변화는 관찰되지 않음 ③ 소음노출 후 최장 28일까지 소실된 유모세포의 재생에 대한 소견은 보이지 않음 ④ 어린 흰쥐에서 소음에 의한 영구청력손실을 일으키는 협대역 소음의 임계강도는 115~120dB 음압수준일 것으로 추정

실험적 소음성 난청 동물에서 와우 유모세포의 변성 및 청력역치의 변화는 ① 소음노출 후 3일째 청력역치가 60.3dB, 21일째에 청력회복이 시작되어 28일째 32.5dB로 고정되었으며, ② 와우 외유모세포의 변화로는 기저회전부 유모세포의 간헐적인 소실 및 stereocilia의 융합이었으며 소음노출 후 시간경과에 따른 유모세포의 변화는 관찰되지 않았고, ③ 소음노출 후 최장 28일까지 소실된 유모세포의 재생에 대한 소견은 보이지 않았

으며, ④ 어린 흰쥐에서 소음에 의한 영구청력손실을 일으키는 협대역 소음의 임계강도는 115~120dB 음압수준일 것으로 추정되었다(장기홍 등, 1998).

나. 소음성 난청 발생에 영향을 미치는 요인

소음성 난청에 영향을 미치는 요인으로 ① 소리의 강도와 크기(intensity or loudness of noise), ② 주파수(spectrum or frequency of noise), ③ 매일 노출되는 시간(period of exposure each day), ④ 총 작업시간(total work duration), ⑤ 개인적 감수성(individual susceptibility)이 있다. 감수성 요인으로는 심혈관계질환 위험요인, 흡연, 혈액점도, 홍채의 색소 침착 정도, 외이도의 형태, 혈액 백혈구 수, 여성의 생리주기, 음주습관, 전해질 및 비타민의 부족 그리고 정신적인 요인 등이 있다.

이 분야의 연구는 산업청각학적으로 가장 활발히 이루어지고 있다. 일반인을 대상으로 한 감각신경성 청력손실에 미치는 영향으로는 소음을 제외하고 연령과 성별이 가장 컸다(홍성철 등, 1998). 소음노출 근로자에서 청력에 미치는 영향을 보면, 개인 소음노출량과 청력손실 정도 간에 유의한 상관관계를 보인다. 가장 주요한 요인은 소음 수준을 들 수 있는데, 90dB을 경계로 유의한 청력저하가 관찰되나 85dB에서도 4,000Hz에서 유의한 청력손실을 나타내고 있다(김원술 등, 1994). 소음노출기간은 연령을 보정한 상태에서도 청력에 유의한 영향을 미치고 있음을 알 수 있다. 연령증가와 소음노출 수준은 상호 독립적으로 청력역치의 변화에 영향을 미치며 상가적 효과를 보이고 있다(이지호 등, 1999). 소음노출 근로자에서 이명자와 이질환 병력자는 더 큰 유의한 청력감소 영향을 받고 있다(조병만과 박종욱, 1994). 심혈관 위험인자인 체격지수, 혈압, 총 콜레스테롤, 중성지방이 청력에 유의한 양의 영향을 미치고, 혈액점도 및 지혈과 관련된 인자로 혈색소, 헤마토크릿, 백혈구, 혈소판 용적백분율, 적혈구침강속도가 어느 정도 양의 관련성을 보이고 있다(홍성철 등, 1998). 청력저하가 클수록 혈구용적치, 적혈구 수 증가경향을 보이고(김상우 등, 1997), 고지혈증이 청력저하와 상관관계를 보이고 있다(정성필 등, 1998). 기타 흡연군이 비흡연군에 비해 유의하게 높은 기도 청력역치를 보이며, 흡연상태는 청력에 영향을 미치는 변수를 조정한 후에도 유의한 관련성이 있었으며(김진석 등, 1998), 소음노출기간이 길수록 마그네슘 혈청 농도는 낮아지는 경향을 보이고, 특히 마그네슘 감소는 고주파수인 4kHz 청력저하에 영향을 미치는 감수성 요인이었다(박완섭 등, 2000). 그리고 보호구 착용 여부 또한 소음노출에 의한 청력역치에 큰 영향을 미치고 있다. 90dB(A) 이상의 소음하에서 근무하는 여성 기직공의 청력보호구 착용의 여부에 따른 대조군과 실험군 간의 좌우이 역치 모두 통계적으로 유의한 차이(최소가청치 40dB 초과: 대조군 좌이 44.6%, 우이 40.9% / 실험군 좌이 8.0%, 우이 6.6%)를 보이고 있다(김영환 등, 1984). 소음성 난청의 양이 청력에서 차이를 보이고 있으며, 이는 단기간 근무자일수록 많고, 음역별 양이 청력 차의 빈도는 고음역에서 가장 많았으며(이종담, 1975), 소음폭로에 의한 청력저하의 약 40%가 좌우 청력역치 차이가 20dB 이상인 비대칭 청력저하를 보이며, 좌측 귀의 청력저하가 더 심한 것으로 나타났다(권영준 등, 1999)(<표 7>).

〈표 7〉 소음노출 근로자의 청력에 미치는 영향 연구

연구자	연구 대상	연구 목적	연구 결과
이종담 (1975)	1, 4kHz에서 40dB 이상의 청력손실이 있는 477명	① 청력의 좌우 차에 관한 임상적 고찰 ② 5년 전에 양이 청력 차가 있는 대상에서 5년 후의 변동상태 관찰	① 소음성 난청의 양이 청력 차의 빈도는 단기간 근무자일수록 많음 ② 음역별 양이 청력 차의 빈도는 고음역에서 가장 많음
김영환 등 (1984)	90dB(A) 이상의 소음하에서 근무하는 여성 기직공 1,237명(이전을 장용하는 실험군 551명; 청력보호구를 착용하지 않는 대조군 686명)	청력보호구 착용의 여부에 따른 소음작업 근로자들의 최소가청치의 비교	대조군과 실험군 간의 좌·우이 모두 통계적으로 유의한 차이(최소가청치 40dB 초과: 대조군 좌이 44.6%, 우이 40.9%/실험군 좌이 8.0%, 우이 6.6%)
조병만과 박종욱 (1994)	소음부서 근로자 중 2차 검진 대상자 중 3년간 추적조사한 71명	이명, 이질환 및 소음수준별(90dB 기준) 청력변화의 양상	이명자, 이질환 병력자 및 평균소음수준이 90dB 미만에서 유의한 청력 감소
김원술 등 (1994)	소음부서 근로자 중 4kHz에서 40dB 이상 청력손실자 중 이질환 및 비직업성 소음폭로의 경력이 없는 67명의 3년간 추적조사	개인 소음 폭로량에 따른 청력손실의 변화	① 개인 소음 폭로량과 청력손실 정도 간에 유의한 상관관계 ② 4kHz에서는 85dB, 8kHz 및 2kHz에서는 90dB을 경계부위로 유의한 청력 저하 관찰
조의영 등 (1995)	서울 소재 일 회사의 3,810명 중 신체검사 547명과 소음특수검진 대상자 100명	근로자의 특성 중 청력변동에 유의하게 영향을 미치는 요인	① 청력변동과 유의한 관계가 있는 변수는 근무장소 소음수준, 과거 이질환 경험유무, 연령, 청력변동 측정기간임 ② 배경 소음이 근로자들의 청력변동에 가장 많은 영향을 미침
김상우 등 (1997)	일반 성인 남자 2,513명, 그중 검사 이상자들을 제외한 1,677명	혈구용적치와 청력과의 관계	청력저하가 클수록 혈구용적치와 적혈구 수의 증가 경향
정성필 등 (1998)	종합검진 대상자 3,827명	① 심혈관 위험요인과 청력손실과의 관련성 ② 고지혈증이 청력저하에 미치는 영향	연령을 보정한 상태에서 고지혈증이 청력저하와 상관관계
홍성철 등 (1998)	종합검진을 받은 3,050명을 대상으로 한 단면연구(소음 작업장 근로자 제외)	소음 폭로 이외 감각신경성 난청을 유발하는 잠재적 위험인자	① 감각신경성 청력손실에 미치는 영향으로 소음을 제외하고 연령과 성별이 가장 큼 ② 심혈관 위험인자인 체격지수, 혈압, 총 콜레스테롤, 중성지방이 양의 영향을 미치고, 혈액점도 및 지혈과 관련된 인자로 혈색소, 헤마토크릿, 백혈구, 혈소판 용적백분율, 적혈구침강 속도가 어느 정도 양의 관련성
김진석 등 (1998)	종합검진 수검자 중 이질환 병력이 있는 자를 제외한 1,887명	흡연과 청력저하의 연관성	① 흡연군이 비흡연군에 비해 유의하게 높은 기도 청력역치 ② 흡연상태는 청력에 영향을 미치는 변수를 조정한 후에도 유의한 관련성
이지호 등 (1999)	금속제품 제조업 사무실근로자 507명과 소음부서 현장 남성근로자 1,055명의 7년간 추적조사연구	① 소음노출 수준별, 연령군별 청력변화의 연차적 경향 파악 ② 학습효과 이후의 청력변화에 대한 소음노출 수준과 연령이 미치는 영향	연령증가와 소음노출 수준은 상호 독립적으로 청력역치의 변화에 영향을 미치며 상가적 효과
권영준 등 (1999)	소음성 난청 특수건강진단을 실시한 근로자 중 선별기준에 해당되어 2차 정밀진단을 실시한 근로자 294명	소음 폭로와 역치 비대칭 간의 관련성	소음폭로에 의한 청력저하의 약 40%가 좌우 청력역치 차이가 20dB 이상인 비대칭 청력저하를 보이며, 좌측 귀의 청력저하가 더 심한 것으로 나타남
박완섭 등 (2000)	90dB(A) 이상 소음작업장 근로자 299명 중 과거 질환 병력자 등을 제외한 178명	① 장기간의 소음노출과 혈청 마그네슘 농도와의 상관 ② 혈청 마그네슘과 청력저하와의 관련성	① 소음노출기간이 길수록 마그네슘 혈청 농도는 낮아지는 경향 ② 마그네슘 감소는 고주파수인 4kHz 청력저하에 영향을 미치는 감수성 요인
정상재 등 (2000)	양이 4kHz에서 40dB 기준으로 고음영역 정상청력군 537명과 청력손실군 175명	소음노출 근로자의 청력손실에 소음성 난청 발생 위험요인이 미치는 양향	군 소음노출력, 보호구 착용, 연령, 소음노출기간, 공복혈당, 평균동맥혈압 80mmHg 이하 군 순서로 소음부서 근로자의 고음역 청력손실의 위험도

이와 같이 소음노출 근로자의 청력역치 및 소음성 난청의 발생에는 직업적 소음(소음 노출 수준, 노출기간 등) 노출 이외에 성, 연령 등의 인구학적 요인, 혈압, 총 콜레스테롤, 중성 지방 등의 심혈관 위험인자 및 흡연 등의 개인적인 행태가 유의하게 영향을 미침을 알 수 있다.

다. 소음에 의한 일시적 난청과 회복

일시적인 청력손실은 4,000Hz의 고주파 순음보다 1,000Hz의 저주파 순음이 인체의 청력손실에 미치는 영향이 적으며, 일시적 청력손실의 회복양상은 처음 30분 이내에 제일 빠른 회복을 보이며, 시간이 경과함에 따라 점차 서서히 회복되고, 정상 청력으로 회복되는 데는 일시적 청력손실이 클수록 시간이 직선적으로 증가한다(김해준과 강병석, 1983). 또한 4,000~6,000Hz의 고음역에서 역치상승의 높은 발현 빈도를 보이고, 역치상승의 정도는 0~35dB, 대부분 15dB 미만이나, 4,000Hz 이상에서는 20dB 이상의 역치상승을 나타내며, 일시적 청력역치상승의 회복은 대부분의 예에서 60분 이내에 이루어지며, 일시적 청력역치상승의 회복은 역치상승의 정도와 관련이 있다(오찬환과 박찬일, 1983). 박호선 등(1986)의 소음성 난청으로 진단된 64명에 대한 실험연구에서는 소음에 의한 일시적 청력손실이 클수록 긴 회복시간이 필요했으나, 청력이 나쁠수록 일시적 청력손실치는 적었으며 긴 회복시간이 필요했다(<표 8>).

〈표 8〉 소음에 의한 일시적 난청과 회복에 대한 연구

연구자	연구 대상	연구 목적	연구 결과
김해준과 강병석 (1983)	실험연구-귀질환의 병력이 없고 소음환경에 근무한 적이 없는 해군 수병 7명	소음의 종류와 음압수준에 따른 TIS와 TIS 정도에 따른 회복양상	① 고주파 순음 4kHz보다 1kHz의 저주파 순음이 인체의 청력손실에 미치는 영향이 적으며, 같은 음압수준인 경우 순음보다 광대역음이 보다 안전 ② 일시적 청력손실의 회복양상은 처음 30분 이내에 제일 빠른 회복을 보이며, 시간이 경과함에 따라 점차 서서히 회복되고, 정상 청력으로 회복되는 데는 일시적 청력손실이 클수록 시간이 직선적으로 증가
오천환과 박찬일 (1983)	방적공장 직포장에 근무하는 여자종업원 193명 중 이질환을 가지고 있는 자를 제외하고 근무기간이 6개월 미만인 76명	소음에 의한 일시적 청력역치상승과 회복	① 4, 6kHz의 고음역에서 역치상승의 높은 발현 빈도 ② 역치상승의 정도는 0~35dB, 대부분 15dB 미만, 4kHz 이상에서는 20dB 이상의 역치상승 ③ 일시적 청력역치상승의 회복은 대부분의 예에서 60분 이내에 이루어짐 ④ 일시적 청력역치상승의 회복은 역치상승의 정도와 관계
박호선 등 (1986)	실험연구-소음성 난청으로 진단된 64명	강대백색잡음의 부하후 NITTS와 그 회복과정	① NITTS량이 많을수록 긴 회복시간 ② 청력이 나쁠수록 NITTS양이 적었으나 긴 회복시간 필요

라. 군 소음이 소음성 난청 발생에 미치는 영향

군 복무 시 사격 및 포격훈련에 의한 소음노출력이 청력에 미치는 영향에 관해서는 외국에서 많은 연구가 있어 왔다. 군 과거력과 관련한 청력손실의 특성을 문헌을 통해 정리해보면, 음향외상성 난청, 초기의 고음역(특히 6~8kHz)의 청력손실, 좌우 청력의 불일치, 와우와 중추청신경로에 영향을 미친 감각신경성 난청, 평균청력역치 평가에 따르면 초기의 경도 난청을 보이고, 군 병과와 밀접하게 관련이 있으며, 청력보호구는 난청 예방에 큰 영향을 미치지 못함을 알 수 있다. 그리고 이명을 동반하는 경우가 많음을 알 수 있다.

군 소음에 의한 청각학적 영향과 관련한 연구는 주로 청력손실 정도와 소음성 난청의 유병률 등의 연구가 주를 이루고 있다. 이과학적 정상 공군장병 중 활주로 근무자의 C-5 dip형이 23%(고우경 등, 1979), 해군장병은 4분법에 의해 30dB 이상인 장병의 율이 포감직별 24.8%, 기관직별 18.0%에 이르고 있으며(오희철 등, 1981), ○군 항공기를 조종하는 현역 항공장교는 36.9%의 소음성 청력장애와 11.5%의 이명을 호소하고 있었다(박기현 등, 1984). 남자 대학생에서도 군 복무 여부와 사격 및 포격 소음 폭로 여부에 따른 유의한 청력손실의 차이를 보이고 있으며(김헌 등, 1991), 군 복무를 마친 ○○공사 입사 예정자의 10.7%에서 소음성 난청의 초기소견인 C-5 dip 소견을 보이고 있다(이재광 등, 1995). 군 경력과 관련하여 공군 조종사의 경우는 총 비행시간이 소음성 난청의 유병률 또는 청력역치수준과 밀접한 관련이 있으며(박기현 등, 1984; 이수진, 1999; 김정현 등, 2001), 그리고 연령이 많을수록, 근무기간이 길수록 난청률이 증가하였다. 군 소음에 노출된 군 경력이 소음노출 근로자에게 미치는 청각학적 영향을 보면, 현 직종에서의 소음노출 여부 다음으로 군에서의 소음노출이 소음성 난청의 발생에 영향을 미침을 알 수 있다(김규상 등, 2002)(<표 9>).

<표 9> 군 소음이 소음성 난청 발생에 미치는 영향 연구

연구자	연구 대상	연구 목적	연구 결과
고우경 등 (1979)	이과학적 정상 공군 장병 중 활주로에 근무하는 256명	C-5 dip 유무와 청력손실 정도 및 근무연한과의 관계	23%에서 C-5 dip형, C-5 dip의 빈도는 12년 이상 근무자 46%, 3년 미만의 7%보다 훨씬 높았으며, 폭로기간이 길수록 고도의 dip 현상 보임
오희철 등 (1981)	해군 장병 405명	해군 장병의 청력손실 정도와 소음성 난청의 이환율	4분법에 의해 30dB 이상인 장병의 율은 포감직별 24.8%, 기관직별 18.0%, 기타직별 12.6%
박기현 등 (1984)	O군 항공기를 조종하는 현역항공장교 141명	소음성 난청의 이환율과 임상 청각학적 고찰	① 36.9% 소음성 청력장애, 11.5% 이명 현상 호소 ② 비행시간이 많을수록 소음성 난청의 이환율이 높음
오치엽 등 (1989)	OO부대 공중근무자와 정비근무자 233명	소음성 난청의 유병률과 임상 청각학적 고찰	① 14.7% 소음성 난청 ② 종사기간이 길수록 난청률이 증가
김헌 등 (1991)	총 228명의 남자 대학생	제한된 군 복무 기간 동안에 시행한 사격 및 포격 소음에 폭로 후 소음성 난청의 유발	군 복무 여부와 사격 및 포격 소음 폭로 여부에 따른 유의한 청력손실의 차이
이재광 등 (1995)	OO공사 입사 예정자 103명	군 복무를 마친 20대 성인 남자에서 소음성 난청의 유병률과 특성 및 이에 영향을 미칠 수 있는 요인	① 정밀검사상의 청력 이상자는 전체의 12.6% ② 10.7%에서 소음성 난청의 초기소견인 C-5 dip 소견을 보임
김정호 (1997)	공군 OO전투비행단에서 항공기 소음에 노출되는 활주로 지역 및 근접지역 부서의 근무자 192명	항공기 소음에 노출되는 활주로 및 근접지역 부서 근무인력의 청력수준 및 건강장해	순음청력 검사상 좌측 귀의 1kHz에서 활주로 지역 및 활주로 근접지역 부서 근로자들에 있어서 14.0dB 및 10.5dB로 유의한 차이
이수진 (1999)	조종사 및 장기 지상 근무자 2,208명의 건강진단 자료	공군 비행장의 소음수준과 소음폭로자의 청력손실 정도 및 청력손실에 관련된 위험요인	① 연령 및 총 비행시간이 증가할수록 청력손실이 유의하게 증가 ② 조종사보다는 지상 근무자가, 조종사 중에서는 헬리콥터 조종사가 소음에 보다 더 취약
김정현 등 (2001)	A항공사의 조종사 106명	항공기의 소음수준과 조종사의 연령, 총 비행시간, 주파수별 청력역치수준 등을 조사하여 연령 및 총 비행시간이 청력에 미치는 영향을 분석	고주파수에서의 청력에 미치는 영향은 연령이 많을수록 증가하는 경향을, 총 비행시간이 많을수록 고주파수의 좌측에서 청력역치수준이 유의하게 증가
김규상과 정호근 (2003)	중소규모 선박수리 및 건조업체 근로자 440명	① 사격 및 포격 등 소음에 노출된 군 경력이 소음노출 근로자에게 미치는 청각학적 영향 ② 소음성 난청 발생과의 관련	① 소음성 난청의 발생에 연령, 현 직종 근무기간, 군 소음노출력, 현 직종에서의 소음노출 여부가 유의한 영향 ② 사업체에서의 소음노출 여부 다음으로 군에서의 소음노출이 소음성 난청의 발생에 영향을 미침

　우리나라의 경우는 군 복무 시 노출되는 포격 및 사격 등의 충격 소음에 대한 노출 대책이 극히 미미한 상황에 있다. 이 때문에 실제 작업장에서의 소음성 난청 발생에 일정 정도 큰 영향을 미치고 있음에도 불구하고 이에 대해 어떠한 판단기준도 없을뿐더러 산업장 채용에서 불이익과 근로자 관리에서 혼선을 빚고 있다고 할 수 있다. 우리나라는 일

반적으로 사업체에 근무하기 전에 젊은 나이에 의무적으로 장기간 군 복무를 하고, 그중 상당수가 제한적으로 사격 훈련에 참여하고, 포병, 기갑 등 특정 병과와 공군 및 해병 군인은 상시적으로 충격 소음에 노출된다고 볼 수 있다. 이때 노출되는 소음수준은 최대소음으로는 말할 것도 없으며, 평균소음수준으로도 상당히 높음을 여러 연구 보고를 통해서 알 수 있다. 따라서 소음노출 근로자에 대한 청력 관리 측면에서 이의 조기 진단, 치료, 보상 및 예방을 위해서는 외연을 넓혀 군에서의 소음노출 문제까지 다루어야 함을 시사하고 있다.

마. 고소음노출 지역주민의 청력 및 건강영향

지역주민의 소음에 의한 건강장애에 대한 연구는 많지는 않은데, 주로 사격장 소음 또는 군용비행장의 전투기 이착륙 소음으로 인한 영향을 다루고 있다. 공항주변 1km에 위치하는 지역주민 168명의 폭로군과 비소음노출지역 113명의 대조군에 대한 연구에서 두 군 간에 청력손실치의 유의한 차이를 보이고, 난청 유병률은 4분법상 폭로군에서 22.7%, 대조군에서는 1%만을 보이고(김지용 등, 1989), 경기도 수원시의 군용비행장의 전투기 이착륙 소음이 인근 지역주민의 청력을 저하시키고, 혈압을 상승시키며 부정적인 정서반응을 일으키는 영향을 미치고 있음을 암시하는 연구 결과라든지(이경종 등, 1999), 공군 사격장 소음에 노출된 지역주민에서 이통, 난청, 이명, 이충만감, 소화불량, 불안 등을 포함한 전신적 증상의 호소율이 유의하게 높고, 고혈압과 난청 유병률이 비노출군에 비해 유의하게 높게 나타나서 소음에 의한 건강장애를 받고 있을 가능성을 시사하는 연구(조성일 등, 1990), 공항인접지역 주민의 스트레스 수준이 유의하게 높으며, 항공기 소음으로 인해 주관적으로 생활에 지장을 받는다고 인지한 연구(김상아 등, 2000), 과다한 환경 소음이 지속적으로 발생하고 있는 지역의 역학조사에서는 소음 폭로군과 대조군의 청력도 간에 의미 있는 차이를 보였으며, 소음성 난청에서 잘 나타나는 3, 4kHz의 변화가 더욱 뚜렷하였다(유승훈 등, 2002). 그러나 인근 군비행장 전투기 이륙소음에 노출되는 지역 교직원(폭로군)과 비폭로 대조군에 대한 연구에서는 항공기 이륙 소음에의 폭로가 연령과의 상호작용을 통하여 청력역치에 영향을 미치나, 소음폭로는 혈압에 유의한 영향을 미치지 않았으며, 폭로군 대상의 스트레스 측정에서 일반생활사건의 경우 근무기간에 따른 차이도 보이지 않았다(한상환 등, 1997)(<표 10>).

<표 10> 고소음노출 지역 주민의 청력 및 건강 영향

연구자	연구 대상	연구 목적	연구 결과
김지용 등 (1989)	공항주변 1km에 위치하는 지역주민 168명의 폭로군과 비소음노출지역 113명의 대조군	거주지역의 환경에서 발생되는 소음으로 인한 지역주민의 건강에 미치는 영향	① 혈압은 두 군 간에 유의한 차이를 보였으나 고혈압의 유병률은 차이를 보이지 않음 ② 두 군 간에 청력손실치의 차이를 보임. 난청 유병률은 4분법상 폭로군에서 22.7%, 대조군에서는 1%
조성일 등 (1990)	경기도 화성군 매향리 주민(폭로군)과 비폭로군(대조군)	공군 사격장의 사격 소음 및 비행 소음에 노출된 지역주민의 건강상태	① 폭로군의 거주기간에 따른 연령보정 청력손실률의 증가는 볼 수 없어 소음폭로와 청력손실의 양반응관계는 확인할 수 없었음 ② 비폭로군에 비해 증상(이통, 난청, 이명, 이충만감, 불안 등) 호소율, 평균혈압, 고혈압 및 난청 유병률이 유의하게 높음
한상환 등 (1997)	인근 군비행장 전투기 이륙 소음에 노출되는 지역 교직원(폭로군)과 비폭로 대조군	항공기 소음노출에 따른 청력손실수준, 혈압, 일반생활사건의 스트레스와 심리적 영향	① 항공기 이륙 소음에의 폭로가 연령과의 상호작용을 통하여 청력역치에 영향 ② 소음폭로는 혈압에 유의한 영향을 미치지 않음 ③ 폭로군 대상의 스트레스 측정에서 일반생활사건의 경우 근무기간에 따른 차이를 보이지 않음
이경종 등 (1999)	인근 군용비행장 전투기 이착륙 소음에 노출되는 주민	항공기 소음노출에 따른 청력저하, 혈압 상승 및 스트레스와 정서반응	군용항공기 비행장 소음이 인근 주민들의 청력저하, 혈압 상승 및 부정적인 정서반응을 일으키는 영향을 미침
김상아 등 (2000)	공항 인접지역 129명과 비인접지역 145명의 주민	항공기 소음과 스트레스 및 주관적 소음인지도와의 상관관계	공항인접지역 주민의 스트레스수준이 유의하게 높으며, 항공기 소음으로 인해 주관적으로 생활에 지장을 받는다고 인지함
유승훈 등 (2002)	소음 피해 예상 지역주민(폭로군) 25명과 소음 노출이 적은 인근 주민(대조군) 28명	과다한 환경 소음이 지속적으로 발생하고 있는 지역의 역학조사(사전 pilot조사)	소음 폭로군과 대조군의 청력도 간에 의미 있는 차이를 보였으며, 소음성 난청에서 잘 나타나는 3, 4kHz의 변화가 더욱 뚜렷함

바. 기타 특정 소음원이 청력에 미치는 영향

일반 산업장 소음이 아닌 기타 특정 소음원 및 비제조업 분야 직업군의 소음에 의한 청력 영향을 살펴본 논문은 많지 않지만 최근에 연구가 이루어지고 있는 분야이다. 헤드셋을 사용하는 통신 근로자에 대한 연구(조진아 등, 2000), 휴대용 카세트를 사용하고 있는 남녀고등학생에 대한 연구(임경희 등, 2001), 휴대폰의 사용에 따른 청력 영향(이미영과 이충원, 2002) 및 지하철공사 근로자들을 대상으로 한 소음성 난청의 유병률과 관련 위험요인을 보고자 한 류승호 등(2001)의 연구가 있다. 이 분야의 연구에서는 청력에 미치는 영향이 뚜렷하지는 않지만 노출되는 소음 수준이 청력에 영향을 미칠 정도이므로 지속적인 관심을 요한다고 볼 수 있다(<표 11>).

<그림은 없음>

〈표 11〉 특정 소음원이 청력에 미치는 영향

연구자	연구 대상	연구 목적	연구 결과
조진아 등 (2000)	단측 헤드셋을 사용하는 통신 근로자 685명	단측 헤드셋을 사용하고 있는 통신 근로자들의 소음폭로실태와 헤드셋 소음에 의한 청력저하	① 헤드셋 소음폭로수준은 허용기준치를 초과 ② 헤드셋 사용습관(편측, 교대 사용자)에 따른 청력역치의 차이는 보이지 않음
류승호 등 (2001)	지하철공사에서 근무하는 10,792명	지하철 공사 근로자들을 대상으로 소음성 난청의 유병률과 관련위험요인	서울지하철공사 근로자들의 소음성 난청 유병률은 근로자건강진단 실시 근로자들의 유병률에 비해 낮지만, '차량'부서 중 일부공정은 청력저하를 야기시킬 수 있는 환경
임경희 등 (2001)	휴대용 카세트를 사용하고 있는 남녀고등학교 383명	휴대용 카세트 사용 청소년의 청력관련 요인	휴대용 카세트 사용특성 중 볼륨크기에 따라 좌측 2kHz, 우측 1kHz, 사용시간에 따라 8kHz에서 유의한 차이
이미영과 이충원 (2002)	휴대폰을 많이 사용할 것으로 예상되는 금융 영업관련 사무직 근로자 450명	휴대폰 사용과 고주파 음역의 청각 손실과의 관련성	휴대폰 사용이 청력에 미치는 영향은 미미하나 휴대폰 사용과 청력역치와의 관계는 성별, 1kHz 및 4kHz에서 다를 수 있음

사. 소음에 의한 난청 외의 이증상 영향

이명은 난청과 동반되는 예가 많아 난청과 함께 신체적 장애를 유발할 수 있으며 특히 소음 작업장 근로자에서 향후 발생할 수 있는 신체장애의 경고증상이 될 수 있다. 소음노출 근로자 중 이명 유병률은 24.3%, 대조군은 3.6%이었으며(송주복과 김병권, 2002), 500Hz를 제외하고 모든 주파수에서 이명군이 비이명군에 비해 유의하게 높은 청력역치를 보이고, 이명군이 비이명군에 비해 청력손실자의 비율 및 중증도의 정도가 유의하게 높고, 과거 이질환 병력, 과거 군 복무 시 강력한 충격음의 노출 및 현 직종의 소음노출이 이명 발생에 유의하게 영향을 미쳤다(김규상과 정호근, 2002). 그러나 소음성 난청이 있는 작업자(실험군)와 정상인(대조군)과의 비교에서 만성적인 소음노출에 의한 전정기능의 차이는 보이지 않았다(박재범과 김성원, 2002)(<표 12>).

〈표 12〉 소음에 의한 난청 이외의 이증상 영향

연구자	연구 대상	연구 목적	연구 결과
구정완 등 (1999)	사무직 근로자 및 의과 대학의 대학생과 대학원생 932명	이명의 유병률과 특성을 파악하고, 이명에 따른 청력손실 정도	① 10.5%에서 이명을 호소 ② 40대와 50대에서는 이명이 있는 군에서 없는 군보다 청력 역치수준이 증가
송주복과 김병권 (2002)	조선소의 현장 생산직 사원(소음노출군) 7,204명과 설계직 사원(대조군) 896명	소음노출 근로자의 이명의 유병률과 이명의 특성	① 소음노출 근로자 중 이명 유병률은 24.3%, 대조군은 3.6% ② 이명의 특성을 기술
박재범과 김성원 (2002)	공군 작업자들 중 소음성 난청 소견을 보인 19명(실험군)과 정상 대조군 11명	만성적인 소음노출이 전정기능에 미치는 영향	소음성 난청이 있는 작업자(실험군)와 정상인(대조군)과의 비교에서 전정기능의 차이는 보이지 않음
김규상과 정호근 (2002)	중소규모 선박수리 및 건조업체 근로자 246명	조선업체 종사 근로자들의 이명의 유병률과 특성 및 이명에 영향을 미칠 수 있는 주요 유해 인자	① 500Hz를 제외하고 모든 주파수에서 이명군이 비이명군에 비해 유의하게 높은 청력역치 ② 이명군이 비이명군에 비해 청력손실자의 비율 및 중증도의 정도가 유의하게 높음 ③ 과거 이질환 병력, 과거 군 복무 시 강력한 충격음의 노출 및 현 직종의 소음노출이 이명 발생에 유의하게 영향

일반적으로 소음노출 근로자의 소음성 난청에는 주의를 갖고 있지만 이명에 대해서는 관심이 덜 한 편이나 이와 같이 소음노출과 이명의 관련성이 큰 만큼 청력보존 프로그램에 이명 발생 가능성의 환기를 요한다고 볼 수 있다.

4. 소음에 의한 비이질환 영향

가. 소음의 생리적·사회심리적 영향

소음이 사람에게 장기간 노출 시 청력손실을 일으킨다는 연구는 오래전부터 수행되어 왔으나 소음의 비청력 영향에 대해서는 최근의 연구발표로 알려지고 있다. 비청력 영향이란 소음에 노출 시 청력에 미치는 영향을 제외한 심혈관계 등의 생리적 영향, 수행행동능력 장애, 수면 장애, 대화 방해 등으로 건강과 일상생활에 영향을 미친다.

소음의 생리적 영향은 심장 및 순환기계, 내분기계, 신경계 및 소화기계 등에 영향을 미치는 것으로 알려져 있다. 소음의 생리적인 영향에 대한 연구에서 호흡, 심박동률, 표피혈류, 말초혈관의 수축, 피부온도, 떨림, 위액분비기능, 위장관의 활동, 뇌의 생물전기적 활동 등의 활동적인 효과가 있고, 다른 한편으로는 혈중 지질, 혈중 포도당, cortisol, epinephrine, norepinephrine, dopamine, 성장호르몬, Mg, Ca 농도 등의 변화와 같은 생화학적인 효과가 있다고 분류하고 있다.

소음의 이러한 생리적, 사회심리적 건강영향에 대한 우리나라의 연구는 아직 그리 많지 않은 편이다. 그러나 1999년 현재 환경오염 피해진정 전체 2,963건 중 소음(진동 포함) 민원이 1,743건으로 대부분을 차지하고 있고, 환경오염 분쟁 조정현황 중에서 오염원인별 전체 신청건수 82건 중 소음 관련 건이 71건을 차지하고 있다. 또한 교통수단과 주거의 밀집화로 외부소음에 대한 민원도 끊임없이 증가하고 있는 실정이다. 이는 소음에 대한 불만의 정도가 매우 심대함을 대변하고 있어 이에 대한 연구의 필요성은 적실하다 할 것이다.

소음의 생리적 영향에 대한 연구는 아직 극히 드물다. 실험연구로는 3편의 논문이 있을 뿐이다. 소음의 비청력 효과인 스트레스에 미치는 영향을 보기 위한 요중 catecholamine의 변화를 본 논문(김형석 등, 1993), 소음 스트레스가 체액성 면역반응과 세포성 면역반응에 미치는 영향에 관한 연구(하대유 등, 1985)와 소음 스트레스가 면역반응에 미치는 영향에 관한 실험적 연구(김금재, 1989)가 있다. 소음의 사회심리적 영향과 관련된 우리나라 연구로서는 병원 소음과 환자의 반응 관련 연구, 도로교통 소음에 의한 학교의 교사와 학생에 대한 영향, 소음에 노출되는 근로자의 스트레스 등으로 구분할 수 있다. 병원환경 내 소음과 입원환자의 반응에 대한 연구는 간호중재를 위한 기초자료로서 활발히 연구가 이루어지고 있는 분야이다. 입원환자는 병원환경 내 여러 가지 소음원에 노출되고 있으며, 이들이 인지하는 소음의 정도와 소음에 대한 반응 정도도 높은 편으로 환자의 휴식을 위해 소음을 낮출 수 있는 여러 가지 방안을 모색하여야 할 것이다. 도로교통 소음은 경계선에 위치한 학교의 교사와 학생들의 대화방해, 학습방해 및 신체적 장해를 많이 호소케 하는 등 환경 소음원의 주요인으로 학교, 병원 및 경계지역 주민 등의 불만 요소로 자리 잡고 있다. 산업장의 소음은 근로자에게 난청 장애 이외의 사회심리적 영향도 매우 큼을 알 수 있다. 스트레스 증상에 자각적 청력저하와 산업장의 소음폭로수준이 가장 큰 영향을 미치고(박경옥과 이명선, 1996), 또한 청력손실 정도와 불안 및 우울 성향과의 관계는 매우 유의함을 보이고 있다(송상욱 등, 1996)(<표 13>).

<표 13> 소음에 의한 비이질환-생리적·사회심리적 영향 연구

연구자	연구 대상	연구 목적	연구 결과
김명호와 차일환 (1973)	서울 시내의 종합병원 환자 171명	소음원에 의한 소음의 강도와 환자의 반응도	① 40%의 환자가 약간 시끄러운 상태에서 생활 ② 소음원은 주거지역의 경우 구내유선방송의 스피커 소리와 방문객 소음, 사업지역은 도로교통 소음에 기인
하대유 등 (1985)	동물실험	소음스트레스가 체액성 면역반응과 세포성 면역반응에 미치는 영향	양측 외이도를 폐쇄하여 청력장애를 유발하여 유도한 스트레스는 SRBC에 대한 DTH와 항체반응을 유의하게 억제
김금재 (1989)	동물실험	소음 스트레스의 면역반응에 미치는 영향	SRBC에 대한 지연성 과민반응과 TNCB에 대한 접촉성 과민반응의 억제
김형석 등 (1993)	90dB 이상 되는 산업장 근로자와 사무실 근로자	소음이 비청력 효과인 stress에 미치는 영향을 보기 위한 요중 cate-cholamine의 변화	소음 스트레스는 부신수질과 피질을 자극하여 요중 catecholamine의 분비량을 증가
손영희 (1994)	종합병원 입원환자 153명	병원환경 내에서 발생하는 소음 요인과 정도, 이에 대한 입원환자의 반응	입원환자는 병원환경 내 여러 소음원에 노출되어 있으며, 이들이 인지하는 소음의 정도와 소음에 대한 반응 정도가 높음
김증호 등 (1995)	학교의 부지 경계선에서 주간에 도로교통 소음도가 각각 65dB 이상 두 개, 미만 두 개 중학교의 교사와 학생	소음수준에 따른 교사와 학생들의 반응	시끄러운 학교의 교사와 학생들이 대화방해, 휴식방해, 학습방해, 신체적 장해를 많이 호소
박경옥과 이명선 (1996)	소음 작업환경측정 대상의 21개 사업장 생산직 근로자	소음폭로수준과 스트레스 증상 간의 관련성 및 스트레스 증상에 영향을 미치는 요인	① 소음폭로수준이 높을수록 높은 스트레스 수준을 보임 ② 근로자의 스트레스 증상에 자각적 청력저하(16%)와 산업장의 소음폭로수준(11%)이 가장 큰 영향을 미침
송상욱 등 (1996)	일반검진을 목적으로 건강검진센터를 방문한 18세 이상의 성인	청력장애의 정도에 따른 불안과 우울함에 미치는 영향	청력손실 정도와 불안 및 우울 성향과의 관계는 매우 유의하며, 특히 양호한 쪽의 청력손실이 30dB 이상일 때 불안 및 우울 성향이 더 큼
정승은과 최창하 (1998)	종합병원 응급실 입원환자 103명	응급실의 소음도와 환자의 소음에 대한 인지 정도	응급실의 소음도는 환자의 휴식을 위한 소음의 허용기준보다 높은 수준
손연정 (2001)	종합병원 중환자실 입원환자 34명	소음과 입원환자의 수면양상과의 관계	객관적 소음수준보다는 개인의 소음 인지 정도에 따라 수면양상(수면 양, 수면 질)에 영향

나. 소음이 혈압에 미치는 영향

소음에 의한 비이질환(비청각학적) 영향에 대한 산업청각학적 연구는 현재까지 주로 심혈관계 건강영향, 특히 혈압에 미치는 영향에 대해 집중되어 왔다. 이 분야의 연구로서 실험연구는 노재훈 등(1984)의 1kHz와 4kHz 소음을 백서에 폭로시켜 어느 주파수의 소음이 심혈관계 변화를 초래하는지를 관찰한 동물실험이 있다. 1kHz 및 4kHz, 95dB의 순음에 폭로시킨 결과 두 군 모두 5분 후에 혈압 및 맥박 수가 최대치를 보였고, 20분 후 정상범위로 적응하였다. 4kHz 소음 폭로가 1kHz 소음보다 혈압 및 맥박 수를 더욱 상승시키는 경향을 나타내었다.

　역학적 연구에서는 일관된 결과를 보이고 있지는 않지만 소음과 혈압의 관련성을 적시하고 있다. 남자에서 소음노출 수준이 고혈압의 주요 예측 지표로서(김복연 등, 1996) 소음수준에 따라 고소음군과 저소음군 간의 수축기 및 이완기 혈압 모두에서 유의한 차이를 보이고 있고(이종영, 1984), 수축기 혈압과 이완기 혈압 모두 교란변수를 통제한 상태에서 소음노출군이 혈압 변화의 유의한 설명변수였다(이상윤 등, 2001). 그러나 연구자에 따라 수축기 및 이완기 혈압에 미치는 영향에 대한 결과의 차이가 있다. 하명화와 김두희(1991)는 고소음 부서와 저소음 부서의 고혈압 유병률은 통계적으로 유의하지는 않았으나 저연령군의 청력손실군에서 더 높은 경향을 보였으며, 청력손실은 특히 40세 이전 연령군에서 주요 이완기 혈압 예견지표이었다. 김종화와 이충렬(1987)은 청력손실 정도가 고소음군의 이완기 혈압에 관련된 가장 강력한 예측인자로 보고하고 있고, 차봉석 등(1997)은 고소음노출군이 저소음노출군에 비해 수축기 및 이완기 혈압이 유의하게 높으나 일반적 특성, 소음 및 사회심리적 요인을 포함한 다중회귀분석(모형 2)에서 소음노출 수준이 이완기 혈압에 영향을 미치는 유의한 요인이었다. 반면에, 김영기 등(2000)은 저연령층인 40세 미만에서 85dB(A) 이상의 고소음에 지속적으로 노출될 경우 수축기 혈압의 증가를, 이지호 등(2001)도 소음노출 정도와 수축기 혈압은 용량-반응관계가 있음을 시사하고 있다. 이와 같이 소음과 혈압과의 관련성 및 영향 정도는 성, 연령에 따라 결과가 다르며, 또한 수축기 및 이완기 혈압에 미치는 영향에 있어 일관된 결과를 보이지 못하고 있다. 그리고 소음노출 수준에 따른 혈압 변화의 양-반응 관계를 보고한 논문을 대상으로 메타분석을 한 결과를 보면, 이 연구의 대상 논문이 대부분 단면 연구였고, 소음노출 기준에 대한 정의, 노출기간에 대한 정보의 불충분, 혈압 측정방법과 시기, 혈압에 영향을 줄 수 있는 요인들의 부적절한 통제 등 인과성을 밝히는 데 여러 한계점이 있지만 산업장에서의 만성적 소음노출과 근로자의 혈압은 상관성이 없는 것으로 결론을 내리고 있다(김춘배 등, 2000)(<표 14>).

<표 14> 소음에 의한 비이질환 – 소음이 혈압에 미치는 영향 연구

연구자	연구 대상	연구 목적	연구 결과
노재훈 등 (1984)	동물실험	1kHz와 4kHz 소음을 백서에 폭로시켜 어느 주파수의 소음이 심혈관계 변화를 초래	① 1kHz 및 4kHz, 95dB의 순음에 폭로시킨 결과 두 군 모두 5분 후에 혈압 및 맥박 수 최대, 20분 후 정상 범위로 되어 적응 ② 4kHz 소음 폭로가 1kHz 소음보다 혈압 및 맥박 수를 더욱 상승시키는 경향
이종영 (1984)	섬유업체 기직공 70명, 가공공 70명 가공부 80dB(A)(저소음군), 기직부 99dB(A)(고소음군)으로 분류	소음이 혈압변화에 미치는 영향	① 소음 수준에 따른 고소음군과 저소음군 간의 수축기 및 이완기 혈압에서 유의한 차이 ② 고소음군에서 작업 전에 비해 작업 후 수축기 및 이완기 혈압에서 유의한 증가
김종화와 이충렬 (1987)	90dB(A) 이상 소음노출 근로자 275명, 85dB(A) 이하 206명 고소음군과 저소음군으로 분류	소음노출 근로자들의 고혈압 발생에 관련된 요인이 혈압에 미치는 영향	고소음군의 이완기혈압에 관련된 가장 강력한 예측인자는 청력손실 정도이며, 다음으로 체격지수, 고혈압 가족력, 연령 순으로 유의하게 영향
하명화와 김두희 (1991)	철강공장 근로자 1,996명 저/고소음 부서로 구분	소음노출 정도에 따른 혈압의 차이	① 고소음 부서와 저소음 부서의 고혈압 유병률은 통계적으로 유의하지는 않았으나 저연령군의 청력손실군에서 더 높은 경향 ② 청력손실은 특히 40세 이전 연령군에서 주요 이완기혈압 예견지표
김복연 등 (1996)	선별기준 이상의 청력손실이 있는 근로자 276명 작업장의 소음폭로수준에 평균근무연수를 곱해서 산출한 축적소음폭로수준 사용	근로자의 만성적 소음폭로의 혈압에 미치는 영향	남자에서 소음폭로 수준은 고혈압의 주요 예측지표
차봉석 등 (1997)	50인 이상의 사업장의 소음 부서에 근무하고 매년 소음 특수건강검진을 받는 근로자 414명	소음과 사회심리적 요인, 혈압의 관련성- ① 소음노출 수준에 따른 혈압 ② 소음노출 수준에 따른 사회심리적 요인의 혈압에 미치는 영향	① 고소음노출군이 저소음노출군에 비해 수축기 및 이완기 혈압이 유의하게 높음 ② 일반적 특성, 소음 및 사회심리적 요인을 포함한 다중회귀분석(모형 2)에서 소음노출 수준이 이완기혈압에 영향을 미치는 유의한 요인
김영기 등 (2000)	주물공 125명 85dB(A) 기준의 저/고소음군으로 분류	소음노출에 의한 혈압과 심박동 수에 미치는 영향	저연령층인 40세 미만에서 85dB(A) 이상의 고소음에 지속적으로 노출될 경우 수축기 혈압의 증가
김춘배 등 (2000)	소음노출 수준에 따른 혈압 변화의 양반응 관계를 보고한 논문을 대상으로 메타분석	만성적 소음노출과 혈압의 연관성	산업장에서의 만성적 소음노출과 근로자의 혈압은 상관성이 없음
이상윤 등 (2001)	금속제조업 근로자 852명 평균소음노출 값과 근무기간을 고려하여 추정한 누적소음노출 값의 분포에 따른 저/중/고/과다소음노출군으로 분류	누적소음노출지표를 이용한 누적소음노출과 혈압과의 관련성	수축기혈압과 이완기혈압 모두 교란변수를 통제한 상태에서 소음노출군이 혈압변화의 유의한 설명변수
이지호 등 (2002)	금속제조업 530명, 9년간 추적조사한 코호트 소음수준에 따른 4개 유사 노출군으로 분류	소음노출 수준별 혈압의 변화경향과 혈압의 변화에 대한 만성적인 소음노출의 영향	① 사무실 근로자집단(I)에 비해 85dB(A) 초과노출 근로자 집단(IV)에서 유의한 수축기혈압의 차이 ② 소음노출 정도와 수축기혈압은 용량-반응관계가 있음을 시사

5. 비소음에 의한 직업성 난청

비소음에 의한 직업성 난청 및 청각에 미치는 영향에 대한 연구는 그리 활발히 이루어지고 있지 않다. CS_2 폭로 근로자의 진행성 난청 등의 사례(이은일과 김순덕, 1990)와 연폭로로 인한 청력손실을 혈중 연농도와 청력손실과의 상관관계로 규명하려한 논문(이남희 등, 1995), 비디오테이프 제조공장에서 혼합유기용제의 노출이 청력에 미치는 영향을 살펴본 논문(신혜련 등, 1997), 금속제품제조업체 근로자의 소음노출군과 소음과 유기용제 동시 노출군에 대한 연구에서 유기용제노출이 직업적 청력손실에 미치는 영향을 분석한 논문(이지호 등, 2000) 및 소음과 중금속, 유기용제 등의 화학물질 노출의 특성에 따른 직종별 청력손실을 비교한 논문(김규상 등, 2003)이 있을 뿐이다.

그리고 최근 스포츠잠수나 직업잠수의 기회가 증가하면서 잠수에 의한 신체장애의 빈도가 점차 증가하고 있다. 기압의 변화로 인한 감압병, 공기색전증 등은 심각하나 다행히 드물게 발생하고 있다. 그러나 심각성에 있어서는 덜하나 가장 발생빈도가 높은 의학적 문제는 중이, 부비강 등 이비인후과 영역의 압력변화에 의한 개체조직의 손상(barotrauma)이다. 우리나라에서는 공기잠수를 이용한 해저작업 중 발생한 내이감압병에 의한 청력장애 1례(손석준과 박철순, 1990)의 사례 보고가 있으며, 스쿠버 다이빙에 의한 이과적 압력손상으로 이학적 검사상 고막천공례가 33.3%, 순음청력 검사상 91.7%에서 경도내지 중등도의 전음성 난청을 보였으며(윤석근, 1994), 해녀들에서 잠수가 귀에 미치는 영향으로 정상 연령군에 비해 청력손상이 의미 있게 증가하였으며, 특히 고주파수역에서 의의가 있었으며, 작업경력이 길수록, 작업환경이 깊을수록 청력손상이 증가하였다(김종선과 정하원, 1994). 동물실험으로 잠수 시 기니픽 중이에서 압력손상의 발생과 시간 경과에 따른 중이 압력손상의 변화를 본 연구도 있다(윤석근과 유우종, 1997).

기타 외상성 난청의 증례로서 용접공에서 용접불꽃에 의한 고막천공과 만성중이염의 보고가 있다(김규상과 정태기, 1999)(<표 15>).

작업장에서의 산업화학물질에 노출되어 나타나는 청력손실은 다양하고 복합적이며 또한 논란이 있다. 최근에 동물실험연구만이 아니라 화학물질에 노출된 인간에 대한 청각학적 영향을 밝혀내고 있다. 이전의 중공업 등의 소음 작업장이 컴퓨터 및 고도 기술산업으로 전환되어 가는 시점에서 화학물질은 청력장애의 주요인으로서 소음을 대체할지 모른다. 또한 고령의 산업장 근로자들은 특히 이독성 물질에 더 취약하다는 점에서 지금까지의 소음의 청력에 대한 집단검진에도 주의를 요한다고 볼 수 있다. 이전에 실제적인 주의를 주지 못하였지만 중추신경계에 영향을 미치는 산업화학물질 등은 이론적으로나 실험적으로 청각계통에 영향을 미칠 수 있다는 점과 소음과 상호작용하거나 산업화학물질 노출이 청력에 영향을 미친다는 보고와 소음과 화학물질에 노출되는 근로자의 규모와 작업장에서 쓰이는 다양한 유해화학물질로 말미암아 우리의 숙고를 요한다. 특히 물리적 요인과 화학물질의 복합노출에 대한 기준이 없는 마당에 이에 대한 연구의 필요성은 크다 할 것이다.

〈표 15〉 비소음에 의한 직업성 난청 연구

연구자	연구 목적	연구 결과	제안
손석준과 박철순 (1990)	증례	공기잠수를 이용한 해저작업 중 발생한 내이감압병에 의한 청력장애	
이은일과 김순덕 (1990)	증례	CS_2 폭로 근로자의 진행성 난청	
윤석근 (1994)	스쿠버 다이빙에 의한 이과적 압력손상	잠수경력이 짧을수록 압력손상이 많았으며, 5m 이내의 수심이 50%, 자각증상으로 이충만감과 이통, 이학적 검사상 고막천공례가 33.3%, 순음청력 검사상 91.7%에서 경도 내지 중등도의 전음성 난청을 보임	스쿠버 다이빙에 의한 이과적 압력손상을 예방하기 위한 교육과 철저한 훈련
김종선과 정하원 (1994)	해녀들에서 잠수가 귀에 미치는 영향	① 정상 연령군에 비해 청력손상이 의미 있게 증가하였으며, 특히 고주파수역에서 의의 ② 작업경력이 길수록, 작업환경이 깊을수록 청력손상이 증가	해녀에서의 잠수가 주는 내이 기압외상의 간접 증거임
이남희 등 (1995)	연폭로로 인한 청력손실-혈중 연농도와 청력손실과의 상관관계	혈중 연농도와 청력손실 사이의 관련성에 관한 확정적인 증거는 못 찾았으나 연폭로군의 청력손실치가 대조군에 비해 약간 증가	장기적인 연폭로로 나타날 수 있는 청력손실에 관한 연구와 연폭로 근로자에 대한 청력보호 예방대책 수립
신혜련 등 (1997)	비디오테이프 제조공장에서 혼합유기용제의 폭로가 청력에 미치는 영향	혼합유기용제 폭로군이 비폭로군에 비해 높은 평균 청력역치를 보임	유기용제 취급 근로자에 대한 청력검사 실시
윤석근과 유우종 (1997)	잠수 시 기니픽 중이에서 압력손상의 발생과 시간 경과에 따른 중이압력손상의 변화	① 스포츠 스쿠버 다이버에 안전한 잠수형태로 모의 잠수시켰을 때도 기니픽 중이에 압력손상 발생 ② 압력손상 소견 중 고막의 충혈과 중이점막의 출혈은 시간이 경과함에 따라 호전	압력손상의 경과에 대한 추후 연구 필요
김규상과 정태기 (1999)	증례	용접공에서 용접불꽃에 의한 고막천공과 만성중이염	용접공의 귀 보호구 착용
이지호 등 (2000)	유기용제 노출이 직업적 청력손실에 미치는 영향	유기용제와 소음에 동시 노출되는 군이 소음노출군에 비해 4,000Hz 이상에서 청력역치가 높게 나타났으나 통계적 유의성은 없음	보다 효과적인 근로자들의 청력관리를 위해 소음 외 산업장에서 동시 노출되는 여러 유해인자를 고려
김규상 등 (2003)	청력에 영향을 미칠 수 있는 주요 유해 인자의 파악, 유해 인자 노출에 따른 청각학적 건강장애의 특성 및 효과	① 직종 또는 유해인자(소음, 화학물질-유기용제 등)에 따른 청력역치의 유의한 차이 ② 청력에 연령, 근무기간, 직종 및 군 소음노출력이 유의한 영향	소음과 화학물질의 청력에 대한 영향과 복합노출에 대한 기준 마련

6. 순음청력검사에 영향을 미치는 요인

근로자 건강진단 및 장애 보상을 위한 가장 기본적인 검사로서 순음청력검사와 관련된 문제점을 규명한 논문을 들 수 있다(<표 16>). 이와 관련된 문제로서 크게는 건강진단기관의 제반 조건(의사와 청력검사자 등 인력, 청력검사실, 청력검사기 등), 검사 실시 시점에서의 사업장 및 근로자의 제반 상태가 순음청력검사 결과에 영향을 미침을 알 수 있다. 전반적인 소음특수건강진단 실태, 판정기준 및 청력측정 방법상의 검토를 통해 소음성 난청 발생률이 낮은 이유를 추론하고(김현욱 등, 1994), 소음성 난청 유소견율에 미치는 영향을 살펴봄으로써 기관의 질·양적 요인과 소음성 난청 진단과의 관련성을 추론하고(안연순 등, 1995), 연령보정 시 소음성 난청 진단에 미치는 영향을 보고(원종욱 등, 1995), 소음격리시간에 따른 청력을 조사하여 소음노출 후 경과시간의 규정을 제안하고(조수헌 등, 1996), 2차 정밀검사 대상자를 감소시킬 수 있는 청력검사방법으로 Audiocup 부착 헤드폰을 권장하고 있다(구정완 등, 1997; 채경석 등, 2000). 그리고 정밀검사 대상 선별을 위한 원외(사업장)에서의 1차 검진의 문제점을 지적하며, 1차 검진의 민감도를 유지하면서 특이도를 높일 수 있는 방법으로 10dB을 차감한 2차 건강진단 대상자의 선정을 제안(원종욱 등, 2000)하거나, HHIE-S의 소음폭로 근로자들의 청력장애 선별검사에 적용한 결과 1차 순음청력검사와 HHIE-S의 점수 기준을 합한 병행검사 시 소음성 난청의 1차 선별검사에 민감도와 특이도가 높으면서 위음성률이 최소인 더 나은 검사방법임을 보이거나(이미영 등, 1996), 소음 특수건강진단 문진표의 항목과 청력이상 간의 연관성과 소음성 난청에 대한 판별력 조사 결과 만성적이고 특이적인 항목을 위주로 한 단순하고도 판별력 있는 항목의 개발을 제안하고 있다(송재석 등, 2000). 이처럼 1차 선별검사와 청력검사의 원칙에 따라 실시된 정밀검사의 가청역치의 차이가 커 청력검사 원칙이 완전히 이행되지 않은 조건에서 측정된 선별검사의 가청역치에 선별기준을 적용하는 것은 옳지 않다고 하였다(윤능기 등, 1992). 이는 청력검사실의 배경음이 역치결정에 영향을 미침을, 특히 1,000Hz 청력검사 결과에 현저한 영향을 미침을 실험으로 증명하고 있다(김규상 등, 2000). 그리고 또한 순음청력검사의 정확도와 신뢰도에 영향을 미치는 요인에 순음청력검사기의 음향보정의 차이가 큰 영향을 미침을 보고(김규상 등, 2000)하며 검사 환경상의 배경음 수준을 엄격히 제한하고 주기적으로 청력검사기의 음향보정 상태를 검사하도록 권고하고 있다. 실제 2차 소음특수건강진단 자료를 통해 2차 건강진단 대상자 선정, 순음청력검사방법 및 판정의 적정성을 검토하여 2차 대상자에서 누락되거나, 대다수가 기도 및 골도 음차폐가 실시되지 않고 있으며, 질환자(D_1, D_2)의 판정이 과소평가되어 있음을 보고하고 있다(김규상 등, 2001).

〈표 16〉 소음노출 근로자에 대한 청력검사 시의 문제점과 대책 연구

연구자	연구 목적	연구 결과	제안
윤능기 등 (1992)	선별검사의 가청역치와 청력검사의 원칙에 따라 실시된 정밀검사의 가청역치 비교	① 1kHz에서 선별검사와 정밀검사의 가청역치 차이는 평균 13dB, 4kHz에서의 차이는 5dB ② 선별검사의 가청역치가 증가함에 따라 평균 가청역치의 차이가 증가	청력검사 원칙이 완전히 이행되지 않은 조건에서 측정된 선별검사의 가청역치에 선별기준을 적용하는 것은 옳지 않음
김현욱 등 (1994)	집단검진의 실태, 소음성 난청 판정기준 및 청력측정 방법상의 문제점 검토→소음성 난청 발생률이 낮은 이유 추론	① 검사에 대한 교육 부재 ② 기기보정의 문제 ③ 1차 검사 장소 및 시기로 인한 일시적 청력저하 ④ 기기사용 및 조작방법의 차이 ⑤ 다양한 판정기준 및 연령보정 적용	① 합리적이고 통일된 청력측정방법 및 진단기준 ② 청력 측정자들의 자격을 위한 전문교육과 보수교육
안연순 등 (1995)	소음성 난청 유소견율에 미치는 영향	의사 1인당 근로자 수가 많고, 특수건강진단기관 설립기간이 짧고, 사업장 자체 부속기관의 경우 유소견율이 낮음	법적인 의사인력의 확보와 사업장 자체 특수건강진단기관에 대한 제도적 보완
원종욱 등 (1995)	연령보정 시 소음성 난청 진단에 미치는 영향	① 연령보정 전후의 청력 차이가 연령이 증가함에 따라 커지는 경향 ② 연령보정을 실시할 경우 소음성 난청으로 진단받은 근로자는 약 60% 감소	근로자 보호 측면에서 연령보정에 대한 세심한 주의
조수헌 등 (1996)	청력검사에 고려되어야 할 소음 격리 시간	① 2시간 이내의 청력(HL_2)에 비해 5~7시간 후 청력(HL_6)과 소음폭로 후 14~16시간 후 청력(HL_{15})이 유의하게 적음 ② 4kHz에서 50%가 정상까지 회복되는 데 필요한 시간은 15.6시간	순음어음청력검사 시 소음폭로 후 경과시간의 규정과 그 시간은 최소 16시간 이상
이미영 등 (1996)	HHIE-S의 소음폭로 근로자들의 청력장애 선별검사 적용	1차 순음청력검사와 HHIE-S의 점수 기준을 합한 병행검사 시 소음성 난청의 1차 선별검사에 민감도와 특이도가 높으면서 위음성률이 최소인 더 나은 검사방법임을 보임	HHIE-S의 소음성 난청 1차 선별검사에 순음청력검사와 함께 병행 사용
구정완 등(1997)	2차 정밀검사 대상자를 감소시킬 수 있는 청력검사방법	Audiocup 착용군이 미착용군에 비해 청력역치수준이 유의하게 낮음	사업장에서 이루어지는 청력검사 시 헤드폰 오디오컵 부착
원종욱 등 (2000)	1차 검진에서 2차 건강진단 대상자를 선별하는 데 있어 1차 검진의 민감도를 유지하면서 특이도를 높일 수 있는 방법	① 1차 검사 전 소음노출과 검사 시 주변환경 소음의 영향으로 인한 역치의 증가 ② 10dB을 차감해도 민감도는 변화하지 않고 특이도를 높일 수 있음(44.4%가 2차 건강진단에서 제외)	1차 청력검사에서 10dB 차감한 2차 건강진단 대상자의 선정
채경석 등 (2000)	이상적인 청력측정 환경이 아닌 곳에서 청력검사의 정확도를 높일 수 있는 방법	동일인에서 일반 헤드폰보다 Audiocup 부착 헤드폰으로 청력측정 시 유의하게 낮은 청력역치와 2차 검진 대상 선정률을 보임	1차 청력검진 시 Audiocup 부착 헤드폰 착용
김규상 등 (2000)	청력검사실의 배경음이 역치 결정에 미치는 영향	① 1,000Hz 청력검사 결과에 현저한 영향 ② 배경음으로서 음원으로부터 거리에 따른 음 감쇠의 영향과 관련한 역치의 변화는 일정하게 감소	검사 환경상의 배경음 수준을 엄격히 제한
김규상 등(2000)	순음청력검사의 정확도와 신뢰도에 영향을 미치는 요인	청력검사기의 음향보정 차이가 순음청력검사의 역치 결과의 신뢰성과 정확성에 주요하게 영향을 미침	순음청력검사기의 정기적인 보정
송재석 등 (2000)	소음 특수건강진단 문진표의 항목과 청력이상 간의 연관성과 소음성 난청에 대한 판별력 조사	① 만성 특이적 항목만 청력이상 여부와 관계가 있음 ② 7개 설문 항목과 연령 및 근무경력만을 이용하여 청력이상을 판정한다고 하였을 때 민감도 59%, 특이도 88%, 평균 23% 정도가 잘못 분류	만성적이고 특이적인 항목을 위주로 한 단순하고도 판별력 있는 항목의 개발
김규상 등 (2001)	2차 소음특수건강진단 대상자 선정, 순음청력검사방법 및 판정의 적정성 검토	① 1/3이 2차 건강진단 대상자에서 누락 ② 1/4이 기도검사만으로 평가 판단 ③ 대다수가 기도 및 골도 음차폐 미실시 ④ 질환자(D_1, D_2)의 판정이 과소평가	① 특수건강진단기관에 대한 청력정도 관리와 청력검사자의 질 관리 ② 판정에서의 여러 장애 요인을 검토하여 적정하게 판정하게끔 제도적 정비

현재 순음청력검사의 결과는 소음성 난청 유소견자 또는 요관찰자의 판정과 장해보상의 등급에 결정적인 영향을 미친다. 따라서 소음성 난청의 업무상 재해 인정기준에서도 난청의 측정방법에 대해서 규정하고 있다. 순음청력검사 시 청력측정에 영향을 미치는 제반 요인으로 청력검사실의 배경소음수준, 청력검사기의 음향보정상태, 청력검사자의 검사방법 중 헤드폰의 유형, 헤드폰의 위치, 헤드폰 착용 부위의 방해물(머리카락, 안경, 귀고리 등), 헤드밴드의 장력, 신호음의 주기, 신호음의 종류 등과 피검자 요인으로 생리학적 요인(이명, 소음노출로 인한 일시적 난청), 반응요인(역치의 이해 부족, 알코올 또는 약물 등의 영향)과 고의적인 목적의 위난청(malingering) 및 보상심리 등을 들 수 있다. 즉, 검사결과를 얻는 과정 중 청력검사기기의 정확성, 검사실 환경, 검사자가 사용하는 검사방법, 그리고 피검 근로자의 협조 등이 검사의 신뢰도에 영향을 주는 것으로 알려졌다. 특히 필수검사가 대부분 작업장 내에서 이루어지고 작업 중에 시행되기 때문에 나타나는 검사실 환경의 배경소음과 작업 중 소음에 노출됨으로써 영향을 받는 일시적 난청이 선택검사(2차 건강진단) 대상자 선별에 어려움을 주고 청력손실이 과장되게 평가되는 경향이 있다. 따라서 진단기관의 청력검사의 정확성과 신뢰성을 높이기 위한 질 관리 방안이 마련되어야 할 것이다. 다행히 청력정도 관리를 시행하고 있으나 보상을 위해 가장 기초적인 검사 결과의 정확도와 신뢰도에 영향을 미치는 요인인 검사실 환경과 검사기 등의 기준은 현재 우리나라에서 설정되어 있지 않아 이를 시급히 규정하여야 할 것이다. 그리고 순음청력검사는 주관적인 검사 도구로서 보상심리에 따른 위난청의 문제를 발생할 소지가 있을뿐더러 감각신경성 난청으로서의 소음성 난청의 정확한 판정을 위해 순음청력검사뿐만 아니라 어음청력검사, 중이검사, 청각유발반응검사 및 이음향방사 등을 행하고 참고되어야 한다.

7. 소음에 대한 인식 및 사후관리 연구

다음으로 건강진단 결과 사후관리 및 근로자의 소음성 난청에 대한 인식 관련 연구를 살펴보고자 한다(<표 17>). 건강진단 결과 유소견자로 판정된 경우에는 보호구 착용, 직종변경, 요양신청(장해보상급여) 등의 조치를 취하도록 하고 있다. 대부분의 경우 건강진단을 실시한 의사는 보호구 착용과 더불어 작업전환을 권고하고 있다. 그러나 대체로 건강진단 결과를 올바르게 인지하지 못하고 있으며, 비소음부서로의 작업전환율도 높지 않음을 알 수 있다. 그리고 요양 신청자 중 아주 낮은 비율만이 장해보상을 받고 있다. 사후관리 조치에 있어 해당 사업장의 보건관리자 선임, 산업안전보건위원회의 설치 등에 따라 작업전환율과 환경개선이 이루어지고, 기업의 규모와 연령 등이 사후관리에 영향을 미치고 있음을 알 수 있다. 또한 소음에 대한 지식, 태도 및 실천이 청력역치 손실과 관련성이 있음을 많은 연구가 보고하고 있다. 따라서 소음성 난청 유소견자의 적절한 관리를 위해 구체적인 사후관리 지침이나 관리내용을 수립할 필요가 있으며, 소음성 난청 예방을 위해 소음 저감을 위한 노력과 함께 근로자에게 직접적으로 소음에 대한 지식, 태도 및 실천과 관련된 교육이 청력보존프로그램에 필수적임을 보여주고 있다.

〈표 17〉 소음성 난청의 관리, 소음에 대한 지식, 태도 연구

연구자	연구 목적	연구 결과	제안
이원진 등 (1991)	직업병 유소견자들의 사후관리 실태와 이에 영향을 미치는 요인	① 20.2% 작업전환 등 적절한 사후관리, 85.1% 작업환경의 변화 없음, 요양신청자의 12.8%만이 보상 ② 사업장 전체 근로자 수, 사업장 내 노동조합과 보건관리자의 유무 등이 직업병 유소견자의 사후관리 실태와 유의한 관련	사업장 내에서의 노동조합과 보건관리자의 역할 중요
임현술 등 (1992)	직업성 난청 및 비직업성 난청 유소견자의 관리실태	① 난청 유소견자 중 20%만이 건강진단 결과를 올바르게 인지, 직업성 난청 유소견자 중 18.2%만이 비소음부서로 작업전환 ② 난청 유소견자의 낮은 판정 일치율(60%)	난청 유소견자에 대한 관리대책 강화
김옥현 등 (1994)	전향적인 청력역치의 변동 조사를 통한 청력보존프로그램 효과 분석	소음에 지속적으로 폭로되고 있는 근로자에게 적용한 청력보존 프로그램은 청력역치의 보존에 효과적임	다른 직업적 소음폭로 근로자에 대한 청력보존프로그램의 적용
최장선 등 (1996)	소음성 난청 유소견자의 추적조사를 통한 사후관리 및 장해보상 실태	D_1의 56.5% 작업전환조치, 1.9% 장해보상 직업병 유소견자 사후관리 조치에 있어서 해당 사업장 요인(보건관리자 선임, 산업안전보건위원회의 설치)에 따라 높은 작업전환율과 환경개선이 이루어짐	소음성 난청 유소견자에 대한 구체적인 사후관리 지침이나 관리내용의 수립
최현림과 이원철 (1996)	난청 유소견자를 대상으로 소음 및 소음성 난청에 대한 지식과 태도 비교	① 소음성 난청 요주의자, D_1, D_2 대상 귀 보호구 착용 77.1%, 작업부서전환 9.3%, 근로시간 단축 3.4% ② 소음성 난청에 관련된 문항에 대한 올바른 응답 비율은 61.2%	소음성 난청을 예방하기 위하여 소음 작업자에 근무하는 근로자들에게 효과적인 청력보존프로그램의 제공
이경용과 이관형 (1996)	청력손실을 예방하기 위한 행위에 영향을 미치는 태도 특성	청력보존을 위한 여러 가지 예방행위에 영향을 미치는 태도 특성들은 서로 차이를 보임	특정의 예방 행위에 관련된 태도 특성을 구체화하여 행위 변화 전략에 이용
곽문석 등 (1997)	① 소음발생 산업장 근로자들에게 제공하는 청력보존대책의 종류와 특성 파악 ② 소음성 난청 발생과 진행에 영향을 미칠 수 있는 관리적인 요인	청력손실의 진행을 예방하기 위한 적절한 조치의 실시, 근로자에게 청력검사 결과의 통보는 과거 검사결과와 함께 제공, 소음에 관한 충분한 교육의 실시, 청력보호구 미착용자의 강제적인 착용 등의 순으로 청력보존프로그램의 예방효과	청력보존프로그램의 체계적인 개발 및 도입
구정완 등 (1998)	소음에 관련된 지식, 태도가 청력보존 행위와 청력손실에 미치는 영향	청력보존을 위한 예방 행위 및 청력손실에 영향을 미치는 소음에 관련된 지식, 태도들은 서로 차이를 보이고 있음	청력보존프로그램을 시행할 때에 소음에 대한 지식, 태도의 특성을 구체화하여 이용
함완식 등 (1999)	소음에 대한 지식, 태도 및 실천이 청력역치에 미치는 영향	1, 4kHz 청력역치에 근로자의 성, 연령, 소음부서 근무경력 외에 소음에 대한 지식, 작업장 소음의 심각성에 대한 관심, 청력보호구에 대한 관심 및 소음성 난청에 대한 관심이 영향을 미침	소음성 난청 예방을 위해 소음에 대한 지식, 태도 및 실천과 관련된 교육이 청력보존프로그램에 필수적임
한승혜와 김수근 (1999)	소음성 난청 요주의자(C)로 판정받은 근로자의 관리실태 및 이와 관련된 요인	기업의 규모, 연령 등이 사후관리에 영향	자율적인 산업보건활동을 위한 사업주와 관리자의 인식 제고
강윤성 (2000)	공군의 소음 폭로자들의 소음에 대한 위험인지 및 이에 영향을 주는 요인	소음측정, 청력검사, 소음에 대한 지식은 중재가 가능하므로 반드시 관리하여야 할 중요 변수로 인식	청력보호프로그램의 체계적 시행과 바람직한 위험 정보교환이 필요

8. 소음 측정 및 평가를 위한 산업위생학적 연구

도시지역, 특정 기간시설(공항 등) 및 산업장의 공정, 설비, 기계 등에 대한 소음 측정/평가 연구와 소음 저감을 위한 제반 공학적 연구는 산업청각학적 고찰에서 제외하였다. 여기에서는 일반적으로 사업장 근로자에게 노출되는 소음의 특성 및 이러한 소음을 적절히 평가하기 위한 산업위생학적 방법에 초점을 맞추었다. 작업환경 중 소음은 1995~2000년 최근의 작업환경측정 결과에서 소음의 노출기준 초과율이 1995년의 39.7%에서 2000년의 26.5%로 감소추세에 있으나 유해인자 중 가장 높은 초과율을 보이고 있다. 김준연 등(1986)의 연구에서는 조사공정 중 42%가 소음폭로 허용기준을 초과하고, 선박건조 및 수선업이 가장 높은 평균 소음수준을 보였으나, 김광종과 차철환(1991)의 연구에서는 90dB(A) 이상 폭로자율은 19.8%, 가장 높은 업종은 석제품 업종이었다. 노출 소음의 특성을 보면, 평균 음압수준이 90dB(A)를 초과한 작업공정에서의 소음 주파수분석에서 모든 공정 2kHz 혹은 4kHz의 음압이 가장 높았으며, 특히 지시소음계의 특성치인 dB(C)와 dB(A) 간의 차이가 적을수록 고주파역에서 높은 음압수준을 보였다. 그러나 소음수준은 음압레벨, 등가소음도, 개인소음폭로도의 측정방법별 소음도 측정치의 유의한 차이를 나타내어 소음성 난청을 예방하기 위해 누적소음폭로량 측정기를 이용한 개인폭로소음도를 평가하는 방향으로 측정방법의 이행을 제안하고(심철구 등, 1995), 소음노출이 90dB(A) 이하군에서 교환율(exchange rate)[11]과 역치기준(threshold level)[12]에 따라 소음노출 수준의 유의한 차이를 보여 소음 측정 및 평가방법에 있어 교환율, 역치기준 및 노출기준(criterion level)[13]의 규정을 마련할 것을 권고하고 있다(양홍석 등, 1995). 실제 자동차 프레스 공정에 있어서 직무 및 누적소음기 설정치 차이에 따른 작업자의 소음노출을 평가한 결과를 보면, OSHA/NIOSH 측정방법에 따른 측정결과 간의 유의한 차이를 보여 두 방법 간의 측정방법에서 차이인 교환율 및 역치기준에 기인한 것으로 보이며, 우리나라 노출기준인

---

11) 소음노출량이 2배가 되는dB의 차이로서 통상 등가에너지 법칙에 의해 소음은 음압이 2배가 되면 3dB가 증가하지만 소음이 인체에 미치는 영향은 5dB 증가 시 2배가 된다는 조사 결과를 반영해 OSHA에서는 5dB을 규정하고 있다.

12) 누적소음노출량 측정기가 측정치를 적분하기 시작하는 A특성 소음치의 하한치를 의미하며, cutting off라고도 하여 노출량 산출 시에 중요한 역할을 한다. 소음 측정 시 한계(threhold)값 미만의 소음은 누적소음에 포함시키지 않고 측정된다(The threshold level is the A-weighted sound level at which a personal noise dosimeter begins to integrate noise into a measured exposure. For example, if the threshold level on a sound level meter is set at 80 decibels (dB), it will capture and integrate into the computation of dose all noise in the employee's hearing zone that equals or exceeds 80dB. Sound levels below this threshold would not be included in the computation of noise dose.).

13) 8시간 노출 시의 소음 허용 기준값(The criterion level is the continuous equivalent 8-hour A-weighted sound level that constitutes 100% of an allowable noise exposure. In other words, the criterion level is the permissible exposure limit (PEL).).

90dB(A) 초과율도 역치기준의 차이에 따라 차이가 있었다. 이에 노출기준 초과여부를 판단하기 위한 작업환경측정의 경우 역치기준은 90dB(A)로, 특수건강진단 대상자 선정을 위한 85dB(A) 이상의 소음에 노출되는 작업장 판단을 위한 측정의 역치기준은 80dB(A)로 하는 것이 타당한 것으로 제시하고 있다(정지연 등, 2001)(<표 18>).

<표 18> 소음 측정 및 평가를 위한 산업위생학적 연구

연구자	연구 목적	연구 결과	제안
김준연 등 (1986)	작업공정의 파악과 소음발생 작업공정별 소음수준의 측정	① 조사공정 중 42%가 소음폭로 허용기준 초과, 선박건조 및 수선업이 가장 높은 평균 소음수준을 보임 ② 평균 음압수준이 90dB(A)를 초과한 작업공정에서의 소음 주파수 분석에서 모든 공정 2kHz 혹은 4kHz의 음압이 가장 높음	전 주파수역 음압이 높은 공정의 소음이 소음성 난청의 발생과 관련이 있어 지시소음계를 이용하여 전 주파수역 소음수준을 측정하는 것도 주파수 분석에 비해 경제적이며 효과적인 방법
김광종 과 차철환 (1991)	소음 폭로 사업장에서 기계 소음의 전 주파수역 음압수준 및 가청 주파수 범위상 음압수준의 분포	① 90dB(A) 이상 폭로자율은 19.8%, 가장 높은 업종은 석제품 업종 ② 지시소음계의 특성치인 dB(C)와 dB(A) 간의 차이가 적을수록 고주파역에서 높은 음압수준	소음작업장에 대해 지시소음계와 누적소음노출량계(noise dosimeter)에 의한 소음 폭로의 위험 평가 비교
심철구 등 (1995)	① 소음 측정방법에 따른 측정값의 비교 ② 소음의 특성에 따라 작업장 내 소음도를 효과적으로 평가할 수 있는 측정방법의 제시	음압레벨, 등가소음도, 개인소음폭로도의 측정방법별 소음도 측정치의 유의한 차이	소음성 난청을 예방하기 위해 누적소음폭로량 측정기를 이용한 개인폭로소음도를 평가하는 방향으로 측정방법 이행
양홍석 등 (1995)	소음노출량 측정기의 set up 방법에 따른 소음수준	소음노출이 90dB(A) 이하군에서 교환율(exchange rate)과 역치기준(threshold level)에 따라 소음노출 수준의 유의한 차이	소음 측정 및 평가방법에 있어 교환율, 역치기준 및 노출기준의 규정
정지연 등 (2001)	직무에 따른 소음노출 정도와 누적소음기 측정기의 특성치 변화에 따른 누적소음값의 차이 평가	① OSHA/NIOSH 측정방법에 따른 측정결과 간의 유의한 차이: 두 방법 간의 측정방법에서 차이인 교환율 및 역치기준에 기인 ② 우리나라 노출기준인 90dB(A) 초과율도 역치기준값의 차이에 따라 차이가 있음	노출기준 초과여부를 판단하기 위한 작업환경측정의 경우 역치기준 90dB(A)로, 특수건강진단 대상자 선정을 위한 85dB(A) 이상의 소음에 노출되는 작업장 판단을 위한 측정은 역치기준 80dB(A)로 하는 것이 타당

9. 결론

우리나라의 각종 학회지에 발표된 산업청각학적 연구를 통해 소음성 난청의 규모, 소음성 난청 판정기준에 따른 유소견자의 변화, 보상기준과의 일치율 및 문제점, 소음노출 근로자에서 직업적 소음(소음노출 수준, 노출기간 등) 노출 이외에 군에서의 소음노출, 성, 연령 등의 인구학적 요인, 혈압, 총 콜레스테롤, 중성 지방 등의 심혈관 위험인자 및 흡연 등의 개인적인 행태 등 여러 요인이 청력에 유의하게 영향을 미침을 알 수 있었다. 그리고 소음에 의한 비이질환 영향으로 소음의 생리적·사회심리적 영향과 특히 혈압에 미치는 영향과 비소음에 의한 직업성 난청 및 청각에 미치는 영향도 살펴볼 수 있었다. 또한 근로자 건강진단과 장해보상을 위한 가장 기본적인 검사로서 순음청력검사와 관련된 문제점을 규명한 논문을 정리하였다. 이와 관련된 문제로서 크게는 건강진단기관의 제반 조건, 검사 실시 시점에서의 사업장 및 근로자의 제반 상태가 순음청력검사 결과에 영향을 미침을 알 수 있었다. 마지막으로 건강진단 결과 사후관리 및 근로자의 소음성 난청에 대한 인식 관련 연구와 근로자에게 노출되는 소음의 특성, 이러한 소음을 적절히 평가하기 위한 산업위생학적 방법에 대해 살펴보았다.

이와 같이 산업장의 여러 유해 요인 중 소음과 관련한 연구는 지속적으로 많은 연구 결과를 내고 있다. 그러나 외국의 산업청각학적 연구 동향과 관련하여 살펴볼 때 소음성 난청 이외의 직업성 난청(진동, 유기용제, 중금속 등에 의한 청각학적 건강영향), 소음에 의한 생리적 영향, 소음성 난청의 순음청력검사 이외의 청각 진단학적 특성, 청력보호구의 효과 등을 포함한 청력보존프로그램의 효과 및 평가, 소음성 난청자의 장해보상 관련 연구(비용, 삶의 질, 치료 재활 등), 비지속음으로 음향외상에 노출될 수 있는 비제조업 분야(건설업, 광업 등)의 근로자와 특정 직업(군인, 조종사, 음악연주자 등), 특정 지역(사격장, 비행장 등의 고소음노출지역과 병원, 학교 등의 특정 지역), 특정 취미(사격, 모터사이클링, 하드록, 다이버 등)에 의한 소음의 건강영향 연구까지 관심을 넓혀야 할 것이다. 이는 난청 장애를 소음 유해 요인 이외의 여타 다른 직업적 유해 요인과 청각의 해부생리학적 구조·특성과 관련지어 살펴볼 수 있으며, 또한 소음의 직업적 위해를 난청만이 아닌 다른 이학적(이명, 전정기능장애 등), 생리적·행동심리학적·사회적 영향까지 아우를 수 있고, 소음노출 제조업체 근로자 외의 군인, 특정 직업군, 소음에 노출될 수 있는 제반 조건의 집단 및 지역사회의 주민까지 우리의 관심하에 두어야 한다. 즉, 환경 소음의 영향까지 살펴보아야 함을 말한다.

그리고 연구방법론적으로 우리나라의 연구 대부분이 소규모로 단면연구 중심으로 앞으로 실험연구와 역학연구로서 환자-대조군 연구, 코호트 연구 등으로 확장될 필요가 있으며, 의학(이과학), 언어청각학, 산업위생학, (소음진동)공학 등과의 학제 간 연구의 필요성이 크다. 또한 우리나라 사람의 귀(외이, 중이)의 크기, 기준청력 등의 청각학 분야의 인체 계측 기초연구, 청력검사의 정확성을 확보하기 위한 청력검사기, 청력검사실의 기준과 노출소음 평가방법 및 소음성 난청 판정기준의 보다 합리적인 적용을 위한 기준 등의 검토가 필요하며, 더불어 직업성 난청의 예방을 위한 체계적이고 종합적인 청력보존프로그램의 개발과 이의 사업장에서의 정착을 위한 기술적이고 행정적인 제도 마련이 시급하다.

참고문헌

제1장 인간의 청력

1. 이정학, 김진숙, 오상용, 김규상, 조수진. 「정상 성인의 연령에 따른 청력역치의 변화」. 『대한청각학회지』 2003;7(1):15-23.
2. Churcher BG, King AJ. The performance of noise meters in terms of the primary standard. J IEE(London) 1937;81:57.
3. Fletcher H, Munson WA. Loudness, its definition, measurement and calcualtion. J Acoust Soc Am 1933;5:82-108.
4. Garstecki DC, Erler SF. Older Women and Hearing. Am J Audiol 1995;4(2):41-46.
5. Gelfand SA. Hearing: An introduction to psychological and physiological acoustics. 3rd Ed. Marcel Dekker, Inc. 1998.
6. Hellman RP, Zwislocki J. Monaural loudness function at 1000cps and interaural summation. J Acoust Soc Am 1963;35:856-865.
7. International Organization for Standardization. ISO 1999:1990. Acoustics-Determination of occupational noise exposure and estimation of noise-induced hearing impairment. International Organization for Standardization. 1990.
8. International Organization for Standardization. ISO 226:2003. Acoustics-Normal equal-loudness-level contours. International Organization for Standardization. 2003.
9. International Organization for Standardization. ISO 389-7:2005. Acoustics-Reference zero for the calibration of audiometric equipment: Part 7-Reference threshold of hearing under free-field and diffuse-field listening conditions. International Organization for Standardization. 2005.
10. Reynolds GS, Stevens SS. Binaural summation of loudness. J Acoust Soc Am 1960;32:1337-1344.
11. Robinson DW, Dadson RS. A re-determination of the equal-loudness contours for pure tones. Br J Appl Phys 1956;7:166-181.
12. Stach BA. Clinical audiology: an introduction. Singular Publishing Group, Inc. 1998.

제2장 일반인의 소음노출

1. Diaz C, Pedrero A. Sound exposure during daily activities. Applied Acoustics 2006;67:271-283.
2. Zannin PHT, Diniz FB, Barbosa WA. Environmental noise pollution in the city of Curitiba, Brazil. Applied Acoustics 2002;63:351-358.
3. Zheng D, Cai X, Song H, Chen T. Study on personal noise exposure in China. Applied Acoustics 1996;48(1):59-70.

제3장 소음노출 사업장의 소음노출 수준과 소음성 난청

1. 김규상. 「소음노출 근로자의 청력역치와 청력손실 정도」. 『언어청각장애연구』 2006;11(2):106-121.
2. 김규상. 「우리나라의 산업청각학적 연구 고찰」. 『산업보건』 2003;(1):32-67.
3. 김규상, 김은아, 김건형, 김대성. 「특수건강진단 대상자의 유해인자 노출과 질병과의 관련성 연구 (I)-소음 작업환경측정과 특수건강진단 결과를 중심으로」. 산업안전보건연구원, 2010.
4. 김규상, 이지호, 조병만, 양승림, 김옥현, 이요원, 심창선. 「소음노출 수준과 특성에 따른 청력 영향과 예측치」. 『청능재활』 2005;1(1):67-79.
5. 김준연, 김병수, 이채언, 전진호, 이종태, 김진옥. 「제조업 산업장의 소음 작업환경 실태에 관한 조사 연구」. 『예방의학회지』 1986;19(1):16-30.
6. 노영만, 피영규. 「우리나라 소음노출기준 초과업종의 특성」. 『한국산업위생학회지』 2003;13(1):53-61.
7. 오도석, 이용학. 「자동차 산업의 작업환경측정결과 분석 연구」. 『한국산업위생학회지』 2004;14(3):233-242.
8. 장재길, 정광재. 「소음노출 저감을 위한 작업환경관리 및 측정방안」. 산업안전보건연구원, 2007.
9. 정지연, 박승현, 이광용, 이나루, 유기호, 박정선, 정호근. 「자동차 프레스 공정에 있어서 직무 및 누적 소음기 설정치 차이에 다른 작업자의 소음노출 평가」. 『한국산업위생학회지』 2001;11(3):190-197.
10. 피영규, 김현욱. 「우리나라 철강주조업의 공정별 유해인자 노출 현황」. 『한국산업위생학회지』 2003;13(2):99-106.
11. 피영규, 노영만. 「우리나라 소음노출기준 초과업종의 특성」. 『한국산업위생학회지』 2002;13(1):53-61.
12. 한국산업안전공단. 98 제조업체 작업환경실태조사. 1999.
13. Miyakita T, Ueda A. Estimates of workers with noise-induced hearing loss and population at risk. J Sound Vibration 1997;205(4):441-449.

제4장 환경 소음과 도시 소음의 문제 – 주택 외부 환경 소음

1. 강대준, 김종민, 박준철. 「도로교통 소음 현황과 예측」. 『한국소음진동공학회논문집』 2004;14(10):1015-1020.
2. 강대준, 이덕길, 장성기, 서충열, 박준철, 김용찬, 홍준기. 「고속철도 소음 특성」. 『한국소음진동공학회 2002년도 춘계학술대회논문집』 935-941.
3. 강대준, 이재원, 박준철. 「고속철도 소음 현황과 특성」. 『한국소음진동공학회논문집』 2004;14(11):1161-1165.
4. 김영화. 「소음진동과 환경분쟁」. 『한국소음진동공학회 2004년도 추계학술대회논문집』 23-41.
5. 김재석. 「공항 인근주민들의 항공기 소음에 대한 피해의식 구조에 관한 연구-대구공항을 사례지역으로」. 『한국소음진동공학회지』 2000;10(1):41-48.
6. 김홍식, 박기표, 신승훈, 이민태, 문경동. 「광주광역시 지하철 소음실태 조사연구」. 『한국소음진동공학회 2004년도 추계학술대회논문집』 934-937.
7. 문경호, 유원희, 김재철. 「국내 여객열차 실내소음 평가」. 『한국소음진동공학회 2001년도 춘계학술대회논문집』 1241-1246.
8. 손정곤, 김정수, 김홍찬. 「생활 소음 종합대책: 교통 소음」. 『한국소음진동공학회 2006년 춘계학술대회논문집』 1-13.
9. 신상헌, 하영석. 「공항거주지역 소음도 검토 및 분석-국내 5개 공항을 중심으로」. 『환경정책』 2003;11(1):55-72.
10. 안명석, 김종대, 황소중. 「발파진동과 소음이 가축에 미치는 영향에 관한 사례 연구」. 『한국소음진동공학회지』 2001;11(1):104-110.
11. 이기정, 장서일, 이건. 「도로 소음과 항공기 소음의 성가심 반응 비교 연구」. 『한국소음진동공학회 2005년도 추계학술대회논문집』 131-134.

12. 은희준. 「건설 소음으로 인한 인체 및 가축피해 상관관계」. 『한국소음진동공학회 1998년도 춘계
    학술대회논문집』 710-721.

13. 조경숙, 허덕재. 「도로교통 소음의 노출시간에 대한 불쾌도 및 소음 크기 감각량 변화 고찰」. 『한
    국소음진동공학회 2006년 춘계학술대회논문집』.

14. 조창근, 김하근. 「건설공사장 소음진동 국내현황 및 문제점」. 『한국소음진동공학회지』 1997;7(4):561-565.

15. 천경필. 「소음·진동 공해 방지대책」. 『한국소음진동공학회지』 1991;1(1):24-28.

16. Barrigón Morillas JM, Gómez Escobar V, Mendez Sierra JA, Vílchez Gómez R, Trujillo Carmona J. An
    environmental noise study in the city of Cáceres, Spain. Applied Acoustics 2002;63:1061-1070.

17. WHO. Guidelines for community noise. World Health Organization, London, United Kingdom, 1999.

18. Zannin PHT, Diniz FB, Barbosa WA. Environmental noise pollution in the city of Curitiba, Brazil. Applied
    Acoustics 2002;63:351-358.

19. Zheng D, Cai X, Song H, Chen T. Study on personal noise exposure in China. Appl Acoust 1996;48:59-70.

제5장 환경 소음과 도시 소음의 문제 – 주택 내부 소음

1. 김정태, 박영민, 전종철, 박종석. 「생활 소음 종합대책: 추진방향과 기본목표」. 『한국소음진동공학
   회 2006년 춘계학술대회논문집』, 2006.

2. 김하근, 김홍찬. 「실내소음분야: 현황 문제점 및 관리방안」. 『한국소음진동공학회 2006년 춘계학술
   대회논문집』, 2006.

3. 송국곤, 임준영, 이태강, 김선우. 「주거 환경 소음에 대한 거주자 반응조사에 관한 연구」. 『한국소
   음진동공학회 2008년 춘계학술대회논문집』, 2008.

4. 송옥희. 「음환경과 친환경건축물 인증」. 『소음·진동』 2009;19(1):39-47.

5. 양근호, 박영민, 이내현, 장윤영. 「21세기 소음정책 선진화 방안 고찰」. 『환경영향평가』 2009;18(1):21-30.

6. 유승훈, 이주석. 「층간소음의 불편비용 추정」. 『국토연구』 2008;58:181-193.

7. 윤종철. 「환경 소음이 수면에 미치는 영향」. 『소음·진동』 2006;16(5):37-45.

8. 이태강, 고광필, 김항, 송국곤, 김선우. 「공동주택 급배수 설비소음의 주관반응에 관한 실험적 연구」.
   『한국소음진동공학회논문집』 2008;18(6):663-673.

9. 전진용. 「환경 소음에 대한 감성적 반응과 Sound Quality」. 『한국소음진동공학회』 2002;12(5):358-365.

10. 전진용. 「소음이 인체에 미치는 영향과 주거환경 개선 방향」. 『소음·진동』 2004;14(5):24-30.

11. 정광용, 김선우. 「환경 소음의 심리반응과 평가지표의 관계」. 『한국소음진동공학회 2001년도 추계
    학술대회논문집』 910-915.

12. 황대선, 조연, 허덕재, 조경숙. 「음질특성을 고려한 환경 소음원의 분류에 대한 연구」. 『한국소음
    진동공학회지 2004년도 춘계학술대회논문집』, 2004:707-711.

13. Job RFS. The influence of subjective reactions to noise of health effects of the noise. Environmental International
    1996;22(1):93-104.

제6장 환경 소음과 건강영향과 규제

1. 김금재. 「소음 스트레스가 면역반응에 미치는 영향에 관한 실험적 연구」. 『간호학회지』 1989;19(2):135-146.

2. 김상아, 구민성, 한병규, 박웅섭, 정상혁. 「공항 주변 주거여부에 따른 스트레스 수준 및 주관적 소
   음 인지도에 대한 상관성 연구」. 『정신신체의학』 2000;8(2):181-190.

3. 김지용, 유준현, 이정권. 「소음폭로가 지역주민의 건강에 미치는 영향에 대한 조사」. 『가정의』

1989;10(11):1-9.

4. 김형석, 전준호, Ulf Lundberg. 「소음 Stress에 의한 요중 Catecholamine의 분비량 변화」. 『예방의학회지』 1993;26(4):565-573.

5. 류승호, 권영준, 이수진, 송재철. 「지하철 근로자들의 소음성 난청에 관한 연구」. 『항공우주의학』 2001;11(1):37-44.

6. 유승훈, 김형종, 홍상모, 주영수, 송병호. 「전투기 및 사격장 소음에 의한 지역 주민의 청력 변화 조사-A pilot survey」. 『대한청각학회지』 2002;6(1):45-49.

7. 이경종, 박재범, 장재연, 조선미, 이세휘, 김종구, 이순영, 곽정자, 정호근. 「항공기 소음이 지역주민 들에게 미치는 건강영향」. 『대한산업의학회지』 1999;11(4):534-545.

8. 이미영, 이충원. 「일부 사무직 근로자의 휴대폰 사용과 청력과의 관계」. 『대한산업의학회지』 2002;14(1):47-56.

9. 임경희, 박경민, 박명화. 「휴대용 카세트 사용 청소년의 청력관련 요인」. 『지역사회간호학회지』 2001;12(1):125-141.

10. 조성일, 김정순, 임현술, 정해관, 최병순. 「소음폭로가 일부 지역주민의 건강에 미치는 영향에 대한 연구」. 『한국역학회지』 1990;12(2):153-164.

11. 조진아, 권영준, 송재철, 최석주, 김경래, 김현욱. 「단측 헤드셋 사용 여성통신근로자의 청력역치에 관한 연구」. 『항공우주의학』 2000;20(2):120-128.

12. 하대유, 김용관, 한경임. 「청각 스트레스가 면역반응에 미치는 영향」. 『대한면역학회지』 1985;7(1):11-25.

13. 한상환, 조수헌, 고경심, 권호장, 하미나, 주영수, 신명희. 「군용 항공기 이륙소음이 청력, 혈압, 스 트레스 및 주관적 인지도에 미치는 영향」. 『예방의학회지』 1997;30(2):356-368.

14. Barrigon Morillas JM, Gomez Escobar V, Mendez Sierra JA, Vilchez Gomez R, Trujillo Carmona J. An environmental noise study in the city of Caceres, Spain. Applied Acoustics 2002;63:1061-1070.

15. Davis RC, Berry T. Gastrointestinal reaction to response-contingent stimulation. Psycol Rep 1964;15:95-115.

16. Ingle ST, Pachpande BG, Wagh ND, Attarde SB. Noise exposure and hearing loss among the traffic policemen working at busy streets of Jalgaon urban centre. Transportation Research 2005:10;69-75.

17. Klæboe R, Amundsen AH, Fyhri A, Solberg S. Road traffic noise-the relationship between noise exposure and noise annoyance in Norway. Applied Acoustics 2004;65:893-912.

18. Rehm S. Research on extra-aural effects of noise since 1978, in G. Rossi (ed.) Proceedings of the Fourth International Congress on Noise as a Public Health Problem 1983:572-548.

19. Yoshida T, Osada Y. Effects of road traffic noise on inhabitant of Tokyo. J Sound Vibration 1997;205(4):517-522.

20. Zannin PHT, Diniz FB, Barbosa WA. Environmental noise pollution in the city of Curitiba, Brazil. Applied Acoustics 2002;63:351-358.

21. Zheng D, Cai X, Song H, Chen T. Study on personal noise exposure in China. Applied Acoustics 1996;48:59-70.

제7장 일상생활에서의 저주파 음의 노출과 건강영향

1. 김동욱, 최홍순. 「저주파 소음노출에 의한 요중 Catecholamine 농도 변화」. 『환경관리학회지』 2003;9(3):321-329.

2. 이승엽, 정철웅, 신수현, 정성수, 정완섭. 「중대형 풍력터빈의 저주파 및 초저주파 소음 방사 특성 에 대한 실험적 고찰」. 『한국소음진동공학회 2007년 추계학술대회논문집』, 2007.

3. 정성수, 서상준, 서재갑, 전병수. 「대전 지하철 저주파 소음」. 『한국소음진동공학회 2007년 춘계학 술대회논문집』, 2007.

4. 정성수, 신수현, 김호철, 이우섭. 「서울지하철의 저주파소음 특성」. 『대한환경공학회지』 2005:1193-1197.

5. 정성수, 서상준, 조문재, 김용태. 「도로교통 소음원에 의한 저주파 소음실태」. 『한국소음진동공학회 2003년 추계학술대회논문집』, 2003.

6. 홍승기, 김재환, 김규태, 이수갑. 「소음 수용 한계를 고려한 저주파 소음평가에 대한 실험적 연구」. 『한국소음진동공학회논문집』 2007;17(8):736-740.

7. Alves-Pereira M, Branco NA. Vibroacoustic disease: Biological effects of infrasound and low-frequency noise explained by mechanotransduction cellular signalling. Prog Biophys Mol Biol 2007;93(1-3)256-279.

8. Branco NA. Ferreira JR, Alves-Pereira M. Respiratory pathology in vibroacoustic disease: 25 years of research. Rev Port Pneumol 2007;13(1):129-135.

9. Busnel RG, Lehmann AG. Infrasound and sound: differentiation of their psychophysical effects through use of genetically deaf animals. J Acoust Soc Am 1978;63(3):974-977.

10. Dang WM, Wang S, Tian SX, Zhao QH, Chen B, Sun F, He LH, Zou ZF, Guo ZB, Ma WJ. Characterisitics of infrasound and its influence on workers in working environment of certain thermoelectricity works and department. Zhonghua Lao Dong Wei Sheng Zhi Ye Bing Za Zhi 2008;26(12):711-724.

11. Danielsson A, Landstrom U. Blood pressure changes in man during infrasonic exposure. An experimental study. Acta Med Scand 1985;217(5):531-535.

12. Dommes E, Bauknecht HC, Scholz G, Rothemund Y, Hensel J, Klingebiel R. Auditory cortex stimulation by low-frequency tones-An fMRI study. Brain Research 2009;1304:129-137.

13. Feng B, Jiang S, Yang W, Han D, Zhang S. Effects of acute infrasound exposure on vestibular and auditory functions and the ultrastructural changes of inner ear in the guinea pig. Zhonghua Er Bi Yan Hou Ke Za Zhi 2001;36(1):18-21.

14. Harding GW, Bohne BA, Lee SC, Salt AN. Effect of infrasound on cochlea damage from exposure to a 4kHz octve band of noise. Hear Res 2007;225(1-2):128-138.

15. Hensel J, Scholz G, Hurttig U, Mrowinski D, Janssen T. Impact of infrasound on the human cochlea. Hear Res 2007;233:67-76.

16. ISO: 7029, 2000. Statistical distribution of hearing thresholds as a function of age. International Organization for Standardization, Geneve.

17. ISO: 226, 2003. Acoustics-normal equal-loudness contours. International Organization for Standardization, Geneve.

18. Leventhall G. What is infrasound? Prog Biophys Mol Biol 2007;93(1-3)130-137.

19. Pei Z, Sang H, Li R, Xiao P, He J, Zhuang Z, Zhu M, Chen J, Ma H. Infrasound-induced hemodynamics, ultrastructure, and molecular changes in the rat myocardium. Environ Toxicol 2007;22(2):169-175.

20. Ochiai H. Measurement of infra and low frequency noise. J INCE 1999;23:306-310.

21. Qui P, Zhang Z, Jiang Y, Gou Q, Wang B, Gou L, Chen J. Effect of infrasound on ultrastructure and permeability of rat's blood-retinal barrier. Zhonghua Yan Ke Za Zhi 2002;38(8):499-501.

22. Lim DJ, Dunn DE, Johnson DL, Moore TJ. Trauma of the ear from infrasound. Acta Otolaryngol 1982;94(3-4):213-231.

23. Moller H, Pedersen CS. Hearing at low and infrasonic frequencies. Noise Health 2004;6(23):37-57.

24. Shi L, Zhang ZM, Chen JZ, Liu J. Effects of infrasound on visual electrophysiology in mice. Space Med Med Eng 2003;16(2):115-119.

25. Wei YN, Liu J, Shu Q, Huang XF, Chen JZ. Effects of infrasound on ultrastructure of testis cell in mice. Zhonghua Nan Ke Xue 2002;8(5):323-325.

26. Zhuang Z, Pei Z, Chen J. Infrasound-induced changes on sexual behavior in male rats and some underlying

mechanism. Environ Toxicol Pharmacol 2007;23:111-114.

제8장 일상생활에서의 저주파 음의 노출과 건강영향 – 진동음향 질환

1. Aguas AP, Esaguy N, Castro AP, Grande NR, Castelo Branco NAA. Effect low frequency noise exposure on BALB/C mice splenic lymphocytes. Aviat Space Environ Med 1999b;70:A128-A131.

2. Albuquerque e Sousa J, Dinis da Gama A, Macedo MV, Cassio I, Castelo Branco NAA. 1991. Carotid angiodynographic studies in individuals occupationally exposed to noise and vibration. Aviat Space Environ Med 1991;62:134(Abstract).

3. Alves-Pereira M, Castelo Branco NAA. Vibroacoustic disease: Biological effects of infrasound and low-frequency noise explained by mechanotransduction cellular signalling. Prog Biophys Mol Biol 2007;93(1-3)256-279.

4. Araujo A, Ribeiro CS, Correia MJF, Pais F, Castelo Branco NAA. Echocardiographic appearances in patients with the whole-body noise and vibration disease. MEDICEF-Direct Inform(France) 1989;2:101-102.

5. Araujo A, Alves-Pereira M, Joanaz de Melo J, Castelo Branco NAA. Environmentally-induced vibroacoustic disease in a suburban family. In: Proceedings of the 11th International Congress on Sound and Vibration, St. Petersburg, Russia, 2004, pp.1767-1774.

6. Carmo G, Albuquerque e Sousa J, Dinis da Gama A, Castelo Branco NAA. Carotid angiodynographic studies in helicopter pilots. Aviat Space Environ Med 1992;63:385(Abstract).

7. Canas J, Martinho Pimenta AJF, Castelo Branco NAA. ERP P300 and MRI studies of the CNS in military pilots, a comparative study of early degenerative brain processes. Aviat Space Environ Med 1993;64:451(Abstract).

8. Castelo Branco NAA. The whole-body noise and vibration syndrome. Rev Port Med Mil 1992;40:16.

9. Castelo Branco NAA. The clinical stages of vibroacoustic disease. Aviat Space Environ Med 1999a;70(Suppl. 3):A32-A39.

10. Castelo Branco NAA. A unique case of vibroacoustic disease. A tribute to an extraordinary patient. Aviat Space Environ Med 1999b;70(Suppl. 3):A27-A31.

11. Castelo Branco NAA, Aguas AP, Sousa Pereira A, Monteiro E, Fragata JIG, Grande NR. The pericardium in the vibroacoustic syndrome. Cardiovas Diag Prog 1996;13(4):284 (Abstract).

12. Castelo Branco NAA, Rodriguez Lopez E. The vibroacoustic disease-an emerging pathology. Aviat Space Environ Med 1999a;70(March, Suppl.):A1-A6.

13. Castelo Branco NAA, Rodriguez Lopez E, Alves-Pereira M, Jones DR. Vibroacoustic disease, some forensic aspects. Aviat Space Environ Med 1999d;70(Suppl. 3):A145-A151.

14. Castelo Branco NAA, Alves-Pereira M, Martins dos Santos J, Monteiro E. SEM and TEM study of rat respiratory epithelia exposed to low frequency noise. In: Mendez-Vilas A. (Ed.), Science and Technology Education in Microscopy. An Overview, Vol. Ⅱ. Formatex, Badajoz, Spain, 2003a, pp.505-533.

15. Castelo Branco NAA, Martinho Pimenta AJ, Reis Ferreira J, Alves-Pereira M. Monitoring vibroacoustic disease. In:Proceedings of the Scuola Superiore. G. Reiss Romoli-Telecom Italia (SSGRRw), L'Aquila, Italy, no. 102, 2003b, 5p. <http://www.ssgrr.it/en/ssgrr2003w/papers/129.pdf>

16. Castelo Branco NAA, Fragata JI, Martins AP, Monteiro E, Alves-Pereira M. Pericardial cellular death in vibroacoustic disease. In: Proceedings of the Eighth International Congress of Noise as a Public Health Problem, Rotterdam, Holland, 2003c, pp.376-377.

17. Castelo Branco NAA, Monteiro E, Costa e Silva A, Reis Ferreira J, Alves-Pereira M. Respiratory epithelia in Wistar rats born in low frequency noise plus varying amounts of additional exposure. Rev Port

Pneumol 2003g;IX(6):481-492.

18. Castelo Branco NAA, Fragata JI, Monteiro E, Alves-Pereira M. Pericardial cellular death in vibroacoustic disease patients. In: Proceedings of the 11th International Congress on Sound and Vibration, St. Petersburg, Russia, 2004b, pp.1753-1760.

19. Castro AP, Aguas AP, Grande NR, Monteiro E, Castelo Branco NAA. Increase in CD8+ and CD4+ T lymphocytes in patients with vibroacoustic disease. Aviat Space Environ Med 1999;70(Suppl. 3):A141-A144.

20. Cortez-Pimentel JAB, Castelo Branco NAA. Systemic vibration disease VII, the dento-alveolar structure. Rev Port Med Mil 1988;36(1):123-127(in Portuguese, Abstract in English).

21. Crespo F, Ferreira ACN, Castelo Branco MSN, Castelo Branco NAA. Systemic vibration disease Ⅲ, coagulation and hemostasis study in patients with this disease. Rev Port Med Mil 1988;36:86-89(in Portuguese, Abstract in English).

22. Cruz Mauricio J, Martinho Pimenta AJF, Castelo Branco NAA. Systemic vibration disease IV, central nervous system imaging through magnetic resonance. Rev Port Med Mil 1988;36:90-96(in Portuguese, Abstract in English.).

23. GIMOGMA. Epilepsy of vascular aetiology, a clinical picture of vibration disease? Rev Port Med Mil 1984a;32:5-9(in Portuguese).

24. Grande N, Aguas AP, Sousa Pereira A, Monteiro E, Castelo Branco NAA. Morphological changes in the rat lung parenchyma exposed to low frequency noise. Aviat Space Environ Med 1999;70(Suppl. 3):A70-A77.

25. Holt BD. The pericardium. In: Furster V, Wayne Alexander R, Alexander (Eds.), Hurst's The Heart. McGraw-Hill Professional Publishing, New York, 2000, pp.2061-2082.

26. Jones RN, Turner-Warwick M, Ziskind M, Weill H. High prevalence of antinuclear antibodies in sandblasters' silicosis. Am Rev Resp Dis 1976;113:393-395.

27. Lippmann M, Eckert HL, Hahon N, Morgan WKC. Circulating antinuclear and rheumatoid factors in coal miners. A prevalence study in Pennsylvania and West Virginia. Ann Int Med 1973;79:807-811.

28. Martinho Pimenta AJF, Castelo Branco MSN, Castelo Branco NAA. The palmo-mental reflex in vibroacoustic disease. Aviat Space Environ Med 1999a;70(Suppl. 3):A100-A106.

29. Martinho Pimenta AJF, Castelo Branco MSN, Castelo Branco NAA. Balance disturbances in individuals with vibroacoustic disease. Aviat Space Environ Med 1999b;70(Suppl. 3):A96-A99.

30. Martinho Pimenta AJF, Castelo Branco NAA. Facial dyskinesia induced by auditory stimulation. A report of four cases. Aviat Space Environ Med 1999c;70(Suppl. 3):A119-A121.

31. Martinho Pimenta AJF, Castelo Branco NAA. Epilepsy in vibroacoustic disease-a case report. Aviat Space Environ Med 1999d;70(Suppl. 3):A122-A127.

32. Martinho Pimenta AJF, Castelo Branco NAA. Facial dyskinesia induced by auditory stimulation. A report of four cases. Aviat Space Environ Med 1999e;70(Suppl. 3):A119-A121.

33. Martinho Pimenta AJF, Castelo Branco MSN, Castelo Branco NAA. The palmo-mental reflex in vibroacoustic disease. Aviat Space Environ Med 1999f;70(Suppl. 3):A100-A106.

34. Matsumoto Y, Kawabe M, Yasue T, Yuguchi, M, Yoshida I. Two cases of scleroderma associated with vibration syndrome. Jpn J Dermatol 1989;99:155-161.

35. Matsumoto Y, Yasue T, Mizuno N, Yoshida I. An immunoserological study of patients with vibration syndrome. Occupat Environ Health 1992;63:357-359.

36. Moniz Botelho J, Martinho Pimenta AJF, Castelo Branco NAA. Systemic vibration disease V, P300 and brain mapping. Rev Port Med Mil 1988;36:97-115(in Portuguese, Abstract in English.).

37. Monteiro MB, Reis Ferreira J, Mendes CP, Alves-Pereira M, Castelo Branco NAA. Vibroacoustic disease and

respiratory pathology Ⅲ-tracheal and bronchial lesions. In: Proceedings of the Internoise 2004, Prague, Cazech Republic, 22-25 August, no. 638, 2004, 5p.

38. Pimenta AJF, Castelo-Branco NAA, Manacas JE, Brito JLR, Martins AS. Systemic vibration disease Ⅱ, clinical elements. Rev Port Med Mil 1988;36(2/3):72-85(In Portuguese, Abstract in English).

39. Reis Ferreira J, Mendes CP, Antunes M, Martinho Pimenta AJF, Monteiro E, Alves-Pereira M, Castelo Branco NAA. Diagnosis of vibroacoustic disease-preliminary report. In: Proceedings of the Eighth International Congress of Noise as a Public Health Problem, Rotterdam, Holland, 2003a, pp.112-114.

40. Reis Ferreira J, Monteiro M, Tavares F, Serrano I, Monteiro E, Mendes CP, Alves-Pereira M, Castelo Branco NAA. Involvement of central airways in vibroacoustic disease patients. Rev Port Pneumol 2006;XII(2):93-105. Recipeint of the 2004 Thome Villar/Boehringer Ingelheim Award. Available: www.scielo.oces.mctes.pt/pdf/pne/v12n2/v12n2a01.pdf

41. Rosado P, Martinho Pimenta AJF, Castelo Branco NAA. The vibroacoustic syndrome IV. Facial dyskinesia induced by auditory stimulation. Aviat Space Environ Med 1993;64:451(in Abstract).

42. Silva MJ, Carothers A, Castelo Branco NAA, Dias A, Boavida MG. Sister chromatid exchanges workers exposed to noise and vibration. Aviat Space Environ Med 1999;70(Suppl. 3):A40-A45.

43. Silva MJ, Carothers A, Castelo Branco NAA, Dias A, Boavida MG. Increased levels of sister chromatid exchanges inmilitary aircraft pilots. Mut Res Gene Toxicol Environ Mutagen 2002a;44(1):129-134.

44. Silva MJ, Dias A, Barreta A, Nogueira PJ, Carothers A, Castelo Branco NAA, Boavida MG. Low frequency noise and whole-body vibration cause increased levels of sister chromatid exchange in splenocytes of exposed mice. Teratogen Carcinogen Mutagen 2002b;22(3):195-203.

45. Sousa Pereira A, Grande NR, Castelo Branco NAA. The effect of low frequency noise on rat tracheal epithelium. Aviat Space Environ Med 1999a;70(Suppl. 3):A86-A90.

46. Sousa Pereira A, Grande NR, Castelo Branco MSN, Castelo Branco NAA. Morphofunctional study of rat pleural mesothelial cells exposed to low frequency noise. Aviat Space Environ Med 1999b;70(Suppl. 3):A78-A85.

47. Soutar CA, Turner-Warwick M, Parkes WR. Circulating antinuclear antibody and rheumatoid factor in coal penumoconosis. Brit Med J 1974;3:145-147.

48. Torres R, Tirado G, Roman A, Ramirez R, Colon H, Araujo A, Pais F, Marciniak W, Nobrega J, Bordalo e Sa A, Lopo Tuna JMC, Castelo Branco MSN, Alves-Pereira M, Castelo Branco NAA. Vibroacoustic disease induced by long-term exposure to sonic booms. In: Proceedings of the Internoise 2001, The Hague, Holland, 2001, pp.1095-1098.

49. Van Zeller P, Oliveira FC, Tavares C, Freitas AM, Castelo Branco NAA. Systemic vibration disease VI, retinal angiography. Rev Port Med Mil 1988;6(2/3):117-125(in Portuguese, Abstract in English).

제9장 소음환경하에서의 어음인지와 청력손실

1. 김규상. 「소음성 난청에 대한 주요 논점」. 『대한청각학회지』 2004;8(2):89-97.
2. 박찬일, 한태희. 「한국어 어음청력검사 단음절어음표의 규격화에 대한 연구」. 『한이인지』 1985;28:269-278.
3. 이종담. 「어음청력검사」. 『임상이비』 1996;7(2):232-241.
4. American Speech and Hearing Association. On the definition of hearing handicap. ASHA. 1981;23(4):293-297.
5. Demorest M, Erdman SA. Development of the communication profile for the hearing impaired. J Speech Hear Disord 1987;52(2):129-143.

6. Fetterman BL, Domico EH. Speech recognition in background noise of cochlear implant patients. Otolaryngol Head Neck Surg 2002;126(3):257-263.

7. Frisina DR, Frisina RD. Speech recognition in noise and presbycusis: relations to possible neural mechanisms, Hear Res 1997;106(1-2):95-104.

8. Gat, I.B, Keith RW. An effect of linguistic experience: auditory word discrimination by native and non-native speakers of English. Audiology 1978;17(4):339-345.

9. Giolas TG. Effectiveness of the social adequacy index. Ann Otol Rhinol Laryngol 1966;75(4):1111-1116.

10. Holmes AE, Frank T, Stoker RG. Telephone listening ability in a noisy background. Ear Hear 1983;4(2):88-90.

11. Humes LE, Roberts L. Speech-recognition difficulties of the hearing impaired elderly: the contributions of audibility. J Speech Hear Res 1990;33(4):726-735.

12. Kalikow DN, Stevens KN, Elliot LL. Development of a test of speech intelligibility noise using sentence materials with controlled word predictablity. J Acoust Soc Am 1977;61(5):1337-1551.

13. Marcus-Bernstein C. Audiologic and nonaudiologic correlates of hearing handicap in black eldery. J Speech Hear Res 1986;29(3):301-312.

14. Moscicki EK, Elkins EF, Baum HM, McNamara PM. Hearing loss in the eldery: an epidemiologic study of the Framingham Heart Study Cohort. Ear Hear 1985;6(4):184-190.

15. Rankovic CM. An application of the articulation index to hearing aid fitting. J Speech Hear Res 1991;34(2):391-402.

16. Schum DJ, Matthews LJ. SPIN test performance of eldery hearing-impaired listeners. J Am Acad Audiol 1992;3(5):303-307.

17. Shimizu T, Makishima K, Yoshida M, Yamagishi H. Effect of background noise on perception of English speech for Japanese listeners. Auris Nasus Larynx 2002;29(2):121-125.

18. Shimizu T, Makishima K, Yoshida M, Yamagishi H. Speech audiometry using the American Word Lists for Japanese subjects with normal hearing. Nippon Jibiinkoka Gakkai Kaiho 1998;101(7):879-883.

19. Turner CW, Cummings KJ. Speech audibility for listeners with high-frequency hearing loss. Am J Audiol 1999;8(1):47-56.

20. van Rooij JC, Plomp R. Auditive and cognitive factors in speech perception by eldery listeners. Ⅲ. Additional data and final discussion. J Acoust Soc Am 1992;91(2):1028-1033.

21. Ventry IM, Weinstein BE. The hearing handicap inventory for the eldery a new tool. Ear Hear 1982;3(3):128-134.

제10장 소음노출과 일시적 난청

1. 김규상. 「우리나라의 산업청각학적 연구 고찰」. 『산업보건』 2003;(1):32-67.

2. 김해준, 강병석. 「단시간 소음 폭보 후 청력손실 및 회복양상에 관한 연구」. 『해양의학』 1983;5(1):43-56.

3. 박호선, 최호선, 고의경, 왕수건, 전경명, 이종담. 「소음성 난청에 있어서 일과성 역치상승에 관한 연구」. 『한이인지』 1986;29(4):448-458.

4. 오천환, 박찬일. 「소음에 의한 일시적 청력역치상승과 회복에 관한 연구」. 『한이인지』 1983;26(3):446-456.

5. 원종욱, 방문규, 송중호, 정선아, 송재석, 노재훈. 「소음 특수건강진단 1차 검사의 민감도와 특이도에 미치는 일과성 역치 상승과 주변환경 소음의 영향」. 『대한산업의학회지』 2000;12(2):269-276.

6. 조수헌, 하미나, 한상환, 주영수, 성주헌, 강종원, 윤덕로, 송동빈, 이명학, 김선태. 「사업장 소음 폭로에 의한 일과성 역치 상승과 회복」. 『대한산업의학회지』 1996;8(2):320-329.

7. Burns W. Noise and man. William Clowes & Sons, London, 2nd Ed., 1973.

8. Hood JD. Studies in auditory fatigue and adaptation. Acta Otolaryng(Stockh), Supp 92, 1950.

9. Humes LE, Jesteadt W. Modeling the interaction between noise exposure and other variables. J Acoust Soc Am 1991;90(1):182-188.

10. Irle H, Rosenthal C, Strasser H. Influence of a reduced wearing time on the attenuation of hearing protectors assessed via temporary threshold shifts. Int J Ind Ergon 1999;23:573-584.

11. Miller JD. Effects of noise on people. J Acoust Soc Am 1974;56(3):729-764.

12. Mills JH, Gengel RW, Watson CS, Miller JD. Temporary changes of the auditory system due to exposure to noise for one or two days. J Acoust Soc Am 1970;48(2):524-530.

13. Patuzzi R. Exponential onset and recovery of temporary threshold shift after loud sound: evidence for long-term inactivation of mechano-electrical transduction channels. Hear Res 1998;125:17-38.

14. Ward WD. Damage-risk criteria for line spectra. J Acoust Soc Am 1962;34:1610.

15. Ward WD. Temporary threshold shift and damage-risk criteria for intermittent noise exposure. J Acoust Soc Am 1970;48(2):561-574.

16. Ward WD, Glorig A, Sklar DL. Temporary threshold shift from octave-band noise: applications to damage-risk criteria. J Acoust Soc Am 1959;31:522.

제11장 소음과 이명

1. 구정완, 이원철, 김현욱, 최병철, 오민화, 박정일. 「이명의 유병률 및 이명유무에 따른 청력역치수준」. 『대한산업의학회지』 1999;11(3):323-331.

2. 김상연, 이광선, 유승주, 추광철. 「이명증에 대한 임상적 고찰」. 『한이인지』 1995;38(7):1011-1016.

3. 김지용, 임현술, 정해관, 문옥륜. 「철강공장 근로자를 대상으로 살펴본 소음성 난청 진단기준에 관한 조사」. 『예방의학회지』 1993;26(3):371-386.

4. 문영한, 이경종, 노재훈, 신동천. 「소음폭로 근로자의 건강관리 기준에 관한 연구」. 『대한산업의학회지』 1991;3(1):1-10.

5. 전병훈, 문인희, 박재영. 「이명에 대한 임상 및 청각학적 연구」. 『한이인지』 1995;38(8):1172-1182.

6. Alberti PW. Tinnitus in occupational hearing loss: nosological aspects. J Otolaryngol 1987;16(1):34-35.

7. Axelsson A, Sandh A. Tinnitus in noise-induced hearing loss. Br J Audiol 1985;19:271-276.

8. Barrs DM, Althoff LK, Krueger WW, Olsson JE. Work-related, noise-induced hearing loss: evaluation including evoked potential audiometry. Otolaryngol Head Neck Surg 1994;110(2):177-184.

9. Chung DY, Gannon RP, Mason K. Factors affecting the prevalence of tinnitus. Audiology 1984;23(5):441-452.

10. Coles R. Medicolegal issues. In R. Tyler (Eds.), Tinnitus Handbook (pp.399-417), Singular Publishing Group, 2000.

11. Coles R, Smith P, Davis A. The relationship between noise-induced hearing loss and tinnitus and its management. In Berglund B, Lindval T(Eds.). Noise as a public health problem(vol. 4). New advances in noise research, Stockholm: Swedish Council for Building Research, 1990:87-112.

12. Coles RRA. Epidemiology of tinnitus: (1) Prevalence. J Laryngol Otol Suppl 1984a;9:7-15.

13. Coles RRA. Epidemiology of tinnitus: (2) Demographic and clinical features. J Laryngol Otol Suppl 1984b;9:195-203.

14. Daniell WE. Occupational hearing loss in Washington State, 1984-1991: Ⅱ. Morbidity and associated costs. Am J Indust Med 1998;33:529-536.

15. Dauman R, Tyler RS. Some considerations on the classification of tinnitus. In J. M. Aran, R Dauman (Eds.),

Proceedings of the Fourth International Tinnitus Seminar (pp.225-229). Bordeaux, France.

16. Fujitani S. Clinical study of noise-induced deafness. Part 12: Results of tests on cases of tinnitus and evaluation. Nippon Jbiinkoka Gakkai Kaiho 1990;93:543-553.

17. Griest SE, Bishop PM. Tinnitus as an early indicator of permanent hearing loss. A 15 year longitudinal study of noise exposed workers. AAOHN J 1998;46:325-329.

18. Hazell J. Tinnitus. London: Churchill Livingstone, 1987.

19. Kowalska S, Sulkowski W. Tinnitus in noise-induced hearing impairment. Med Pr 2001;52(5):305-313.

20. McShane DP, Hyde ML, Alberti PW. Tinnitus prevalence in industrial hearing loss compensation claimants. Clin Otolaryngol 1988;13:323-330.

21. Mineau SM, Schlauch RS. Threshold measurement for patients with tinnitus: pulsed or continuous tones. Am J Audiol 1997;6(1):52-56.

22. Negri B, Schorn K. Noise-induced hearing loss and tinnitus. HNO 1991;39:192-194.

23. Phoon WH, Lee HS, Chia SE. Tinnitus in noise-exposed workers. Occup Med 1993;43(1):35-38.

24. Rosenhall U, Karlsson AK. Tinnitus in old age. Scand Audiol 1991;20(3):165-171.

25. Sulkowski W, Kowalska S, Lipowczan A, Prasher D, Raglan E. Tinnitus and impulse noise-induced hearing loss in drop-forge operators. Int J Occup Med Environ Health 1999;12(2):177-182.

제12장 소아 아동의 소음노출과 청력영향

1. Al-Muhaimeed HS. Hearing impairment among 'at risk' children. Int J Pediatr Otorhinolaryngol 1996;34(1-2):75-85.

2. Anagnostakis D, Petmezakis J, Papazissis G, Messaritakis J, Matsaniotis N. Hearing loss in low-birth-weight infants. Am J Dis Child 1982;136(7):602-604.

3. Carvalho WB, Pedreira MLG. de Aguiar MAL. Noise level in a pediatric intensive care unit. J Pediatr (Rio J) 2005;81(6):495-498.

4. Clark WW. Noise exposure from leisure activities: a review. J Acoust Soc Am 1991;90(1):175-181.

5. D'Souza SW, McCartney E, Nolan M, Taylor IG. Hearing, speech and language in survivors of severe perinatal asphyxia. Arch Dis Child 1981;56(4):245-252.

6. Committe on Environmental Health. Noise: a hazard for the fetus and newborn. Pediatrics 1997;100(4):724-727.

7. Frattarelli JL. Workplace hazards during pregnancy. Prim Care Update Ob/Gyns 1998;5(1):54-59.

8. Gerhardt KJ, Abrams RM. Fetal hearing: characterization of the stimulus and response. Semin Perinatol 1996;20(1):11-20.

9. Grandjean P, Weihe P, Burse VW, Needham LL, Storr-Hansen E, Heinzow B, Debes F, Murata K, Simonsen H, Ellefsen P, Butz-Jorgensen E, Keiding N, White RF. Neurobehavioral deficits associated with PCB in 7-year-old children prenatally exposed to seafood neurotoxicants. Neurotoxicol Teratol 2001;23(4):305 317.

10. Huang X, Gerhardt KJ, Abrams RM, Antonelli PJ. Temporary threshold shifts induced by low-pass and high-pass filtered noises in fetal sheep in utero. Hear Res 1997;113(1-2):173-181.

11. Khairi MD Daud M, Noor RM, Rahma, NA, Sidek DS, Mohamad A. The effect of mild hearing loss on academic performance in primary school children. Int J Pediatr Otolaryngol 2010;74(1):67-70.

12. Knipschild P, Meijer H, Salle H. Aircraft noise and birth weight. Int Arch Occup Environ Health 1981;48(2):131-136.

13. Lalande NM, Hetu R, Lambert J. Is occupational noise exposure during pregnancy a risk factor of damage to the auditory system of the fetus? Am J Ind Med 1986;10(4):427-435.

14. Lary S, Briassoulis G, de Vries L, Dubowwitz LM, Dubowwitz V. Hearing threshold in preterm and term infants by auditory brainstem response. J Pediatr 1985;107(4):593-599.

15. Luke B, Mammelle N, Keith L, Munoz F, Minogue J, Papiernik E, Johnson TR. The association between occupational factors and preterm birth: a United States nurses' study. Am J Obstet Gynecol 1995;173(3 Pt 1):849-862.

16. Mamelle N, Laumon B, Lazar P. Prematurity and occupational activity during pregnancy. Am J Epidemiol 1984;119(3):309-322.

17. McDonald AD, McDonald JC, Armstrong B, Cherry NM, Nolin AD, Robert D. Prematurity and work in pregnancy. Br J Ind Med 1988;45(1):56-62.

18. Mehra S, Eavey RD, Keamy DG. The epidemiology of hearing impairment in the United States: newborns, children, and adolescents. Otolaryngol Head Neck Surg 2009;140(4):461-472.

19. Niskar AS, Kieszak SM, Holmes AE, Esteban E, Rubin C, Brody DJ. Estimated prevalence of noise-induced hearing threshold shifts among children 6 to 19 years of age: the third national health and nutrition examination survey, 1988-1994, United States. Pedriatics 2001;108(1):40-43.

20. Overmann SR, Kostas J, Wilson LR, ShainW, Bush B. Neurobehavioral and somatic effects of perinatal PCB exposure in rats. Environ Res 1987;44(1):56-70.

21. Schell LM. Environmental noise and human prenatal growth. Am J Phys Anthropol 1981;56(1):63-70.

22. Schwartz J, Otto D. Blood level, hearing thresholds, and neurobehavioral development in children and youth. Arch Environ Health 1987 42(3):153-160.

23. Stennert E, Schulte FJ, Vollrath M, Brunner E, Frauenrath C. The etiology of neurosensory hearing defects in preterm infants. Arch Otorhinolaryngol 1978;221(3):171-182.

24. Walch C, Anderhuber W, Kole W, Berghold A. Bilateral sensorineural hearing disorders in children: etiology of deafness and evaluation of hearing tests. Int J Pediatr Otorhinolaryngol 2000;53(1):31-38.

25. Winkel S, Bonding P, Larsen PK, Roosen J. Possible effects of kanamycin and incubation in newborn children with low birth weight. Acta Paediatr Scand 1978;67(6):709-715.

26. Yao QW, Jakobsson J, Nyman M, Rabaeus H, Till O, Westgren M. Fetal responses to different intensity levels of vibracoustic stimulation. Obstet Gynecol 1990;75(2):206-209.

27. Yaremchuk K, Dickson L, Burk K, Shivapuja BG. Noise level analysis of commcially available toys. Int J Pediatr Otorhinolaryngol 1997;41(2):187-197.

제13장 취미 및 스포츠 활동에 따른 소음노출과 청력영향

1. 김규상. 「소음과 청각 2. 일반인의 소음노출」. 『산업보건』 2009;258:34-44.

2. 김규상. 「연주활동에 따른 음악가의 소음성 난청 연구에 관한 고찰」. 『안전보건 연구동향』 2008;2:16-22.

3. 김규상. 「소음과 청각 7. 소아 아동의 소음노출과 청력영향」. 『산업보건』 2010;265:11-20.

4. 박미혜, 고현정, 한상지. 「PC방을 장기간 이용한 남자대학생의 청력역치의 변화」. 『한국청각언어재활학회 학술대회 발표논문집』 2009.

5. Hodgetts WE, Liu R. Can hockey playoffs harm your hearing? CMAJ 2006;175(12):1541-2.

6. Jokitulppo J, Bjork E. Estimated leisure-time noise exposure and hearing symptoms in a Finnish urban adult population. Noise Health 2002;5:53-62.

7. McCombe AW, Binnington J. Hearing loss in Grand Prix motorcyclists: occupational hazard or sports injury? Br J Sp Med 1994;28(1):35-37.

8. Park MY. Assessment of potential noise-induced hearing loss with commercial "Karaoke" noise. Int J Ind Ergon 2003;31:375-385.

제14장 휴대용 음향기기와 헤드셋 착용자의 소음노출과 영향

1. 김갑배, 유계묵, 이인섭, 정광재.「음향도구 착용 근로자의 소음노출 실태에 관한 연구」.『한국소음진동공학회논문집』 2011;21(7):615-621.
2. 박종서, 오선희, 강복수, 김창윤, 이경수, 황태윤, 사공준.「개인용 음향기기 사용이 청소년의 청력에 미치는 영향」.『예방의학회지』 2006;39(2):159-164.
3. 여승근.「청소년 소음성 난청의 현황」.『소음성 난청의 현황과 예방대책, 대한이비인후과학회』, 2007.
4. 유계묵, 김갑배, 정광재, 김규상.「콜센터 근로자의 청력역치에 영향을 미치는 요인」.『한국산업위생학회지』 2011;21(3):168-176.
5. 이현석, 신현욱, 김진숙.「휴대용 음향기기 사용 패턴 조사연구」.『한국청각언어재활학회 학술대회 발표논문집』 2010.
6. 조진아, 권영준, 송재철, 최석주, 김경래, 김현욱.「단측 헤드셋 사용 여성통신 근로자의 청력역치에 관한 연구」.『항공우주의학』 2000;10(2):120-128.
7. 홍빛나, 홍하나, 박태규, 강동호.「MP3 사용에 따른 청소년기 청각 기능 평가」.『한국청각언어재활학회 학술대회 발표논문집』 2008.
8. Alexander RW, Koenig AH, Cohen HS, Lebo CP. The effects of noise on telephone operators. J Occup Med 1979;21(1):21-25.
9. Axelsson A, Jerson T, Lindberg U, Lidgren F. Early noise-induced hearing loss in teenage boys. Scand Audiol 1981;10:91-96.
10. Chiusano SV, Lees PSJ, Breysse PN. An occupational noise exposure assessment for headset-wearing communications workers. App Occup Environ Hyg 1995;10(5):477-481.
11. Chung JH, Des Roches CM, Meunier J, Eavey RD. Evaluation of noise-induced hearing loss in young people using a web-based survey technique. Pediatrics 2005;115(4):861-867.
12. Dajani H, Kunov H. Real-time method for measurement of noise exposure from communication headsets. Applied Acoustics 1996;49(3):209-224.
13. Fligor BJ, Cox LC. Output levels of commercially available portable compact disc players and the potential risk to hearing. Ear Hear 2004;25(6):513-527.
14. Glorig A, Whitney LH, Flanagan JL, Guttman N. Hearing studies of telephone operating personnel. J Speech Hear Res 1969;12(1):169-78.
15. Hodgetts WE, Rieger JM, Szarko RA. The effects of listening environment and earphone style perferred listening levels of normal hearing adults using an mp3 player. Ear Hear 2007;28(3):290-297.
16. Health and Safety Executive. Advice regarding call centre working practices. 2006.
17. Meyer-Birth C. Epidemiological evaluation of hearing damage related to strongly amplified music (personal casette players), discotheques, rock concerts) high-definition audiometric survey on 1364 subjects. Audiology 1996;35:121-142.
18. Mujgan SS, Nese YA, Nuri I. Noise problems in a call centre-a case study. Building Acoustics. 2009;16(4):329-342.
19. Patel JA, Broughton K. Assessment of the noise exposure of call centre operators. Ann Occup Hyg 2002;46(8):653-661.
20. Planeau V. Noise hazards associated with the call centre industry. INRS, 2005.

21. Vogel I, Brug J, van der Ploeg CPB, Raat H. Strategies for the prevention of MP3-induced hearing loss among adolescents: expert opinions from a delphi study. Pediatrics 2009;123:1257-1262.

22. Vogel I, Brug J, Hosli EJ, van der Ploeg CPB, Raat H. MP3 players and hearing loss: adolescents' perceptions of loud music and hearing conservation. J Pediatr 2008;152(3):400-404.

23. Zogby J. Survey of teens and adult about the use of personal electronic devices and head phone. American Speech-Language-Hearing Association: Zogby International, 2006:1-24.

제15장 청력의 연령효과와 노인성 난청

1. 이지호, 이충렬, 유철인, 양승림, 김옥현, 조병만, 이수일, 김돈균.「소음노출 수준과 연령이 청력변동에 미치는 영향」.『대한산업의학회지』1999;11(2):137-152.

2. 최익수, 한영훈, 전병훈.「노인성 난청의 청각학적 고찰」.『대한청각학회지』1997;2(1):149-154.

3. Bielefeld EC, Tanaka C, Chen G, Henderson D. Age-related hering loss: Is it a preventable condition? Hearing Research 2010;264:98-107.

4. Cilento BW, Norton SJ, Gates GA. The effects of aging and hearing loss on distortion product otoacoustic emission. Otolaryngol Head Neck Surg 2003;129:382-389.

5. do Carmo LC, Médicis da Silveira JA, Marone SA, D'Ottaviano FG, Zagati LL, Dias von Söhsten Lins EM. Audiological study of an elderly Brazilian population. Braz J Otorhinolaryngol. 2008 May-Jun;74(3):342-9.

6. Fransen E, Lemkens N, Van Laer L, Van Camp G. Age-related hearing impairment(ARHI): environmental risk factors and genetic prospects. Experimental Gerontology 2003;38:353-359.

7. Garstecki DC, Erler SF. Older women and hearing. Am J Audiol 1995;4:41-46.

8. Handerson D, Subramaniam M, Boettcher FA. Individual susceptibility to noise-induced hearing loss: An old topic revisited. Ear & Hearing 14(3): 152-168, 1993.

9. Kim HN Kim SG, Lee HK, Ohrr HC, Moon SK, Chi JH, Lee EH, Park KH, Park DJ, Lee JH, Yi SW. Incidence of presbycusis of Korean populations in Seoul, Kyunggi and Kangwon provinces. J Korean Med Sci 2000;15:580-584.

10. Kim SH, Lim EJ, Kim HS, Park JH, Jamg SS, Lee SH. Sex differences in a cross sectional study of age-related hearing loss in Korean. Clin Exp Otorhinolaryngol 2010;3(1):27-31.

11. Schuknecht HF. Disorders of aging. In: Pathology of the ear. 2nd ed. Philadelphia: Lea & Febinger, 1993.

12. Schuknecht HF, Gacek MR. Cochlear pathology in presbycusis. Ann Otol Rhinol Laryngol 1993;102(1 Pt 2):1-16.

13. Toppila E, Pyykko I, Starck J. Age and noise-induced hearing loss. Scand Audiol 30(4): 236-244, 2001.

14. Wiley TL, Chappell R, Carmichael L, Nondahl DM, Cuickshanks KJ. Changes in hearing thresholds over 10 years in older adults. J Am Acad Audiol 2008;19(4):281-292.

제16장 건강행태(음주, 흡연 등)와 청력영향

1. Belle M, Sartori SA, Rossi AG. Alcoholism: effects on the cochleo-vestibular apparatus. Rev Bras Otorhinolaryngol 2007;73(1):116-122.

2. Blakley BW, Blakley JE. Smoking and middle ear disease: Are they related? A review article. Otolaryngology-Head and Neck Surgery 1995;112(3):441-446.

3. Cohen-Kerem R, Bar-Oz B, Nulman I, Papaioannou VA, Koren G. Hearing in children with fetal alcohol

spectrum disorder (FASD). Can J Clin Pharmacol 2007;14(3):e307-e312.

4. Fransen E, Topsakal V, Hendrickx J, Laer LV, Huyghe JR, Eyken EV, Lemkens N, Hannula S, Maki-Torkko E, Jensen M, Demeester K, Tropitzsch A, Bonaconsa A, Mazzoli M, Espeso A, Verbruggen K, Huyghe J, Huygen PLM, Kunst S, Manninen M, Diaz-Lacava A, Steffens M, Wienker TF, Pyykko I, Cremers CWRJ, Kremer H, Dhooge I, Stephens D, Orzan E, Pfister M, Bille M, Parving A, Sorri M, Heyning PV, Camp GV. Occupational noise, smoking, and a high body mass index are risk factors for age-related hearing impairment and moderate alcohol consumption is protective: a European population-based multicenter study. JARO 2008;9:264-276.

5. Itoh A, Nakashima T, Arao H, Wakai K, Tamakoshi A, Kawamura T, Ohno Y. Smoking and drinking habits as risk factors for hearing loss in the elderly: epidemiological study of subjects undergoing routine health checks in Aichi, Japan. Public Health 2001;115:192-196.

6. John U, Baumeister SE, Kessler C, Volzke H. Associations of carotid intima-media thickness, tabacco smoking and overweight with hearing disorder in a general population sample. Atherosclerosis 2007;195:e144-149.

7. Kable JA, Coles CD, Lynch ME, Carroll J. The impact of maternal smoking on fast auditory brainstem responses. Neurotoxicol Teratol 2009;31(4):216-224.

8. Korres S, Riga M, Balatsouras D, Papadakis C, Kanellos P, Ferekidis E. Influence of smoking on developing cochlea. Does smoking during pregnancy affect the amplitudes of transient evoked otoacoustic emissions in newborns? Int J Pediatric Otorhinolaryngol 2007;71:781-786.

9. Oliveira DCCM, Lima MAMT. Low and high frequency tonal threshold audiometry: comparing hearing thresholds between smokers and non-smokers. Braz J Otorhinolaryngol 2009;75(5):738-744.

10. Nomura K, Nakao M, Morimoto T. Effect of smoking on hearing loss: quality assessment and meta-analysis. Preventive Medicine 2005;40:138-144.

11. Noorhassim I, Rampal KG. Multiplicative effect of smoking and age on hearing impairment. Am J Otolaryngol 1998;19(4):240-243.

12. Pascboal CP, Azevedo MF. Cigarette smoking as a risk factor for auditory problems. Braz J Otorhinolaryngol 2009;75(6):893-902.

13. Pouryaghoub G, Mehrdad R, Mohammadi S. Interaction of smoking and occupational noise exposure on hearing loss: a cross-sectional study. BMC Public Health 2007;7:137.

14. Upile T, Sipauul F, Jerjes W, Singh S, Nouraei SAR, Maaytah ME, Andrews P, Graham J, Hopper C, Wright A. The acute effects of alcohol on auditory thresholds. BMC Ear Nose Throat Disord 2007;7:4.

제17장 일반 질병(당뇨, 신장질환 등)에 의한 청력영향 – 난청의 유형에 따른 특성과 원인 질환

1. Smith RJH, Hildebrand MS, Van Camp G. Deafness and Hereditary Hearing Loss Overview. In: Pagon RA, Bird TD, Dolan CR, Stephens K, editors. GeneReviews [Internet]. Seattle (WA): University of Washington, Seattle; 1993-1999 Feb 14 [updated 2010 Oct 14].

2. Staloff RT, Staloff J. Occupational hearing loss. 2nd ed. New York: Marcel Dekker Inc., 1993.

제18장 일반 질병(당뇨, 신장질환 등)에 의한 청력영향 – 당뇨와 난청

1. 김진석, 예민해, 천병렬, 우극현, 강윤식, 김건엽, 이영숙. 「성인 남성에서 흡연이 기도 청력역치에 미치는 영향」. 『예방의학회지』 1998;31(2):285-292.

2. 박완섭, 이종영, 정상재, 유재영, 최태성, 홍성철, 노성찬. 「소음노출 남성 근로자에서의 청력저하와 혈청 마그네슘의 관련성」. 『대한산업의학회지』 2000;12(1):12-25.

3. 정상재, 우극현, 박완섭, 유재영, 최태성, 김상우, 김진석. 「소음노출 남성 근로자의 고음영역 청력 손실과 관련 요인」. 『대한산업의학회지』 2000;12(2):187-197.

4. 홍성철, 배성욱, 이종영. 「감각신경성 청력손실에 영향을 미치는 제 요인에 관한 연구」. 『예방의학회지』 1998;31(2):249-264.

5. Agrawal Y, Platz EA, Niparko JK. Prevalence of hearing loss and differences by demographic characterisitics among US adults. Arch Intern Med 2008;168(14):1522-1530.

6. Alvarenga KF, Duarte JL Silva DPC, Agostinbo-Pesse RS, Negrato CA, Costa OA. Cognitive P300 potential in subjects with diabetes mellitus. Rev Bras Otorhinilaryngol 2005;71(2):202-207.

7. Bainbridge KE, Hoffman HJ, Cowie CC. Diabetes and hearing impairment in the United States: Audiometric evidence from the National Health and Nutrition Examination Survey, 1999 to 2004. Ann Intern Med 2008;149(1):1-10.

8. Bayazit Y, Bekir N, Gungor K, Kepekci Y, Mumbuc S, Kanlikama M. The predictive value of auditory brainstem responses for diabetic retinopathy. Auris Nasus Larynx 2000;27(3):219-222.

9. Bayazit Y, Yilmaz M, Kepekci Y, Mumbuc S, Kanlikama M. Use of the auditory brainstem response testing in the clinical evaluation of the patients with diabetes mellitus. J Neurol Sci 2000;181(1-2):29-32.

10. Chen YN, Liou CW, Huang CC, Lin TK, Wei YH. Maternally inherited diabetes and deafness (MIDD) syndrome: a clinical and molecular genetic study of a Taiwanese family. Chang Gung Med J 2004;27(1):66-73.

11. Cheng YJ, Gregg EW, Saaddine JB, Imperatore G, Zhang X, Albright AL. Three decade change in the prevalence of hearing impairment and its association with diabetes in the United States. Prev Med 2009;49(5):360-364.

12. Dalton DS, Klein BEK, Cruickshanks KJ, Wiley TL, Klein R. Association of NDDM and hearing loss. Diabetes Care 1998;21:1540-1544.

13. Di Nardo W, Del Nino M, Ghirlanda G, Di Girolamo S, Paludetti G, Magnani P, Cercone S, Di Leo MAS, Saponara C. Distortion-product otoacoustic emissions and selective sensorineural loss in IDDM. Diabetes Care 1998;21(8):1317-1321.

14. Diaz de Leon-Morales LV, Jauregui-Renaud K, Garay-Sevilla ME, Hernandez-Prado J, Malacara-Hernandez M. Auditory impairment in patients with type 2 diabetes melitus. Arch Med Res 2005;36(5):507-510.

15. Diniz TH, Guida HL. Hearing loss in patients with diabetes mellitus. Braz J Otorhinolaryngol 2009;75(4):573-578.

16. Frisina ST, Mapes F, Kim SH, Frisina DR, Frisina RD. Characterization of hearing loss in aged type II diabetics. Hear Res 2006;211(1-2):103-113.

17. Fukui M, Kitagawa Y, Nakamura N, Kadono M, Mogami S, Ohnishi M, Hirata C, Ichio N, Wada K, Kishimoto C, Okada H, Miyata H, Yoshikawa T. Idiopathic sudden hearing loss in patients with type 2 diabetes. Diabetes Res Clin Pract 2004;63(3):205-211.

18. Fukushima H, Cureoglu S, Schachern PA, Kusunoki T, Oktay MF, Fukushima T, Paparella MM, Harada T. Cochlear changes in patients with type 1 diabetes mellitus. Otolaryngol Head Neck Surg 2005;133(1):100-106.

19. Fukushima H, Cureoglu S, Schachern PA, Paparella MM, Harada T, Oktay MF. Effects of type 2 diabetes mellitus on cochlear structure in humans. Arch Otolaryngol Head Neck Surg 2006;132(9):934-938.

20. Gebhart SSP, Shoffner JM, Koontz D, Kaufman A, Wallace D. Insulin resistance associated with maternally inherited diabetes and deafness. Metabolism 1996;45(4):526-531.

21. Guillausseau PJ, Massin P, Dubois-LaForgue D, Timsit J, Virally M, Gin H, Bertin E, Blickle JF, Bouhanick B, Cahen J, Caillat-Zucman S, Charpentier G, Chedin P, Derrien C, Ducluzeau PH, Grimaldi A, Guerci B, Kaloustian E, Murat A, Olivier F, Paques M, Paquis-Flucklinger V, Porokhov B, Samuel-Lajeunesse J, Vialettes B. Maternally inherited diabetes and diabetes: a multicenter study. Ann Intern Med 2001;134(9 Pt 1):721-728.

22. Harris MI, Goldstein DE, Flegal KM, Little RR, Cowie CC, Wiedmeyer HM, Ererhardt MS, Byrd-Holt DD. Prevalence of diabetes, impaired fasting glucose, and impaired glucose tolerence in U.S. adults. Diabetes Care 1998;21(4):518-524.

23. Hong BN, Kang TH. Auditory neuropathy in streptozotocin-induced diabetic mouse. Neurosci Lett 208;431(3):268-272.

24. Ologe FE, Okoro EO, Oyejola BA. Hearing function in Nigerian children with a family of type 2 diabetes. Int J Pediatr Otorhinolaryngol 2005;69(3):387-391.

25. Maia CAS, de Campos CAH. Diabetes mellitus as etiological factor of hearing loss. Rev Bras Otorhinolaringol 2005;71(2):208-214.

26. Nagaoka J, dos Anjos MF, Takata TT, Chaim RM, Barros F, de Oliveira Penido N. Idiopathic sudden sensorineural hearing loss: evolution in the presence of hypertension, daibetes mellitus and dyslipidemias. Braz J Otorhinolaryngol 2010;76(3):363-369.

27. Najjar SS, Saikaly MG, Zaytoun GM, Abdelnoor A. Association of diabetes insipidus, diabetes mellitus, optic atrophy, and deafness. The Wolfram or DIDMOAD syndrome. Arch Dis Child 1985;60(9):823-828.

28. Ottavianii F, Dozio N, Neglia CB, Riccio S, Scavini M. Absence of otoacoustic emissions in insulin-dependent diabetic patients. Is there evidence for diabetic cochleopathy? J Diabetes Complications 2002;16(5):338-343.

29. Panchu P. Auditory acuity in type 2 diabetes mellitus. Int J Diabetes Dev Ctries 2008;28(4):114-120.

30. Ren J, Zhao P, Chen L, Xu A, Brown SN, Xiao X. Hearing loss in middle-aged subjects with type 2 diabetes mellitus. Arch Med Res 2009;40:18-23.

31. Sakuta H, Suzuki T, Yasuda H, Ito T. Type 2 diabetes and hering loss in personnel of the Self-Defense Forces. Diabetes Res Clin Pract 2007;75(2):229-234.

32. Sasso FC, Salvatore T, Tranchino G, Cozzolino D, Caruso AA, Persico M, Gentile S, Torella D, Torella R. Cochlear dysfunction in type 2 diabetes: a complication independent of neuropathy and acute hyperglycemia. Metabolism 1999;48(11):1346-1350.

33. Vasilyeva ON, Frisina ST, Zhu X, Walton JP, Frisina RD. Interactions of hearing loss and diabetes mellitus in the middle age CBA/CaJ mouse model of presbycusis. Hear Res 2009;249(1-2):44-53.

34. Wu HP, Hsu CJ, Cheng TJ, Guo YL. N-acetylcysteine attenuates noise-induced permanent hearing loss. Hear Res 2010;267(1-2):71-77.

제19장 일반 질병(당뇨, 신장질환 등)에 의한 청력영향 – 신장질환·류머티스성 관절염과 난청

1. 이금형, 박영학, 강준명, 김영옥, 이승균, 권용재, 조승호. 「혈액투석 환자의 청력손실」. 『한이인지』 1999;42:1112-1116.

2. 이승주, 허진욱, 심현준, 이성희. 「류머티스성 관절염 환자에서의 청력감소」. 『Korean J Otorhinolaryngol-Head Neck Surg』 2009;52:118-123.

3. Arnold W. Experimental studies on the pathogenesis of inner ear disturbances in renal diseases. Arch Otorhinolaryngol 1975;101:211-217.

4. Bains KS, Chopra H, Sandhu JS, Aulakh BS. Cochlear function in chronic kidney disease and renal transplantation: a longitudinal study. Transplant Proc 2007;39:1465-1468.

5. Bazzi C, Venturini CT, Pagani C, Arrigo G, D'Amico G. Hearing loss in short and long-term hemodialysed patients. Nephrol Dial Transplant 1995;10:1865-1868.

6. Bergstrom LV, Jenkins P, Sando I, English GM. Hearing loss in renal disease: Clinical and pathological studies. Ann Otol 1973;82:555-576.

7. Colletti V, Fiorino FG, Bruni L, Biasi D. Middle ear mechanics in subjects with rheumatoid arthritis. Audiology 1997;36(3):136-146.

8. Ferrara P, Modica A, Adelfio M, Salli L, Pappalardo A. Audio-vestibular changes in patients with rheumatoid arthritis. Minerva Med 1988;79(12):1043-1047.

9. Goodwill CJ, Lord IJ, Jones RP. Hearing in rheumatoid arthritis. A clinical and audiometric survey. Ann Rheum Dis 1972;31(3):170-173.

10. Gussen R. Atypical ossicle joint lesions in rheumatoid arthritis with sicca syndrome (Sjögren syndrome). Arch Otolaryngol 1977;103(5):284-286.

11. Halligan CS, Bauch CD, Brey RH, Achenbach SJ, Bamlet WR, Mc-Donald TJ, et al. Hearing loss in rheumatoid arthritis. Laryngoscope 2006;116(11):2044-2049.

12. Henrich WL, Thompson P, Bergstrom LV, Lum GM. Effect of dialysis on hearing acuity. Nephron 1977;18:348-351.

13. Hutchinson JC, Klodd DA. Electrophysiologic analysis of auditory, vestibular and brain stem function in chronic renal failure. Laryngoscope 1982;92:833-842.

14. Johnson DW, Mathog RH. Hearing function and chronic renal failure. Ann Otol 1976;85:43-49.

15. Kligerman AB, Solangi KB, Ventry IM, Goodman AI, Weseley SA. Hearing impairment associated with chronic renal failure. Laryngoscope 1981;91:583-591.

16. Magaro M, Zoli A, Altomonte L, Mirone L, Corvino G, DiGirolamo S, et al. Sensorineural hearing loss in rheumatoid arthritis. Clin Exp Rheumatol 1990;8(5):487-490.

17. Oda M, Preciado MC, Quick CA. Labyrinthine pathology of chronic renal failure patients treated hemodialysis and kidney transplantation. Laryngoscope 1974;84:1489-1506.

18. Oztürk A, Yalcin S, Kaygusuz I, Sahin S, Gök U, Karlidag T, et al. High-frequency hearing loss and middle ear involvement in rheumatoid arthritis. Am J Otolaryngol 2004;25(6):411-417.

19. Quick CA. The relationship between cochlea and kidney. Laryngoscope 1973;83:1467-1482.

20. Raut VV, Cullen J, Cathers G. Hearing loss in rheumatoid arthritis. J otolarygol 2001;30(5):289-294.

21. Rizvi SS, Holmes RA. Hearing loss from hemodialysis. Arch otolaryngol 1980;106:751-756.

22. Rosenberg JN, Moffat DA, Ramsden RT, Gibson WPR, Booth JB. Middle ear function in rheumatoid arthritis. Ann Rheum Dis 1978;37:522-524.

23. Shaheen FA, Mansuri NA, Sheikh IA, Al-Shaikh AM, Huraib SO, Zazgornik J, et al. Reversible uremic deafness: is it correlated with the degree of anemia? Ann Otol Rhinol Laryngol 1997;106:391-393.

24. Takatsu M, Higaki M, Kinoshita H, Mizushima Y, Koizuka I. Ear involvement in patients with rheumatoid arthritis. Otol Neurotol 2005;26(4):755-761.

25. Thodi C, Thodis E, Danielides V, Pasadakis P, Vargemezis V. Hearing in renal failure. Nephrol Dial Transplant. 2006;21(11):3023-3030.

26. Yassin A, Badry A, Fatt-hi A. The relationship between electrolyte balance and cochlear disturbances in cases of renal failure. J Laryngol 1970;84:492-495.

1. Anbari S, Isazadeh D, Safavi A, Alaie M, Azizi F. The role of dyslipidemia in sensorineural hearing loss in children. Int J Pediatr Otorhinolaryngol 2010;74(1):32-36.

2. Berrettini S, Ferri C, Ravecca F, LaCivita L, Bruschini L, Riente L, Mosca M, Sellari-Franceschini S. Progressive sensorineural hearing impairment in systemic vasculitis. Semin Arthritis Rheum 1998;27(5):301-318.

3. Chang NC, Yu ML, Ho KY, Ho CK. Hyperlipidemia in noise-induced hearing loss. Otolaryngol Head Neck Surg 2007;137(4):603-606.

4. Clark K, Sowers MR, Wallace RB, Jannausch ML, Lemke J, Anderson CV. Age-related hearing loss and bone mass in a population of rural women aged 60 to 85 years. Ann Epidemiol 1995;5(1):8-14.

5. El-Kady M, Durrant JD, Tawfik S, Abdel-Ghany S, Moussa AM. Study of auditory function in patients with chronic obstructive pulmonary diseases. Hear Res 2006;212(1-2):109-116.

6. Evans MB, Tonini R, Shope CD, Oghalai, Jerger JF, Insull W Jr, Brownell WE. Dyslipidemia and auditory function. Otol Neurotol 2006;27(5):609-614.

7. Gopinath B, Schneider J, Rochtchina E, Leeder SR, Mitchell P. Association between age-related hearing loss and stroke in an older population. Stroke 2009;40(4):1496-1498.

8. Hansen S. Postural hypotension-cochleo-vestibular hypoxia-deffness. Acta Otolaryngol Suppl 1988;449:165-169.

9. Hederstierna C, Hultcrantz M, Collins A, Rosenhall U. The menopause triggers hearing decline in healthy women. Hear Res 2010;259(1-2):31-35.

10. Hendricks-Munoz KD, Walton JP. Hearing loss in infants with persistent fetal circulation. Pediatrics 1988;81(5):650-656.

11. Huizing E, De Groot J. Densitometry of the cochlear capsule and correlation between bone density loss and bone conduction hearing loss in otosclerosis. Acta Otolaryngol 1987;103(5-6):464-468.

12. John U, Baumeister SE, Kessler C, Volzke H. Associations of carotid intima-media thickness, tobacco smoking and overweight with hearing disorder in a general population sample. Athersclerosis 2007;195(1):e144-149.

13. Jones NS, Davis A. A prospective case-controlled study of 197 men, 50-60 years old, selected at random from a population at risk from hyperlipidaemia to examine the relationship between hyperlipidaemia and sensorineural hearing loss. Clin Otolaryngol Allied Sci 1999;24(5):449-456.

14. Jones NS, Davis A. A prospective case-controlled study of 50 consecutive patients presenting with hyperlipidaemia. Clin Otolaryngol Allied Sci 2001;26(3):189-196.

15. Kilicdag EB, Yavuz H, Bagis T, Tarim E, Erkan AN, Kazanci F. Effects of estrogen therpy on hearing in postmenopausal women. Am J Obstet Gynecol 2004;190(1):77-82.

16. Klein BEK, Cruickshanks KJ, Mondahl DM, Klein R, Dalton DS. Cataract and hearing loss in a population-based study: The Beaver Dam studyies. Am J Ophthalmol 2001;132(4):537-543.

17. Lee FS, Matthews LJ, Mills JH, Dubno JR, Adkins WY. Analysis of blood chemistry and hearing levels in a sample of older persons. Ear Hear 1998;19(3):180-190.

18. Liew G, Wong TY, Mitchell P, Newall P, Smith W, Wang JJ. Retinal microvascular abnormalities and age-related hearing loss: the Blue Mountain Hearing Study. Ear Hear 2007;28(3):394-401.

19. Lin HC, Chao PZ, Lee HC. Sudden sensorineural hearing loss increases the risk of stroke. A 5-year follow-up study. Stroke 2008;39(10):2744-2748.

20. Maciaszczyk K, Durko T, Waszczykowska E, Erkiert-Polguj AE, Pajor A. Auditory function in patients with systemic lupus erythematosus. Auris Nasus Larynx 2011;38(1):26-32.

21. Mills JA, Ryals BM. The effects of reduced cerebrovascular circulation on the auditory brainstem response(ABR). Ear Hear 1985;6(3):139-143.

22. McFarland RA. Psychophysiological studies at the high altitude in the Andes. Sensory and motor responses during acclimatization. J Comp Psychol 1937;23:227-258.

23. Moski SS, Pierce S, Holowach J, Sassin JF. Normal brainstem auditory evoked potentials recorded in sleep apneics during waking and as a function of arterial oxygen saturation during sleep. Electroencephalogr Clin Neurophysiol 1981;51(5):477-482.

24. Petasnick JP. Tomography of the temporal bone in Paget's disease. Am J Roentgenol Radium Ther Nucl Med 1969;105(4):838-843.

25. Strome M, Topf P, Vernick DM. Hyperlipidemia in association with childhood sensorineural hearing loss. Laryngoscope 1988;98(2):165-169.

26. Suzuki K, Kaneko M, Murai K. Influence of serum lipids on auditory function. Laryngoscope 2000;110(10 Pt 1):1736-1738.

27. Yoshioka M, Uchida Y, Sugiura S, Ando F, Shimokata H, Nomura H, Nakashima T. The impact of arterial sclerosis on hearing with and without occupational noise exposure: A population-based aging study in males. Auris Nasus Larynx 2010;37(5):558-564.

제21장 화학물질의 이독성

1. 김규상, 김소연, 이나루, 고경선, 이정오, 정호근. 「조선업 종사 근로자의 직종에 따른 청력 영향」. 『대한청각학회지』 2002;6(2):95-110.

2. 신혜련, 이종영, 우극현, 김진석. 「비디오테이프 제조업체 근로자에서의 유기용제 폭로가 청력에 미치는 영향」. 『예방의학회지』 1997;30(1):61-68.

3. Bencko V, Symon K. Test of environmental exposure to arsenic and hearing changes in exposed children. Environ Health Perspect 1977;19:95-101.

4. Choi. IS. Brainstem auditory evoked potentials in acute carbon monoxide poisoning. Yonsei Med J 1985;26:29-34.

5. D'Alonzo BJ, Cantor A. Ototoxicity: etiology and issues. J Fam Prac 1983;16(3):489-494.

6. Fechter LD, Young JS, Nuttall AC. Trimethyltin ototoxicity: evidence for a cochlear site of injury. Hear Res 1986;23:33-38.

7. Forst LS, Freels S, Persky V. Occupational lead exposure and hearing loss. J Occup Environ Med 1997 Jul;39(7):658-660.

8. Huang CC, Chu NS. Evoked potentials in chronic n-hexane intoxication. Clin Electroencephalogr 1989;20:162-168.

9. Johnson AC, Juntunen L, Nylen P, Borg E, Hoglund G. Effect of interaction between noise and toluene on auditory function in the rat. Acta Otolaryngol 1988;105:56-63.

10. Makashima K. Otoneurologic manifestations following carbon monoxide poisoning. J Acoust Soc Am 1988;84:38.

11. Mizukoshi K, Watanabe Y, Kobayashi H, Nikano Y, Koide C, Inomata S, Saitoh N. Neurological follow-up studies upon Minamata disease. Acta Otolaryngol (Stockh) 1989;Suppl 468:353-357.

12. Miujser H, Hoogendijk EMG, Hooiisma J. The effects of occupational exposure to styrene on high-frequency hearing thresholds. Toxicology 1988;49:331-340.

13. Moller C, Odkvist L, Larsby B, Tham R, Ledin T, Bergholtz L. Otoneurological findings in workers exposed to styrene. Scand J Work Environ Health 1990;16:189-194.

14. Morata TC, Dunn DE, Kretschmer LW, Lemasters GK, Keith RW. Effects of occupational exposure to

organic solvents and noise on hearing. Scand J Work Environ Health 1993;19(4):245-254.

15. Morata TC, Fiorini AC, Fischer FM, Colacioppo S, Wallingford KM, Krieg EF, Dunn DE, Gozzoli L, Padrao MA, Cesar CL. Toluene-induced hearing loss among rotogravure printing workers. Scand J Work Environ Health 1997;23(4):289-298.

16. Lataye R, Campo P. Combined effects of a simultaneous exposure to noise and toluene on hearing function. Neurotoxicol Teratol. 1997;19(5):373-382.

17. Pryor GT, Dickinson J, Feeney E, Rebert CS. Hearing loss in rats first exposed to toluene as weanlings or as young adults. Neurobehav Toxicol Teratol 1984;6(2):111-119.

18. Pryor GT, Dickinson J, Howd RA, Rebert CS. Neurobehavioral effect of subchronic exposure of weanling rats to toluene or hexane. Neurobehav Toxicol Teratol 1983;5:47-52.

19. Pryor GT, Dickinson J, Howd RA, Rebert CS. Transient cognitive deficits and high-frequency hearing loss in rats exposed to toluene. Neurobehav Toxicol Teratol 1983;5:53-57.

20. Pryor GT, Howd RA. Toluene-induced ototoxicity by subcutaneous injection. Neurobehav Toxicol Teratol 1986;8:103-104.

21. Pryor GT, Rebert CS, Dickinson J, Feeney EM. Factors affecting toluene-induced ototoxicity in rats. Neurobehav Toxicol Teratol 1984;6:223-238.

22. Pryor GT, Rebert CS, Howd RA. Hearing loss in rats caused by inhalation of mixed xylenes and styrene. J Appl Toxicol 1987;7:55-61.

23. Rebert CS, Houghton PW, Howd RA, Pryor GT. Effects of hexane on the brainstem auditory response and caudal nerve action potential. Neurobehav Toxicol Teratol 1982;4:79-85.

24. Rybak LP. Hearing: the effects of chemicals. Otolaryngol Head Neck Surg 1992;106(6):677-686.

25. Schwartz J, Otto D. Blood lead, hearing thresholds, and neurobehavioral development in children and youth. Arch Environ Health 1987;42(3):153-60.

26. Sliwinska-Kowalska M, Zamyslowska-Szmytke E, Szymczak W, Kotylo P, Fiszer M, Dudarewicz A, Wesolowski W, Pawlaczynska-Luszczynska M, Stolarek R. Hearing loss among workers exposed to moderate concentrations of solvents. Scand J Work Environ Health 2001;27(5):335-342.

27. Sliwinska-Kowalska M, Zamyslowska-Szmytke E, Szymczak W, Kotylo P, Fiszer M, Wesolowski W, Pawlaczynska-Luszczynska M. Exacervation of noise-induced hearing loss by co-exposure to workplace chemicals. Environ Toxicol Phamacol 2005;19:547-553.

28. Sulkowski W. Clinical usefulness of audiometry and electronystagmography in the diagnosis of carbon disulfide poisoning. Medycyna Pracy 1979;30:135-145.

29. Szulc-Kuberska J, Tronczynska J, Latkowski B. Otoneurological investigations of chronic trichloroethylene poisoning. Minerva Otorhinolaryngol 1976;26:108-112.

제22장 소음 이외 물리적 요인(진동, 라디오파, 방사선 등)에 의한 청력영향

1. 김종선, 정하원. 「해녀에서의 이과학적인 변화」. 『대한이비인후과학회지』 1994;37(3):430-436.

2. 손석준, 박철순. 「공기 잠수 후 발생한 내이감압병에 의한 일측 지각신경성 난청」. 『해양의학』 1990;10(1):63-74.

3. 윤석근. 「스쿠버 다이빙에 의한 이과적 압력손상」. 『대한이비인후과학회지』 1994;37(3):421-429.

4. 윤석근, 유우종. 「모의 잠수 후 기니픽 중이의 압력손상」. 『대한이비인후과학회지』 1997;40(5):732-738.

5. 윤재국, 유철인, 이지호. 「수부의 국소진동 노출이 청각에 미치는 영향」. 『대한직업환경의학회지』

2011;23(1):18-30.

6. 이미영, 이충원. 「일부 사무직 근로자의 휴대폰 사용과 청력과의 관계」. 『대한산업의학회지』 2002;14(1):47-56.

7. Bove AA, Davis JC. Diving medicine. 2nd Ed. Philadephia, WB Saunders Company, pp.9-18, 1990.

8. Brown DD, Giordano F, Hollien H. Noise levels in a hyperbaric chamber. Sound Vib 1977;11:28-31.

9. Edmonds C. Hearing loss with frequent diving. Undersea Biomedical Res 1985;12(3):315-319.

10. Farmer Jr JC, Thomas WG, Preslar M. Human auditory responses during hyperbaric helium oxygen exposures. Surg Forum 1971;22:456-458.

11. Guignard JC, Coles RRA. Effects of infrasonic vibration on the hearing. Fifth Int Congr Acoustics, Liege. 1965.

12. Hamernik RP, Handerson D, Coling D, Salvi R. Influence of vibration on symptomatic threshold shift produced by impulse noise. Audiol 1981;20(3):259-269.

13. Hamiton PM. Undrewater hearing thresholds. J Acoust Soc Am 1957;29:792-794.

14. Hollien H, Brandt JF. The effect of air bubbles in the external auditory meatus on underwater hearing thresholds. J Acoust Soc Am 1969;46:384-387.

15. Hollien H, Feinstein SH. Contribution of external auditory meatus to auditory sensitivity underwater. J Acoust Soc Am 1975;57:1488-1492.

16. Honore HB, Bentzen SM, Moller K, Grau C. Sensori-neural hearing loss after radiotherapy for nasopharyngeal carcinoma: individualized risk estimation. Radiother Oncol 2002;65(1):9-16.

17. Iki M, Kurumatani N, Moriyama T, Oqata A. Vibration-induced white finger and auditory susceptibility to noise exposure. Kurume Med J 1990;37 Suppl:S33-44.

18. Kaimio M, Jauhiainen T, Kohonen A, Tarkkanen J. Whole body infrasonic vibration effects on the cochlea. Environ Res 1970;3(5-6):425-429.

19. Karlidağ T, Kaygusuz I, Keles E, Yalcin S, Serhatlioglu SS, Acik Y, Öztürk L. Hearing in workers exposed to low-dose radiation for a long period. Hearing Research 2004;194(1-2):60-64.

20. Kashiwamura M, Fukada S, Chida E, Satoh N, Inuyama Y. Sensorineural hearing loss induced by radiation as a late effect: five cases followed by audiogram. Auris Na녀 Larynx 2001;28 Suppl:S111-S115.

21. Kellenyi L, Thuroczy GY, Faludy B, Lenard L. Effects of mobile GSM radiotelephone exposure on the auditory brainstem response. Neurobiology 1999;7(1):79-81.

22. Kwong DLW, Wei WI, Sham JST, Ho WK, Yuen PW, Chua DTT, Au DKK, Wu PM, Choy DTK. Sensorineural hearing loss in patients treated for nasopharyngeal carcinoma: a prospective study of the effect of radiation and cisplantin treatment. Int J Radiat Oncol Biol Phys 1996;36(2):281-289.

23. Mencher GT, Novotny G, Mencher L, Gulliver M. Ototoxicity and irradiation: Additional etiologies of hearing loss in adults. J Am Acad Audiol 1995;6(5):351-357.

24. Meric F, Dasdag S, Vergili K. Do radiofrequency radiation affect the auditory system of people with occupational exposure? Environ Health Prev Med 1998;3:55-58.

25. Montague WE, Strickland JF. Sensitivity of the water-immersed ear to high-and-low-level tones. J Acoust Soc Am 1961;31:1121-1125.

26. Neblett LM. Otolaryngology and sport scuba diving. Update and guidelines. Ann Otol Rhinol Laryngol Suppl. 1985;115:1-12.

27. Oktay MF, Dasdag S, Akdere M, Cureoglu S, Cebe M, Yazicioglu M, Topcu I, Meric F. Occupational safety: effects of workplace radiofrequencies on hearing function. Arch Med Res 2004;35(6):517-521.

28. Pinter I. Hearing loss of forest workers and of tracter operators (interaction of noise with vibration). Proc Int Congr on noise as a public health problem. Arlington, Virginia 18 May 1973. The USA Environmental Protection Agency, Office of Noise Abatement and Control, Washington, pp.315-327.

29. Pyykko I, Koskimies K, Starck J, Pekkarinen J, Farkkila M. Risk factors in the genesis of sensorineural hearing loss in Finnish forestry workers. Br J Ind Med 1989;46(7):439-446.

30. Pyykko I, Pekkarinen J, Starck J. Sensory-neural hearing loss during combined noise and vibration exposure. An analysis of risk faxctors. Int Arch Occup Environ Health 1987;59(5):439-454.

31. Starck J, Pekkarinen J, Pyykko I. Impulse noise and hand-arm vibration in relation to sensory neural hearing loss. Scand J Work Environ Health 1988;14(4):265-271.

32. Zhu S, Sakakibara H, Yamada S. Combined effects of hand-arm vibration and noise on temporary threshold shifts of hearing in healthy subjects. Int Arch Occup Environ Health 1997;69(6):433-436.

제23장 특수 종사자의 청력영향 – 공공 근무 종사자

1. 류은영. 「철도기관사의 청력상태 조사연구」. 한림대학교 사회복지대학원 석사학위논문. 2005.

2. 문경호, 유원희, 김재철. 「객차 및 동력차 실내소음에 관한 실험적 연구」. 한국철도학회 학술대회. 2000.

3. 박진규. 「한국형 고속철도의 실내소음 예측에 관한 연구」. 석사학위논문. 홍익대학교 대학원. 2001.

4. 박춘수, 김기환, 서승일, 이태형, 박찬경. 「한국형 고속 전철 개발열차의 차량별 속도에 따른 실내 소음 특성 분석」. 한국철도학회 학술대회. 2004.

5. 배숙. 「철도 차량의 내부 소음 측정 연구」. 석사학위논문. 단국대학교 교육대학원. 1997.

6. 이정학, 김진숙, 오상용, 김규상, 조수진. 「정상 성인의 연령에 따른 청력역치의 변화」. 『대한청각 학회지』 2003;7(1):15-23.

7. 장봉기, 손부순, 강문수, 박종안, 이종화. 「한국인 남성의 연령별 청력 역치 수준」. 『한국보건협회 학술지』 2000;26(4):471-475.

8. Barbosa ASM, Cardoso MRA. Hearing loss among workers exposed to road traffic noise in the city of Sao Paulo in Brazil. Auris Nasus Larynx 2005;32:17-21.

9. Brons M, Nijkamp P, Pels E, Rietveld P. Railroad noise: economic valuation and policy. Transportation Research Part D 2003;8:169-184.

10. Clark WW, Bohl CD. Hearing levels of firefighters: risk of occupational noise-induced hearing loss assessed by cross-sectional and longitudinal data. Ear Hear 2005;26(3):327-340.

11. Guida HL, Diniz TH, Kinoshita SK. Acoustic and psychoacoustic analysis of the noise produced by the police force firearms. Braz J Otorhinolaryngol 2011;77(2):163-170.

12. Ingle ST, Pachpande BG, Wagh ND, Attarde SB. Noise exposure and hearing loss among the traffic policemen working at busy streets of Jalgaon urban centre. Transportation Research Part D 10 2005:69-75.

13. Kales SN, Freyman RL, Hill JM, Polyhronopoulos GN, Aldrich JM, Christiani DC. Firefighter's hearing: a comparison with population databases from the Intenational Standards Organization. JOEM 2001;43(7):650-656.

14. Lesage FX, Jovenin N, Deschamps F, Vincent S. Noise-induced hearing loss in French police officers. Occup Med(Lond) 2009;59(7):483-486.

15. Pawlaczyk-Luszczynska M, Dudarewicz A, Bak M, Fiszer M, Kotylo P, Sliwinska-Kowalaska M. Temporary changes in hearing after exposure to shooting noise. Int J Occup Med Environ Health 2004;17(2):285-293.

16. Reischl U, Hanks TG, Reischl P. Occupational related fire fighter hearing loss. Am Ind Hyg Assoc J

1981;42:656-662.

17. Reischl U, Herbert SB, Reischl P. Fire fighter noise exposure. Am Ind Hyg Assoc J 1979;40(6):482-489.

18. Sharif A, Taous A, Siddique BH, Dutta PG. Prevalence of noise induced hearing loss among traffic police in Dhaka Metropolitan City. Mymensingh Med J 2009;18(1 Suppl):S24-28.

19. Thomas N, Mariah AN, Fuda A, Kulijit S, Philip R. Noise exposure and noise induced hearing loss among Kuala Lumpur traffic point duty personnel. Med J Malaysia 2007;62(2):152-155.

20. Tubbs RL. Noise and hearing loss in firefighting. Occup Med 1995;10(4):843-856.

21. Tubbs RL. Occupational noise exposure and hearing loss in fire fighters assigned to airport fire stations. Am Ind Hyg Assoc J 1991;52(9):372-378.

22. Wu CC, Young YH. Ten-year longitudinal study of the effect og impulse noise exposure from gunshot on inner ear function. Int J Audiol 2009;48(9):655-660.

제24장 특수 종사자의 청력영향 – 군인

1. 계원철, 이남수, 정원영, 곽락오. 「아군 제트 조종사 급 제트 정비사의 오디오그램」. 『항공의학』 1955;3(4):106-113.

2. 김규상, 정호근. 「특수병과의 과거 군 소음노출이 소음노출 작업자의 청력에 미치는 영향」. 『예방의학회지』 2003;36(2):137-146.

3. 김규상, 정호근. 「소음노출 작업자의 이명의 특성과 이에 영향을 미치는 요인」. 『대한산업의학회지』 2002;14(4):436-447.

4. 김헌, 조수헌, 임현술. 「군 복무 시 사격 및 포격훈련에 의한 소음폭로력이 청력에 미치는 영향」. 『예방의학회지』 1991;24(1):86-92.

5. 박기현, 윤상원, 우훈영, 나승훈, 반영덕, 정진선. 「○군 항공장교의 소음성 난청에 대한 임상청각학적 고찰」. 『대한이비인후과학회지』 1984;27(1):20-27.

6. 오희철, 육순오, 박지관, 이학용. 「해군 함상근무자의 청력 손실 및 형태에 관한 연구」. 『해양의학』 1981;4:81-91.

7. 이선철. 「육군에서의 소음」. 『현대의학』 1965;2(6):589-591.

8. 이수진. 「공군 조종사 및 지상 근로자의 청력손실과 위험요인」. 『항공우주의학』 1999;9(2):176-184.

9. 정명현, 김희남, 김영명, 김기령, 이원상. 「충격소음이 내이 청각기관에 미치는 영향에 관한 실험적 연구」. 『대한이비인후과학회지』 1985;28(3):227-256.

10. Alberti PW. Tinnitus in occupational hearing loss: nosological aspects. J Otolaryngol 1987;16(1):34-35.

11. Bohnker BK, Page JC, Rovig G, Betts LS, Muller JG, Sack DM. U.S. Navy and Marine Corps Hearing Conservation Program, 1995-1999: mean hearing thresholds for enlisted personnel by gender and age groups. Mil Med 2002;167(2):132-135.

12. Chen TJ, Chiang HC, Chen SS. Effects of aircraft noise on hearing and auditory pathway function of airport employees. J Occup Med 1992;34(6):613-619.

13. Chung DY, Gannon RP, Mason K. Factors affecting the prevalence of tinnitus. Audiology 1984;23(5):441-452.

14. Coles RRA. Epidemiology of tinnitus: (1) Prevalence. J Laryngol Otol Suppl 1984;9:7-15.

15. Collee A, Legrand C, Govaerts B, Van Der Veken P, De Boodt F, Degrave E. Occupational exposure to noise and the prevalence of hearing loss in a Begian millitary population: A cross-sectional study. Noise Health 2011;13(50):64-70.

16. Gold S, Attias J, Cahani M, Shahar A. Hearing loss as a result of basic military training. Harefuah

1989;116(7):377-379.

17. Henselman LW, Henderson D, Shadoan J, Subramaniam M, Saunders S, Ohlin D. Effects of noise exposure, race, and years of service on hearing in U.S. Army soldiers. Ear Hear 1995;16(4):382-391.

18. ISO. Acoustics: Determination of occupational noise exposure and estimate of noise-induced hearing impairment. International Organization for Standardization, ISO 1999:1990, Switzerland.

19. Keim RJ. Impulse noise and neurosensory hearing loss. Relationship to small arms fire. Calif Med 1970;113(3):16-19.

20. Kiukaanniemi H, Lopponen H, Sorri M. Noise-induced low- and high-frequency hearing losses in Finnish conscripts. Mil Med 1992;157(9):480-482.

21. Klockhoff I, Lyttkens L, Svedberg A. Hearing damage in military service. A study on 38,294 conscripts. Scand Audiol 1986;15(4):217-222.

22. Labarere J, Lemardeley P, Vincey P, Desjeux G, Pascal B. Acute acoustic trauma in military personnel. Evaluation of 1 year epidemiologic surveillance. Presse Med 2000;29(24):1341-1344.

23. McShane DP, Hyde ML, Alberti PW. Tinnitus prevalence in industrial hearing loss compensation claimants. Clin Otolaryngol 1988;13:323-330.

24. Owen MJ. A survey of hearing loss in Army aircrew. Occup Med 1996;46:53-58.

25. Paakkonen R, Lehtomaki K. Protection efficiency of hearing protectors against military noise from handheld weapons and vehicles. Noise Health 2005;;7(26):11-20.

26. Paul DR, Chai SL, Thomas M. Hearing in military personnel. Ann Acad Med Singapore 1979;8(2):164-171.

27. Pekkarinen J, Iki M, Starck J, Pyykko I. Hearing loss risk from exposure to shooting impulses in workers exposed to occupational noise. Br J Audiol 1993;27(3):175-182.

28. Pelausa EO, Abel SM, Simard J, Dempsey I. Prevention of noise-induced hearing loss in the Canadian military. J Otolaryngol 1995;24(5):271-280.

29. Phillips YY, Zajtchuk JT. Blast injuries of the ear in military operations. Ann Otol Rhinol Laryngol Suppl 1989;140:3-4.

30. Salmivalli A. Military audilogical aspects in noise-induced hearing losses. Acta Otolaryngol Suppl 1979;360:96-97.

31. Savolainen S, Lehtomaki KM. Impulse noise and acute acoustic trauma in Finnish conscripts. Number of shots fired and safe distances. Scand Audiol 1997;26(2):122-126.

32. Temmel AF, Kierner AC, Steurer M, Riedl S, Innitzer J. Hearing loss and tinnitus in acute acoustic trauma. Wien Klin Wochenschr 1999;111(21):891-893.

33. Ylikoski J. Acute acoustic trauma in Finnish conscripts. Etiological factors and characteristics of hearing impairment. Scand Audiol 1989;18(3):161-165.

34. Ylikoski J, Juntunen J, Matikainen E, Ylikoski M, Ojala M. Subclinical vestibular pathology in patients with noise-induced hearing loss from intense impulse noise. Acta Otolaryngeal(Srcokh) 1988;105:558-563.

35. Ylikoski ME. Prolonged exposure to gunfire noise among professional soldiers. Scand J Work Environ Health 1994;20(2):87-92.

36. Ylikoski ME, Ylikoski JS. Hearing loss and handicap of professional soldiers exposed to gunfire noise. Scand J Work Environ Health 1994;20(2):93-100.

제25장 특수 종사자의 청력영향 – 음악가

1. Arnold GE, Miskolczy-Fodor F. Pure-tone thresholds of professional pianists. Arch Otolaryngol 1960;71:938-947.

2. Axelsson A, Lindgren F. Hearing in pop musicians. Acta Otolaryngol 1978;85(3-4):225-231.

3. Axelsson A, Lindgren F. Temporary threshold shift after exposure to pop music. Scand Audiol 1978;7(3):127-135.

4. Axelsson A, Lindgren F. Hearing in classical musicians. Acta Otolaryngol 1981;377(Suppl.):3-74.

5. Berghoff F. Hobrleistung und berufsbedingte Horschadigung des Orchestermuskers mit einem Beitrag zur Pathophysiologie des Larmtraumatischen Horschadens, dissertation(1968) Cited in A. Axelsson, and F. Lindgren: Hearing in classical musicians, Acta Otolaryngol 1981;(suppl 377):3-74.

6. ISO 7029. Hearing threshold level associated with age for an otologically normal population. Geneva: International Organization for Standardisation, 1984.

7. Jatho K, Hellmann H. The problem of acoustic trauma in orchestra musicians. HNO 1972;20(1):21-29.

8. Jerger J, Jerger S. Temporary threshold shift in rock-and-roll musicians. J Speech Hear Res 1970;13(1):221-4.

9. Johnson DW, Sherman RE, Aldridge J, Lorraine A. Effects of instrument type and orchestral position on hearing sensitivity for 0.25 to 20kHz in the orchestral musician. Scand Audiol 1985;14(4):215-221.

10. Johnson DW, Sherman RE, Aldridge J, Lorraine A. Extended high frequency hearing sensitivity. A normative threshold study in musicians. Ann Otol Rhinol Laryngol 1986;95(2 Pt 1):196-202.

11. Juman S, Karmody CS, Simeon D. Hearing loss in steelband musicians. Otolaryngol Head Neck Surg 2004;131(4):461-5.

12. Kahari K, Zachau G, Eklof M, Moller C. The influence of music and stress on musicians' hearing. J Sound Vib 2004;277:627-631.

13. Laitinen HM, Toppila EM, Olkinuora PS, Kuisma K. Sound exposure among the Finnish National Opera personnel. Appl Occup Environ Hygi 2003;18(3):177-182.

14. Lebo CP, Oliphant KP. Music as a source of acoustic trauma. Laryngoscope 1968;78(7):1211-1218.

15. Lee J, Behar A, Kunov H, Wong W. Musicians' noise exposure in orchestra pit. Appl Acoust 2005;66:919-931.

16. McBride D, Gill F, Proops D, Harrington M, Gardiner K, Attwell C. Noise and the classical musician. Br Med J 1992;305(6868):1561-1563.

17. Morais D, Benito JI, Almaraz A. Acoustic trauma in classical music players. Acta Otorrinolaringol Esp 2007;58(9):401-407.

18. Ostri B, Eller N, Dahlin E, Skylv G. Hearing impairment in orchestral musicians. Scand Audiol 1989;18(4):243-249.

19. Reddell RC, Lebo CP. Ototraumatic effects of hard rock music. Calif Med 1972;116:1-4.

20. Rintelmann WF, Borus JF. Noise-induced hearing loss and rock and roll music. Arch Otolaryngol 1968;88(4):377-385.

21. Schmuziger N, Patscheke J, Probst R. Hearing in nonprofessional pop/rock musicians. Ear Hear 2006;27(4):321-330.

22. Siroký J, Sevcíková L, Folprechtová A, Miksovská O. Audiologic examination of musicians of a symphonic orchestra in relation to acoustic conditions. Cesk Otolaryngol 1976;25(5):288-94.

23. Steurer M, Simak S, Denk DM, Kautzky M. Does choir singing cause noise-induced hearing loss? Audiology 1998;37(1):38-51.

24. Toppila E, Koskinen H, Pyykkö I. Hearing loss among classical-orchestra musicians. Noise Health 2011;13(50):45-50.

25. West PD, Evans EF. Early detection of hearing damage in young listeners resulting from exposure to amplified music. Br J Audiol 1990;24(2):89-103.

26. Yassi A, Pollock N, Tran N, Cheang M. Risks to hearing from a rock concert. Can Fam Physician 1993;39:1045-1050.

1. 김규상. 「조선업에서의 건강장해 연구-직업성 청력장해를 중심으로」. 산업안전보건연구원, 1997.
2. 김규상, 김소연, 이나루, 고경선, 이정오, 정호근. 「조선업 종사 근로자의 직종에 따른 청력 영향」. 『대한청각학회지』 2002;6(2):95-110.
3. 김규상, 김은아, 김건형, 김대성. 「특수건강진단 대상자의 유해인자 노출과 질병과의 관련성 연구 (I)-소음 작업환경측정과 특수건강진단 결과를 중심으로」. 한국산업안전보건공단 산업안전보건연구원, 2010.
4. 김규상, 정태기. 「용접 불꽃에 의한 고막 천공 증례」. 『대한산업의학회지』 1999;11(1):113-118.
5. 김준연, 김병수, 이채언, 전진호, 이종태, 김진옥. 「제조업 산업장의 소음 작업환경 실태에 관한 조사 연구」. 『예방의학회지』 1986;19(1):16-30.
6. 신용철, 이광용. 「조선업의 도장 작업 시 취급하는 도료 중 유해물질 성분에 관한 연구」. 『한국산업위생학회지』 1999;9(1):156-172.
7. 신혜련, 이종영, 우극현, 김진석. 「비디오테이프 제조업체 근로자에서의 유기용제 폭로가 청력에 미치는 영향」. 『예방의학회지』 1997;30(1):61-68.
8. 이지호, 고영주, 이헌, 강정학, 유철인, 이충렬, 김양호. 「유기용제 노출이 직업적 청력손실에 미치는 영향」. 『대한산업의학회지』 2000;12(4):537-546.
9. 이지호, 유철인, 이충렬, 이헌, 최영희, 김남정, 김양호. 「청력상한치를 이용한 복합유기용제의 이독성 연구」. 『대한산업의학회지』 2004;16(4):391-400.
10. Barregard L, Axelsson A. Is there an ototraumatic interaction between noise and solvents? Scand Audiol 1984;13:151-155.
11. Bartlett B. The hazards of welding. Pluto Press, 1987.
12. Bilski B. Influence of volatile organic compounds on hearing organ and auditory pathways. Med Pr 2003;54(5):481-485.
13. Forst LS, Freels S, Persky V. Occupational lead exposure and hearing loss. J Occup Environ Med 1997;39(7):658-660.
14. Frenkiel S, Alberti PW. Traumatic thermal injuries of the middle ear. J Otolaryngol 1977;6(1):17-22.
15. Griffin WL. A retrospective study of traumatic membrane perforations in a clinical practice. Laryngoscope 1979;89:261-282.
16. Hamernik RP, Handerson D, Coling D, Salvi R. Influence of vibration on asymptomatic threshold shift produced by impulse noise. Audiol 1981;20:259-269.
17. Lukan N. Burn injuries of the middle ear. ORL J Otorhinolaryngol Relat Spec 1991;53(3):140-142.
18. Morioka I, Kuroda M, Miyashita K, Takeda S. Evaluation of organic solvent ototoxicity by the upper limit of hearing. Arch Environ Health 1999;54(4):341-346.
19. Morioka I, Miyai N, Yamamoto H, Miyashita K. Evaluation of combined effects of organic solvents and noise by the upper limit of hearing. Ind Health 2000;38:252-257.
20. Panosian MS, Dutcher PO Jr. Transtympanic facial nerve injury in welders. Occup Med (Oxf) 1994;44(2):99-101.
21. Pekkarinen J, Starck J. A comparison of hearing losses in the workers of a shipyard and in loggers in relation to individual risk factors. Gig Tr Prof Zabol 1990;(10):15-18.
22. Schwartz J, Otto D. Blood lead, hearing thresholds, and neurobehavioral development in children and youth. Arch Environ Health 1987;42(3):153-60.
23. Starck J, Pekkarinen J, Pyykko I. Impulse noise and hand-arm vibration in relation to sensory neural hearing

loss. Scand J Work Environ Health 1988;14(4):265-271.

24. Stage J, Vinding T. Metal spark perforation of the tympanic membrane with deafness and facial paralysis. J Laryngol Otol 1986;100(6):699-700.

25. Weclawik Z, Rusin J, Pawlik B. Epidemiology of occupational diseases in the shipyard in 1968-1979. Med Pr 1983;34:75-83.

26. Yokoyama T, Osako S, Yamamoto K. Temporary threshold shifts produced by exposure to vibration, noise and vibration-plus-noise. Acta Otolaryngol 1974;78:207-212.

제27장 소음노출로 인한 업무 관련성이 높은 직업성 난청 사례

1. 김규상, 김은아, 김건형, 김대성. 「특수건강진단 대상자의 유해인자 노출과 질병과의 관련성 연구 (I)-소음 작업환경측정과 특수건강진단 결과를 중심으로」. 한국산업안전보건공단 산업안전보건연구원, 2010.
2. 노영만, 피영규. 「우리나라 소음노출기준 초과업종의 특성」. 『한국산업위생학회지』 2003;13(1):53-61.
3. 박동균, 배헌, 이용우. 「탄광광부들의 직업성 난청」. 『가톨릭대학 의학부 논문집』 1967;10:125-131.
4. 박상용. 「C-5 dip을 나타내는 탄광 종업원에 대한 임상통계적 고찰」. 『한이인지』 1967;10:1-5.
5. 송한수. 「냉동기 및 냉각탑의 소음 및 저감대책」. 『대한설비공학회 2002 동계학술대회 논문집』. pp.425-431.
6. 이종성, 맹광호, 최영태. 「광산지역 작업환경측정」. 『예방의학회지』 1977;15:10-11.
7. 전완호. 「터보냉동기 소음원 파악 및 저소음화에 대한 연구」. 『한국소음진동공학회 2000년도 추계 학술대회논문집』. p.125.
8. Arndt, V, Rothenbacher D, Brenner H, Fraisse E, Zschenderlein B, Daniel U, Schuberth S, Fliedner TM. Older workers in the construction industry: results of a routine health examination and a five year follow up. Occ Env Med. 53(10): 686-691 (1996)
9. Anderson RG, Meyerhoff WL. Sudden sensorineural hearing loss. Otolaryngol Clin North Am. 1983;16(1):189-195.
10. Byl FM. Sudden hearing loss research clinic. Otolaryngol Clin North Am. 1978;11(1):71-79.
11. Friedrich G. Etiology and pathogenesis of sudden deafness. Laryngol Rhinol Otol. 1985;64(2):62-66.
12. Fernández MD, Quintana S, Chavarria N, Ballesteros JA. Noise exposure of workers of the construction sector. Applied Acoustics, 2009;70(5):753-760.
13. Jaffe BF. Sudden deafness. An otologic emergency. Arch Otolaryngol. 1967;86(1):55-60.
14. Kawata S, Suga F. Industrial sudden deafness. Ann Otol Rhinol Laryngl. 1967;76(4):895-902.
15. Kerr MJ, Brosseau L, Johnson CS. Noise levels of selected construction tasks, AIHA J. 2002;63(3):334 - 339.
16. Kilburn KH, Warshaw RH, Hanscom B. Are hearing loss and balance dysfunction linked in construction iron workers? Br J Ind Med. 1992;49(2):138-141.
17. Leensen MC, van Duivenbooden JC, Dreschler WA. A retrospective analysis of noise-induced hearing loss in the Dutch construction industry. Int Arch Occup Environ Health. 2011.
18. Lenarz T, Gzow J. Acoustic inner ear trauma by impedance measurement. Acute acoustic trauma? Larngol Rhinol Otol. 1983;62(2):58-61.
19. Lyons GD, Dodson ML, Casey DA, Melancon BB. Round window rupture secondary to acoustic trauma. South Med J. 1978;71(1):71-73.
20. Miyakita, T., and A. Ueda. Estimates of workers with noise-induced hearing loss and population at risk. *J Sound Vib*. 205 (4):441-449 (1997).

21. Nakashima T, Tanabe T, Yanagita N, Wakai K, Ohno Y. Risk factors for sudden deafness: a case-control study. Auris Nasus Larynx. 1997;24(3):265-270.

22. Neitzel R, Seixas NS, Camp J, Yost M. An assessment of occupational noise exposures in four construction trades. Am Ind Hyg Assoc J. 1999;60(6):807 - 817.

23. Poulos A, Wasserman D, Doyle T. Occupational impact/impulse noise-an overview. Sound Vib. 1980;14:8-12.

24. Pullen FW 2d, Rosenberg GJ, Cabeza CH. Sudden hearing loss in divers and fliers. Laryngoscope. 1979;89(9 Pt 1):1373-1377.

25. Ringen K, Seegal J. Safety and health in the construction industry. Annual Rev Public Health. 1995;16:165-188.

26. Schneider S, Johanning E, Belard JL, Engholm G. Noise, vibration, heat, and cold. Occup Med. 1995;10(2):362-383.

27. Sharma O, Mohanan V, Singh M. Noise emission levels in coal industry. Applied Acoustics 1998;54(1):1-7.

28. Sinclair J, Haflidson W. Construction noise in Ontario. Appl Occup Environ Hyg. 1995;10(5):457 - 460.

29. Welch L, Rota P. Medical surveillance programs for construction workers. Occup Med. 1995;10(2):421-433.

30. Wilson WR, Byl FM, Laird N. The efficacy of steroids in the treatment of idiopathic sudden hearing loss. A double-blind clinical study. Arch Otolaryngol. 1980;106(12):772-776.

31. Wu TN, Liou SH, Shen CY, Hsu CC, Chao SL, Wang JH, Chang SF, Ko KN, Chiang HC, Chang PY. Surveillance of noise-induced hearing loss in Taiwan, ROC: a report of the PRESS-NHL results. Prev Med. 1998;27(1):65-69.

제28장 청력보존 프로그램의 평가

1. 김규상, 이지호, 조병만, 양승림, 김옥현, 이요원, 심창선.「소음노출 수준과 특성에 따른 청력 영향과 예측치」.『청능재활』2005;1(1):67-79.

2. 이정학, 김진숙, 오상용, 김규상, 조수진.「정상 성인의 연령에 따른 청력역치의 변화」.『대한청각학회지』2003;7(1):15-23.

3. 한국산업안전보건공단 산업안전보건연구원.「근로자의 표준역치이동과 연령보정의 근거 및 적용을 위한 기초연구」.『연구보고서』. 2001.

4. 한국산업안전보건공단.「청력보존 프로그램의 수립·시행 지침」.『KOSHA GUIDE』H-61-2012.

5. 한국산업안전보건공단.「순음청력검사에 관한 지침」.『KOSHA GUIDE』H-56-2012.

6. 한국산업안전보건공단.「청력보존 프로그램의 시행을 위한 청력평가 지침」.『KOSHA GUIDE』H-55-2012.

7. 한국산업안전보건공단.「청력보존 프로그램의 효과 평가지침」.『KOSHA GUIDE』H-7-2012.

8. 한국산업안전보건공단 산업안전보건연구원.「근로자 건강진단 실무지침: 제2권 유해인자별 특수건강진단방법, 소음」. 보건분야·기술자료 연구원 2009-1-2.

9. Berger EH. The noise manual. Amer Ind Hyg Asso 2000.

10. International Organization for Standardization. Acoustics-Determination of occupational noise exposure and estimation of noise-induced hearing impairment (ISO 1999). Geneva. ISO, 1990.

11. Occupational Safety and Health Administration. Occupational noise exposure: Hearing conservation amendment, OSHA, 29CFR1910.95, 1983.

12. Suter AH. Hearing conservation manual. CAOHC, 2002.

제29장 소음성 난청의 청능재활

1. 이정학. 「노인성 난청의 보청기 효과」. 『한국노년학』 1996;16:151-161.
2. 이정학, 이경원. 『보청기평가』. 학지사. 2005.
3. Bazargan M, Baker RS, Bazargan SH. Sensory impairments and subjective well-being among aged African American person. J Gerontol B Psychol Sci 2000;56(5):268-278.
4. Davis AC. The prevalence of hearing impairment and reported hearing disability among adults in Great Britain. Int J Epidemiol 1989;18(4):911-917.
5. Dubno JR, Lee FS, Matthews LJ, Mills JH. Age-related and gender-related changes in monoaural speech recognition. J Speech Lang Hear Res 1997;40(2):444-452.
6. Dykman J. American by the numbers: How we spend time. Time 2006:October 30:52-53.
7. Erler SF, Garstecki DC. Hearing loss and hearing-related stigma: Perceptions of women with age-normal hearing. Am J Audiol 2002;11(2):83-91.
8. Garstecki DC, Erler SF. Older adult performance on the communication profile for the hearing impaired: Gender difference. J Speech Lang Hear Res 1999;42(4):785-796.
9. Hayward MD, Crimmins EM, Miles TP, Yang Y. The significance of socioeconomic status in explaining the racial gap in chronic health conditions. Am Sociological Review 2000;65:910-930.
10. Henry JA, Dennis KC, Schechter MA. General review of tinnitus: Prevalence, mechanisms, effects, and management. J Speech Lang Hear Res 2005;48(5):1204-1235.
11. Hodgson WR. Hearing Aid Assessment and Use in Audiologic Habilitation. 3rd Ed. Baltimore: Williams & Wilkins, 1986.
12. Jerome GA, Patricia MA. Rehabilitative Audiology. Children and Adults. Baltimore: Willians & Wilkins, 1987.
13. Lee DJ, Gomez-Marin O, Lee HM. Sociodemographic correlates of hearing loss and hearing aid use in Hispanic adults. Epidemiology 1996;7(4):443-446.
14. Nancy Tye-Murray. Foundations of aural rehabilitation: Children, adults, and their family members. Delmar Cengage Learning, 2008.
15. National Council on Aging. The consequences of untreated hearing loss in older persons. Washington, DC: National Council on Aging, 1999.
16. Prince Market Research. Clarity Final Report: Baby Boomer Hearing Loss Study. Nashville, TN: Prince Market Research, 2006.
17. Ronald LS, Michael NA. Introduction to Aural Rehabilitation. Second Ed., Texas: Pre-ed., 1989.
18. Vernon JA, Meikle MB. Tinnitus maskin. In R Tyler (Ed.), Tinnitus Handbook(pp.313-356). Clifton Park, NY: Delmar Learning, 2000.
19. Wiley TL, Cruickshanks KJ, Nondahl DM, Tweed TS, Klein R, Klein B. Aging and word recognition in competing message. J Am Acad Audiol 1998;9(3):191-198.
20. Wilson DH, Walsh PG, Sanchez L, Davis AC, Taylor AW, Tucker G, Meaqher I. The epidmiology of hearing impairment in an Australian adult population. Int J Epidemiol 1999;28(2):247-252.

제30장 소음성 난청에 대한 주요 논점

1. Attias J, Sapir S, Bresloff I, Reshef-Haran I, Ising H. Reduction in noise-induced temporary threshold shift

in humans following oral magnesium intake. Clin Otolaryngol 2004;29(6):635-641.

2. Attias J, Weisz G, Almog S, Shahar A, Wiener M, Joachims Z, Netzer A, Ising H, Rebentisch E, Guenther T. Oral magnesium intake reduces permanent hearing loss induced by noise exposure. Am J Otolaryngol 1994;15(1):26-32.

3. Barry SJ. Can bone coduction thresholds really be poorer than air? Am J Audiol 1994;3:21-22.

4. Blotta P, Turrini M, Pastore A, Prosser S, Narne S, Piantoni S. New therapeutic prospects in acute acoustic trauma. Acta Otorhinolaryngol Ital. 1989;9(4):349-355.

5. Cho SI, Kim JS, Lim HS, Cheong HK, Choi BS. A study on the effect of noise exposure to the health of a population. Kor J Epi 1990;12(2):153-164.

6. Chung DY, Willson GN, Gannon RP. Lateral differences in susceptibility to noise damage. Audiology 1983;22(2):199-205.

7. Duan M, Qui J, Laurell G, Olofsson A, Counter SA, Borg E. Dose and time-dependent protection of the antioxidant N-L-acetylcysteine against impulse noise trauma. Hear Res 2004;192(1-2):1-9.

8. Duca PG, Ferri F, Merluzzi F, Paltrinieri M. Hearing loss in workers in the ceramics industry: a profile of the damage assessed by a longitudinal study. Med Lav 1994;85(2):161-170.

9. Fetterman BL, Domico EH. Speech recognition in background noise of cochlear implant patients. Am Academy Otolaryngol-Head Neck Sur 2002;126:257-263.

10. Hu BH, Zheng XY, McFadden SL, Kopke RD, Henderson D. R-phenylisopropyladenosine attenuates noise-induced hearing loss in the chinchilla. Hear Res 1997;113(1-2):198-206.

11. Ingle ST, Pachpande BG, Wagh ND, Attarde SB. Noise exposure and hearing loss among the traffic policemen working at busy streets of Jalgaon urban centre. Transportation Research 2005:10;69-75.

12. Kaygusuz I, Oztuurk A, Ustundag B, Yalcin S. Role of free oxygen radicals in noise-related hearing impairment. Hear Res 2001;162(1-2):43-47.

13. Kim JY, Yoo JH, Lee JK. A study on the influence of noise exposure to the health of a population. Family Physician 1989;10(11):1-9.

14. Kim KS. Industrial audiology and occupational hearing loss. Kor J Audiol 2003;7(1):3-14.

15. Kim KS, Park MS, Kang S-K. Atypical noise-induced hearing loss as a workers' impairment criteria. Kor J Occup Environ Med 2002;14(3):334-345.

16. Kuokkanen J, Virkkala J, Zhai S, Ylikoski J. Effect of hyperbaric oxygen treatment on permanent threshold shift in acoustic trauma among rats. Acta Otolaryngol Suppl 1997;529:80-82.

17. Lalande NM, Hetu R, Lambert J. Is occupational noise exposure during pregnancy a risk factor of damage to the auditory system of the fetus? Am J Ind Med 1986;10(4):427-435.

18. Lee KJ, Park JB, Jang J-Y, Cho SM, Lee SW, Kim JG, Lee SY, Kwak JJ, Chung HK. Health effects of aircraft noise on residents living near an airport. Kor J Occup Environ Med 1999;11(4):534-545.

19. Lucchini R, Apostoli P, Peretti A, Bernardini I, Alessio L. Effects on hearing in exposure to impulsive and high frequency noise. Med Lav 1991;82(6):547-553.

20. Maurer J, Mann W, Schneider M, Strecker G. Use of a Ca++ antagonist in noise-induced hearing loss in animal experiment. HNO 1993;41(4):192-197.

21. McBride DI, Williams S. Audiometric notch as a sign of noise induced haring loss. Occup Environ Med 2001;58(1):46-51.

22. Ohinata Y, Yamasoba T, Schacht J, Miller JM. Glutathione limits noise-induced hearing loss. Hear Res 2000;146(1-2):28-34.

23. Palin SL. Does classical music damage the hearing of musician? A review of the literature. Occup Med 1994;44:130-136.

24. Patchett RF. The effect of oxygen inhalation on temporary threshold shift in humans. J Aud Res 1980;20(3):227-231.

25. Pirila T, Jounio-Ervasti K, Sorri M. Left-right asymmetries in hearing threshold levels in three age groups of a random population. Audiology 1992;31(3):150-161.

26. Quaranta A, Scaringi A, Bartoli R, Margarito MA, Quaranta N. The effect of 'supra-physiological' vitamin B12 administration on temporary threshold shift. Int J Audiol 2004;43(3):162-165.

27. Selvadurai DK, Etheridge S, Jones P, Mulheran M, Cook JA. Phamacological protection of auditory function against noise and hypoxia with MK 801. Clin Otolaryngol 2000;25(6):570-576.

28. Shemesh Z, Attias J, Ornan M, Shapira N, Shahar. Vitamin B12 deficiency in patients with chronic-tinnitus and noise-induced hearing loss. Am J Otolarngol 1993;14(2):94-99.

29. Simpson TH, McDonald D, Stewart M. Factors affecting laterality of standard shift in occupational hearing conservation programs. Ear Hear 1993;14(5):322-331.

30. Staloff RT, Staloff J. Conductive hearing loss. In: Occupational hearing loss. 2nd ed. New York: Marcel Dekker Inc., 1993.

31. Starck J, Toppila E, Pyykko I. Impulse noise and risk criteria. Noise Health 2003;5(20):63-73.

32. Stephenson MR, Nixon CW, Johnson DL. Identification of the minimum noise level capable of producing an asymptomatic temporary threshold shift. Aviat Space Environ Med 1980;51(4):391-396.

33. Sulkowski W. Permanent shift of auditory thresholds caused by continuous and impulse noise: comparative studies. Med Pr 1984;35(5):365-371.

34. Sulkowski W, Kowalska S, Lipowczan A, Prasher D, Raglan E. Tinnitus and impulse noise-induced hearing loss in drop-forge operators. Int J Occup Med Environ Health 1999;12(2):177-182.

35. Turner CW, Cummings KJ. Speech audibility for listeners with high-frequency hearing loss. Am J Audiol 2002;8:121-125.

36. Yoo SH, Kim H-J, Hong SM, Ju Y-S, Song B-H. A pilot survey of the hearing acuity of residents in the aircraft and fire range noise exposure areas. Kor J Audiol 2002;6(1):45-49.

제31장 우리나라의 산업청각학적 연구 고찰

1. 강성규, 지영구, 안연순, 김형옥, 하미나, 권호장, 백남종, 김성아, 홍윤철, 김재용, 강대희, 조수헌, 하은희. 『우리나라 직업병의 현황과 실태』. 한국산업안전공단, 2002.

2. 강윤성. 「공군 작업자들의 소음 폭로와 관련된 위험인지」. 『항공의학』 2000;47(2):25-48.

3. 고우경, 이만응, 황광수. 「활주로 근무자들의 청각학적 고찰」. 『항공의학』 1979;27(2):67-70.

4. 곽문석, 이종태, 김정호, 엄상화, 김대환, 손병철, 이창희. 「소음발생 산업장에서의 청력보존프로그램 평가」. 『예방의학회지』 1997;30(4):815-829.

5. 구정완, 박정일, 정치경, 이강숙, 임현우, 피영규, 오순영, 함완식. 「소음에 관련된 지식, 태도가 청력보존 행위와 청력손실에 미치는 영향」. 『대한산업의학회지』 1998;10(4):476-483.

6. 구정완, 이원철, 김현욱, 최병철, 오민화, 박정일. 「이명의 유병률 및 이명유무에 따른 청력역치수준」. 『대한산업의학회지』 1999;11(3):323-331.

7. 구정완, 피영규, 이원철, 박정일, 오민화. 「청력측정 시 헤드폰 Audiocup 부착여부에 따른 청력수준의 차이」. 『한국의 산업의학』 1997;36(2):53-58.

8. 권영준, 김경래, 이수진, 송재철. 「일부 소음 특수건강검진 수검자에서 좌우 청력역치 비대칭의 분포」. 『대한산업의학회지』 1999;11(3):361-372.

9. 길병도, 이승한. 「유기용제 중독 및 소음성 난청에 관한 조사」. 『한국의 산업의학』 1970;9(4):9-26.

10. 김광종, 차철환. 「산업장 소음의 강도 및 주파수 특성에 관한 조사연구」. 『한국산업위생학회지』 1991;1(2):181-191.

11. 김규상, 김소연, 김진숙, 이정학, 정호근. 「순음청력검사의 신뢰도와 정확도에 영향을 미치는 요인」. 『대한청각학회지』 2000;4(2):154-162.

12. 김규상, 김소연, 이나루, 고경선, 이정오, 정호근. 「조선업 종사 근로자의 직종에 따른 청력영향」. 『대한청각학회지』 2002;6(2):95-110.

13. 김규상, 김소연, 조영숙, 정호근. 「소음 특수건강진단에서의 순음청력검사 방법 및 평가의 적정성-청력정도관리 순음청력검사 자료를 중심으로」. 『대한산업의학회지』 2001;13(3):262-273.

14. 김규상, 김양호, 최정근, 박정선, 문영한. 「소음특수건강진단 자료를 이용한 순음청력검사 평가」. 『예방의학회지』 1999;32(1):30-39.

15. 김규상, 정태기. 「용접 불꽃에 의한 고막 천공 증례」. 『대한산업의학회지』 1999;11(1):113-118.

16. 김규상, 정호근. 「소음노출 작업자의 이명의 특성과 이에 영향을 미치는 요인」. 『대한산업의학회지』 2002;14(4):436-447.

17. 김규상, 정호근. 「특수병과의 과거 군 소음노출 작업자의 청력에 미치는 영향」. 『예방의학회지』 2003;36(2):137-146.

18. 김규상, 조영숙, 강성규. 「검사실 배경음의 특성과 수준이 청력역치 결정에 미치는 영향」. 『대한청각학회지』 2000;4(2):109-116.

19. 김규상, 조영숙, 박문서, 강성규. 「업무상 질병으로서 비전형적인 소음성 난청 3례」. 『대한산업의학회지』, 2002;14(3):334-345.

20. 김금재. 「소음 스트레스가 면역반응에 미치는 영향에 관한 실험적 연구」. 『간호학회지』 1989;19(2):135-146.

21. 김명호, 차일환. 「병실 내 소음도와 환자와의 관계」. 『예방의학회지』 1973;6(1):43-48.

22. 김복연, 김천태, 이중정, 박홍진, 김창윤, 강복수. 「만성적 소음폭로가 근로자의 혈압에 미치는 영향」. 『대한산업의학회지』 1996;8(1):43-58.

23. 김상아, 구민성, 한병규, 박웅섭, 정상혁. 「공항주변 주거여부에 따른 스트레스 수준 및 주관적 소음 인지도에 대한 상관성 연구」. 『정신신체의학』 2000;8(2):181-190.

24. 김상우, 이종영, 박완섭, 우극현. 「정상 성인남자에 있어서 기도 청력역치와 혈액점도와의 연관성에 관한 연구」. 『예방의학회지』 1997;30(3):623-629.

25. 김성천. 「모 금속제품 제조업 근로자들의 소음 난청과 고혈압에 관한 연구」. 『한국산업위생학회지』 1991;1(1):56-61.

26. 김영기, 차태순, 변주현, 고광욱, 이용환. 「산업장 소음에 노출된 근로자들의 활동 중 혈압과 심박동 수」. 『대한산업의학회지』 2000;12(1):99-110.

27. 김영명, 홍원표, 김재선, 조경열. 「소음이 내이 유모세포의 수상성에 관한 병리조직학적 연구」. 『대한이비인후과학회지』 1976;19(2):145-151.

28. 김영환, 이종영, 김두희. 「이전장용여부에 따른 난청도의 추이」. 『예방의학회지』 1984;17(1):57-63.

29. 김옥현, 이수일, 김돈균, 조병만, 양승림. 「청력보존관리를 위한 5년간의 전향적 조사」. 『항공우주의학』 1994;4(1):106-120.

30. 김원술, 홍영습, 김양석, 이상주, 박경일, 정갑열, 김준연. 「개인 소음 폭로량과 청력손실에 관한 추적조사」. 『예방의학회지』 1994;27(2):286-298.

31. 김정현, 이원근, 한현미, 최충곤, 박근철.「민항조종사의 연령 및 총 비행시간이 청력에 미치는 영향」.『항공우주의학』2001;11(3):153-159.

32. 김정호.「일부 공군 비행기지에서 항공기 소음노출자들의 청력수준」.『대한군진의학학술지』1997;28(1):83-91.

33. 김종선, 정하원.「해녀에서의 이과학적인 변화」.『대한이비인후과학회지』1994;37(3):430-436.

34. 김종화, 이충렬.「소음성 청력손실이 혈압에 미치는 영향에 관한 조사연구」.『예방의학회지』1987;20(2):205-215.

35. 김준연, 김병수, 이채언, 전진호, 이종태, 김진옥.「제조업 산업장의 소음 작업환경 실태에 관한 조사 연구」.『예방의학회지』1986;19(1):16-30.

36. 김준연, 이채언, 문덕환, 김진옥, 하회영, 윤병용, 배기택, 김용완, 전종휘.「소음성 청력장애에 관한 조사연구」.『인제의학』1982;3(2):9-17.

37. 김증호, 이경종, 문영한, 노재훈, 윤명조.「도로교통 소음에 대한 교사와 학생들의 반응」.『예방의학회지』1995;28(4):773-782.

38. 김지용, 유준현, 이정권.「소음폭로가 지역주민의 건강에 미치는 영향에 대한 조사」.『가정의』1989;10(11):1-9.

39. 김지용, 임현술, 정해관, 문옥륜.「철강공장 근로자를 대상으로 살펴본 소음성 난청 진단기준에 관한 조사」.『예방의학회지』1993;26(3):371-386.

40. 김진석, 예민해, 천병렬, 우극현, 강윤식, 김건엽, 이영숙.「성인 남성에서 흡연이 기도 청력역치에 미치는 영향」.『예방의학회지』1998;31(2):285-292.

41. 김춘배, 고상백, 김재용, 차봉석, 최홍렬, 이종태, 남정모, 이상윤, 왕승준, 박기호, 김대열.「만성적 소음노출과 혈압의 상관성에 관한 메타분석」.『예방의학회지』2000;33(3):343-348.

42. 김해준, 강병석.「단시간 소음 폭로 후 청력손실 및 회복양상에 관한 연구」.『해양의학』1983;5(1):43-56.

43. 김헌, 조수헌, 임현술.「군 복무 시 사격 및 포격훈련에 의한 소음폭로력이 청력에 미치는 영향」.『예방의학회지』1991;24(1):86-92.

44. 김현욱, 정치경, 김형아, 노영만, 장성실.「소음부서 근로자 특수건강진단 실태 및 문제점」.『대한산업의학회지』1994;6(2):276-288.

45. 김형석, 전준호, Ulf Lundberg.「소음 Stress에 의한 요중 Catecholamine의 분비량 변화」.『예방의학회지』1993;26(4):565-573.

46. 김희남, 정명현, 문태용, 심윤주, 김영명.「각종 소음이 내이 Corti기관에 미치는 영향에 관한 형태학적 및 청각학적 연구」.『대한이비인후과학회지』1991;34(6):1120-1151.

47. 남궁원자, 정치경.「소음성 난청 관리를 위한 판정기준 간의 비교」.『한국의 산업의학』1994;33(1):11-21.

48. 노재훈, 신동천, 차봉석, 문영한.「소음이 백서 혈압 및 맥박 수에 미치는 영향」.『예방의학회지』1984;17(1):239-243.

49. 류승호, 권영준, 이수진, 송재철.「지하철 근로자들의 소음성 난청에 관한 연구」.『항공우주의학』2001;11(1):37-44.

50. 문영한.「산업장 소음과 직업성 난청에 관한 조사」.『중앙의학』1977;33(3):281-287.

51. 문영한, 이경종, 노재훈, 신동천.「소음폭로 근로자의 건강관리 기준에 관한 연구」.『대한산업의학회지』1991;3(1):1-10.

52. 박경옥, 이명선.「산업장의 소음폭로수준과 근로자의 스트레스 증상 간의 관련성」.『예방의학회지』1996;29(2):239-254.

53. 박경희, 맹광호.「소음으로 인한 직업성 난청에 관한 조사 연구」.『한국의 산업의학』1971;10(4):1-20.

54. 박기현, 윤상원, 우훈영, 나승훈, 반영덕, 정진선.「○군 항공장교의 소음성 난청에 대한 임상청각학적 고찰」.『대한이비인후과학회지』1984;27(1):20-27.

55. 박영수. 「소음 작업환경 근로자의 청력손실에 관한 조사 연구」. 『공중보건잡지』 1977;14(1):53-58.

56. 박완섭, 이종영, 정상재, 유재영, 최태성, 홍성철, 노성찬. 「소음노출 남성 근로자에서의 청력저하와 혈청 마그네슘의 관련성」. 『대한산업의학회지』 2000;12(1):12-25.

57. 박재범, 김성원. 「소음성 난청소견이 있는 공군 작업자들의 전정기능」. 『항공우주의학』 2002;12(2):60-64.

58. 성주헌, 조수헌, 강대희, 주영수, 하미나, 권호장, 윤덕로, 한상환. 「특수건강진단 자료를 이용한 소음성 난청 판정기준의 비교」. 『대한산업의학회지』 1996;8(3):509-518.

59. 손석준, 박철순. 「공기 잠수 후 발생한 내이감압병에 의한 일측 지각신경성 난청」. 『해양의학』 1990;10(1):63-74.

60. 손연정. 「소음과 수면양상에 관한 연구: 중환자실을 중심으로」. 『성인간호학회지』 2001;13(2):209-222.

61. 손영희. 「병원환경 내 소음과 입원환자의 반응에 관한 연구-일 종합병원을 중심으로」. 『기본간호학회지』 1994;1(2):173-191.

62. 송상욱, 구정완, 이원철. 「청력장애가 불안 및 우울함에 미치는 영향」. 『대한산업의학회지』 1996;8(3):466-476.

63. 송재석, 최병수, 원종욱, 노재훈. 「소음성 난청 선별검사용 문진표의 유용성」. 『대한산업의학회지』 2000;12(4):473-482.

64. 송주복, 김병권. 「소음노출 근로자의 이명의 유병률과 특성」. 『산업보건』 2002;6:16-28.

65. 신혜련, 이종영, 우극현, 김진석. 「비디오테이프 제조업체 근로자에서의 유기용제 폭로가 청력에 미치는 영향」. 『예방의학회지』 1997;30(1):61-68.

66. 심철구, 노재훈, 박정균. 「소음측정방법에 따른 평가소음도 비교」. 『한국산업위생학회지』 1995;5(2):128-136.

67. 안연순, 문영한, 이상렬, 이경남. 「1996년도 소음성 난청 유소견 근로자들의 청력역치 관련 기초조사」. 『예방의학회지』 1999;32(1):17-29.

68. 안연순, 정상혁, 신동천, 원종욱, 노재훈. 「특수건강진단기관의 건강진단 결과 분석」. 『예방의학회지』 1995;28(3);663-677.

69. 양오규, 이영효, 박순일, 김기령, 김재선. 「소음이 내이유모세포에 미치는 영향에 관한 전자현미경적 고찰」. 『대한이비인후과학회지』 1980;23(3):255-260.

70. 양홍석, 이광묵, 원정일. 「소음노출량측정기의 Set Up 방법 간의 시간가중평균갑(TWA)의 차이」. 『한국산업위생학회지』 1995;5(2):193-199.

71. 오천환, 박찬일. 「소음에 의한 일시적 청력역치 상승과 회복에 관한 연구」. 『한이인지』 1983;26(3):446-456.

72. 오치엽, 최찬오, 김기창. 「공중근무자 및 정비근무자의 소음성 난청에 대한 임상 청각학적 고찰」. 『해양의학』 1989;9(2):77-92.

73. 오희철, 육순오, 박지관, 이학용. 「해군 함상근무자의 청력 손실 및 형태에 관한 연구」. 『해양의학』 1981;4:81-92.

74. 원종욱, 방문규, 송중호, 정선아, 송재석, 노재훈. 「소음 특수건강진단 1차 검사의 민감도와 특이도에 미치는 일과성 역치 상승과 주변환경 소음의 영향」. 『대한산업의학회지』 2000;12(2):269-276.

75. 원종욱, 안연순, 노재훈. 「소음성 난청 진단에 있어 연령보정의 효과」. 『예방의학회지』 1995;28(3):651-662.

76. 유승훈, 김형종, 홍상모, 주영수, 송병호. 「전투기 및 사격장 소음에 의한 지역 주민의 청력 변화 조사-A pilot survey」. 『대한청각학회지』 2002;6(1):45-49.

77. 윤능기, 서석권, 이종영, 이성관. 「청력 선별검사와 정밀검사의 가청역치 비교」. 『계명의대논문집』 1992;11(3):392-397.

78. 윤석근. 「스쿠버 다이빙에 의한 이과적 압력손상」. 『대한이비인후과학회지』 1994;37(3):421-429.

79. 윤석근, 유우종. 「모의 잠수 후 기니픽 중이의 압력손상」. 『대한이비인후과학회지』 1997;40(5):732-738.

80. 윤종섭, 이태준, 윤명조. 「모 광산의 작업장 소음환경과 종업원의 청력소실」. 『현대의학』 1966;5(2):249-256.

81. 이경용, 이관형. 「청력보존을 위한 예방 행위에 영향을 미치는 태도 분석」. 『예방의학회지』 1996;29(2):371-384.

82. 이경종, 박재범, 장재연, 조선미, 이세휘, 김종구, 이순영, 곽정자, 정호근. 「항공기 소음이 지역주민들에게 미치는 건강영향」. 『대한산업의학회지』 1999;11(4):534-545.

83. 이남희, 이종태, 신해림, 박인근, 이채언. 「연취급 근로자의 혈중 연농도와 청력손실에 관한 연구」. 『대한산업의학회지』 1995;7(1):10-20.

84. 이미영, 서석권, 이충원. 「소음성 난청 선별검사에 HHIE-S(Hearing Handicap Inventory for the Elderly-Screening version)의 적용」. 『예방의학회지』 1996;29(3):539-553.

85. 이미영, 이충원. 「일부 사무직 근로자의 휴대폰 사용과 청력과의 관계」. 『대한산업의학회지』 2002;14(1):47-56.

86. 이상윤, 김재용, 임형준, 윤기정, 최홍렬, 고상백, 강대희, 조수헌. 「작업장 누적소음노출과 혈압과의 관련성」. 『대한산업의학회지』 2001;13(2):200-208.

87. 이수진. 「공군 조종사 및 지상 근로자의 청력손실과 위험요인」. 『항공우주의학』 1999;9(2):176-184.

88. 이용환. 「산업장 소음환경과 근로자 청력손실 변동에 관한 조사」. 『예방의학회지』 1989;22(3):337-354.

89. 이원진, 김대성, 백도명. 「직업병 유소견자들의 사후관리 실태에 관한 조사연구」. 『대한산업의학회지』 1993;5(2):283-294.

90. 이은일, 김순덕. 「CS_2 폭로 근로자의 진행성 난청 1례」. 『한국농촌의학회지』 1990;15(2):134-140.

91. 이재광, 장진희, 안철남, 조정진. 「군 복무를 마친 20대 성인 남자의 소음성 난청의 유병률 및 그 요인-한 회사 입사 예정자를 중심으로」. 『가정의학회지』 1995;16(6):373-380.

92. 이종담. 「소음성 난청의 양이 청력 차에 관한 연구」. 『대한이비인후과학회지』 1975;18(2):89-96.

93. 이종영. 「섬유공장의 소음이 근로자들의 혈압에 미치는 영향」. 『예방의학회지』 1984;17(1):25-29.

94. 이종은. 「수중 및 고압환경하의 청각」. 『해양의학』 1983;3(5):1-19.

95. 이종태. 「부산지역 제조업 산업장의 소음환경 실태와 소음폭로 근로자의 직업성 난청에 관한 조사연구」. 『인제의학』 1988;9(1):95-107.

96. 이지호, 고영주, 이헌, 강정학, 유철인, 이충렬, 김양호. 「유기용제노출이 직업적 청력손실에 미치는 영향」. 『대한산업의학회지』 2000;12(4):537-546.

97. 이지호, 이충렬, 유철인, 양승림, 김옥현, 조병만, 이수일, 김돈균. 「소음노출 수준과 연령이 연차적 청력변동에 미치는 영향」. 『대한산업의학회지』 1999;11(2):137-152.

98. 이지호, 차태준, 김장락, 강위창, 양승림, 이충렬, 유철인. 「만성적 소음노출이 혈압에 미치는 영향에 대한 코호트연구」. 『예방의학회지』 2002;35(3):205-213.

99. 이채언, 이종태, 손혜숙, 문덕환, 조병만, 김성천, 배기택, 김용완. 「제조업 산업장의 소음환경과 직업성 난청에 관한 조사 연구」. 『산업보건』 1988;(5):5-15.

100. 임경희, 박경민, 박명화. 「휴대용 카세트 사용 청소년의 청력관련 요인」. 『지역사회간호학회지』 2001;12(1):125-141.

101. 임현술, 김헌, 정해관. 「철강공장 근로자 중 난청 유소견자의 관리실태에 관한 조사」. 『대한산업의학회지』 1992;4(2):190-198.

102. 장기홍, 여상원, 전은주, 박용수, 서병도. 「실험적 소음성 난청 동물에서 와우 유모세포의 변성 및 청력 역치의 변화」. 『대한청각학회지』 1998;2(1):38-43.

103. 정명현, 김희남, 김영명, 김기령, 이원상. 「충격소음이 내이 청각기관에 미치는 영향에 관한 실험적 연구」. 『대한이비인후과학회지』 1985;28(3):227-256.

104. 정상재, 우극현, 박완섭, 유재영, 최태성, 김상우, 김진석. 「소음노출 남성 근로자의 고음영역 청력손실과 관련 요인」. 『대한산업의학회지』 2000;12(2):187-197.

105. 정성필, 김수영, 이태용, 조영채, 이동배. 「심혈관 위험요인과 청력역치의 상관성」. 『대한산업의

학회지』 1998;10(2):189-202.

106. 정승은, 최창하.「응급실의 소음도와 환자의 인지 정도에 관한 연구」.『기본간호학회지』 1998;5(2):341-352.

107. 정지연, 박승현, 이광용, 이나루, 유기호, 박정선, 정호근.「자동차 프레스 공정에 있어서 직무 및 누적 소음기 설정치 차이에 따른 작업자의 소음노출 평가」.『한국산업위생학회지』 2001;11(3):190-197.

108. 조병만, 박종욱.「소음폭로근로자들의 청력변동」.『대한산업의학회지』 1994;6(1):32-41.

109. 조성일, 김정순, 임현술, 정해관, 최병순.「소음폭로가 일부 지역주민의 건강에 미치는 영향에 대한 연구」.『한국역학회지』 1990;12(2):153-164.

110. 조수헌, 하미나, 한상환, 주영수, 성주헌, 강종원, 윤덕로, 송동빈, 이명학, 김선태.「사업장 소음 폭로에 의한 일과성 역치 상승과 회복」.『대한산업의학회지』 1996;8(2):320-329.

111. 조영채, 이동배, 심운택.「산업장 근로자들의 소음성 난청 발생에 관한 조사연구」.『산업보건』 1988;49:9-19.

112. 조진아, 권영준, 송재철, 최석주, 김경래, 김현욱.「단측 헤드셋 사용 여성통신근로자의 청력역치 에 관한 연구」.『항공우주의학』 2000;20(2):120-128.

113. 차봉석, 고상백, 장세진, 박종구, 강명근, 고상열.「일부 생산직 근로자의 소음과 사회심리적 요인 이 혈압에 미치는 영향」.『대한산업의학회지』 1997;9(2):244-257.

114. 채경석, 구정완, 이원철.「이상적인 측정환경이 아닌 장소에서 Headphone Audiocup의 부착유무가 현장 근로자의 청력검사에 미치는 영향」.『한국의 산업의학』 2000;39(4):169-176.

115. 최장선, 송재석, 원종욱, 강종두, 차봉석, 노재훈.「소음성 난청 유소견자들의 사후관리 실태」.『대 한산업의학회지』 1996;8(2):272-281.

116. 최현림, 이원철.「소음작업장에서 근무하는 난청 유소견 근로자의 소음성 난청에 대한 인식 및 태도」.『대한산업의학회지』 1996;8(1):105-118.

117. 하대유, 김용관, 한경임.「청각 스트레스가 면역반응에 미치는 영향」.『대한면역학회지』 1985;7(1):11-25.

118. 하명화, 김두희.「제강소 장기근무자의 소음노출 및 청력손실과 혈압과의 관계에 관한 연구」.『예 방의학회지』 1991;24(4):496-506.

119. 한국산업안전공단. 98 제조업체 작업환경실태조사. 1999.

120. 한상환, 조수헌, 고경심, 권호장, 하미나, 주영수, 신명희.「군용 항공기 이륙 소음이 청력, 혈압, 스트레스 및 주관적 인지도에 미치는 영향」.『예방의학회지』 1997;30(2):356-368.

121. 한승혜, 김수근.「중소규모업체와 대규모 자동차 제조업체에서 소음으로 인한 청력손실 근로자 들의 사후관리실태 비교」.『대한산업의학회지』 1999;11(2):229-240.

122. 함완식, 이광묵, 황병문.「소음에 대한 지식, 태도 및 실천이 청력손실에 미치는 영향」.『한국산 업위생학회지』 1999;9(1):41-55.

123. 홍성철, 배성욱, 이종영.「감각신경성 청력손실에 영향을 미치는 제 요인에 관한 연구」.『예방의 학회지』 1998;31(2):249-264.

김규상 ————————————————————————

보건학 박사, 예방의학/직업환경의학 전문의
현) 안전보건공단 산업안전보건연구원 연구위원(1995~현재)
　　직업건강연구센터 직업건강연구팀장(2012.10~현재)
　　특수건강진단기관 정도관리위원(청력분야)(1996~현재)
　　한국언어청각임상학회 언어청각장애연구 편집위원(1998~2008.12)
　　한림대학교 국제대학원 청각학과 겸임교수(2000~현재)
　　미국국립산업안전보건연구원(NIOSH) 방문연구원(2001.11~2002.10)
　　연세대학교 의과대학 예방의학교실 외래부교수(2002.3~현재)
　　대한직업환경의학회 평의원(2003.12~2010.11)·이사(2010.12~현재)
　　한국청각언어재활학회 연구이사(2003.8~현재)
　　산업재해보상보험심사위원회 자문의(2004.4~2008.4)
　　ISO/TC 43/SC 1/WG 53(Acoustics - Measurement and Assessment of
　　　　Exposure to Noise in a Working Environment) Member(2004~현재)
　　국립환경과학원 환경보건센터 자문위원(2006.2~2008.2)
　　직업병연구센터 소장(2006.3~2006.12)
　　환경기술평가심의위원회 위원(소음진동방지기술)(2006.7~2008.6)
　　대한산업의학회 학술위원회 위원장(2008.12~2010.11)
　　서울시 지하철 최적근무위원회 위원(2012.7~2014.7)

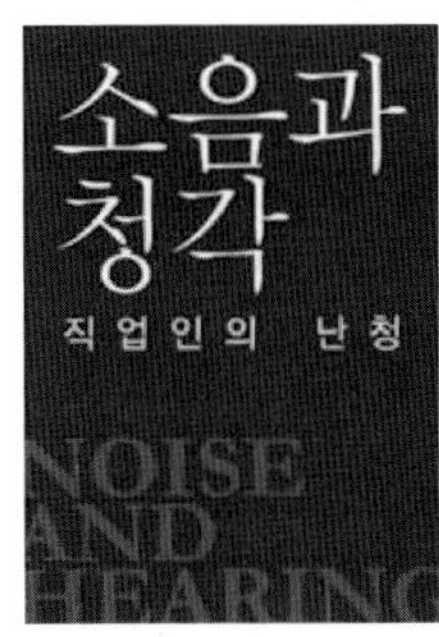

초 판 인 쇄 | 2013년 2월 8일
초 판 발 행 | 2013년 2월 8일

지 은 이 | 김규상
펴 낸 이 | 채종준
펴 낸 곳 | 한국학술정보㈜
주   소 | 경기도 파주시 문발동 파주출판문화정보산업단지 513-5
전   화 | 031) 908-3181(대표)
팩   스 | 031) 908-3189
홈 페 이 지 | http://ebook.kstudy.com
E - m a i l | 출판사업부 publish@kstudy.com
등   록 | 제일산-115호(2000. 6. 19)

ISBN   978-89-268-4081-8 13530 (Paper Book)
          978-89-268-4082-5 15530 (e-Book)